现代临床合理用药

许立君等◎主编

吉林科学技术出版社

图书在版编目（CIP）数据

现代临床合理用药 / 许立君等主编. -- 长春 ：吉林科学技术出版社，2017.5
ISBN 978-7-5578-2539-3

Ⅰ．①现… Ⅱ．①许… Ⅲ．①临床药学 Ⅳ．①R97

中国版本图书馆CIP数据核字(2017)第117169号

现代临床合理用药
XIANDAI LINCHUANG HELI YONGYAO

主　　编	许立君等
出 版 人	李　梁
责任编辑	孟　波　万田继　朱　萌
封面设计	长春创意广告图文制作有限责任公司
制　　版	长春创意广告图文制作有限责任公司
开　　本	889mm×1194mm　1/16
字　　数	540千字
印　　张	25
印　　数	1—1000册
版　　次	2017年5月第1版
印　　次	2018年3月第1版第2次印刷

出　　版	吉林科学技术出版社
发　　行	吉林科学技术出版社
地　　址	长春市人民大街4646号
邮　　编	130021

发行部电话/传真　0431-85635177　85651759　85651628
　　　　　　　　　　　　85652585　85635176

储运部电话　0431-86059116
编辑部电话　0431-86037565
网　　址　www. jlstp. net
印　　刷　永清县晔盛亚胶印有限公司

书　　号　ISBN 978-7-5578-2539-3
定　　价　78.00元

现代临床合理用药
编委会

前　言

医药发展史雄辨地证明，医与药偏废任何一方，人类都将受到惩罚。在医院里，医师与药师的精细分工使医学与药学变得耳目闭塞，成为发展的桎梏。当今药学界的知识爆炸动摇了医与药的平衡关系，而临床药学却成为两者之间的桥梁，成了医药重新联姻的纽带。随着医药科技事业的发展，各种高效、速效、长效、持效药不断涌现，而且它们的副作用、毒性以及长期使用的安全性日趋复杂，不合理用药的情况也逐渐增多。开展临床药学的实际意义，就是确保病人用药安全有效、提高医疗水平，使医院药学与临床密切结合，达到合理用药的目的。

本书包括临床用药、中药学、中药药剂学等内容。从药剂学、药理学、药物分析、临床用药以及药物不良反应方面进行阐述。临床用药着重于内科用药，根据疾病类型进行用药汇总，对临床合理用药具有指导意义。中药学部分包括中药的应用、中药调剂、中药采购、储藏和管理、中药的合理应用、中药不良反应及特殊人群合理用药。

本书是由有经验丰富的临床药师编写，适用于药学相关专业学生和药剂科实习医师，以及基层药剂师，是一本药学指导用书。由于编写时间紧迫，编写过程中难免有些不足之处，请广大读者见谅，感谢各位读者批评指正。

具体内容由以下作者编写：

许立君：第一主编，编写第一篇第一、三章及第六章1-4节，第三篇内容，共10万字；

徐　兵：其他主编，编写第一篇第二章及第六章5节，第二篇第十一章及十二章第1
　　　　节内容，共6万字；

武相喜：副主编，编写第第一篇第四、五章，第二篇十二章第2节内容，共12万字；

查高刚：副主编，编写第二篇第一至十章内容，共12万字；

王建萍：编委，编写第四篇内容，共2万字；

前　言

目　　录

第一篇 临床用药

第一章 总 论

第一节 合理用药的重要性

合理是一种以客观实际或科学知识为基础的，与经验论相对应的更高层次的思维过程。合理用药要求：对症开药，供药适时，价格低廉，配药准确以及剂量、用药间隔和时间均正确无误，药品必须有效、质量合格、安全无害。国际上医药专家给合理用药赋予了更科学、完整的定义：即以当代药物和疾病的系统知识和理论为基础，安全、有效、经济、适当地使用药物。

随着现代医疗水平的提高及新药种类的增多，临床上并用两种或更多种药物以防治疾病的情况日趋普遍，于是药物相互作用也就成了临床药学与治疗学上的一项重要课题。近年来，发现临床上将多种药物联合使用时也存在很多不合理的情况，例如，长期服用苯巴比妥，可引起肝脏内药物代谢酶的增加，此时如伴用双香豆素类口服抗凝药、多西环素、泼尼松、苯妥英钠、抗组胺药等，即可引起它们的代谢加快而使其作用减弱。苯巴比妥和苯妥英钠还可加速维生素 D 的代谢而影响钙的吸收，甚至可使小儿出现佝偻病。这种联用在体内也有影响，诸如此类。

临床价值大、疗效好的药物，并不能说明它什么病都能治，所以在使用这些药物时，一定要有的放矢，对症下药，绝不能滥用。如抗生素在对抗病原菌方面的疗效很好，但如果应用不当甚至无原则地滥用，就会产生各种不良反应，重者也可危及生命。因此，我们既要看到抗生素有利于人的一方面，也要看到它有害的一面。在选用某些较新的抗生素时，为了防止对新抗生素的不甚了解和迷信，必须首先注意新抗生素的不良反应，再考虑它有益于治疗疾病的作用。实践证明，有很多价格低的药物，只要对症，不仅疗效好，而且不良反应也少，值得广泛应用。

（许立君）

第二节　药物的相互作用

药物相互作用（drug interactions）是指同时或间隔很短时间使用两种或两种以上的药物时发生的药物之间、药物与机体之间的作用，可以因此而改变药物的理化性质、体内过程、药理作用等，从而改变药物的药理效应和不良反应。

药物之间的相互作用可以发生在药物体内过程的各个阶段。在药动学方面，药物之间可以因改变胃肠道吸收环境或相互结合使溶解度降低而影响吸收；可以因药物之间竞争与血浆蛋白的结合而使高蛋白结合率的药物在血液中游离型浓度增高；可以因诱导或抑制体内酶系而干扰药物的正常代谢；可以通过对胆道功能的影响和改变尿液的 pH 值或肾小管的主动分泌来干扰药物的排泄。在药效学方面，药物之间可以发生协同作用、拮抗作用和敏感化现象等。

近年来临床应用药物的种类不断增加，新药不断用于临床，病人同时应用多种药物治疗的现象相当普遍，必然使药物之间的相互作用不断增加，但目前临床比较重视的还是药物的体外相互作用（主要是配伍禁忌）和以增加疗效为目的的联合用药，而对其他方面的药物相互作用重视不足，事实上不良药物相互作用（使疗效降低、不良反应增加的相互作用）发生于很多病例，而且并非无规律可导，通常可以从某一类药物的化学结构、药理作用、不良反应等方面来探讨，并弄清发生的机制，以此类推，可以得到其他同类药物发生相互作用的可能性。

（许立君）

第三节　特殊人群用药

一、妊娠期及哺乳期合理用药

（一）妊娠期合理用药

1. 妊娠期药动学特点　由于妊娠期母体各个系统的适应性变化以及胎儿胎盘的参与，其药代动力学特征明显有别于非妊娠期，把握此特征对临床合理用药有重要意义。

（1）药物的吸收：妊娠时胃酸分泌减少，胃肠活动减弱，使口服药物吸收减慢，达峰时间推后，生物利用度下降。早孕呕吐也是影响药物吸收的原因。如需药物快速发挥作用，当采用注射给药。妊娠晚期血流动力学发生改变，可能影响皮下或肌内注射药物的吸收。此外，妊娠时心排出量增加 30%，肺通气加大，肺容量增加，这一变化可促进吸入性药物如麻醉气体在肺部的吸收。

（2）药物的分布：妊娠期孕妇血浆容积增加约 50%，体重平均增长 10～20kg，体液总量平均增加 8L，细胞外液增加约 1.5L，故妊娠期药物分布容积明显增加。脂肪组织属总分布容积的一部分，其增加对脂溶性药物具有重要意义。此外，药物还会经胎盘向胎儿分布。一般而言，孕妇血药浓度低于非孕妇，因此如果没有其他药代动力学变化补偿，则药物需要量应高于非妊娠期妇女。

（3）药物与蛋白结合：妊娠期虽然生成白蛋白的速度加快，但因血容积增加，使血浆白蛋白浓度降低，形成生理性血浆蛋白低下。同时，妊娠期很多蛋白结合部位被内泌素等物质所占据，蛋白结合能力下降，使药物游离部分增多，故孕妇用药效力增高；而且药物被肝脏代谢及肾消除量增多，并能经胎盘输送给胎儿，因而在考虑药物作用时，应兼顾血药浓度及游离型和结合型的比例。试管试验证实，妊娠期药物非结合部分增加的常用药有地西泮、苯巴比妥、苯妥英钠、利多卡因、哌替啶、地塞米松、普萘洛尔、水杨酸等。

（4）药物的代谢：妊娠时由于激素分泌的改变，药物的代谢无疑会受到影响。这种影响比较复杂，不同的药物可能产生不同的效果，使代谢增加、降低或不变，目前的报道尚无定论。

（5）药物的排泄：妊娠期肾血流量增加 25% ~ 50%，肾小球滤过率持续增加 50%。多种药物的消除率相应加快，尤其是主要经肾排出的药物，如注射用硫酸镁、地高辛及碳酸锂。相反，在分娩期由于仰卧位时肾血流量减少而使药物由肾排出延缓，所以孕妇应采用侧卧位以促进药物排泄。

2. 药物通过胎盘的影响因素

（1）胎盘药物转运：胎盘是由羊膜、叶状绒毛膜和底蜕膜构成，是隔离母体血与胎儿血的屏障。中间层的绒毛膜是胎盘的主要功能部分，是胎盘循环的部位，它起着母胎间交换物质和分泌某些激素的作用。母体内的药物需要通过胎盘才能到达胎儿，胎儿体内的药物或代谢物亦须经过胎盘到母体而排出。母体和胎儿体内的药物通过胎盘转运进入对方体内的过程，称为胎盘药物转运（placental transfer）。

（2）胎盘药物转运的主要方式：胎盘药物转运主要以被动转运、主动转运、特殊转运三种方式进行。

（3）影响胎盘药物转运的主要因素：药物需通过胎盘屏障才能到达胎儿，胎盘屏障可以阻止有害物质（包括药物）进入胎儿，然而胎盘屏障并不牢固，受到多种因素的影响。

1）胎盘因素。胎盘的发育程度：从受孕 13 天起，绒毛膜开始形成血管，子宫内膜螺旋动脉开始伸入绒毛间隙，到妊娠 4 ~ 5 周，胎盘循环开始建立并逐步完善，此时经母体给予任何药物都必须通过胎盘才能进入胎儿循环。随着孕期的发展，绒毛膜数量增加，母儿间接触面积越来越大，胎儿血管与绒毛膜间隙组织的厚度也越来越薄，这都有利于药物通过胎盘到达胎儿。胎盘的成熟程度不同，其生物功能亦有差异，影响药物转运。

胎盘的药物代谢：胎盘含有某些药物的代谢酶，对某些药物可以进行代谢。主要含有催化药物氧化的氧化酶，以及对内源性生物活性物质进行代谢的其他代谢酶。因此胎盘组织本身就可以对一些药物，如芳香族化合物进行羟化代谢、脱甲基代谢等。虽然胎盘的药物代谢活性远较母亲的肝脏和胎儿的肝脏代谢小，但对皮质激素等内源性物质有重要的生物学意义。

胎盘的血流量：胎盘药物转运受母亲胎盘血流量的影响。母亲子宫收缩时，胎盘的血流量减少，药物由母亲血循环通过胎盘进入血循环的量亦减少。

2）母体药物动力学过程。药物通过胎盘转运的程度和速度与孕妇体内的药物动力学过程有密切的关系，受其影响和支配。

3）药物理化性质。药物的脂溶性和解离度：胎盘的药物转运受药物脂溶性和解离度的影响。许多药物都是有机弱电解质（弱酸或弱碱），在体内环境中以非离子状态与离子状态同时存在，但只有脂溶性较大的非离子状态部分才能通过胎盘。作为有机弱电解质药物分子在非解离状态时，其脂溶性较高；在解离状态时，则水溶性较高。其解离程度与体内环境中的 pH 值有关。

药物分子的大小：许多水溶性的药物在流体静压或渗透压的影响下，可以通过胎盘膜孔转运（被动转运），胎盘膜孔的直径约 1nm，只允许水溶性的小分子量（分子量 250～500）的药物通过，较大分子量（分子量 500～1 000）的药物难以通过，大分子量（分子量 1 000 以上）的药物几乎不能通过。

了解胎盘的药物转运过程及其影响转运的因素，有助于我们对孕妇进行药物治疗时选择适当的药物。

3. 药物对妊娠期不同阶段胎儿的影响　胚胎期和胎儿期是细胞分化、组织器官发育特别迅速的时期，容易受外界药物、射线、感染等诸多因素的干扰。一般来说妊娠第 20 天起到妊娠 3 个月是胚胎各组织器官分化最活跃的时期，有些药物可以干扰某部分胚胎的分化与组织器官的形成。任何一群细胞受到干扰后均可陷入与其他部分不能相应的分化期，如胚胎继续发育，由于某一组织或器官不能正常发育而形成畸形。

药物对胎儿的不同阶段的发育影响不尽相同，不同的组织器官在不同的发育阶段对药物的敏感性也不相同。若在胎儿发育过程中某一组织器官正处在细胞分化、形成阶段，接触了对其敏感的药物，干扰了相应的组织细胞分化，形成畸形的可能性就更大。妊娠 14 周后，组织器官分化大体完成，造成畸形的可能性相对较小，但此时胎儿仍在继续生长发育，若用药不当仍可能影响胎儿的生长与功能的发育，导致耳聋、失明、智力低下，甚至死胎。产前用药，若分娩时胎儿体内药物未完全清除，胎儿娩出后可继续受到药物作用，引起危险。

药物对胎儿的影响以及产生的后果，其性质、程度与药物本身的性质、胎盘的药物转运速度和程度、胎儿接触药物的时间（胎儿发育阶段）、接触药物的深度（胎儿体内药物浓度）、接触药物时间的长短、药物在胎儿体内的分布、胎盘代谢活性大小以及胎儿发育程度有关，而这些因素又受母体用药种类、剂量大小、疗程长短、药物分布及母亲身体素质等有关。

4. 药物妊娠毒性分级

分级标准：

A 级：在有对照组的研究中，在妊娠 3 个月的妇女未见到对胎儿危害的迹象（并且也没有对其后 6 个月的危害性的证据），可能对胎儿的影响甚微。

B 级：在动物繁殖性研究中（并未进行孕妇的对照研究），未见到对胚胎的影响。在动物繁殖性研究中表现有副作用，这些副作用并未在妊娠 3 个月的妇女得到证实（也没有对其后 6 个月的危害性的证据）。

C 级：动物的研究证明它有对胚胎的副作用（致畸或杀死胚胎），但并未在对照组的妇女进行研究，或没有在妇女和动物并行地进行研究。本类药物只有在权衡了对孕妇的好处大于对胎儿的危害之后，方可应用。

D 级：有对胎儿的危害性的明确证据，尽管有危害性，但孕妇用药后有绝对的好处（例如孕妇受到死亡的威胁或患有严重的疾病，因此需用它，如应用其他药物虽然安全但无效）。

X 级：动物或人的研究表明它可使胎儿异常，或根据经验认为对人和动物是有危害性的，在孕妇应用这类药物显然是无益的。本类药物禁用于妊娠或将妊娠的患者。

说明：某些药物其危害性，可因用量持续时间和在不同的妊娠期应用而各异，因此可以有两个不同等级，在括号中加以注明。

妊娠期药物安全性索引：

（1）青霉素类（所有品种）：B

（2）头孢菌素类（所有品种）：B

（3）其他 β-内酰胺类：

克拉维酸、美罗培南、氨曲南：B

亚胺培南、西司他丁：C

（4）氨基糖苷类：

庆大霉素、新霉素：C

阿米卡星、卡那霉素、链霉素、妥布霉素：D

（5）四环素类（所有品种）：D

（6）红霉素类

红霉素（除外酯化红霉素）、阿奇霉素：B

竹桃霉素、螺旋霉素、克拉霉素：C

（7）林可胺类（林可霉素、克林霉素）：B

（8）其他抗生素

多黏菌素 B、莫匹罗星：B

万古霉素、杆菌肽、新生霉素：C

（9）合成抗菌药

呋喃妥因、乌洛托品、萘啶酸：B

甲氧苄啶、呋喃唑酮、孟德立酸、环丙沙星、依诺沙星：C

磺胺类：C（临近分娩用：D）

洛美沙星、左氧氟沙星、司帕沙星：C（禁用于妊娠早期）

氧氟沙星、诺氟沙星：C（孕妇慎用，尤其妊娠早期）

（10）抗结核药

乙胺丁醇：B

对氨基水杨酸、异烟肼、利福平、吡嗪酰胺、利福喷丁：C

（11）抗真菌药

两性霉素B、克霉唑、咪康唑、环吡酮胺：B

灰黄霉素、制霉菌素、酮康唑、氟胞嘧啶、氟康唑、伊曲康唑：C

（12）抗病毒药

去羟肌苷、阿昔洛韦、喷昔洛韦、泛昔洛韦：B

金刚烷胺、碘苷、阿糖腺苷、更昔洛韦、膦甲酸钠、茚地那韦、齐多夫定、拉米夫定、司他夫定、奈韦拉平、依非韦伦：C

利巴韦林：X

（13）抗寄生虫病药

哌嗪、甲硝唑、吡喹酮：B

双碘喹啉、龙胆紫、噻嘧啶、恩波维铵、伯氨喹、乙胺嘧啶、奎宁、甲氟喹、甲苯咪唑：C

卡巴胂、氯喹：D

（14）镇痛药及其拮抗药

阿法罗定、可待因、吗啡、哌替啶、美沙酮：B（临近分娩或长期大量用：D）

喷他佐辛、芬太尼：C（临近分娩或长期大量用：D）

曲马多：C

烯丙吗啡：D

纳洛酮：C

（15）镇痛解热药和非甾体抗炎药

对乙酰氨基酚、非那西汀：B

非诺洛芬、布洛芬、吲哚美辛、甲氯非那酸、萘普生、舒林酸、托美丁、酮洛芬：B（妊娠晚期或临产前：D）

阿司匹林、水杨酸钠：C（妊娠晚期大量用：D）

双水杨酸酯、萘丁美酮、依托度酸、奥沙普嗪、塞来昔布、美洛昔康、甲氯芬酸：C（妊娠晚期或临产前：D）

巴氯芬、氯唑沙宗、金诺芬、佐米曲普坦：C

保泰松、羟保泰松：D

（16）中枢兴奋药

咖啡因：B

哌甲酯：C

右苯丙胺：D

（17）镇静催眠药

苯巴比妥：B

异戊巴比妥、戊巴比妥、司可巴比妥、水合氯醛、奥沙西泮、硝西泮、依托咪酯：C

地西泮、氯氮卓、甲丙氨酯、甲喹酮、阿普唑仑、咪哒唑仑、劳拉西泮：D

乙醇：D/X

艾司唑仑、三唑仑：X

（18）抗精神病药、抗抑郁药、抗躁狂药

利培酮、氯丙嗪类、氟哌利多、噻吨类、多塞平、异卡波肼、苯乙肼、反苯环丙胺、喹硫平、氟西汀、奥氮平、米氮平、西酞普兰、文拉法辛：C

锂盐、阿米替林、丙米嗪、去甲替林：D

（19）抗癫痫药

托吡酯、利鲁唑、拉莫三嗪：C

卡马西平：D

（20）抗震颤麻痹药

培高利特：B

左旋多巴、卡比多巴：C

（21）抗心力衰竭药、抗心律失常药，钙拮抗药

乙酰洋地黄毒苷、洋地黄、地高辛、毛花丙苷：B

去乙酰毛花苷、氨力农、溴苄铵、丙吡胺、奎尼丁、维拉帕米、非洛地平、硝苯地平、桂利嗪、尼卡地平、尼莫地平、腺苷：C

卡维地洛：C（妊娠中晚期：D）

（22）拟胆碱药和抗胆碱酯酶药

乙酰胆碱、毛果芸香碱、毒扁豆碱、新斯的明、吡斯的明、依酚氯铵、卡巴胆碱、他克林：C

（23）抗胆碱药

阿托品、颠茄、苯扎托品、后马托品、莨菪碱、东莨菪碱、丙胺太林、苯海索、托吡卡胺、异丙托溴铵：C

尼古丁外用贴剂：D

（24）拟肾上腺素药

特布他林、多巴酚丁胺：B

肾上腺素、异丙肾上腺素、麻黄碱、美芬丁胺、多巴胺、伪麻黄碱：C

去甲肾上腺素、间羟胺、甲氧明、去氧肾上腺素：D

（25）抗肾上腺素药

普萘洛尔、艾司洛尔：C

比索洛尔、美托洛尔、拉贝洛尔：C（妊娠中晚期：D）

阿替洛尔：D

（26）抗心绞痛药和扩血管药

妥拉苏林、己酮可可碱：C

（27）降压药

肼屈嗪：B

可乐定、六甲溴铵、甲基多巴、米诺地尔、帕吉林、哌唑嗪、利血平：C

依那普利、卡托普利、赖诺普利、培哚普利、替米沙坦：C（妊娠中晚期：D）

雷米普利、伊贝沙坦、缬沙坦：C（妊娠中晚期及临产前：D）

二氮嗪、硝普钠、西拉普利：D

（28）麻醉用药

安氟醚、地氟醚、丙泊酚：B

利多卡因：B（作局麻药或抗心律失常药）

丙美卡因：C

（29）肌松药

泮库溴铵：C

（30）呼吸系统用药

氯化铵、乙酰半胱氨酸：B

氨茶碱、茶碱、愈创木酚甘油醚、沙丁胺醇、沙美特罗：C

（31）消化系统用药

硫糖铝、氢氧化镁、碳酸镁、比沙可啶、泮托拉唑、兰索拉唑、昂丹司琼、格拉司琼、美沙拉嗪、熊去氧胆酸、抑肽酶、乳果糖、肉碱：B

复方樟脑酊：B（长期或大量用：D）

柳氮磺吡啶：B（分娩前用：D）

地芬诺酯、洛哌丁胺、二甲硅油、西沙必利、氢氧化铝、碳酸钙、碳酸氢钠、奥美拉唑：C

（32）降脂药

奥利司他：B

吉非罗齐、非诺贝特：C

辛伐他汀、西立伐他汀、洛伐他汀、氟伐他汀：X

（33）止血药

氨甲环酸：B

维生素 K_1：C

（34）抗凝血药

达肝素钠、依诺肝素、那屈肝素钙、氯吡格雷、尿激酶：B

链激酶：C

（35）抗血小板凝聚药

西洛他唑、双嘧达莫：C

（36）利尿药及相关药物

氯化钾：A

阿米洛利、氯噻嗪类、吲达帕胺：B（用于妊娠高血压：D）

乙酰唑胺、甘露醇、别嘌醇：C

呋塞米、氨苯蝶啶、布美他尼：C（用于妊娠高血压：D）

依他尼酸、甘油、螺内酯：D

（37）肾上腺皮质激素

泼尼松、泼尼松龙：B

倍他米松、氯倍他索、布地奈德、甲泼尼龙、氟米龙：C

地塞米松、氢化可的松：C（妊娠早期用药：D）

（38）性激素及相关药物

孕酮（黄体酮）：D

己烯雌酚、雌二醇、炔诺孕酮、孕二烯酮、左炔诺孕酮、达那唑、氯烯雌醚、非那雄胺、戈舍瑞林、比卡鲁胺：X

（39）抗组胺及其他过敏介质药

氯苯那敏、赛庚啶、苯海拉明、美克洛嗪、阿伐斯汀、氯雷他定、色甘酸钠、扎鲁司特、孟鲁司特钠：B

布克力嗪、茶苯海明、羟嗪、异丙嗪、美吡拉敏、阿司咪唑、特非那定：C

（40）前列腺素

拉坦前列素、地诺前列素、米索前列醇、前列腺素：E

（41）降糖药

阿卡波糖、胰岛素：B

格列吡嗪、格列美脲、瑞格列奈、甲苯磺丁脲：C

氯磺丙脲：D

（42）甲状腺激素有关药物

左甲状腺素钠：A

丙硫氧嘧啶、卡比马唑：D

（43）维生素及相关药物

维生素 C、维生素 B_2、维生素 E、泛酸：A（剂量超过每日推荐量：C）

叶酸：A（剂量超过 0.8mg/d：C）

烟酰胺、卡泊三醇、降钙素：C

维生素 D：A（剂量超过每日推荐量：D）

骨化三醇：C（剂量超过每日推荐量：D）

（44）抗肿瘤药及相关药物

美司钠：B

阿那曲唑、达卡巴嗪、亚叶酸钙：C

硫唑嘌呤、博来霉素、白消安、苯丁酸氮芥、顺铂、环磷酰胺、阿糖胞苷、放线菌素、柔红霉素、多柔比星（阿霉素）、氮芥、美法仑、巯嘌呤、光神霉素、甲苄肼、噻替哌、长春碱、长春新碱、氨鲁米特、六甲蜜胺、氟尿苷、氟达拉滨、紫杉醇、多西他赛、异环磷酰胺、他莫昔芬、卡铂、卡培他滨、依托泊苷、替尼泊苷、氟他胺：D

氨蝶呤、氟尿嘧啶、甲氨蝶呤：X

（45）元素类药

钙：B

铁、右旋糖酐铁、枸橼酸钙、乳酸钙、葡萄糖酸钙：C

碘：D

（46）生物制品

奥曲肽、生长抑素、加压素：B

干扰素、利妥昔单抗、α-依泊丁、非格司亭、胰脂肪酶、白蛋白、免疫球蛋白：C

（47）其他

他克莫司、阿达帕林、过氧苯甲酰、氟马西尼、钆喷酸葡胺：C

异维 A 酸、阿维 A：X

根据美国 FDA 的妊娠期药物安全性索引（pregnancy safety index）分类如下：

A：无

B：青霉素类、头孢菌素类、β 内酰胺酶抑制剂、氨曲南、美罗培南、厄他培南、红霉素、阿奇霉素、克林霉素、磷霉素、两性霉素 B、特比萘芬、利福布丁、乙胺丁醇、甲硝唑、呋喃妥因。

C：亚胺培南西司他丁钠、克拉霉素、氯霉素、万古霉素、磺胺～甲氧苄啶、氟喹诺酮类、利福平、异烟肼、吡嗪酰胺、氟胞嘧啶、利奈唑胺、唑类抗菌药。

D：氨基糖苷类、四环素类。

X：利巴韦林、乙硫异烟胺。

5. 妊娠期用药注意事项

（1）了解妊娠时期药物对胎儿的影响：妊娠期用药应权衡利弊，尽量选用对妊娠妇女及胎儿比较安全的药物，并且注意用药时间、疗程和剂量的个体化。必要时测定妊娠妇女血药浓度，以及时调整剂量。凡属于临床试验或验证的药物，或疗效不确定的药物，都禁止用于妊娠妇女。

（2）慎重使用可致子宫收缩的药物：垂体后叶素、缩宫素等药物小剂量即可使子宫阵发性收缩，大剂量可使子宫平滑肌强直收缩，临床上主要用于不完全流产、引产、产程中加强宫缩及宫缩激惹试验。用于催产时，如果产妇骨盆小、阴道粘连变形、flaiL 大、分娩有困难者，用此类药引产则有子宫破裂的危险，故禁用。对催产素有禁忌证的产妇不能应用，对适合用缩宫素的产妇，应用时也要特别谨慎，如果发现子宫收缩过强、过频，或胎心不好时，应立即停用。麦角胺、麦角新碱等也可引起子宫强直性收缩，其作用亦较持久，临床主要用于产后出血，但在胎盘娩出前禁用此药，否则可引起胎儿窒息死亡。

（3）权衡利弊，避免滥用抗菌药：对疑有感染的妊娠妇女，必须进行详细的临床检查及细菌学检查，并对分离出的致病菌进行药敏试验，根据药敏试验结果选药。疑为真菌感染者，应作真菌培养。致病菌尚未明确时，可在临床诊断的基础上选用抗菌药物，其原则是首先考虑对病人的利弊，并注意对胎儿的影响。对致病菌不明的重症感染病人，宜联合用药，一般多采用青霉素类、头孢菌素类抗生素，不建议使用氨基糖苷类，禁止使用喹诺酮类。若疑有厌氧菌属感染，可采用对厌氧菌有效的抗菌药，甲硝唑对常见的脆弱拟杆菌有效。

（二）哺乳期合理用药原则

1. 药物的乳汁分泌

（1）药物的脂溶性：乳汁中的脂肪含量高于血浆，因此脂溶性较高的药物易穿透生物膜进入乳汁。

（2）药物分子的大小：药物的分子越小，越容易转运；当分子量小于 200 时，乳汁中的药物浓度接近乳母的血药浓度。

（3）乳母体内的游离药物浓度越高，则药物分子向低浓度区域的被动扩散就越容易。

（4）乳母服药剂量大小和疗程长短，直接关系到乳汁中的药物浓度。

（5）血浆与乳汁的 pH 值差：正常乳汁的 pH 值低于血浆，分子量小、脂溶性高而又呈弱碱性的药物，在乳汁中含量较高。

一般来说，哺乳期妇女服用的药物是以被动扩散的方式从母血通过乳腺转运到乳汁中。大部分药物可以从乳汁中分泌出来，浓度也比较低，其乳汁中排出的药量不超过日摄入药量的 1%。只有红霉素、磺胺甲恶唑、卡马西平、地西泮等分子量较小或脂溶性较高药物，从乳汁排出量较大，可使得新生儿体内血药浓度达到或接近母体血药浓度。

2. 哺乳期合理用药原则

哺乳期妇女用药宜选择正确的用药方式。如果不得不需要治疗用药时，应该选用乳汁排出少、相对比较安全的药物。服药时间应该在哺乳后 30min 至下一次哺乳前 3 ~ 4h。最安全的办法，是在服药期间暂时不哺乳或少哺乳。具体见表 1 - 1 和 1 - 2。

表 1 - 1　哺乳期禁用和慎用的药物

药物名称	对乳儿及乳汁分泌的影响	药物名称	对乳儿及乳汁分泌的影响
溴隐亭	抑制乳汁分泌	放射性碘	抑制乳儿甲状腺功能
可卡因	可卡因中毒	丙硫氧嘧啶	抑制乳儿甲状腺功能

药物名称	对乳儿及乳汁分泌的影响	药物名称	对乳儿及乳汁分泌的影响
异烟肼	乳儿中毒性肝炎	四环素类	使婴儿牙齿黄染
环磷酰胺	抑制免疫功能，影响生长，粒细胞减少，可能有致癌性	阿司匹林	影响乳儿血小板功能，皮疹
环孢素	抑制免疫功能，影响生长，可能有致癌性	苯巴比妥	乳儿可能出现镇静，戒断痉挛，高铁血红蛋白血症
麦角胺	呕吐，腹泻，痉挛	苯妥英	乳儿眼球震颤
柔红霉素	抑制免疫功能，影响生长，可能有致癌性	泼尼松	可抑制乳儿肾上腺皮质功能
甲氨蝶呤	抑制免疫功能，影响生长，粒细胞减少，可能有致癌性	溴化物	乳儿嗜睡，皮疹

表 1-2　禁用于哺乳期的外用药物

给药途径	药物名称	给药途径	药物名称
吸入	沙丁胺醇，倍氯美松，地塞米松，肾上腺素，特布他林	阴道	磺胺，己二烯雌酚，雌二醇，雌酮
黏膜给药	可卡因	鼻腔给药	倍氯美松，地塞米松
滴眼	沙丁胺醇，阿托品，麻黄碱，肾上腺素，噻吗洛尔，诺氟沙星，考来烯胺，异氟磷	皮肤	阿氯米松，倍氯美松，地塞米松，氢化可的松，甲泼尼龙，磺胺嘧啶银，氟脲嘧啶

二、新生儿用药

新生儿尤其是早产儿各器官功能的发育尚未完全成熟，药物动力学及药物的毒性反应有其特点，且受胎龄、日龄及不同病理改变的影响，因此新生儿的药物应用不同于年长儿及成人。为达到新生儿用药安全有效的目的，必须熟悉新生儿药物动力学特点，新生儿用药常见的毒副作用，严格掌握用药指征和药物剂量，合理用药。

（一）新生儿的药物动力学

1. 吸收　吸收速率取决于给药方式及药物的性质。

（1）口服给药：由于刚出生的足月新生儿胃液接近中性，其 pH 值达 6~8。但出生后 24~48 小时 pH 值下降至 1~3，之后又回升到 6~8。直到出生后 2 周左右其胃液仍接近中性。早产儿出生后胃液 pH 值没有下降的过程，出生后一周内几乎没有胃酸分泌；随着胃黏膜的发育，胃酸分泌才逐渐增多，2 岁后达成人水平。加之新生儿胃排空时间延长达6~8 小时（约 6~8 +Jl 才接近成人水平），小肠液 pH 值也较高，肠蠕动又不规则，因此很难估计新生儿口服给药的吸收量。有的新生儿由于存在胃 - 食管反流或不同的喂养方式（如持续胃管滴注等），均可影响药物的吸收和改变药物的生物利用度。

（2）直肠给药：不可能达到预期的吸收效果，对新生儿的治疗作用有限。

（3）肌内或皮下注射：由于新生儿肌肉组织和皮下脂肪少、局部血流灌注不足而影响药物的吸收，尤其低体温、缺氧或休克时，肌内注射药物的吸收量更少。如给早产儿肌肉内注射易形成局部硬结或脓肿。此外由于药物吸收缓慢，可在局部逐渐蓄积而产生"储库效应（deposit effect）"，使血药浓度在较长一段时间内缓慢升高。因此，应尽量避免给新生儿尤其是早产儿肌内或皮下注射。

（4）经皮吸收：由于新生儿体表面积相对较大，皮肤角化层薄，故药物经皮肤吸收较成人迅速广泛。尤其在皮肤有炎症或破损时，吸收更多。有的药物（如碘酊、硼酸、类固醇激素等）经吸收过多可发生中毒反应。经皮吸收作为一种给药方式，应用很有限。

（5）静脉给药：静脉给药可直接进入血液循环，对危重新生儿是较可靠的给药途径。

2. 分布　药物的分布与局部组织或器官的血流量、体液的 pH 值、体重与体液的比例、细胞内液与细胞外液的比例、药物与血浆蛋白结合的程度及药物的理化特征（脂溶性、分子量和离子化程度）等密切相关。

新生儿体液占体重的百分率高，足月儿为 75% ~ 80%，极低出生体重儿高达 85% ~ 87%，新生儿细胞外液亦较多。水溶性药物可在细胞外液被稀释而使药物浓度降低。由于药物首先在细胞外液均匀分布才到达受体部位，因此新生儿较多的细胞外液量会使受体部位的药物浓度降低。

新生儿脂肪含量低。足月儿占体重的 12% ~ 15%，早产儿仅占体重的 1% ~ 3%，因此脂溶性药物（如地高辛）不能充分与之结合，而血中游离药物浓度则升高。

影响药物分布最重要的因素是药物与血浆蛋白的结合。由于新生儿血浆总蛋白和白蛋白浓度均较低，加之新生儿的白蛋白为胎儿白蛋白，与药物的亲和力较低，因此当血液药物总浓度不变时，由于游离药物量增加而使药物作用强度增加、半衰期缩短。影响药物与白蛋白结合的因素很多，如酸中毒、高胆红素血症等均可降低药物与白蛋白的结合，增高游离型药物血浓度导致药物中毒。

3. 代谢　大多数药物在排泄之前，有两种主要的生物转化过程，包括时相Ⅰ（非合成性）和时相Ⅱ（合成或结合）。时相Ⅰ反应包括氧化、还原、水解和羟化反应，由于新生儿，尤其是早产儿，催化时相Ⅰ反应的酶活性普遍降低，如细胞色素 P450 和 NADPH、细胞色素 C 还原酶的活性明显低于成人，而水解主要是在这两种酶的催化下进行，因此新生儿肝脏羟化、水解功能及脂酶的活性很差。时相Ⅱ反应主要包括与葡萄糖醛酸、硫酸盐及甘氨酸的结合。由于新生儿葡萄糖醛酸转移酶的量及活性不足，使药物与葡萄糖醛酸的结合显著减少。但其硫酸盐及甘氨酸的结合反应速率类似成人。

初生 2 周内的新生儿肝脏清除药物的能力显著低于成人，仅为成人的 20% ~ 30%，且常常由于热卡摄入不足，黄疸，心、肺功能不全等病理情况而更低，因此早期新生儿的药物剂量不宜过大，否则易引起中毒。出生 2 周后的新生儿肝脏药物代谢能力逐渐成熟，至 3 岁时是药物代谢最迅速的阶段，其代谢率高于成人的 2 ~ 6 倍，3 岁后又逐渐下降到成人水平。

综上所述，对多数药物而言，与年长儿比较，新生儿缓慢的代谢反应导致药物半衰期延长，从而易造成药物的蓄积中毒，因此对新生儿尤其是低出生体重儿，给药剂量需按照治疗血药浓度监测值进行调整。

4. 排泄　未改变的和已经代谢的两种药物形式均可排泄。大多数药物经肾脏排泄，少部分通过胆道、肠道及肺排出。

由于新生儿体表面积相对较成人大，其肾血流量只有成人的20%～40%，肾小球滤过率仅为成人的30%～40%，肾小管的排泄功能也仅为成人的20%～30%，早产儿则更低，因此新生儿肾脏对药物的清除能力明显低于年长儿，许多主要从肾脏排泄的药物如地高辛、抗生素等容易发生蓄积中毒。出生体重越低、日龄越小，药物半衰期越长。因此新生儿尤其是早产儿用药剂量宜小、给药的间隔时间宜长。一般出生1周内的新生儿尤其是早产儿多主张每隔12小时给药一次，出生1周后的新生儿其肾小球滤过率迅速增加，肾脏对药物的排泄功能已经改善，且随日龄的增加，药物的半衰期也缩短，因此1周后的新生儿药物剂量应增加至每8小时给药一次，如仍用原剂量则疗效降低。

（二）药物对新生儿的不良反应

新生儿对不少药物有特殊的反应性，有些反应在成人中很少见，但新生儿则非常明显。例如新生儿对吗啡的耐受性差，较易出现呼吸抑制。新生儿期应用某些药物可能产生特殊的不良反应：

①高胆红素血症；

②高铁血红蛋白血症；

③溶血；

④其他。

（三）合理用药原则

关于新生儿抗生素使用的注意事项：

1. 新生儿抗生素的使用原则基本上与儿童相同。

2. 新生儿期禁用的抗生素为四环素类、磺胺类（复方磺胺甲噁唑例外）、硝基呋喃类、多黏菌素类、第一代和第二代喹诺酮类、耳毒性较大的氨基糖苷类，以及新生霉素、杆菌肽、乙胺丁醇等。

（四）剂量计算

近年来多主张通过监测药物血浓度指导药物的剂量，根据药物半衰期决定给药的间隔时间，尤其是对治疗量与中毒量接近的药物及毒副作用较大的药物，需根据单次给药的血浓度和药物动力学参数计算出安全有效的首次负荷量、维持量及给药间隔时间，这样才能使其在体内既可达到有效的治疗浓度又避免发生毒副反应。

1. 计算药物剂量的基本公式为：

$$D = \triangle C \times Vd$$

D 为药物剂量（mg/kg）。

△C 为血浆药物峰谷浓度差（mg/L），△C = 预期的药物血浓度 − 起初的药物血浓度。首次剂量计算时，起初的药物血浓度为 0，以后的剂量计算，△C 为本次剂量所预期的高峰血浓度（峰浓度）与首次剂量的低峰血浓度（谷浓度）之差。

Vd 为分布容积（L/kg）。

2. 负荷量和维持量的计算方法　给予首剂负荷量的目的是为了迅速达到预期的有效血浓度。给予维持量持续恒速滴注是为了维持稳态血浓度。

（1）首次负荷量计算公式为：

$D = C \times Vd$

C 为预期达到的血药浓度。

（2）维持量和输注速度计算公式为：

$K_0 = K \times C_{ss}$

K_0 为滴注速率［mg/（kg·min）］

K 为药物消除速率常数（min^{-1}）

C_{ss} 为稳态血药浓度（mg/L）。

三、儿童用药

（一）儿童药效学方面的改变

由于儿童生理解剖方面的特点，可引起药效学方面的差异。

1. 药酶活性不足引起的药效学改变

（1）药酶活性不足引起某些药物作用或毒性增加：有些需经药酶作用解毒的药物，可因药酶活性不足导致药物毒性增加，例如氯霉素对新生儿的毒性（循环衰竭综合征即"灰婴综合征"）。

（2）使用与胆红素竞争力强的药物可致高胆红素血症：新生儿、婴幼儿体内过多的胆红素亦依赖葡萄糖醛酸酶的作用与葡萄糖醛酸结合后排出体外，新生儿此药酶活性不足，为不使血浆中过多的游离胆红素引起中毒，机体本身提供结合力很低的血浆蛋白（胎蛋白）与之结合。如应用一些与血浆蛋白结合力更高的药物如维生素 K_1、K_4（水溶性）、吲哚美辛、地西泮、新生霉素、磺胺类（尤其磺胺噁异唑）等，能将胆红素从结合部位置换出来，使血浆中游离胆红素浓度急剧增加而引起高胆红素血症（hyperbilirubinemia）或胆红素脑病。对新生儿、婴幼儿应避免使用比胆红素竞争力强的药物。

2. 使用具有氧化作用的药物可致高铁血红蛋白症　新生儿、婴儿体内含有较多的胎儿血红蛋白（HbF）。HbF 易被氧化成高铁血红蛋白，而新生儿、婴幼儿高铁血红蛋白还原酶活性低，故本身有形成高铁血红蛋白症的倾向。使用具有氧化作用的药物如硝基化合物、对氨基水杨酸（PAS），非那西丁、氯丙嗪、磺胺等，均可能引起高铁血红蛋白症。

3. 神经系统特点对药效的影响　小儿神经系统发育不完善，其胆碱能神经与肾上腺素能神经调节不平衡，血脑屏障不成熟，对各类药物表现出不同反应，如吗啡类对新生儿、婴幼儿呼吸中枢的抑制作用特别明显。氨基糖苷类抗生素能使婴幼儿听神经受损而成聋哑儿，20世纪80年代发生率较50年代增加了12倍。大剂量青霉素静滴治疗"脑炎"，日剂量720万，当血药浓度达 8～10U/ml 时，即可能引起和脑炎症状相似的高烧、头痛、惊厥等症状的"青霉素脑病"，停药 3～5 天后即愈。喹诺酮类药可致颅内压增加。有的药物可影响智力发育。

4. 小儿消化道特点与用药　小儿肠道相对较长，消化道面积相对较大，通透性高，吸收率高，药物过量易引起毒副反应，如皮质激素易引起婴幼儿肠黏膜坏死、回肠穿孔、胃溃疡。水杨酸可能引起胃穿孔。婴幼儿发生消化功能紊乱，宜用饮食疗法、抗感染及体液疗法，不宜过早用止泻剂。

5. 泌尿系统对药物作用的影响　新生儿、婴幼儿泌尿系统不成熟，易受药物伤害，如氨基糖苷类、头孢噻啶、多黏菌素等。小儿肾脏对水、电解质平衡调节功能差，对影响水、电解质、酸碱平衡的药物特别敏感。

6. 药物对小儿生长发育的影响　必须注意药物对小儿生长发育的影响，例如长期应用肾上腺皮质激素和苯妥英钠可使骨骼脱钙和生长障碍，含铁食物可使小儿牙齿黑染，含激素营养补剂如蜂皇浆长期使用可能引起性早熟。性激素可促进小儿骨骼生长，但最后促使骨骼和骨干过早闭合，反而限制了小儿身体增高。缺钙对成人可引起骨质疏松而对小儿可引起佝偻病。

7. 其他

（1）有的药物在乳汁中浓度高，可通过母乳进入婴儿体内发生作用。

（2）外用药物，可使小儿吸收过多而中毒。

（3）某些药物在儿科的使用目的可与成人不同。

（二）儿童药动学方面的改变

1. 吸收

（1）口服：吸收程度取决于胃酸度，胃排空时间和病理状态，以及对胃肠道刺激，小儿胃酸度相对较低，胃排空时间较快。

（2）肌内注射：由于小儿臀部肌肉不发达，肌肉纤维软弱，故油脂类药物难以吸收，易造成局部非化脓性炎症，另外，由于局部肌肉收缩力、血流量、肌肉容量少，故肌注后药物吸收不佳。

（3）皮下注射：由于小儿皮下脂肪少，且易发生感染，吸收注射容量有限，故目前已很少采用注射量较大的液体或药物。

2. 分布　首先，小儿体液量比成人为多，如新生儿体液占体重的75%，1岁婴幼儿占70%，而成人体液占60%；其次小儿间质液亦相对较大，故药物在体液内分布相对多，应用剂量相对较大。

3. 与蛋白质结合　小儿药物的蛋白结合率比成人低，其主要原因是：

①血浆蛋白水平较成人低；

②蛋白与药物结合能力差；

③小儿特别是婴幼儿由于肾脏泌氨排氢作用较弱，血 pH 值偏低，常影响药物与蛋白质的结合。

4. 代谢　小儿年龄越小，各种酶活性较低或缺乏，使代谢减慢，易致药物在体内蓄积。如茶碱在肝内不能乙酰化，其作用受到影响。

5. 排泄　直接与肾脏功能的完善与否有关，年龄越小，肾脏滤过及浓缩、排泄功能越不完善，特别是早产儿，故药物剂量和用药间隔都要改变。

（三）儿童用药的一般原则

1. 严格掌握适应证，精心挑选药物　由于儿童正处于生长发育阶段，身体各方面比较娇嫩，组织器官尚不成熟，功能尚不完善，抵御外界侵害的能力极弱。因此选择药物时应严格掌握适应证，精心挑选疗效确切、不良反应较小的药物，特别是对中枢神经系统，肝、肾功能有损害的药物尽可能少用或不用。

2. 根据儿童特点，选择给药途径　根据儿童特点和疾病程度，慎重选择适当的给药途径。口服给药为首选，但要注意牛奶、果汁等食物的影响；肌注给药要充分考虑注射部位的吸收状况，避免局部结块、坏死；静脉注射虽然吸收完全，但易给患儿带来痛苦和不安全因素；栓剂和灌肠剂对儿童不失为一种较安全的剂型，但目前品种较少；儿童皮肤吸收较好，然而敏感性较高，不宜使用含有刺激性较大的品种。

3. 根据儿童不同年龄，严格掌握用药剂量　儿童用药，特别是新生儿、婴幼儿用药，应严格掌握剂量，太小达不到治疗效果，太大有可能危害病儿。还应注意，随着年龄增长，儿童的体重逐步增加，组织器官逐步成熟，功能逐步完善，用药剂量应相应逐步增加。目前儿童剂量的计算方法很多，有年龄折算法、体重折算法、体表面积折算法等，可选择使用。

4. 根据儿童生理特点，注意给药方法　儿童给药，应因势利导。根据儿童年龄不同阶段和自主能力，采取适当的方法。特别是口服给药要防止呕吐，切不能硬灌，以防意外。

5. 严密观察儿童用药反应，防止产生不良反应　儿童应激能力较差，较敏感，极易产生药物不良反应。在用药过程中应密切注意药物不良反应，以免造成严重后果。

（四）剂量计算方法

一般可根据年龄、体重、体表面积及成人剂量换算，方法如下：

1. 根据成人剂量按小儿的体重计算

（1）小儿剂量＝成人剂量×小儿体重/70kg

此方法简单易记，但对年幼儿剂量偏小，而对年长儿，特别是体重过重儿，剂量偏大。

（2）根据推荐的小儿剂量按小儿的体重

每次（日）剂量＝小儿体重×每次（日）药量/kg

2. 根据小儿年龄计算

（1）Fried's 公式

婴儿量 = 月龄 × 成人量/150

（2）Young's 公式

儿童量 = 年龄 × 成人量/（年龄 + 12）

1 岁以内用量 = 0.01 ×（月龄 + 3）× 成人剂量

1 岁以上用量 = 0.05 ×（年龄 + 2）× 成人剂量

根据年龄计算的方法不太实用，很少被儿科医生采用，但对某些剂量不需要十分精确的药物，如止咳药，消化药，仍有以年龄计算；如复方甘草合剂，一般每岁用 1 毫升。

3. 根据体表面积计算

小儿剂量 = 成人剂量 × 小儿体表面积（M）/1.73m²

这种计算比较合理，但比较繁琐，首先要计算小儿体表面积。

体表面积 =（体重 × 0.035）+ 0.1

此公式不适宜大于 30 公斤以上的小儿。对 10 岁以上儿童，每增加体重 5 公斤，增加体表面积 0.1m²。如 30 公斤 = 1.15m²，35 公斤 = 1.25m²，50 公斤 = 1.55m²，70 公斤 = 1.75m²。体重超过 50 公斤时，则每增加体重 10 公斤，增加体表面积 0.1m²。

4. 据成人剂量折算表　按下列年龄折算比例表折算；但总的印象是剂量偏小，然而较安全，可供参考，见表 1 - 3。

表 1 - 3　成人剂量折算表

小儿年龄	相当于成人用量比例	小儿年龄	相当于成人用量比例
出生 ~ 1 月	1/18 ~ 1/14	2 岁 ~ 4 岁	1/4 ~ 1/3
1 月 ~ 6 月	1/14 ~ 1/7	4 岁 ~ 6 岁	1/3 ~ 2/5
6 月 ~ 1 岁	1/7 ~ 1/5	6 岁 ~ 9 岁	2/5 ~ 1/2
1 岁 ~ 2 岁	1/5 ~ 1/4	9 岁 ~ 14 岁	1/2 ~ 2/3

四、老年人用药

（一）老年人药效学方面的改变

不同药物在老年人和青年人的药效学有显著差异。临床研究发现，老年人应用阿片类镇痛剂（吗啡、芬太尼等）、地高辛、氨茶碱等药物后，血浆药物浓度位于正常的治疗范围，或与青年人血浆药物浓度相似，但老年人药理效应更强，更易出现毒性反应。

1. 老年人对药物的反应性增加　靶器官对某些药物的敏感性增加（如中枢神经系统药物、抗凝药、利尿剂、降压药等），可提高疗效。对少数药物的反应性降低，即靶器官对药物的敏感性降低（如 β 受体激动剂与阻断剂），可降低疗效。药效学的改变涉及药物受体数目及其与靶细胞的亲和力、信息传递机制、细胞反应与内环境稳定功能减退等。

2. 老年人用药个体差异大　老年人用药个体差异之大是其他任何年龄组都不能比拟的。同龄的老人，药物剂量可相差数倍之多。至今，人们仍没有找到一个适合于老年人的药物剂量公式。个体差异大的原因是：

①遗传因素和老化进程有很大差别；

②各组织器官老化改变不同；

③过去所患疾病及其影响不同；

④多种疾病多种药物联合使用的相互作用；

⑤环境、心理素质等。

3. 老年人药物的不良反应增多　很多学者都一致认为，药物不良反应随年龄的增加而增加，在75岁以上的老人中最多见，老年人比年轻人大约增加一倍。老年医学机构所作的研究表明，15%～30%的入院老年病人可能是与药物不良反应有关，而在一般入院病人中却只有3%。药物不良反应的普遍发生是老年人的一个重大问题。大多数不良事件与剂量相关，而不是特异体质或过敏现象。老年病人不良反应危险性增加的其他因素有：

①药物不良反应的既往史；

②因多种病症而使用多种药物；

③肾脏和肝脏功能紊乱；

④疾病表现不典型，临床评价不恰当；

⑤病人用药的依从性差，体内药物消除情况改变。

药物不良反应可能表现跌倒、精神错乱、大小便失禁和反应迟钝的急性或逐渐发作。

易引起不良反应的药物有：影响精神行为的药物、抗高血压药、口服降糖药、利尿药、地高辛、抗菌药和抗心律失常药。处于危险状态的老年人更常使用上述药物。

（二）老年人药动学方面的改变

1. 吸收　老年人唾液分泌减少，口腔黏膜吸收能力降低，使舌下给药吸收较差；食管蠕动障碍，使药物在食管中停留时间延长；胃酸分泌减少，胃液 pH 值升高，酸性药物离子型吸收减少；胃肠道蠕动减慢，影响药物的吸收速率，尤其是影响固体制剂的吸收，对液体制剂影响较小。对主要经被动转运的药物和非肠道途径给药的药物无影响。

2. 分布　药物在人体的分布主要取决于药物的理化性质（分子大小、亲脂性、pH值），血浆蛋白的结合及机体的组成。老年人由于水分减少，脂肪组织增加，因而水溶性药物如地高辛、普萘洛尔、哌替啶等分布容积减少，血药浓度增高。而脂溶性药物如利多卡因、地西泮、氯丙嗪等分布容积增大，血药浓度较低。但奎尼丁、华法林、丙硫氧嘧啶等老年人表观分布体积却没有改变。老年人血浆白蛋白约减少20%，因此，使许多与血浆蛋白结合高的药物游离浓度增高，从而引起药物的不良反应。

3. 代谢　药物代谢的主要场所是肝脏，大多数药物代谢由肝微粒体药物代谢酶（药酶）代谢，只有少数药物由非微粒体酶代谢。老年人由于肝脏重量的降低，肝血流减少，肝药酶活性下降，使肝脏药物代谢能力下降，药物半衰期延长。老年人应用肝摄取率高的药物如异丙肾上腺素、硝酸甘油时应特别谨慎。老年人肝清除率下降，使血浆中这些药物浓度大大提高。

4. 排泄　老年人肾功能减退，药物易滞留在血浆中，使半衰期延长，特别是以原形从肾脏排泄的药物。如 ACE 抑制剂、阿替洛尔等半衰期延长更明显，因此在投药时要了解肾功能。必须指出，老年人血清肌酐清除率 <132.6mmol/1（1.5g/dl）时不能提示肾小球滤过率正常，而必须观察内生肌酐清除率的改变。因此，最好根据内生肌酐清除率调整药物剂量。为了避免药物的蓄积和不良反应的出现，必须减少给药剂量与延长给药间隔。此外，老年人以肾小球为主的维持体液平衡的功能减退，易引起电解质紊乱，在应用利尿剂和补液时需特别注意。

（三）老年人用药的一般原则

老年人的生理、药动学和药效学发生改变，老年人用药要掌握下列原则。

1. 切实掌握用药指征，合理用药　每用一种药都必须有明确的指征。医生不能"大笔一挥，药物一堆"，这不但不能解除老人之病痛，还可能给老人身体带来危害。要在全面了解老年人整体健康水平及药物治疗史的基础上开处方。研究发现，服用六种或更多药物的住院老年病人，药物不良反应发生率增加 27%，所以尽量避免多种药物用于同一病人。如肝病病人用很多"保肝药"，实际上增加了肝脏负担，使病情恶化。

2. 慎重地探索"最佳"的用药量　在用药剂量这个问题上，由于老年人个体差异很大，所以要严格遵循个体化原则，寻求最适宜的剂量。

（1）根据年龄，50 岁以后每增加一岁，药量应减少成人标准计量的 1%。

（2）半量法则，即大多数药物在开始时，只给成人量的一半，这种给药方案特别适用于经肾脏排泄的药物。有助于提醒医生开处方时注意减少剂量，或从小剂量开始缓慢增加，增加剂量时仔细监察。

（3）多数学者认为应当用年龄和体重综合衡量，估算出每日用药剂量。

（4）按照老年人肾功能，即根据肾内生肌酐清除率调整剂量（主要针对从肾脏排泄的药物）。

（5）有条件的可以作血药浓度监测，根据血药浓度制定个体化给药方案。

3. 用药从简　药物品种应尽量简单，尽管老年人往往同时患有几种疾病，也应避免同时给予太多的药物，宜视病情轻重缓急先后论治，以减少药物的不良反应。对于出院带药和门诊病人，应特别注意。

4. 联合用药　为了减少药物的不良反应，老年人用药剂量宜小，如不足以产生疗效，则需要联合用药。如以小剂量的皮质酮和硫唑嘌呤联合应用治疗老年人类风湿性关节炎。

（许立君）

第四节 用药指导

一、必要性

在正确的时间，以正确的剂量、正确的药物，通过正确的途径给予正确的病人，是医生在开处方时所考虑的原则。病人通过告知医生完整的病史资料来帮助医生做出正确的决断，包括以前曾发生过的过敏反应，服用的其他任何药物，所患有的慢性疾病，以及是否正处于怀孕或哺乳期。当病人拿着医生处方离开时，作为病人和知情的消费者，仍然还有很多事情要做。

药物治疗在保护健康中具有很重要的地位。当病人看到处方时，必须了解在什么时间通过什么方式服用处方中的药物，并且必须按照医嘱用药。病人必须明白怎样做才能防止副作用的发生，以及一旦出现副作用时如何去做。病人必须明白出现哪些症状时应该去看医生。

大多数情况下，病人在离开医院或诊所时，对将要开始的药物治疗并没有完全了解，这可能导致病人不能完全或完全没有按照医嘱使用药物。例如，由于药效不明显，或感觉已经好转，或由于某些让人烦恼的副作用，病人可能过早停药。他们可能用药不当（在不适宜的时间，或次数过于频繁或次数不够），他们可能仍然继续饮酒或应用其他药物，而实际上不应该这样做；也许他们甚至没有意识到服用感冒药、口服避孕药、阿司匹林或维生素都可能影响处方中药物的疗效。最终的结果可能是病情没有好转、发生恶化、甚至可能出现危险。因此建议病人拿到处方后应向医生询问以下问题：

1. 药物名称是什么，治疗什么疾病？

2. 在什么时间，怎样服用药物？

3. 在服药期间，其他药物、食物、饮料或活动是否应该避免？

4. 是否会发生副作用，一旦发生，如何应对？

病人应了解怎样阅读药物处方？如何贮存以及服用药物？如何减轻某些副作用？药物应该空腹服用还是饭时服用？是否影响驾驶车辆？哪些副作用是常见的？哪些反应是危险信号，需要立即去看医生？

为保证病人获得最好的医疗保健，病人必须了解所用药物的情况。

二、内容和方法

（一）内容

用药指导的内容包括注意事项、禁忌证、服药的适宜时间、适当的疗程、起效时间、过度治疗、潜在的不良反应等。

（二）方法

1. 取药 当病人拿处方取药时，首先需要了解处方中的药物治疗什么疾病，用药方案是什么，以及如何正确贮存药物。病人应该清楚防止或减少副作用发生的注意事项，在用药期间是否需要限制饮食或饮酒，哪些副作用是已经预知要发生的或不可避免的，哪些症状需要提请医生注意。

2. 阅读 处方及核对药物处方并不神秘，不含保密信息。医生在书写处方中使用的大多数符号和短语都是拉丁或希腊语的缩写，例如：gtt 来自拉丁语 guttae，意为"滴"，b. i. d 是 bisindie 的缩写，拉丁语意为"一天两次"。

病人没必要像医生、护士或药剂师那样阅读处方。但病人能够（而且应该）学会自己阅读药物处方，病人应该了解医生开的是什么药，拿到药物后要核对包装上的标签，以便确定药剂师给的是否与处方中的一致，若标签上的内容与处方不符，应向药剂师询问。一定要确定病人得到的是正确的药物，并明白正确的服用方法。

3. 与病人交谈 当病人拿到药物处方时，他可能对上面的内容很明确，但回到家后是不是还很明白。例如，医生的处方中写明"若需要每 4 小时服 1 粒胶囊"，但每天要吃几粒呢，4、6 粒或更多？处方中"若需要"并不很明确，如果处方标示"每天 4 次，一次 1 片"，那又是什么含义呢？对某些抗生素，它的含义为每 6 小时 1 片，而对其他某些药物，可能意味着早、中、晚以及睡前一次 1 片即可。

4. 非处方药物 不需要处方即可购买的药物称为非处方药物（OTC），一般在药店即可买到，没有法律规定或限制谁可以卖或买这些药物。

当消费者按照标签上的指示服用药物时，OTC 药物的活性成分被认为是安全有效的。很多病人因为一些轻微的小毛病而看医生，这些病可以通过非处方药进行有效的治疗。实际上，有些处方中的药物也包括非处方药物。药剂师可以推荐适宜的非处方药物，并解释它们的服用方法。

5. 贮存药物 在离开药房之前，要了解如何贮存药物。如果药物的包装不能防止药物受热或受潮，药效将会丧失。

所有的药物都应保存在原始包装中。一个原因就是有些药物如果与其他药物一起贮存可能会丧失疗效，而更重要的原因即要防止药物之间的混淆。一定不要将药瓶外的标签撕掉，因为上面标有药物名称、服用方法等重要信息。

对大多数药物而言，在室温中避免阳光直射的情况下可安全保存，即使药物装在有色瓶中或装在可反射阳光的容器中，也应该避免阳光直射。

有些药物需要冷藏保存，而另一些药物则不能冷藏。例如，某些止咳药水遇冷可变黏稠，不易自瓶中倒出。有些人错误地认为将硝酸甘油片剂放在冰箱中可使药物更加稳定，然而事实并非如此，硝酸甘油不能放在冰箱中。

即使在药物标签上注明"冷藏保存"，也不意味着可将药物放入冷冻室。若药物冷冻后再解冻，片剂包衣可能会变脆，有些液体可能会分层，且不能再被混匀。

很多人将药物放在浴室的药品柜中，这样存放是不适宜的。浴室里的温度及湿度的变化可对药物产生不利影响。

特别需要注意的是，所有药品都必须放在儿童不易拿到的地方。过期药品应该丢弃。

6. 药物副作用的处理　医生开药、病人用药都是因为药物具有某种合乎人体需要的作用。这种合乎需要的作用称为药物的活性或药物的治疗作用。但药物有时也具有某些人们不需要的作用。这些不需要的作用被称为副作用，甚至在少数情况下被称为致死性作用。

即使在服药过程中会遇到一些弱的副作用，按处方继续用药仍然是最重要的，并且是要在医生处方要求的一段时间内每天按时服用指定剂量的药物。若是为了避免副作用，或是因为病情有所好转而减少服药剂量是很不合适的。有人认为，服用通常剂量的一半会得到相应一半的治疗效果，这是没有道理的。事实上，较小的剂量可能不会产生药品所应具有的任何功效。

有些副作用是预料之中的，也是不可避免的；但有些不仅会令医生出乎意料，病人也会感到很吃惊。这些意料之外的作用往往是由于不同个体对药物的特异性反应而产生的。

药物副作用大体上可以分为两大类：一类是具有明显症状的；另一类则是经化验才能检测出来的。当与医生讨论自己所服用的药物时，绝不应局限在很容易被发现的副作用上，那些不明显的副作用有时也会有害处。

如果知道某种特殊的副作用可能是由于一种特定的药物产生的，那就可以稍微放松一下。因为大多数可预见的副作用都是短期的，它们只会在短时间内带来一点不舒服和不便。例如，服用了抗组胺类药物后会使人感到昏昏欲睡，而红霉素等大环内酯类药物会使胃部感到不适。当然，如果那些轻微的副作用实在难以忍受，最好还是征求一下医生的意见，是否可换用另一种药物。有些时候，药物的副作用是可以减轻或避免的，比如通过改变服药时间或在吃饭时服药。

有些副作用的信号是某个严重的、甚至可能是危险副作用的预示，如果出现这种情况，一定要立即去医院。

7. 明显的副作用　有些副作用会使病人有明显的症状；而另一些则只能在实验室中观察到。我们将按照副作用发生的部位不同进行讨论。

（1）循环系统　药物有可能加快或减慢心率。若药物使心跳变慢，可能会感到困倦和劳累，甚至眩晕。如果心跳加快，就会感觉心悸（心脏突突跳），还可能使人感到心脏偶尔停止跳动了一下。对于大多数人，上述症状并不意味着有严重问题。但如果经常发生，最好向医生咨询，医生可能会另外开药方或调整剂量。

有些药物能引起水肿（液体的潴留），即血液中的液体成分在血管外淤积。一般来讲，如果体重稳定增加或者1周内体重增加超过3kg，一定要去看医生。

药物会使血压升高或降低。如果血压降低，会产生困倦和劳累，还有可能感到眩晕，有时甚至昏倒，尤其是突然从坐位或倾斜的位置站起来时。如果用药后感到眩晕或轻微头痛，最好稍坐或躺一会儿。为避免站立时的头晕，在起身前可以活动一下腿部的肌肉，轻轻交替活动双腿，好似骑自行车的运动。起身要缓慢，上下楼梯要小心。如果血压升高，会产生眩晕感，并出现头痛或视觉模糊、耳鸣、经常性的流鼻血。如果出现上述症状，应与医生联系。

（2）呼吸系统 呼吸系统通常的副作用包括鼻腔呼吸不畅、嗓子干燥、气短和呼吸变慢。鼻腔呼吸不畅和嗓子干燥通常在服药几天后可以消失。如果感觉这些症状实在难以忍受，可以使用滴鼻剂（先向医生咨询）或润喉剂，或者用热盐水漱口来缓解症状。气短是某些药物的典型副作用，例如普萘洛尔、心得安。如果经常出现气短，找医生检查，这有可能意味着严重的副作用，但也可能仅仅是由于运动过度。

（3）神经系统 作用于神经系统的药物可能会引起困倦或兴奋。药物引起的困倦感，会使人感到眩晕或使人的协调性受损；兴奋感则使人失眠、神经过敏。困倦感或兴奋感对大多数人都不是什么大问题。但如果感到困倦，一定不要参与需警惕性高的活动，如驾车或操纵有潜在危险的设备。有些药物会引起头部阵痛，还有一些可能造成手指和脚趾的刺痛，如果这些症状在几天或一周后仍未消失，应向医生咨询。

（4）消化系统 任何药物都可能对消化系统产生副作用。许多药物可引起腹泻、便秘、口干、口腔溃疡、吞咽困难、烧心、恶心、呕吐、食欲减退，以及异常的腹部绞痛。有些药物可引起饱胀或胀气，也可能引起直肠发痒。

腹泻可由许多药物引起，但多数情况下是暂时的，而且会自行停止，就是说，腹泻会在3天之内停止。在此期间，不要服用任何止泻药，要多饮水以补充由腹泻引起的水分丧失。如果腹泻持续3天以上或者伴有发烧，应立刻去看医生。

有些情况下，腹泻预示着病症，例如，一些抗生素会引起严重的腹泻。一旦出现严重的腹泻，即腹泻持续数天或粪便中夹有血、脓或黏液，这可能是溃疡形成并已开始出血，应立即与医生联系。

另一种副作用是便秘，虽然常见但不严重。便秘可能是由于药物减慢了排便活动而产生，如阿米替林和氯丙嗪。有些药物使大便中的水分被吸收，导致大便更加干燥，也会造成便秘。另外，便秘也可能是由于肠道所受的神经冲动减弱而造成，如甲基多巴。药物引起的便秘可能会持续几天。

每天喝8~10杯水对缓解便秘会有帮助，多吃富含纤维的食物，多做运动（除非医生另有医嘱）。除医生指明外，不要服用轻泻药。若便秘持续时间超过3天，应与医生联系。

（5）皮肤 皮肤副作用的症状包括瘙痒、肿胀、皮疹和出汗。瘙痒、肿胀和皮疹常常表明药物过敏。如果对某种药物产生过敏反应，就不应继续服用此药，在停药前一定要向医生咨询。

有些药物会增加排汗，有些则相反。身体通过排汗来降低体温，在运动或天气较热时，服用有降低排汗作用的药物会使人感到不适。

如果出现轻微的皮肤反应，但并没有被诊断为药物过敏，医生会开些温和的药膏，也很可能会建议经常洗澡、清洁敏感部位。

另外一种皮肤反应称为光敏感－即对阳光异常敏感。四环素可引起光敏感。服用这类药物期间，在阳光中暴露很短的时间（10～15min）就会造成严重的晒斑。这并不意味着只能留在室内，只是在外出时要穿好衣服，避免长时间暴露于阳光下，而且有必要使用遮阳用具。由于停药后血液中仍会残留一些药物成分，所以在停药后两天内仍要注意。

（6）眼睛　许多药物的常见副作用之一是视觉模糊。如服用地高辛一类的药物后，在观察荧光屏或者信号灯等明亮物体时，在它们周围会出现晕圈。地高辛引起的眼部副作用可能是中毒的危险信号。无论什么情况，服药后若出现眼部的病变，一定要与医生联系。

（7）耳朵　尽管少数药物的大剂量会造成听觉的丧失，但这种现象并不常见。用于治疗耳部疾病的药物可能会引起眩晕，很多药物会造成耳鸣。如果出现持续的听觉或耳部病症，应去看医生。

8. 细微的副作用　有些副作用很难被发现，也许这些症状根本不会被觉察，或者只能注意到一些轻微的症状。然而，在服用某种药物时，医生会让病人进行定期的血液检查或用肉眼观察病人的情况以确保没有发生细微的伤害。

（1）血液　非常多的药物对血液系统有副作用，只是在一段时间内不会产生明显的症状。有些药物使红细胞数目减少，红细胞数目过少会引起贫血，使人变得脸色苍白、劳累、身体虚弱、眩晕，还可能感觉饥饿。有些药物使白细胞数目减少，白细胞数目过少使人体抵抗力下降，容易生病。如果服药后出现咽喉炎或发烧，并且持续数天不见好转，就可能是白细胞过少的缘故，这需要与医生联系。

（2）肾脏　肾脏具有除去血液中的化学物质和其他成分的功能，有些药物使肾脏的这种功能减弱，导致这些成分在身体组织中的蓄积，时间一长就会产生一些症状，如肿胀、液体潴留、恶心、头痛或体虚，但不会产生明显的疼痛感。

（3）肝脏　药物对肝脏的损害可能引起脂肪在肝脏中的积累。由于肝脏负责将药物和身体中的其他化学成分转化成身体中其他器官（肾、肺、胃肠道）可以排泄的化合物，所以药物对肝脏的损害会引起这些成分在肝中的蓄积。由于肝脏受损后的相当长一段时间内不会产生明显的症状，所以在用某些药物进行治疗时，建议定期检查肝功能。

（4）孕期及哺乳期用药　在服用任何药物之前，应告诉医生是否怀孕（或是否准备怀孕）或是否正在哺乳。大多数药物缺乏孕期和哺乳期应用的完整的安全性资料，这是由于在实际工作中对孕妇或哺乳妇女进行药物试验是不道德的。基于上述考虑，在怀孕或哺乳期间，应该和医生商量，权衡利弊后再决定是否服用某种药物。

（5）副作用的处置　查询药物手册以判断出现的副作用是属轻微的（相对较为常见，通常不严重）还是严重的副作用（出现需要看医生的症状）。如果副作用轻微，可自行采取措施处理。当然，如果轻微的副作用持续时间长或特别令人烦恼，应向医生咨询。如果出现任何严重的副作用，应立即与医生联系。可能需要调整剂量，或可能对药物过敏，医生或许会让病人使用另一种替代药物。但是，在与医生商量之前，不要停用处方药物。

三、药品的正确使用方法

为获得最大的疗效，必须正确服用药物。不正确地使用药物可能会发生危险。

在让老年人（年龄≥65岁）或儿童服药之前，应询问医生有关特殊的用药方法。这类人群较青年或中年人对药物剂量和副作用更为敏感。

随着年龄的增长，肾脏以及机体其他组织器官的功能降低，与年轻人相比，年龄大于65岁的老年人机体降解和排除药物的能力降低。因此，有些时候应建议老年人降低初始服药剂量。而在其他一些情况下，可选择同类药物中副作用较小的药物进行治疗。例如，对老年糖尿病病人来说，口服降糖药格列本脲可能较氯磺丙脲更适于应用，后者在老年人群中会发生严重的低血糖。通常，医生在为老年人开处方以及调整剂量时，会根据"小剂量开始，温和用药"的原则。

同样，婴儿和儿童在对药物的处置方面也存在与成年人的差异。根据年龄和体重，对小病人的最佳用药剂量与成年人不同。与成人相比，有些药物儿童用的剂量较低（如抗生素），而其他一些药物则剂量较大（如苯妥英、卡马西平和苯巴比妥）。

（一）口服药的使用方法

胶囊、片剂和口服药粉 许多人发现吞咽一片药或一粒胶囊是很困难的事情。若药片或胶囊可能会黏在嗓子里，则在服药之前先漱漱口，或至少用水湿润一下，然后将药片或胶囊放在舌的后部，喝一口水咽下。如果药片或胶囊看起来太大以致不易吞咽或可能卡在嗓子里，可将胶囊或药片研碎，倒在汤匙中，用苹果汁或汤混匀再服用。但是，在这样做之前一定要与药剂师商量，因为有些片剂或胶囊必须整个咽下而不能研碎或将胶囊打开。

偶尔，药物也被制成口服粉状形式（如消胆胺）。这些制剂需要用液体混合完全后再吞服，而不是直接吞服干药粉。

（二）外用药的使用方法

1. 滴耳剂 滴耳剂一定要滴入外耳道，正确使用滴耳剂的方法是：将头侧向一边，患耳朝上，抓住耳垂轻轻拉向后上方使耳道变直。如果给儿童滴耳，则轻轻地将耳垂向下及后方拉。将滴管吸满药液，滴入规定滴数的药物。注意不要将滴管触及耳道的壁或边缘，否则很容易污染滴管。保持耳朵侧面朝上5～10s，并一直抓住耳垂。医生可能要求你将一小团棉花塞入耳朵以防药液流出。滴管用完后不要冲洗或擦拭，重新放进瓶中并拧紧瓶子以防受潮。

在使用滴耳剂之前，可能需要将药瓶放在手掌之间前后滚动以使药液达到身体温度。不要将药瓶放入沸水中加热，否则药液会很烫，滴入耳中会引起疼痛。沸水还可能使药瓶标签松动或脱落，甚至会引起药液变质。

2. 滴眼剂和眼膏剂 在滴眼药水或用眼药膏之前先洗干净手，然后坐下或躺下，头向后仰，用拇指和食指轻轻地将下眼睑向下拉，形成小囊，将滴眼瓶接近眼睑，但不要触及，挤规定量的药液，然后轻轻闭上眼睛，尽量不要眨眼，用一个手指轻轻按压鼻侧眼角

1 或 2min（这样可防止药液从眼睛表面通过鼻泪管流进鼻子和嗓子），然后用干净的纸巾将多余药液擦去。在重新将滴眼瓶放回前不要冲洗或擦拭，否则会污染药液。拧紧瓶盖保存。

使用眼药膏的时候，挤出一定量眼膏使成线状，滴入下眼睑（注意药膏管不要触及眼睛），闭上眼睛，并转动几次以使药膏分散。

一定要保证所用的药水或软膏是眼用制剂（所有眼用药物制剂一定都是经过无菌处理的，以防止眼睛感染）。此外，要查对标签或包装上的有效期限，不要使用过期药物，任何眼用制剂颜色发生变化后一定不要继续使用，一旦所用的药物出现了在购买时没有的颗粒物质，应扔掉它。

3. 滴鼻剂与喷鼻剂　在使用滴鼻剂与喷鼻剂之前，最好先擤出鼻涕。滴鼻时，头后倾，向鼻中滴入规定数量的药液。为了防止对剩余药品造成污染，滴瓶不要接触鼻黏膜。保持头部向后倾斜 5～10s，同时轻轻用鼻吸气 2～3 次。

在使用喷鼻剂时，头不要后倾。将喷嘴插入鼻子，但要尽量避免接触鼻黏膜，并在按压喷雾器的同时吸气。在抽出喷雾器之前，要始终按压喷雾器（以防鼻中的黏液和细菌进入药瓶）。在一侧或双侧鼻孔中喷药后，轻轻地用鼻吸气 2～3 次。

连续使用滴鼻剂与喷鼻剂时，除非是依照医嘱，否则不要多于 2～3 天。如果病人需要长期使用滴鼻剂或喷鼻剂，则用同一容器给药时间不要多于 1 个星期，因为鼻中的细菌很容易进入容器污染药液。如果服药时间必须多于 1 周，则需另外购买一个新的容器。绝对不允许他人使用自己的滴鼻剂与喷鼻剂。

4. 局部用软膏和霜剂　大部分局部（皮肤）用药膏和乳剂只有局部功效，即它们只在直接给药部位起作用。大多数药膏和乳剂都很贵（特别是类固醇类产品），应尽可能在皮肤上涂薄的一层药物，因为无论薄厚，药物的功效都是一样的，而少量用药会更省钱。更重要的是，某些含类固醇的药膏和乳剂在大量使用时会产生毒副作用。

在涂药前，将皮肤清洗、擦干，再按说明涂药。涂药后，轻轻按摩给药部位使药物进入皮肤，直到药膏或乳剂消失为止。

霜剂的油脂少，不易弄污衣服，最好用于头皮和身体其他多毛发的部位。干性皮肤则应使用软膏，它可以保持皮肤柔软。

如果医生要求在使用软膏或霜剂后将皮肤盖上，应使用像包裹食物用的透明的塑料膜。覆盖物可使药物紧靠皮肤并保持皮肤湿润，使药物易被吸收。一定严格按照医生的指导操作，未经医生同意，不要使用覆盖物，有分泌物的破损处绝不要使用覆盖物。

（三）液体药物

液体药物有多种用法。一些可外用于皮肤，有些可用于眼睛、耳朵、鼻子或喉咙，另外还有内服药液。在使用任何药液之前，一定仔细阅读标签，了解正确的使用方法。混悬液是在溶液中含有沉于瓶底颗粒状物质的液体，在用前一定要振摇均匀，这样每次使用时可保证成分一致。

在打开装有液体的药瓶时，开口应远离自己。有些溶液在瓶中可能积聚一些压力，一旦瓶盖被打开，液体将会喷出。若药液是用于皮肤的，倒出少量液体在棉片或纱布上（不要使用大块的棉花和纱布，否则会吸收太多液体导致浪费）。不要将液体倒在手中，否则会流下来。如果需要治疗的区域很小，用手指或棉棒将药液散开，但不要把棉棒或棉花、纱布浸入药瓶中。

（四）特殊剂型的使用方法

1. 局部用气雾剂　很多局部（皮肤）用的药物都制成气雾剂喷雾。对同种药物来说，气雾剂通常较乳剂或软膏费用高，它们更适用于身体较为柔嫩或多毛发的区域，而这些地方通常较难涂抹乳膏或软膏。气雾剂还可对烧灼或皮疹区域起凉爽作用。

使用气雾剂之前，振摇药罐，使药物颗粒能充分释放。将药罐距离皮肤上 10~15cm 高，按下喷嘴几秒钟后释放。

不要在脸部或眼周使用气雾剂。若医生允许用气雾剂治疗脸部部分区域，可先将溶液喷在手中，然后涂抹于脸部。若药液进入眼睛或粘到黏膜上，可能会引起疼痛，甚至可造成眼睛损伤。

在用气雾剂的时候会感到凉爽。若感觉刺激，请询问医生或药剂师，是否有同种药的其他剂型可供选择。

2. 直肠栓　直肠栓可以用来释放各种类型药品，如轻泻药、安眠药、安定药或者是用于缓解瘙痒、肿胀、痔痛的制剂。无论因何原因使用直肠栓，都应用同一方式插入。

在炎热的天气下，栓剂会变软而不易使用。此时应将栓剂放入冰箱、凉水杯或流动的凉水中，直到变硬为止（通常只需几分钟）。插入栓剂前，先去掉外面的铝箔或其他外部包装。在插入栓剂时，可以带橡胶指套或一次性橡胶手套，左侧卧位并弯曲右膝。将栓剂尖端朝前，只要感觉舒服，推人直肠中的距离越深越好。此时，会很快产生想要大便的感觉，此时请尽量安静地躺几分钟，力争在给药后 1 小时内不要大便。如果在插入直肠栓时有困难或是有疼痛感，可将栓剂涂上一层薄的凡士林或矿物油。

3. 舌下片剂　有些药物被制成片剂，服用时必须放在舌下，例如硝酸甘油。这类药物在口腔黏膜被吸收进入血液，与在胃肠道被吸收的药物相比，此类药吸收得更快更彻底。

要正确服用舌下片剂，将药片放于舌下，合上双唇。吞咽之前，尽可能在舌下长时间地保留一些唾液以帮助药片溶解。服用硝酸甘油 5min 后如果嘴中仍有苦味，表明药物仍未被完全吸收，所以服药后至少 5min 内不要饮水。药物溶解过程中不要吸烟、进食或嚼口香糖。

4. 咽喉用含片　所有含片都含有在口腔释放的药物成分，它们可以缓解喉咙疼痛、止咳或治疗咽喉炎。服用此类药物时应让其在口中溶解，不要咀嚼。在药物溶解后的一段时间内，不要吃东西或饮用任何液体。

5. 喉部喷雾剂　用喉部喷雾剂给药时，应张大嘴并尽可能向口腔后部喷射药物，同时，使药物在口中保留尽可能长的时间，用药后数分钟内不要饮用任何液体。咽下喉部喷雾剂并没有害处，但如果发现它使胃部不适，则不要咽下。

6. 透皮吸收的贴膜剂　透皮吸收贴膜剂可使药物可控地、连续地释放，便于使用。将贴膜剂用于无毛发的或是刮净毛发的皮肤，但一定要避开伤口。选择一个不进行剧烈运动的部位，例如胸部或上臂。为使疗效最好、刺激最小，每次将贴膜剂贴于身体的不同部位，向医生或药剂师寻求必要的指导。如果贴膜剂效力已尽，马上更换一张新的贴膜剂以保持给药的连续性。使用贴膜剂时可洗澡或淋浴。

如果发现给药部位出现红肿或刺激，可向医生咨询，有些人对贴膜剂内的某种成分过敏。

7. 阴道用软膏和霜剂　大多数阴道用药品的包装上都有使用说明，如果对阴道用药品的使用方法仍没有把握，一定要向医生询问。

在使用任何阴道用软膏和霜剂之前，必须阅读使用说明，一般可能要求将给药器装在药管头上，然后从底部挤压药瓶直至给药器冲满为止。仰卧，将膝部提起，使给药器保持水平，尖端微微向下倾斜，只要感觉正常，将给药器尽可能深地插入阴道，把活塞推下将药膏或乳剂全部挤入阴道。取出给药器，并冲洗干净。

8. 阴道用药片和栓剂　大多数阴道用药片和栓剂的包装上都有使用说明。去掉箔片包装，将药片或栓剂放在提供的给药器内。仰卧，将膝部提起。使给药器保持水平，尖端微微向下倾斜，只要感觉正常，将给药器尽可能深地插入阴道。把活塞推下将药片或栓剂释放进入阴道，取出给药器，并冲洗干净。

（许立君）

第二章　肾上腺皮质激素类药物

肾上腺皮质激素简称为皮质激素，是动物的肾上腺所产生的甾体类激素。皮质激素按其作用可分为糖皮质激素和盐皮质激素，糖皮质激素包括可的松和氢化可的松等，主要对糖和蛋白质代谢产生影响；盐皮质激素主要是醛固酮和去氧皮质酮，主要对水盐代谢产生影响。

第一节　糖皮质激素

本类激素具有多种生理活性，因主要对糖代谢产生影响而称为糖皮质激素；又由于其具有强力的抗炎作用，也称为抗炎皮质激素。可的松和氢化可的松为本类激素的代表药物。本类药物具有很高的临床治疗价值，但也会造成一些严重的不良反应。

【药动学】糖皮质激素的口服吸收速度与其脂溶度成正比，而注射给药的吸收速度则与其水溶性程度成正比。糖皮质激素约90%以上与血浆蛋白结合后而无生物活性，具有生物活性的不到10%。它在体内的分布并无选择性，但炎症部位由于血流量及血管通透性增加，该处的药物浓度可高于其他器官。糖皮质激素主要在肝脏灭活，淋巴细胞亦有氧化或还原糖皮质激素的能力。近年证明 B 细胞代谢糖皮质激素比 T 细胞更快，解释了 B 细胞比 T 细胞对糖皮质激素更易耐受的机制。可的松在体内转化为皮质醇产生活性，地塞米松本身即具活性。临床常用的几种糖皮质激素在体内半衰期各不相同，可供用药依据。糖皮质激素由肾排泄，在尿中游离的可的松小于2%，而90%以上是灭活的，说明在肾功能不全时不会引起血浆中活性激素水平的升高。

【不良反应】

1. 库欣综合征：表现为满月脸、向心性肥胖、水牛背、高胆固醇血症、高血糖、肌肉萎缩无力、骨质疏松、多毛、痤疮、易受感染、低血钾、高血压和水肿等。处理方法为：缓慢减量或停药。给予对症治疗。

2. 撤药反应：长期用药，突然停药易引起该反应，可见原有疾病的症状重新再现甚至加重，也称"反跳现象"。这是由于患者对激素产生依赖性而产生的。此外，有些患者短期内大量使用本类药物，如果突然停药可能会出现精神消沉、发热、恶心、呕吐、乏力、肌痛、关节痛等症状，称为激素戒断综合征，应及时再恢复激素治疗。停药应缓慢减量，不可突然。

3. 诱发和加重消化道溃疡：本类激素常引起上腹不适、恶心、呕吐、嗳气、腹胀、酸痛。常引起消化性溃疡和使原有的溃疡加重。可抑制机体的防御功能，常在胃肠道发生出血甚至穿孔时，而不出现明显的自觉症状，导致忽略甚至延误诊断。

4. 诱发和加重感染：长期应用本类激素可致对感染的抵抗力降低，可诱发感染和使原有的感染加重。因此使用本类激素时应加强抗感染治疗。

5. 医源性肾上腺皮质功能减退症：长期应用本类激素后，基于负反馈机制使下丘脑－垂体－肾上腺系统受抑，造成下丘脑分泌促肾上腺素释放激素减少，垂体分泌 ACTH 减少，肾上腺皮质束状带随后萎缩，分泌功能减退，形成医源性肾上腺皮质功能减退症。

6. 本类激素还可能诱发精神异常、胰腺炎、延迟伤口愈合、延迟儿童生长、导致血栓栓塞性静脉炎、血糖升高和头痛。

【禁忌证】下列情况不宜使用本类激素。

1. 对此类激素过敏者。

2. 患有严重的精神病或有此病史者。

3. 患有癫痫或有癫痫病史者。

4. 活动性消化性溃疡患者。

5. 新近曾有过胃肠吻合术患者。

6. 肾上腺皮质功能亢进者。

7. 抗菌药物无法控制的感染。

8. 全身真菌感染患者。

9. 骨质疏松患者。

10. 严重高血压患者。

11. 骨折和创伤修复期。

12. 角膜溃疡患者。

13. 充血性心力衰竭患者。

14. 糖尿病患者。

15. 血栓性静脉炎患者。

上述禁忌证也并非绝对不能使用，当病情需要时，应权衡使用后的利与弊，当利大于弊时，就应该应用。但要随时观察患者用药后的反应，及时调整药量，保证患者用药安全。

【用药原则】应用糖皮质激素应根据患者身体和疾病情况，并充分考虑肾上腺皮质分泌的昼夜节律性，确定适宜的给药方法和疗程，充分发挥药物疗效，尽量减少不良反应。糖皮质激素的疗程和用法可分为以下几种。

1. 大剂量突击疗法　用于严重中毒性感染及各种休克。氢化可的松首次剂量可静滴 200～300mg，一天量可达 300～500mg 以上，疗程不超过 3～5 天。目前临床多用甲泼尼松。

2. 一般剂量长期疗法　用于结缔组织病、肾病综合征、顽固性支气管哮喘、中心性视网膜炎、各种恶性淋巴瘤、淋巴细胞性白血病等。一般开始时用泼尼松口服 10～20mg 或相应剂量的其他皮质激素制剂，每天 3 次，产生临床疗效后，逐渐减量至最小维持量，持续数月。

3. 小剂量替代疗法用于垂体前叶功能减退、艾迪生病及肾上腺皮质次全切术后。一般维持量，可的松 12.5 ~ 25mg 或氢化可的松每天 10 ~ 20mg。

4. 隔日疗法皮质激素的分泌具有昼夜节律性，每天上午 7 ~ 10 时为分泌高潮，约 450nmol/L，随后逐渐下降，下午 4 时约 110nmol/L，午夜 12 时为低潮，这是由 ACTH 昼夜节律所引起的。临床用药可随这种节律进行，即长期疗法中对某些慢性病采用隔天一次给药法，将一天或两天的总药量在隔天早晨一次给予，此时正值激素正常分泌高峰，对肾上腺皮质功能的抑制较小。实践证明，外源性皮质激素类药物对垂体 – 肾上腺皮质轴的抑制性影响，在早晨最小，午夜抑制最大，隔日服药以用泼尼松、泼尼松龙等中效制剂为好。

【药物相互作用】

1. 非甾体抗炎镇痛药可加强其致溃疡作用。

2. 可增强对乙酰氨基酚的肝毒性。

3. 与两性霉素 B 或碳酸酐酶抑制剂合用，可加重低钾血症。与碳酸酐酶抑制剂合用，易发生低血钙和骨质疏松。

4. 与蛋白质同化激素合用，可增加水肿的发生率，使痤疮加重。

5. 与抗胆碱能药（如阿托品）长期合用，可致眼压增高。

6. 三环类抗抑郁药可使其引起的精神症状加重。

7. 与降糖药如胰岛素合用时，因可使糖尿病患者血糖升高，应适当调整降糖药剂量。

8. 甲状腺激素可使其代谢清除率增加，故甲状腺激素或抗甲状腺药与其合用，应适当调整后者的剂量。

9. 与避孕药或雌激素制剂合用，可加强其治疗作用和不良反应。

10. 与强心苷合用，可增加洋地黄毒性及心律紊乱的发生。

11. 与排钾利尿药合用，可致严重低血钾，并由于水钠潴留而减弱利尿药的排钠利尿效应。

12. 与免疫抑制剂合用，可增加感染的危险性，并可能诱发淋巴瘤或其他淋巴细胞增生性疾病。

13. 可增加异烟肼在肝脏代谢和排泄，降低异烟肼的血药浓度和疗效。

14. 可促进美西律在体内代谢，降低血药浓度。

15. 与水杨酸盐合用，可减少血浆水杨酸盐的浓度。

16. 与生长激素合用，可抑制后者的促生长作用。

氢化可的松（Hydrocortisone）

【商品名或别名】可的索，皮质醇，氢化皮质素，氢可的松，Cortisol。

【药物概述】氢化可的松是人工合成也是天然存在的糖皮质激素，抗炎作用为可的松的 1.25 倍，也具有免疫抑制作用、抗毒作用、抗休克及一定的盐皮质激素活性等，并有潴水、潴钠及排钾作用，临床主要用于抢救危重中毒性感染，血浆半衰期为 8～12h。

【药动学】本品可以从胃肠道吸收，口服给药后 1～2h 内血药浓度达峰值。氢化可的松经静脉滴注入血，其生物 $t_{1/2}$ 约为 100min，血中 90% 以上的氢化可的松与血浆蛋白相结合。主要经肝脏代谢，转化为四氢可的松和四氢氢化可的松，大多数代谢产物结合成葡萄糖醛酸酯，极少量以原形经尿排泄。

【用药指征】

1. 用于肾上腺功能不全所引起的疾病、类风湿性关节炎、风湿性发热、痛风、支气管哮喘等。

2. 用于过敏性皮炎、脂溢性皮炎、瘙痒等。

3. 用于虹膜睫状体炎、角膜炎、巩膜炎、结膜炎等。

4. 用于神经性皮炎。

5. 用于结核性脑膜炎、胸膜炎、关节炎、腱鞘炎、急慢性扭伤、腱鞘劳损等。

【用法与用量】

1. 静脉滴注：一次 100mg，必要时可用至 300mg，用氯化钠注射液或 5% 葡萄糖注射液稀释至 0.2mg/ml 后滴注。疗程不超过 3～5 天。

2. 醋酸氢化可的松片：口服每次 1 片（含药 20mg），每天 1～2 次。

3. 醋酸氢化可的松软膏，1% 软膏，外用。

4. 醋酸氢化可的松滴眼液：每瓶 5mg（3ml），滴眼，每次 1～2 滴。

5. 皮炎膜（神经性皮炎气雾膜）：气雾剂喷射于皮损表面，即形成一层薄膜，可隔绝外界对皮损的各种刺激，使皮损处保持较长时间的稳定，再加上氢化可的松的消炎作用，故对神经性皮炎有一定疗效。一般用后痒感减轻或完全消失，皮损逐渐改善，病程短的见效较快，痊愈率也较高，但痊愈后有复发。

6. 氢化可的松醋酸酯混悬液摇匀后供关节注射与鞘内注射。关节腔内注射，每次 1～2ml（25mg/ml）；鞘内注射，每次 1ml。

7. 替代治疗：片剂，成人每天 20～25mg，晨服 2/3，午餐后服 1/3。

【药物相互作用】

1. 非甾体抗炎镇痛药可加强氢化可的松的致溃疡作用。

2. 可增强对乙酰氨基酚的肝毒性。

3. 与两性霉素 B 或碳酸酐酶抑制剂合用时，可加重低钾血症，应注意血钾和心脏功能变化，长期与碳酸酐酶抑制剂合用，易发生低血钙和骨质疏松。

4. 与蛋白同化激素合用，可增加水肿的发生率，使痤疮加重。

5. 与抗胆碱能药（如阿托品）长期合用，可致眼压增高。

6. 三环类抗抑郁药可使氢化可的松引起的精神症状加重。

7. 与降糖药如胰岛素合用时，因可使糖尿病患者血糖升高，应适当调整降糖药剂量。

8. 甲状腺激素可使本品的代谢清除率增加，故甲状腺激素或抗甲状腺药与氢化可的松合用时，应适当调整后者的剂量。

9. 与避孕药或雌激素制剂合用，可加强氢化可的松的治疗作用和不良反应。

10. 强心苷合用，可增加洋地黄毒性及心律紊乱的发生。

11. 与排钾利尿药合用，可致严重低血钾，并由于水钠潴留而减弱利尿药的排钠利尿效应。

12. 与麻黄碱合用，可增强氢化可的松的代谢清除。

13. 与免疫抑制剂合用，可增加感染的危险性，并可能诱发淋巴瘤或其他淋巴细胞增生性疾病。

14. 氢化可的松可增加异烟肼在肝脏代谢和排泄，降低异烟肼的血药浓度和疗效。

15. 本品可促进美西律在体内代谢，降低血药浓度。

16. 与水杨酸盐合用，可减少血浆水杨酸盐的浓度。

17. 本品与生长激素合用，可抑制后者的促生长作用。

【禁忌证】以下情况不宜用氢化可的松：严重的精神病史，活动性胃、十二指肠溃疡，新近胃肠吻合术后，较重的骨质疏松，明显的糖尿病，严重的高血压，未能用抗菌药物控制的病毒、细菌、真菌感染。

【不良反应】在应用生理剂量替代治疗时无明显不良反应，不良反应多发生在应用药理剂量时，而且与疗程、剂量、用药种类、用法及给药途径等有密切关系。常见不良反应有以下几类。

1. 静脉迅速给予大剂量可能发生全身性的过敏反应，包括：面部、鼻黏膜、眼睑肿胀、荨麻疹、气短、胸闷、喘鸣。

2. 长程用药可引起以下副作用：医源性库欣综合征面容和体态、体重增加、下肢浮肿、皮肤紫纹、易出血倾向、创口愈合不良、痤疮、月经紊乱、肱和股骨头缺血性坏死、骨质疏松和骨折（包括脊椎压缩性骨折、长骨病理性骨折）、肌无力、肌萎缩、低血钾综合征、胃肠道刺激（恶心、呕吐）、胰腺炎、消化性溃疡和肠穿孔、儿童生长受到抑制、青光眼、白内障、良性颅内压升高综合征、糖耐量减退和糖尿病加重。

3. 患者可出现精神症状：欣快感、激动、不安、谵妄、定向力障碍，也可表现为抑制。精神症状尤易发生于患慢性消耗性疾病的人及以往有过精神不正常者。

4. 并发感染以真菌、结核菌、葡萄球菌、变形杆菌、绿脓杆菌和各种疱疹病毒感染为主。多发生在中程或长程疗法时，但亦可在短期大剂量后出现。

5. 下丘脑－垂体－肾上腺轴受到抑制，为激素治疗的重要并发症，其发生与制剂、剂量、疗程等因素有关。

6. 氢化可的松停药后综合征即肾上腺皮质激素功能被药物抑制及原来疾病的复燃，大致可有以下各种不同情况。

①下丘脑－垂体－肾上腺功能减退，可表现为乏力、食欲减退、恶心、呕吐、血压偏低、长程治疗后此轴心功能的恢复一般需要 9～12 个月；

②停药后原来的疾病已被控制的症状重新出现。为了避免肾上腺皮质功能减退的发生及原来疾病症状的复燃，在长程激素治疗后应缓慢地逐渐减量；

③糖皮质激素停药综合征。有时患者在停药后出现头晕、昏厥倾向、腹痛或背痛，低热、食欲减退、恶心、呕吐、肌肉或关节疼痛、头疼、乏力经仔细检查如能排除肾上腺皮质功能减退和原来疾病的复燃，则可考虑为对糖皮质激素的依赖综合征。

【用药指导】

1. 为避免发生肾上腺皮质功能减退及原有疾病症状复燃，在长期应用糖皮质激素治疗后应逐渐缓慢减量，并由原来的每天用药数次，改为每天上午用药 1 次，或隔天上午用药 1 次。

2. 糖皮质激素与感染的关系：生理剂量的糖皮质激素可提高患者对感染的抵抗力；非肾上腺皮质功能减退患者接受药理剂量糖皮质激素后易发生感染，但某些感染时应用糖皮质激素后可减轻组织的破坏、减少渗出，减轻感染中毒症状，但必须同时使用有效的抗生素治疗、密切观察病情变化，在短期用药后，即应迅速减量、停药。

3. 本品注射液（醇型）中含 50% 乙醇，故必须充分稀释至 0.2mg/ml 后供静脉滴注用，需大剂量用药时，应改为氢化可的松琥珀酸钠。

4. 本品混悬液（酯型）可供关节腔内注射。局部给药可用于皮肤科、眼科疾病。

5. 长期服用糖皮质激素可发生失钾、缺钙、负氮平衡和垂体肾上腺皮质轴功能的抑制，应补充钾和钙、高蛋白饮食，必要时配合蛋白同化激素等，并限制糖的摄入，同时及早采取保护肾上腺皮质功能的措施，如隔日疗法和定期 ACTH 兴奋等。

【药物评价】氢化可的松毒副作用比可的松少而轻，可出现类肾上腺皮质功能亢进症，诱发和加重感染，诱发和加重消化性溃疡，诱发神经精神症状，诱发高血压和动脉粥样硬化，抑制生长发育，引起肾上腺皮质功能不全。停药应逐渐减量，不能突然停药。本品注射液含醇量高，不可静注。

【制剂与规格】

片剂：

①10mg；

②20mg。

注射液：

①2ml：10mg；

②5ml：25mg；

③20ml：100mg。

眼膏、滴眼剂：均为 0.5%。

【贮藏】遮光，密闭保存。

可的松 （Cortisone）

【商品名或别名】 考的松，皮质素，Adreson，Cortal，Cortelan。

【药物概述】 可的松的药理作用与泼尼松类似，但疗效较差，主要用于肾上腺皮质功能减退的替代治疗。可的松可引起心肌损伤和 ECG 的变化。

【药动学】 本品可迅速由消化道吸收，在肝脏组织中转化为具活性的氢化可的松而发挥效应，$t_{1/2}$ 约 30min。本品口服后能快速发挥作用，而肌内注射吸收较慢。

【用药指征】 适应证同氢化可的松。主要用于肾上腺皮质功能减退症及垂体功能减退症的替代治疗，亦可用于过敏性和炎症性疾病。

【用法与用量】

1. 口服治疗肾上腺皮质功能减退，成人每天剂量 25 ~ 37.5mg，清晨服 2/3，午后服 1/3。当患者有应激状况时（如发热、感染），应适当加量，可增加到每天 100mg，有严重应激时，则应改用氢化可的松静脉滴注。

2. 混悬液肌内注射用于成人肾上腺皮质功能减退，每天 25mg，有应激状况适当加量，有严重应激时，应改用氢化可的松静脉滴注。

【药物相互作用】

1. 氨鲁米特能抑制肾上腺皮质功能，加速地塞米松的代谢，使其半衰期缩短。

2. 与制酸药合用，可减少强的松或地塞米松的吸收。

3. 其余参见"氢化可的松"的相关内容。

【用药指导】

1. 妊娠期用药：糖皮质激素可透过胎盘。动物实验研究证实孕期给药可增加胚胎腭裂、胎盘功能不全、自发性流产和子宫内生长发育迟缓的发生率。人类使用药理剂量的糖皮质激素可增加胎盘功能不全、新生儿体重减少或死胎的发生率。尚未证明对人类有致畸作用。妊娠时曾接受一定剂量的糖皮质激素者，所产的婴儿需注意观察是否出现肾上腺皮质功能减退的表现。为避免早产儿呼吸窘迫综合征，而在分娩前给母亲使用地塞米松，以诱导早产儿肺表面活化蛋白的形成，由于仅短期应用，对幼儿的生长和发育未见有不良影响。

2. 哺乳期用药：生理剂量或低药理剂量（每天可的松 25mg 或强的松 5mg，或更少）对婴儿一般无不良影响。但是，如乳母接受药理性大剂量的糖皮质激素，则不应哺乳，由于糖皮质激素可由乳汁中排泄，对婴儿造成不良影响，如生长受抑制、肾上腺皮质功能受抑制等。

3. 小儿用药：小儿如长期使用肾上腺皮质激素，需十分慎重，因激素可抑制患儿的生长和发育，如确有必要长期使用，应采用短效（如可的松）或中效制剂（如强的松），避免使用长效制剂（如地塞米松）。

口服中效制剂隔日疗法可减轻对生长的抑制作用。儿童或少年患者长程使用糖皮质激素必须密切观察，患儿发生骨质疏松症、股骨头缺血性坏死、青光眼、白内障的危险性都增加。儿童使用激素的剂量除了一般的按年龄或体重而定外，更应当按疾病的严重程度和患儿对治疗的反应而定。对于有肾上腺皮质功能减退患儿的治疗，其激素的用量应根据体表面积而定，如果按体重而定，则易发生过量，尤其是婴幼儿和矮小或肥胖的患儿。

4. 老年用药：老年患者用糖皮质激素易发生高血压。老年患者尤其是更年期后的女性应用糖皮质激素易发生骨质疏松。

5. 糖皮质激素与感染：肾上腺皮质功能减退症患者易发生感染，且多严重，为重要的死亡原因，给予生理剂量的肾上腺皮质激素可提高患者对感染的抵抗力。非肾上腺皮质功能减退患者接受药理剂量糖皮质激素后易发生感染，这是由于患者原有的疾病往往已削弱了细胞免疫及（或）体液免疫功能，长疗程超生理剂量皮质类固醇使患者的炎性反应、细胞免疫、体液免疫功能减弱，由皮肤、黏膜等部位侵入的病原菌不能得到控制。

在激素作用下，原来已被控制的感染可活动起来，最常见者为结核感染复发。接受糖皮质激素的患者在发生感染后，因炎性反应轻微，临床症状不明显而易于漏诊。以上说明非生理性糖皮质激素对抗感染不利。但另一方面，在某些感染时应用激素可减轻组织的破坏、减少渗出、减轻感染中毒症状，但必须同时用有效的抗生素治疗、密切观察病情变化，在短期用药后，即应迅速减量、停药。

6. 下列情况应慎用：心脏病或急性心力衰竭、糖尿病、憩室炎、情绪不稳定和有精神病倾向、全身性真菌感染、青光眼、肝功能损害、眼单纯性疱疹、高脂血症、高血压、甲状腺功能减退（此时糖皮质激素作用增强）、重症肌无力、骨质疏松、胃溃疡、胃炎或食管炎、肾功能损害或结石、结核病等。

7. 以下情况不宜用糖皮质激素：严重的精神病史，活动性胃、十二指肠溃疡，新近胃肠吻合术后，较重的骨质疏松，明显的糖尿病，严重的高血压，未能用抗菌药物控制的病毒、细菌、真菌感染。

肾上腺皮质功能亢进，高血压病，动脉粥样硬化，心力衰竭，糖尿病，精神病，癫痫，手术后，胃、十二指肠及角膜溃疡，肠道疾病，慢性营养不良均应避免使用。孕妇禁用。病毒性感染慎用。

【不良反应】本品的不良反应较大，药理剂量时水钠潴留等较多见。其余不良反应参见"氢化可的松"的相关内容。

【药物评价】可的松有引起颅内压增高的危险，1例7岁的男孩局部外用大剂量的本品软膏出现了前颅内压增高，这种症状有可能刺激脑内肿瘤的发生。亨奇和卡德尔决定把它试用于风湿关节炎患者，效果好得出奇，为此他们获得了诺贝尔奖。可的松能减轻炎症和过敏反应，因而很快被用于多种疾病的治疗。然而不久就发现，虽然可的松减轻了类风湿性关节炎的疼痛，但不能阻止住疾病的发展，而且如果患者服用可的松太久，会引发糖尿病或高血压。所以，应对可的松的剂量严格地加以掌握。

20世纪50年代，当时外科医生们开始做异体肾脏、心脏或皮肤的移植手术，发现了可的松的新用途。在正常情况下，机体的免疫系统会排斥任何它认为的外来物。这种排异反应会排斥移植的器官。可的松有助于减轻这种排异反应。

【制剂与规格】片剂：

①5mg；②25mg。

注射液：

①2ml：50mg；

②5ml：125mg；

③10ml：250mg。

【贮藏】遮光，密闭保存。

泼尼松龙（Predniso10ne）

【商品名或别名】氢化泼尼松，强的松龙，百利特，去氧11－羟基皮质酮，风湿宁，Deltacortef，Hydroprednisone，Meticorte10n。

【药物概述】本品为中效肾上腺皮质激素类药。与氢化可的松相比，其水钠潴留作用较弱，一般不易引起水电解质紊乱等。

【药动学】口服可从胃肠道吸收，$t_{1/2}$约200min。游离和结合型代谢物自尿中排出，部分以原形排出，小部分可经乳汁排出。

【用药指征】主要用于严重的细菌感染和严重的过敏性疾病、血小板减少性紫癜、粒细胞减少症、严重皮肤病、器官移植的免疫排斥反应、肿瘤的治疗及对糖皮质激素敏感的眼部炎症等。由于本品潴钠作用较弱，故一般不用作肾上腺皮质功能减退的替代治疗。

【用法与用量】

1. 口服：成人开始每天10～40mg，分2～3次。维持量每天5～10mg。

2. 肌内注射：每天10～30mg。

3. 静脉滴注：每次10～25mg，溶于5%～10%葡萄糖溶液500ml中应用。

4. 关节腔或软组织内注射（混悬液）：1次5～50mg，用量依关节大小而定，应在无菌条件下操作，以防引起感染。

5. 经眼给药：醋酸泼尼松龙滴眼液每次1～2滴，每天2～4次，开始治疗的24～48h，剂量可酌情增加至2滴/h，不宜中途终止治疗，应逐渐减量停药。

6. 局部用药：取适量醋酸泼尼松龙软膏涂于患处，每天2～3次。

【药物相互作用】参见"氢化可的松"的相关内容。

【禁忌证】严重的精神病史，活动性胃、十二指肠溃疡，新近胃肠吻合术后，较重的骨质疏松，明显的糖尿病，严重的高血压，未能用抗菌药物控制的病毒、细菌、真菌感染，癫痫，角膜溃疡等患者禁用。

心脏病或急性心力衰竭患者、糖尿病患者、憩室炎、情绪不稳定或有精神病倾向患者、青光眼、眼单纯疱疹、高脂血症、高血压、甲状腺功能减退症、重症肌无力、骨质疏松、胃炎和食管炎、肾功能损害或结石、儿童、孕妇及哺乳妇女慎用。

【不良反应】与氢化可的松相比，其水钠潴留作用较弱，一般不易引起水电解质紊乱等。其余见"氢化可的松"的相关内容。

【用药指导】

1. 关节腔或软组织内注射应在无菌条件下操作，以防引起感染。

2. 本品可直接发挥效应，无需经肝脏转化，可用于肝功能不全患者。

【药物评价】本品抗炎、抗过敏、抗毒等作用与泼尼松类似，其特点是抗炎作用比泼尼松强，水盐代谢作用很弱，可供关节腔或软组织内注射。

【制剂与规格】

片剂：5mg。

粉针剂：

①25mg；

②100mg；

③250mg。

注射液：2ml：10mg。

混悬剂：5ml：125mg。

软膏剂：0.25%～0.5%。

滴眼液：5ml：50mg。

【贮藏】避光、密封保存。

泼尼松（Prednisone）

【商品名或别名】强的松，去氢可的松，Meticorten，Deltacortone，PED。

【药物概述】本品具有抗炎及抗过敏作用，能抑制结缔组织的增生，降低毛细血管壁和细胞膜的通透性，减少炎性渗出，并能抑制组胺及其他毒性物质的形成与释放。本品还能促进蛋白质分解转变为糖，减少葡萄糖的利用。因而使血糖及肝糖原都增加，可出现糖尿，同时增加胃液分泌，增进食欲。当严重中毒性感染时，与大量抗菌药物配合使用，可有良好的降温、抗毒、抗炎、抗休克及促进症状缓解作用。其水钠潴留及排钾作用比可的松小，抗炎及抗过敏作用较强，副作用较少，故比较常用。

【药动学】本品须在肝内将 11-酮基还原为 11-羟基，即转换为泼尼松龙后而显药理作用，其生物 $t_{1/2}$ 为 60min。

【用药指征】临床上可用于各种急性严重细菌感染、严重的过敏性疾病、胶原性疾病（红斑狼疮、结节性动脉周围炎等）、风湿病、肾病综合征、严重的支气管哮喘、血小板减少性紫癜、粒细胞减少症、急性淋巴性白血病、各种肾上腺皮质功能不足症、剥脱性皮炎、天疱疮、神经性皮炎、湿疹等。

【用法与用量】

1. 补充替代疗法：口服，每天 5～15mg，早晨起床后服用 2/3，下午服用 1/3。

2. 抗炎：口服，每天 5～60mg。剂量及疗程因病种及病情不同而异。根据皮质激素昼夜分泌的节律，有主张对长期用药患者在病情控制后，采用隔天 1 次给药法。

3. 肌内注射：每次 25～50mg。

4. 外用：0.5% 眼膏涂眼。

【药物相互作用】

1. 与噻嗪类利尿药合用更易发生低血钾。

2. 与免疫抑制剂合用，可使溃疡及出血发生率增加。

3. 可减低降糖药物的作用，拮抗胰岛素。

4. 提高血管对升压药的敏感性。

5. 与洋地黄同用，更易发生洋地黄中毒，应注意补钾。

6. 苯巴比妥、苯妥英钠可加速本品代谢，疗效降低。

7. 与吲哚美辛合用更易发生胃溃疡。

8. 酮康唑可增加本品血药浓度。

【禁忌证】

1. 对肾上腺皮质激素过敏者禁用。

2. 真菌和病毒感染患者禁用。

3. 下列疾病患者不宜使用：高血压、血栓症、胃与十二指肠溃疡、精神病、骨质疏松症、电解质异常、青光眼等。

【不良反应】

1. 本品对下丘脑 – 垂体 – 肾上腺轴抑制作用较强。并发感染为其不良反应。

2. 本品潴钠作用较可的松相对较弱，一般不易引起电解质紊乱或水肿等不良反应。

3. 其余参见"氢化可的松"的相关内容。

【药物评价】本品与氢化可的松作用相似，不良反应较氢化可的松小。

【制剂与规格】片剂：5mg。眼膏：0.5%。

【贮藏】密闭，在干燥阴凉处保存。

甲泼尼龙（Methylprednisolone）

【商品名或别名】甲强龙，美松乐，美卓乐，甲基泼尼松龙，甲基氢化泼尼松，Medrol，Solu – Medrol，Medrone。

【药物概述】本品抗炎作用较强，对钠潴留作用微弱，小于氢化泼尼松。作用同泼尼松。

【药动学】与氢化泼尼松相似，血浆半衰期稍长。醋酸甲基氢化泼尼松混悬剂注入关节腔内的吸收缓慢，持续 1 周以上。外用可经皮肤吸收。药动学与氢化泼尼松相似，而引起钠潴留、电解质紊乱和水肿较氢化泼尼松更轻。本品在肝脏代谢快，也可经肾等组织代谢，$t_{1/2}$ 为 30min。代谢产物随尿排泄。

【用药指征】 主要参见氢化可的松有关糖皮质激素药应用的相关内容。其作用特点与泼尼松龙相似，主要用于危重疾病的急救、胶原病、过敏反应、白血病、休克、脑水肿、多发性神经炎、脊髓炎、器官移植等。

【用法与用量】

1. 口服：开始每天 16～24mg，分 2 次服，维持量每天 40～80mg。

2. 关节腔内及肌内注射：1 次 10～80mg。

3. 静脉给药

（1）器官移植：每次 40～80mg，每天一次或数次。

（2）抑制免疫：每天 800～1 000mg，加入 5% 葡萄糖溶液 250～500ml 中，4h 滴完，3 天为 1 疗程，3～4 周后可重复。

（3）风湿性疾病：每天 1 000mg，连用 1～4 天。或每天 1 000mg，使用 6 个月。

（4）系统性红斑狼疮：每天 1 000mg，连用 3 天。

【药物相互作用】 参见"氢化可的松"的相关内容。

【禁忌证】

1. 严重的精神病史，活动性胃、十二指肠溃疡，新近胃肠吻合术后，较重的骨质疏松，明显的糖尿病，严重的高血压，未能用抗菌药物控制的病毒、细菌、真菌感染，癫痫，角膜溃疡等患者禁用。

2. 心脏病或急性心力衰竭患者、糖尿病患者、憩室炎、情绪不稳定或有精神病倾向患者、青光眼、眼单纯疱疹、高脂血症、高血压、甲状腺功能减退症、重症肌无力、骨质疏松、胃炎和食管炎、肾功能损害或结石、儿童、孕妇及哺乳妇女慎用。

【不良反应】 本品可使伤口愈合减慢、蛋白质丢失呈负氮平衡、胃肠道出血穿孔、精神异常、眼内压增高、肾上腺皮质功能减退等。参见"氢化可的松"的相关内容。

【用药指导】

1. 甲基氢化泼尼松醋酸酯混悬剂分解缓慢，作用持久，可供肌内、关节腔内注射。

2. 甲基氢化泼尼松琥珀酸钠为水溶性，可供肌内注射，或溶于葡萄糖液中静脉滴注。因半衰期短，故治疗严重休克时，应于 4h 后重复给药。

3. 急性脊髓损伤的治疗应在创伤后 8h 内开始。

4. 针剂在紫外线和荧光下易分解破坏，故应避光。一定要严密观察是否有潜伏感染。

【制剂与规格】

片剂：

①2mg；

②4mg。

混悬液：

①1ml：20mg；

②1ml：40mg。

粉针剂：

①40mg；

②500mg。

【贮藏】遮光、密闭保存。

曲安西龙（Triamcinolone）

【商品名或别名】康宁克通，去炎舒松，集美高，痛息通，氟羟氢泼尼松，氟羟强的松龙，阿赛松，康纳乐，Transton，Azmacort，KenacortA。

【药物概述】本品为人工合成的中效糖皮质激素类药物。抗炎作用较氢化可的松、泼尼松均强，水钠潴留较轻微。口服易吸收，其双醋酸酯除口服外，尚可肌内注射、皮下注射或关节腔内注射，以缓解局部炎症。注射作用缓慢而持久，一般可维持疗效2~3周以上。

【药动学】本品口服易吸收，血浆半衰期为2~5h。蛋白结合率较氢化可的松低得多，由本品的多种酯制成的混悬制剂，经肌内注射后吸收较为缓慢，疗效持续2~3周以上。

【用药指征】应用其较强的免疫抑制作用，治疗各种变态反应性炎症、各种自身免疫性疾病、类风湿性关节炎、其他结缔组织疾病、支气管哮喘、过敏性鼻炎、神经性皮炎、湿疹等，尤其适用于对皮质激素禁忌的伴有高血压或浮肿的关节炎患者。

【用法与用量】

1. 口服

（1）普通片剂，初始剂量为每次4mg，每天2~4次；维持剂量为每次1~4mg，每天1~2次，通常不超过每天8mg。最好于每天晨8~9时将全天剂量一次服用，以最大限度地减少对患者体内下丘脑－垂体－肾上腺轴的干扰，病情控制后应按医嘱逐渐缓慢减量。部分患者需长期用维持剂量，每天为4~8mg。

（2）双醋酸酯制剂：每天10~20mg，分3~4次服用，2~3日后逐渐减量。

2. 肌内注射：1~4周1次，每次40~80mg。

3. 皮下注射：每次5~20mg。

4. 关节腔内注射：1~7周1次，每次5~40mg。

5. 局部给药：本品软膏涂于患处，每天2次。

【药物相互作用】参见"氢化可的松"的相关内容。

【禁忌证】

1. 各种细菌性感染及全身性真菌感染者禁用。

2. 对过敏者禁用。

其余参见"氢化可的松"的相关内容。

【不良反应】类同于其他糖皮质激素。

①胃肠道反应：中上腹不适，腹胀，厌食，恶心，少数患者有可能诱发胃、十二指肠溃疡甚至并发出血、穿孔；

②内分泌、代谢异常：长期应用可诱发内分泌异常（如类固醇性糖尿病、月经不规则、儿童生长抑制）；电解质紊乱；类库欣综合征（毛发分布异常、满月脸、水牛背、皮肤紫纹、肌肉萎缩、高血压、低血钾性碱中毒）；骨质疏松；肌无力；

③神经精神异常：兴奋、失眠、轻度抑郁、嗜睡，少数可诱发头痛、颅内压升高、惊厥或精神失常；

④眼科并发症：角膜下白内障，眼压升高及青光眼。

【用药指导】

1. 本品肌内注射后吸收较慢，作用持久，一般注射 1 次疗效可持续 2 周以上。

2. 吸入给药禁用于哮喘持续状态或哮喘急性发作。

3. 特发性血小板减少性紫癜患者禁止肌内注射。

4. 其余参见"氢化可的松"的相关内容。

【药物评价】和所有的糖皮质激素一样，服用此药会使免疫系统受到抑制，故患者比健康人更易感染，应予以特别注意。结核病、消化性溃疡、糖尿病患者都应尽量避免使用该药。

【制剂与规格】

片剂：

①1mg；

②2mg；

③4mg；

④8mg。

注射液（混悬液）：

①5ml：50mg；

②5ml：125mg；

③5ml：200mg。

软膏、霜剂：0.1%～0.5%。

【贮藏】遮光，密封保存。

曲安奈德（Triamcinolone Acetonide）

【商品名或别名】曲安缩松，立妥，珍德，毕诺，星瑞克。

【药物概述】本品作用与曲安西龙相似，曲安奈德为一种强效、长效的糖皮质激素，其抗炎和抗过敏作用较强且更加持久。曲安奈德的鼻喷雾剂能增强内皮细胞平滑肌细胞和溶酶体膜的稳定性，抑制免疫反应和降低抗体合成，从而使组织胺等过敏活性物质的释放减少和活性降低，并能降低抗原抗体结合时激发的酶促过程，抑制支气管收缩物质的合成和释放，抑制平滑肌的收缩反应。在治疗剂量下不会产生全身性副作用。

【药动学】肌注后在数小时内生效，经 1~2 天达最大效应，作用可维持 2~3 周。一次性喷入 220μg 曲安奈德，1.5h 后，血中浓度达到 0.5ng/ml，12h 后，血中平均浓度低于 0.06ng/ml，24h 后，其含量低于最低检测限。该药由鼻黏膜吸收，吸收后很快被代谢，其代谢物无活性，以原型随尿液或粪便排出几乎为零。

【用药指征】适用于各种皮肤病（如神经性皮炎、湿疹、牛皮癣等）、关节痛、支气管哮喘、肩周围炎、腱鞘炎、急性扭伤、慢性腰腿痛及眼科炎症、常年性过敏性鼻炎或季节性过敏性鼻炎等。

【用法与用量】

1. 肌内注射：每周一次 20~100mg。

2. 皮下或关节腔内注射：一般 2.5~5mg，一天不超过 30mg，一周不超过 75mg。关节腔内注射可能引起关节损伤。

3. 外用软膏、滴眼剂：每天 1~4 次，长期用于滴眼可引起眼内压升高。

4. 气雾剂：每天 3~4 次。

5. 鼻腔喷雾：成人和 12 岁以上的儿童，每天一次，每次各鼻孔两喷（220mg/d）。4~12 岁的儿童，每天一次，每次各鼻孔一喷（110mg/d）。

【药物相互作用】参见"氢化可的松"的相关内容。

【禁忌证】病毒性、结核性、急性化脓性眼疾忌用。孕妇不宜长期使用。对本品过敏者禁用。

【不良反应】除皮质激素共有的不良反应外，很少有其他特殊的不良反应出现。长期用于滴眼可引起眼内压升高。

【药物评价】本品不宜长期使用，并避免全身大面积使用。用药 1 周后症状未缓解，应及时向医师咨询。涂布部位如有灼烧感、瘙痒、红肿等，应停止用药，洗净。必要时应向医师咨询。

【制剂与规格】

1. 注射液：

①1ml：5mg；

②1ml：10mg；

③5ml：50mg；

④5ml：200mg。

2. 气雾剂：1g：0.147mg。

3. 软膏剂：

①0.025%；

②0.1%；

③0.5%；

④10g：2.5mg（0.025%）。

4. 滴眼剂：

①0.025%；

②0.1%；

③0.5%。

5. 喷雾剂：

①6ml：6.6mg，每喷含曲安奈德0.055mg；

②10ml：14mg，每喷含醋酸曲安奈德0.12mg。

【贮藏】密闭阴凉处保存。

地塞米松（Dexamethasone）

【商品名或别名】氟美松，利美达松，得沙美松，意可贴，思诺迪清，Limethason，surodex，DXM。

【药物概述】本品抗炎、抗过敏和抗毒作用较泼尼松更强，水钠潴留作用更小，可肌内注射或静脉滴注。

【药动学】血浆蛋白结合率低，生物 $t_{1/2}$ 约 190min，组织 $t_{1/2}$ 约为 3d。肌注地塞米松磷酸钠或醋酸地塞米松，分别于 1h 或 8h 达血浆高峰浓度。65% 以上的药物在 24h 内从尿液中排出，主要为非活性代谢产物。

【用药指征】同泼尼松。主要作为危重疾病的急救用药和各类炎症及变态反应的治疗。

【用法与用量】

1. 口服：每天 0.75～6mg。分 2～4 次服用。维持剂量每天 0.5～0.75mg。

2. 肌内注射（醋酸地塞米松注射液）：每次 8～16mg，间隔 2～3 周 1 次。

3. 静脉给药（地塞米松磷酸钠注射液）：每次 2～20mg，或遵医嘱。

4. 关节腔内注射：每次 0.8～4mg，剂量视关节腔大小而定。

5. 鞘内注射：每次 5～10mg，间隔 1～3 周注射 1 次。

6. 吸入给药：用于过敏性鼻炎，用 1.7%～2.3% 气雾剂喷雾吸日，每日 2～4 次。

7. 经眼给药

（1）滴眼：外眼炎症可采用 0.001% 浓度，每次 1～2 滴，每天 4～5 次；内眼炎症以及手术后，药物浓度可增加至 0.1%，每天 4～5 次。

（2）涂眼：用 0.05% 的眼膏，每天 2～3 次。

（3）玻璃体内注射：每次用地塞米松磷酸钠 0.4mg。

8. 局部给药：用醋酸地塞米松软膏涂搽患处，每天 2～3 次。

【药物相互作用】

1. 制酸药可降低本品的吸收。

2. 氨鲁米特能抑制肾上腺皮质功能，加速本品的代谢，使前者半衰期缩短。

3. 其他参见"氢化可的松"的相关内容。

【禁忌证】严重的精神病史，活动性胃、十二指肠溃疡，新近胃肠吻合术后，较重的骨质疏松，明显的糖尿病，严重的高血压，未能用抗菌药物控制的病毒、细菌、真菌感染，癫痫、角膜溃疡等患者禁用。

心脏病或急性心力衰竭患者、糖尿病患者、憩室炎、情绪不稳定或有精神病倾向患者、青光眼、眼单纯疱疹、高脂血症、高血压、甲状腺功能减退症、重症肌无力、骨质疏松、胃炎和食管炎、肾功能损害或结石、儿童、孕妇及哺乳妇女慎用。

【不良反应】地塞米松等糖皮质激素在应用生理剂量替代治疗时无明显不良反应，不良反应多发生在应用药理剂量时，而且与疗程、剂量、用药种类、用法及给药途径等有密切关系。常见不良反应有以下几类。

1. 长程使用可引起以下副作用：医源性库欣综合征面容和体态、体重增加、下肢浮肿、紫纹、易出血倾向、创口愈合不良、痤疮、月经紊乱、肱或股骨头缺血性坏死、骨质疏松及骨折（包括脊椎压缩性骨折、长骨病理性骨折）、肌无力、肌萎缩、低血钾综合征、胃肠道刺激（恶心、呕吐）、胰腺炎、消化性溃疡或穿孔、儿童生长受到抑制、青光眼、白内障、良性颅内压升高综合征、糖耐量减退和糖尿病加重。

2. 患者可出现精神症状：欣快感、激动、谵妄、不安、定向力障碍，也可表现为抑制。精神症状由易发生与患慢性消耗性疾病的人及以往有过精神不正常者。

3. 并发感染为肾上腺皮质激素的主要不良反应。以真菌、结核菌、葡萄球菌、变形杆菌、绿脓杆菌和各种疱疹病毒为主。

4. 糖皮质激素停药综合征。有时患者在停药后出现头晕、昏厥倾向、腹痛或背痛、低热、食欲减退、恶心、呕吐、肌肉或关节疼痛、头疼、乏力经仔细检查如能排除肾上腺皮质功能减退和原来疾病的复燃，则可考虑为对糖皮质激素的依赖综合征。

【用药指导】地塞米松俗称"皮肤鸦片"，属化妆品严禁添加的成分，使用添加了地塞米松的化妆品的消费者最初会觉得皮肤明显变好，但长期使用不仅会造成依赖，而且可导致皮炎甚至各种疾病。

1. 较大量服用，易引起糖尿及类库欣综合征。

2. 长期服用，较易引起精神症状及精神病，有癔病史及精神病史者最好不用。

3. 溃疡病、血栓性静脉炎、活动性肺结核、肠吻合术后患者忌用或慎用。

【药物评价】地塞米松的化学结构为泼尼松龙的 B 环 9α 位引入氟原子，D 环 16α 位引入甲基；9α 氟及 16α 甲基均使其抗炎活性显著增强，而 16α 甲基则显著地降低了地塞米松的水钠潴留作用。地塞米松与泼尼松龙的临床生物等效剂量比为 0.75：5，生物半衰期为 36 ~ 54h，为长效糖皮质激素。

【制剂与规格】

片剂：0.75mg。

注射液：

①0.5ml：2.5mg；

②1ml：5mg；

③5ml：25mg。

软膏：0.05%。

粉针剂：

①1ml：1mg；

②1ml：2mg；

③1ml：5mg。

滴眼液：5ml：1.25mg。

【贮藏】避光，密闭保存。

倍他米松（Betamethasone）

【商品名或别名】倍他美松，倍松，百点零，Betamethasone，Acibutate。

【药物概述】糖皮质激素类药物，具有抗炎、抗过敏和抑制免疫等多种药理作用，临床应用非常广泛。

1. 抗炎作用：糖皮质激素减轻和防止组织对炎症的反应，从而减轻炎症的表现。

2. 免疫抑制作用：防止或抑制细胞中介的免疫反应，延迟性的过敏反应，减少 T 淋巴细胞、单核细胞、嗜酸粒细胞的数目，降低免疫球蛋白与细胞表面受体的结合能力，并抑制白介素的合成与释放，从而降低 T 细胞向淋巴母细胞转化，并减轻原发免疫反应的扩展。

3. 抗毒、抗休克作用：糖皮质激素能对抗细菌内毒素对机体的刺激反应，减轻细胞损伤，发挥保护机体的作用。

【药动学】本品极易由消化道吸收，其血浆 $t_{1/2}$ 为 190min，组织 $t_{1/2}$ 为 3d。本品血浆蛋白结合率较其他皮质激素类药物为低。

【用药指征】主要用于过敏性与自身免疫性炎症性疾病。现多用于活动性风湿病、类风湿性关节炎、红斑狼疮、严重支气管哮喘、严重皮炎、急性白血病等，也用于某些感染的综合治疗。

【用法与用量】口服起始剂量每天 1~4mg，分次给予。维持量为每天 0.5~1mg。

【药物相互作用】参见"氢化可的松"的相关内容。

【禁忌证】

1. 对本品及其他甾体激素过敏者禁用。

2. 下列疾病患者一般不宜使用，特殊情况应权衡利弊使用，但应注意病情恶化可能：

严重的精神病（过去或现在）和癫痫，活动性消化性溃疡病，新近胃肠吻合手术，骨折，创伤修复期，角膜溃疡，肾上腺皮质功能亢进症，高血压，糖尿病，孕妇，抗菌药物不能控制的感染如水痘、麻疹、真菌感染，较重的骨质疏松症等。

【不良反应】同醋酸地塞米松，但有时可引起轻度厌食及体重减轻。

【用药指导】

1. 诱发感染：在激素作用下，原来已被控制的感染可活动起来，最常见者为结核感染复发。在某些感染时应用激素可减轻组织的破坏、减少渗出、减轻感染中毒症状，但必须同时用有效的抗生素治疗、密切观察病情变化，在短期用药后，即应迅速减量、停药。

2. 对诊断的干扰

（1）糖皮质激素可使血糖、血胆固醇、血脂肪酸、血钠水平升高，使血钙、血钾下降。

（2）对外周血象的影响为淋巴细胞及嗜酸、嗜碱粒细胞数下降，多核白细胞和血小板增加，后者也可下降。

（3）长期大剂量服用糖皮质激素可使皮肤试验结果呈假阴性，如结核菌素试验、组织胞浆菌素试验和过敏反应皮试等。

（4）还可使甲状腺^{131}I摄取率下降，减弱 TSH 对 TSH 释放素（TRH）刺激的反应，使 TRH 兴奋实验结果呈假阳性。干扰促黄体生成素释放素（LHRH）兴奋试验的结果。

（5）使同位素脑和骨显象减弱或稀疏。

3. 下列情况应慎用：心脏病或急性心力衰竭、糖尿病、憩室炎、情绪不稳定和有精神病倾向、全身性真菌感染、青光眼、肝功能损害、眼单纯性疱疹、高脂血症、高血压、甲状腺功能减退（此时糖皮质激素作用增强）、重症肌无力、骨质疏松、胃溃疡、胃炎或食管炎、肾功能损害或结石、结核病等。

4. 随访检查：长期应用糖皮质激素者，应定期检查以下项目。

（1）血糖、尿糖或糖耐量试验，尤其是糖尿病或糖尿病倾向者。

（2）小儿应定期检测生长和发育情况。

（3）眼科检查，注意白内障、青光眼或眼部感染的发生。

（4）血清电解质和大便隐血。

（5）高血压和骨质疏松的检查，尤以老年人为主。

5. 孕妇及哺乳期妇女用药

（1）妊娠期用药：糖皮质激素可透过胎盘。动物实验研究证实孕期给药可增加胚胎腭裂、胎盘功能不全、自发性流产和子宫内生长发育迟缓的发生率。人类使用药理剂量的糖皮质激素可增加胎盘功能不全、新生儿体重减少或死胎的发生率。

（2）哺乳期用药：由于糖皮质激素可由乳汁中排泄，对婴儿造成不良影响，如生长受抑制、肾上腺皮质功能抑制等。孕妇及哺乳期妇女在权衡利弊情况下，尽可能避免使用。

6. 儿童用药：小儿如长期使用肾上腺皮质激素，须十分慎重。

7. 老年患者用药：老年患者用糖皮质激素易发生高血压、糖尿病。老年患者尤其是更年期后的女性应用糖皮质激素易加重骨质疏松。

【药物评价】为地塞米松的同分异构体，作用与用途同醋酸地塞米松，其水钠潴留作用及剂量都比后者为小。本品 0.6mg 的抗炎作用相当于氢化泼尼松 5mg，糖代谢作用强，盐代谢作用很小，水钠潴留作用很弱。

【制剂与规格】

片剂：

①0.25mg；

②0.5mg。

软膏：

①4g：4mg；

②10g：10mg。

注射液：

①1ml：1.5mg；②1ml：5.26mg。

【贮藏】避光，密闭保存。

布地奈德（Budesonide）

【商品名或别名】都宝、普米克令舒、英福美、乐冰、宝益苏、布德松、雷诺考特、Inflammide、Labin、Pulmicort、Respules。

【药物概述】本品是一具有高效局部抗炎作用的糖皮质激素。它能增强内皮细胞、平滑肌细胞和溶酶体膜的稳定性，抑制免疫反应和降低抗体合成，从而使组胺等过敏活性介质的释放减少和活性降低，并能减轻抗原抗体结合时激发的酶促过程，抑制支气管收缩物质的合成和释放而减轻平滑肌的收缩反应。急性、亚急性和长期毒性研究发现，本品的全身作用，如体重下降、淋巴组织及肾上腺皮质萎缩，比其他糖皮质激素弱或相当。

【药动学】吸入给药后，10%~15% 在肺部吸收，吸入单剂 1mg，约 10min 后 C_{max} 为 2nmol/L。生物利用度约为 26%，其中 2/5 来自经口吞咽的部分。血浆蛋白结合率为 85%~90%。约 90% 经肝首关代谢，主要代谢物 6β-羟布地奈德和 16α-羟泼尼松龙的活性不到本品的 1%。本品以代谢物形式经肾排泄。

【用药指征】用于糖皮质激素依赖性或非依赖性的支气管哮喘和哮喘性慢性支气管炎患者。

【用法与用量】按个体化给药。在严重哮喘和停用或减量使用口服糖皮质激素的患者，开始使用气雾剂的剂量如下。成人每天 200~1 600mg，分 2~4 次使用（较轻的患者每天 200~800mg，较严重者则是每天 800~1 600pg）。一般一次 200mg，早晚各 1 次；病情严重时，一次 200mg，每天 4 次。小儿，2~7 岁每天 200~400mg，分 2~4 次使用；7 岁以上每天 200~800mg，分 2~4 次使用。鼻喷吸入，用于鼻炎，每天 256mg，可于早晨一次喷入（每侧鼻腔 128mg），或早晚分 2 次喷入。有效后减至最低有效量。

【药物相互作用】

酮康唑及西咪替丁可影响本品的体内代谢，在推荐剂量下无明显临床意义。

【禁忌证】对本品任何成分过敏者禁用。

【不良反应】

1. 可能发生轻度喉部刺激、咳嗽、声嘶。

2. 口咽部念珠菌感染。

3. 速发或迟发的变态反应，包括皮疹、接触性皮炎、荨麻疹、血管神经性水肿和支气管痉挛。

4. 精神症状，如紧张、不安、抑郁和行为障碍等。

【用药指导】

1. 与口服糖皮质激素相比，在达到抗哮喘的等效剂量时，吸入型糖皮质激素的全身性作用较低；2 岁以下小儿应慎用或不用。

2. 不应试图靠吸入本品快速缓解哮喘急性发作，仍需吸入短效支气管扩张药。如发现患者使用短效支气管扩张药无效，或他们所需的吸入剂量较平时增加，则应就诊，并考虑增强抗炎治疗。

3. 以吸入治疗替代全身糖皮质激素用药，有时不能控制需全身用药才能控制的变态反应性疾病，如鼻炎、湿疹，这些变态反应性疾病需以全身的抗组胺药及（或）局部剂型控制症状。

4. 长期使用本品气雾剂的局部和全身作用尚不完全清楚。一旦哮喘被控制，就应该确定用药剂量至最小有效剂量。

5. 肝功能下降可轻度影响本品的清除。肺结核患者使用本品可能需慎重考虑。

6. 在多数情况下，偶尔的过量不会产生任何明显症状，但会降低血浆皮质醇水平，增加血液循环中中性粒细胞的数量和百分比。淋巴细胞和嗜酸粒细胞数量和百分比会同时降低。习惯性的过量会引起肾上腺皮质功能亢进和下丘脑 - 垂体 - 肾上腺抑制。

【药物评价】本品是局部应用的不含卤素的肾上腺皮质激素类药物。临床研究证明吸入本品具有与倍氯米松相似的局部抗炎作用，而无全身肾上腺皮质激素作用。用于非激素依赖性或激素依赖性哮喘和哮喘性慢性支气管炎患者，可有效地减少口服肾上腺皮质激素的用量，有助于减轻肾上腺皮质激素的副作用。用药后肺功能明显改善，并降低急性发作率。

【制剂与规格】

气雾剂：

①5ml：20mg（每瓶 100 喷，每喷含布地奈德 0.2mg）；

②10ml：10mg（每瓶 200 喷，每喷含布地奈德 0.05mg）。

鼻喷剂：6.68mg。

干粉吸入剂：20mg。

【贮藏】避光，密闭，在阴凉处保存。

倍氯米松（Beclomethasone）

【商品名或别名】安得新，必可酮，倍可松，必可复，伯克纳，丙酸培氯松，Beclazone，Becotide，Becloforte。

【药物概述】本品系强效外用糖皮质激素类药，具有抗炎、抗过敏和止痒等作用，能抑制支气管渗出物，消除支气管黏膜肿胀，解除支气管痉挛。亲脂性较强，易渗透，涂于患处 30min 后即生效，软膏剂的 $t_{1/2}$ 约为 3h。

【药动学】鼻腔吸入后，鼻黏膜吸收一部分，不发生酶化 - 代谢反应。经鼻腔清除后，剩余的部分被吞咽，经胃肠道吸收，一次吸入 200mg（4 喷）本品后的血浆浓度低于 100pg/ml。第一次通过肝脏时，大部分药物被迅速灭活。主要通过粪便及尿排泄。

【用药指征】外用可治疗各种炎症皮肤病如湿疹、过敏性皮炎、神经性皮炎、接触性皮炎、牛皮癣、瘙痒等。气雾剂可用于慢性及过敏性哮喘和过敏性鼻炎等。

【用法与用量】乳膏或软膏：每天涂患处 2～3 次，必要时包扎。气雾剂：成人一般每次喷药 0.05～0.1mg（每喷 1 次约喷出主药 0.05mg），每天 3 次。严重病例用全身性皮质激素控制症状后再用本品治疗，每天最大量不超过 1mg。儿童用量按年龄酌减每天最大量不超过 0.8mg。症状缓解后逐减量。

【药物相互作用】尚不明确。

【禁忌证】对丙酸倍氯米松过敏者禁用。

【不良反应】

1. 偶有口干及声音嘶哑。

2. 少数长期吸入者可能引起口腔咽喉部白色念珠菌感染，可适当局部应用抗真菌药，无需中断治疗。若吸入量每天超过 800mg，可能抑制肾上腺皮质与其他吸入疗法一样，亦需注意可能发生的支气管痉挛。

【用药指导】

1. 气雾剂只用于慢性哮喘，急性发作时应使用较大剂量水溶性皮质激素，或用支气管扩张剂和抗组胺类药，待控制症状后再改用本品气雾剂治疗。

2. 使用本品后应在哮喘控制良好的情况下逐渐停用口服皮质激素，一般在本气雾剂治疗 4～5 天后才慢慢减量停用。

3. 气雾剂对个别患者有刺激感，咽喉部出现白色念珠菌感染。但吸后立即漱口可减轻刺激感，并可用局部抗真菌药控制感染。

4. 本品乳膏不宜长期密封给药，因易引起红斑、丘疹、痂皮等，此时应减少用药量。不宜用于皮肤结核、疱疹、水痘、皮肤化脓性感染、溃疡、二度以上烫伤、冻伤、湿疹性外耳道炎等。本品不能用于眼科，对孕妇及婴儿须慎用。

【药物评价】倍氯米松属强效外用糖皮质激素类药，对皮肤血管收缩作用远比氢化可的松强。局部抗炎作用是氟轻松和曲安西龙的 5 倍。钠潴留及肝糖原沉着作用很弱，也无雄性、雌性及蛋白同化激素样的作用，对体温和排尿也无明显影响。因此局部外用不会抑制人体皮质功能和因皮质功能紊乱所引起的不良反应。

【制剂与规格】软膏：0.025%。气雾剂：200 喷，每喷含丙酸倍氯米松 50mg。

【贮藏】密闭，在凉处保存。

氟轻松（Fluocinolone Acetonide）

【商品名或别名】氟氯缩松，肤轻松，仙乃乐，Metosyn，Lidex，Synalal。

【药物概述】本品为外用皮质激素中疗效最显著而副作用较小的一种，涂敷于局部对皮肤、黏膜的炎症、瘙痒及皮肤过敏反应等均有效。本品不仅疗效较好，且奏效迅速。使用低浓度（0.025%）即有明显疗效。止痒作用较好。

【药动学】外用后可通过完整皮肤吸收，吸收后与全身给予糖皮质激素在体内的代谢一样，主要在肝脏代谢，经肾脏排出。

【用药指征】用于湿疹（特别是婴儿湿疹）、神经性皮炎、皮肤瘙痒、接触性皮炎、牛皮癣、盘状红斑狼疮、扁平苔藓、外耳炎、日光性皮炎等。也可用于治疗中耳炎和鼻炎。

【用法与用量】制成乳膏、软膏、洗剂等供局部外用，先将皮肤洗净，然后薄薄涂于患处，可轻揉促其渗入皮肤，每天 3~4 次。

【药物相互作用】尚不明确。

【禁忌证】凡有结核或细菌感染、病毒感染（如水痘等）的皮肤病患者忌用。

【不良反应】

1. 有时可引起色素减少形成白斑。

2. 长期大面积使用可诱发皮肤感染或加重皮肤性病变。

【用药指导】

1. 对皮肤病合并感染，需同时应用抗生素。

2. 本品应用于面部及皮肤皱褶部位应慎重，因为即使短期应用也可造成皮肤萎缩、毛细血管扩张等不良反应。另外，本品不可用于眼部。

3. 如果局部用药后出现刺激症状，应停药。

4. 长期每日涂用多次，可致耐受性。故每日涂药次数不宜太多，可间隔给药。

【药物评价】氟轻松疗效明显，止痒效果好，因而被广泛应用，有些患者不管何种皮肤病都使用，易产生诸多不良反应。

【制剂与规格】乳膏：10g：2.5mg。

【贮藏】阴凉密闭保存。

氯倍他松 (Clobetasone)

【商品名或别名】 丁酸氯氟美松酮，特美松，特美夫，氯倍他索，蒽肤，Emovate，Trimovate。

【药物概述】 本品作用迅速，是目前临床应用的高效外用皮质类固醇中药效较强的一种。具有较强的毛细血管收缩作用，无水钠潴留作用，有一定的促进钠、钾排泄作用。

【药动学】 本品外用后可通过完整皮肤吸收。吸收后与系统给予皮质类固醇在体内的代谢一样，主要在肝脏代谢，经肾脏排出。

【用药指征】 适用于慢性湿疹、银屑病、扁平苔癣、盘状红斑狼疮、神经性皮炎、掌跖脓疱病等皮质类固醇外用治疗有效的皮肤病。

【用法与用量】 外用，涂患处，每天 2~3 次，待病情控制后，改为 1 天 1 次。

【药物相互作用】 尚不明确。

【禁忌证】 对本品及基质成分过敏者和对其他皮质类固醇过敏者禁用。孕妇及哺乳期妇女应权衡利弊后慎用。孕妇不能长期、大面积或大量使用。

【不良反应】

1. 可在用药部位产生红斑、灼热、瘙痒等刺激症状，毛囊炎，皮肤萎缩变薄，毛细血管扩张。

2. 可引起皮肤干燥，多毛，萎缩纹，增加感染的易感性等。

3. 长期用药可能引起皮质功能亢进症，表现为多毛、痤疮、满月脸、骨质疏松等症状。偶可引起变态反应性接触性皮炎。

4. 当大面积用于皮肤，尤其是破损皮肤，易被大量吸收产生全身反应。

【用药指导】

1. 本品属于强效皮质类固醇外用制剂，若长期、大面积应用或采用封包治疗，由于全身性吸收作用，可造成可逆性下丘脑－垂体－肾上腺轴的抑制，部分患者可出现库欣综合征、高血糖及尿糖等表现，因此本品不能长期大面积应用，亦不宜采用封包治疗。

2. 大面积使用不能超过 2 周；治疗顽固、斑块状银屑病，若用药面积仅占体表的 5%~10%，可以连续应用 4 周。每周用量均不能超过 50g。

3. 不能应用于面部、腋部及腹股沟等皮肤皱褶部位，因为即便短期应用也可造成皮肤萎缩、毛细血管扩张等不良反应。

4. 如伴有皮肤感染，必须同时使用抗感染药物。如同时使用后，感染的症状没有及时改善，应停用本品直至感染得到控制。

5. 不可用于眼部。

【药物评价】 本品是临床应用的高效外用皮质类固醇中药效较强的一种。其抗炎作用为氢化可的松的 112.5 倍，为倍他米松磷酸钠的 2.3 倍，为氟轻松的 18.7 倍。全身不良反应为氟轻松的 3 倍。透皮吸收良好，用于多种皮肤病的治疗。

【制剂与规格】软膏剂：0.05%（10g：5mg）。气雾剂：14mg。霜剂：0.02%（10g：2mg）。

【贮藏】密闭，避光，在阴凉处保存。

氟尼缩松（Flunisolide）

【商品名或别名】Cordram，Lidex，Topsyn，Pulmilide，Aerobid，Bronilide。

【药物概述】本品为合成皮质激素类药物，具有较强的局部抗炎和抗过敏作用，也有较强的血管收缩作用。

【药动学】口服或注射给药，由于迅速通过肝脏代谢而失活，故首过作用强而迅速，本品无全身性作用。其主要代谢产物 6-β-羟基氟尼缩松也具有某种程度的活性，$t_{1/2}$约为 4h，在向鼻内给药后仅有小量被吸收。

【用药指征】过敏性鼻炎、哮喘。

【用法与用量】鼻喷雾，一次 50mg，每天 2～3 次。

【药物相互作用】同其他肾上腺皮质激素。

【禁忌证】同其他肾上腺皮质激素。

【不良反应】同其他肾上腺皮质激素。

【制剂与规格】鼻用喷雾剂：每喷 25mg。气雾剂：每喷 25mg。

【贮藏】密闭，避光，在阴凉处保存。

氟米龙（Fluorometholone）

【商品名或别名】氟米索龙，艾氟龙，氟甲龙，氟美龙，拂雷，拂炎，Flarex，Flucon，Delmeson。

【药物概述】本品可抑制机械、化学或免疫性刺激因子所致的炎症。对糖皮质激素的这种作用尚未有普遍接受的解释，一般认为皮质类固醇是通过诱导磷脂酶 A_2 的抑制蛋白而起作用，后者被称为脂皮质素。人们认为这些抑制蛋白是通过抑制炎症介质，如前列腺素和白三烯的共同前体花生四烯酸的释放，从而控制这些炎症介质的生物合成。磷脂酶 A_2 的作用是使膜磷脂释放花生四烯酸。糖皮质激素及其衍生物可能引起眼压升高。

【药动学】本品局部应用后可能产生全身吸收，滴眼后 30～60min 达峰浓度。半衰期短，易于代谢。

【用药指征】对糖皮质激素敏感的眼睑、结膜、角膜及其他眼前段组织的炎症。

【用法与用量】滴眼：每次 1～2 滴，每天 2～4 次，治疗开始的 24～48h 可酌情增加至 2 滴/h，应逐步减量停药。

【药物相互作用】尚不明确。

【禁忌证】急性单纯疱疹病毒性角膜炎，眼组织的真菌感染，牛痘及水痘感染，病毒性角膜和结膜感染，结核，对该药成分过敏者禁用。

有单疱病毒感染病史者、眼部急性化脓性感染者、2岁或以下儿童及孕妇慎用:

【不良反应】长期眼部使用糖皮质激素可能导致真菌感染,角膜溃疡者尤甚:治疗期间,应常测眼内压:长期使用可能引起眼压升高,甚至青光眼。偶致视神经损害,后囊膜下白内障,继发性眼部感染,眼球穿孔和延缓伤口愈合。

【用药指导】治疗期间应常测眼压。

【药物评价】患者眼部使用艾氟龙和地塞米松的临床研究显示,艾氟龙对眼压的影响比地塞米松小(半衰期短,易于代谢)。

【制剂与规格】

滴眼液:

①5ml:5mg(0.1%);

②10ml。

【贮藏】遮光密闭保存。

氟替卡松(Fluticasone)

【商品名或别名】辅舒良,辅舒酮,辅舒碟,克延肤,氟地松,Flixonase,Flixotide。

【药物概述】丙酸氟替卡松是一种作用于局部的皮质激素,具有较高的治疗指数和强效的抗炎活性。当它局部作用于鼻黏膜时,未检测出其全身性活性,因而对下丘脑－垂体－肾上腺轴的抑制作用极小。

【药动学】本品的推荐剂量经鼻腔给药后,丙酸氟替卡松的血浆浓度很低,水溶性鼻喷雾剂的系统生物利用度也很低,平均值为0.51%,中值为0.36%。

静脉给药后,丙酸氟替卡松的药代动力学与剂量成正比。由于经胃肠道吸收不完全和广泛的首过代谢,其绝对口服生物利用度可忽略不计(<1%)。丙酸氟替卡松在体内分布广泛(Vss约为300L),血浆蛋白结合率为91%。静脉给药后,丙酸氟替卡松具有很高的清除率,大约为1.1L/min,表明肝脏的吸收广泛。丙酸氟替卡松由CYP3A4酶代谢为无活性的羧基衍生物。在3~4h内,其血浆峰浓度减少约98%,这与终末半衰期(约为8h)有关。口服丙酸氟替卡松后,87%~100%以原药或代谢物的形式经粪便排泄。对于大多数经鼻腔给药的患者,丙酸氟替卡松不会引起丘脑－垂体－肾上腺轴抑制。然而,由于不同的患者可能发生全身反应的差异很大,所以应采用能有效地控制症状的最小剂量。本品的最大疗效会在治疗后3~4天获得。

【用药指征】预防和治疗季节性过敏性鼻炎(包括枯草热)和常年性过敏性鼻炎。

【用法与用量】气雾剂。

16岁以上的患者开始剂量为

①轻度哮喘,100~250μg,每天2次;

②中度哮喘;250~500μg,每天2次;

③严重哮喘,500~1 000μg,每天2次。然后根据治疗效果调整剂量至哮喘控制或降

低至最小有效剂量。

4 岁以上儿童：开始剂量为100g，每天2次。然后根据治疗效果调整剂量至哮喘控制或降低至最小有效剂量。

辅舒良喷鼻剂使用前轻轻摇动药瓶。成人和12岁以上儿童：每天1次，每个鼻孔各2喷，以早晨用药为好，某些患者需每天2次，每个鼻孔各2喷。当症状得到控制时，维持剂量为每天1次，每鼻孔各1喷。若症状复发，可相应增加剂量，每天最大剂量为每个鼻孔不超过4喷。

老年患者：用量同成年患者。

4~11岁的儿童：每天1次，每个鼻孔各1喷。某些患者需每天2次，每鼻孔各1喷，最大剂量为每鼻孔不超过2喷。本品仅用于鼻腔吸入。

【药物相互作用】参见氢化可的松相关内容。

【禁忌证】

1. 对本品的任何组成成分过敏者禁用。

2. 鼻腔感染时，应予恰当治疗。

【不良反应】

1. 经鼻应用皮质激素后曾有发生鼻中隔穿孔的报道，但极为罕见，通常见于做过鼻手术的患者。

2. 与其他鼻部吸入剂一样，本品可引起鼻喉部干燥、刺激，有令人不愉快的味道和气味。

3. 鼻衄、头痛、过敏反应，包括皮疹、面部或舌部水肿曾有报道，罕有过敏性/过敏样反应和支气管痉挛的报道。

4. 长期、大剂量经鼻腔给予皮质激素可能导致全身性反应。虽然对于大多数患者来说，丙酸氟替卡松鼻喷雾剂可控制季节性过敏性鼻炎，但是在受到严重的夏季过敏原激发时，在某些情况下，应进行适当的辅助治疗，特别是要控制眼部症状。

【药物评价】在成人和青少年哮喘患者中进行的临床研究显示，本品具有与含CFC制剂相当的安全性和疗效。两者最常见的不良反应均为上呼吸道感染、咽喉刺激以及鼻窦炎。

【制剂与规格】喷鼻剂：50μg×120喷。气雾剂：125μg×60喷。乳膏剂、软膏剂：0.005%，0.05%。

【贮藏】密闭。

莫米松（Mometasone）

【商品名或别名】内舒拿，艾洛松，莫美达松，MometasoneFuroate，Eloson，Nasonex。

【药物概述】本品为一合成的糖皮质激素，具有抗炎、抗过敏等作用，其特点表现在作用强度增加而副作用不成比例地增加，且每天仅使用一次。

【药动学】本品局部外用经皮吸收率仅0.4%~0.7%，在体内，其代谢与其他糖皮质激素相似，主要在肝脏代谢，自尿液及粪便排出。健康志愿者背部100cm² 区域使用本品0.88g后，吸收部分在72h内可全部排泄出体外。

【用药指征】对皮质激素治疗有效的皮肤病，如神经性皮炎、湿疹、异位性皮炎及银屑病等引起的皮肤炎症和皮肤瘙痒。鼻喷剂用于治疗季节性或常年性过敏性鼻炎。

【用法与用量】

1. 局部用药：每天1次，均匀地涂于病变皮肤区域直至症状消失或连续用药3周。

2. 经鼻给药：预防及治疗过敏性鼻炎，常用推荐剂量为每侧鼻孔每次0.1mg（2喷），每天1次。若症状未控制，可增加至每侧鼻孔每次0.2mg（4喷）。待症状控制后，减量至每侧鼻孔每次0.05mg（1喷）维持治疗。

【药物相互作用】尚不明确。

【禁忌证】皮肤破损者禁用。对本品和其他糖皮质激素过敏者禁用。

【不良反应】局部不良反应极少见，如烧灼感、瘙痒刺痛和皮肤萎缩。长期局部使用皮质激素类药物可造成的不良反应有：刺激反应、皮肤萎缩、多毛症、口周围皮炎、皮肤浸润、继发感染、皮肤条纹状色素沉着或减退。

【用药指导】

1. 本品不宜长时期大量使用。如大面积、长期或采用封包方式使用本品，会增加药物的全身吸收，同时会增加肾上腺皮质受抑制的危险性，必须加以注意。尤其对婴儿及儿童，由于其体表面积相对较大，使用本品而产生的肾上腺皮质抑制及库欣综合征的敏感性大于成人，因此儿科患者使用本品时，应尽可能减少药物的用量。

2. 如伴有皮肤感染，抗感染药物必须同时使用。

3. 如同时使用本品后，临床症状没有及时得到改善，应停用本品直至感染得到控制。

4. 本品不可用于眼部治疗。

5. 使用过程中发生刺激和过敏反应时，应停止用药而采用适当的治疗。

6. 本品对孕妇的安全性尚未确定，对于孕妇需考虑用药的利弊。目前尚不知局部使用皮质激素是否可从乳汁中排出。对于哺乳期妇女使用本品仍需考虑停止哺乳或停止用药。

7. 症状过量、长期局部使用皮质激素类药物可能抑制垂体－肾上腺功能，造成继发性肾上腺功能不足。急性皮质激素过量的临床症状是多样的。治疗对症处理，对于电解质失调症状，如需要可逐步减量直至停止用药。

【制剂与规格】乳膏：5g：5mg（0.1%）。鼻喷雾剂：0.05%（每喷0.05mg）。

【贮藏】2~25℃保存。

哈西奈德（Halcinonide）

【商品名或别名】哈西缩松，肤乐，氟氯舒松，乐肤液，Halcort，Ha10g。

【药物概述】本品为人工合成的强效糖皮质激素，特点为抗炎作用强，局部应用不易引起全身性副作用。

【药动学】包括制剂基质、表皮屏障的完整性以及封包等多种因素决定外用本品的经皮吸收量。通过正常完整的皮肤也可吸收，炎症性皮肤病或其他皮肤病经皮吸收增加。经皮吸收后其药代动力学的行为与系统应用相同，即不同程度的与血浆蛋白结合，主要肝脏代谢然后从肾脏排泄，也有部分从胆汁排泄。

【用药指征】接触性湿疹、异位性皮炎、神经性皮炎、面积不大的银屑病、硬化性萎缩性苔藓、扁平苔藓、盘状红斑性狼疮、脂溢性皮炎（非面部）肥厚性瘢痕。

【用法与用量】于患处涂擦，每天2~3次。

【药物相互作用】尚不明确。

【禁忌证】

1. 对该药过敏者。

2. 由细菌、真菌、病毒和寄生虫引起的原发性皮肤病变。

3. 溃疡性病变。

4. 痤疮、酒渣鼻。

5. 眼睑部用药（有引起青光眼的危险）。

6. 渗出性皮肤病。面部不宜应用。

【不良反应】少数患者涂药部位的皮肤发生烧灼感、刺痛、暂时性瘙痒，长期应用可发生皮肤毛细血管扩张（尤其面部）、皮肤萎缩、萎缩纹（青少年易发生）、皮肤萎缩后继发紫癜、瘀斑、皮肤脆弱、多毛症、毛囊炎、粟丘疹、皮肤脱色、延缓溃疡愈合。封包法在皮肤皱褶部位容易继发真菌感染。经皮肤吸收多时，可发生全身性不良反应。

【用药指导】

1. 大面积大量用药或封包方式可使经皮吸收多，可发生全身反应，尤其是低龄儿童和婴幼儿，出现可逆性库欣征及生长迟缓，突然停药可出现急性肾上腺皮质功能不全。

2. 出现局部不耐受现象，应停药并寻找原因。

3. 警惕留在皮肤皱褶部位和尿布中的药物可吸收入体内。

4. 在人类尚无局部用药致畸作用的研究，妊娠期应慎用。

5. 外用经皮吸收大量时可从乳汁排泄，哺乳期慎用。

6. 儿童应小面积、短期应用，一旦消退迅速停药或改用其他药，一岁以内儿童尽量不用此药。

【制剂与规格】

软膏剂、乳膏、溶液剂：

①0.025%；

②0.1%。

油剂：0.1%。

【贮藏】室温、密闭、避光保存。

（徐兵）

第二节 盐皮质激素

醛甾酮（Aldosterone）

【商品名或别名】醛固酮，Aldocorten。

【药物概述】本品为盐皮质激素，能促进肾远曲小管对 Na^+、Cl^- 的重吸收和 K^+、H^+ 的排出，具有明显的潴钠排钾的作用。在增加细胞外液容积及其 Na^+ 浓度的同时，还降低细胞外液 K^+ 浓度。它们对维持机体正常水、电解质代谢起着重要作用。其糖皮质激素样作用较弱，仅为可的松的 1/3。

【药动学】输入本品 1mg 后，$t_{1/2}$ 为 50min，血浆蛋白结合率为 75%。

【用药指征】主要用于慢性皮质功能减退症，纠正水、电解质紊乱，恢复水、电解质的平衡。

【用法与用量】

1. 静脉注射：用于休克，每次 0.5mg，一天数次，静脉注射应缓慢。

2. 皮下注射：用于皮质分泌不足，每次 0.5～1mg，每天 1 次。

3. 口服：用于皮质分泌不足，每次 0.5～6mg，每天 1 次。

【药物相互作用】参见"氢化可的松"的相关内容。

【禁忌证】低血钾、高血压患者禁用。

【不良反应】可引起低血钾、高血压。

【药物评价】在天然皮质激素中，醛固酮是作用最强的一种盐皮质激素。其对水盐代谢作用是等量糖皮质激素（皮质醇）的 500 倍。在正常生理状态下，由于糖皮质激素的分泌量很大，故在人体总的水盐代谢中由糖皮质激素承担的约占 45%，醛固酮也承担 45%，平时每日醛固酮的分泌量很少，如因某种情况引起醛固酮分泌过多，其显著的钠水潴留及排钾效应则可引起低血钾、高血压。

【制剂与规格】

注射液：

①0.5mg；

②1mg。

片剂：

①0.5mg；

②1mg。

【贮藏】阴凉密闭保存。

氟氢可的松（Fludrocortisone）

【商品名或别名】醋酸氟氢可的松，Florinef。

【药物概述】本品为氢化可的松的含氟衍生物，兼有盐、糖两种皮质激素样作用。主要用于调节肾上腺皮质功能减退时的钠、钾平衡。在原发性肾上腺皮质功能减退症中，可与糖皮质类固醇一起用于替代治疗。

【药动学】本品口服吸收迅速，透过皮肤吸收良好，口服后的 T_{max} 为 1.7h，静注后的 $t_{1/2}$ 为 30min。

【用药指征】用于原发性肾上腺皮质功能减退症，如艾迪生病；也用于肾上腺切除后糖皮质激素的补充，低肾素、低醛固酮综合征和植物神经病变所引起的体位性低血压；以及局部外用以治疗皮质性湿疹、接触性皮炎、肛门以及阴部瘙痒等疾患。

【用法与用量】口服。成人剂量：每天 0.1～0.3mg，分 2 次，急性肾上腺皮质功能减退每天 1～2mg，维持量为每天 0.1～0.2mg。小儿剂量：每天 0.05～0.2mg，分 2 次。

【禁忌证】参见"氢化可的松"的相关内容。

【不良反应】钠潴留作用强，内服易出现水肿，外用偶见此反应，大剂量应用可能出现糖尿病及肌肉麻痹。余参见"氢化可的松"的相关内容。

【用药指导】患者用药期间给予高钠低钾饮食。妊娠期、肝病及黏液性水肿时，$t_{1/2}$ 及作用时间延长，故剂量适当减小。

【药物评价】本品对电解质代谢影响较氢化可的松强 300 倍，而对糖代谢影响仅强 10 倍。

【制剂与规格】

片剂：0.1mg；

软膏：2.5mg：10g。

【贮藏】阴凉密闭保存。

去氧皮质酮（Desoxycortone）

【商品名或别名】去氧皮甾酮，脱氧皮质酮，醋酸去氧皮质酮，Cortexone，Doca。

【药物概述】为盐皮质激素，具有类似醛固酮的作用，促进远端肾小管钠的再吸收及钾的排泄，对糖代谢影响较小。用于原发性肾上腺皮质功能减退症的替代治疗。

【药动学】本品在肠道内吸收不良，且易被破坏，肌内注射吸收良好，$t_{1/2}$ 约为 70min，在体内代谢为孕二醇，从尿中排出。

【用药指征】为盐皮质激素，具有类似醛固酮的作用，用于原发性肾上腺皮质功能减退症的替代治疗。

【用法与用量】

1. 肌内注射：成人开始每天 2.5～5mg，维持量每天 1～2mg。

2. 去氧皮质酮微结晶混悬剂：肌内注射，每次 25～100mg，每 3～4 周 1 次。

3. 舌下含服：每天 2～10mg。

4. 皮下植入：成人开始每天 2.5～5mg，维持量每天 1～2mg。

【药物相互作用】 尚不明确。

【禁忌证】 高血压、肺水肿、肺充血、低血钾、充血性心衰慎用。

【不良反应】 用药过量可导致水钠潴留，出现高血压、水肿、肺充血、低血钾、充血性心衰等，过多的钾丢失可致肌肉无力和麻痹，还可引起关节疼痛。

【用药指导】

1. 本品具潴钠排钾、增加体液容量作用，无糖皮质激素活性。

2. 本品对肾上腺皮质功能减退症的治疗仅起辅助作用，只有在患者潴钠功能还不足、血压仍偏低时加用本品治疗。

3. 对肝病、妊娠期、黏液性水肿等患者，本品半衰期及作用时间延长，故剂量应适当减少，以防钠潴留、水肿、高血压和低血钾。

4. 用药过程中应密切观察血压、体重、有无水肿、肺部有无湿啰音，以免过量。如发生过量情况，应停药，恢复后在有必要时，应减量。

5. 用药期间可给予低钠高钾饮食。

【制剂与规格】

油注射剂：

①1ml：5mg；

②1ml：10mg。

微结晶混悬液：5ml：250mg。

片剂（舌下含片）：2mg。

片剂（植入片）：

①75mg；

②100mg；

③125mg。

【贮藏】 阴凉密闭保存。

（徐兵）

第三章　甲状腺激素和抗甲状腺素药

甲状腺是人体最大的内分泌腺,其分泌的甲状腺激素是维持人体正常代谢和生长发育所必需的激素,可以影响全身各器官系统的功能和代谢状态。甲状腺功能减退或亢进,可分别导致体内甲状腺素水平过低或过高,从而引起各种临床症状,需要分别应用甲状腺激素或抗甲状腺药物治疗。

第一节　甲状腺激素

甲状腺激素是由甲状腺内囊状小泡分泌的,其中包括甲状腺素(四碘甲状腺原氨酸,T_4)和碘甲腺氨酸(三碘甲状腺原氨酸,T_3)。T_3是主要的生理活性物质,能促进生长、提高糖类与氨基酸向细胞内转运、增强生物氧化、提高代谢率。T_4要转变为T_3才起作用。每天甲状腺产生的T_4为75μg,T_3为25~50μg。

常用的甲状腺激素有甲状腺粉、左旋甲状腺素钠、碘塞罗宁等。主要用于甲状腺功能减退症、单纯性甲状腺肿及甲状腺手术后的替代或抑制治疗等。

甲状腺粉(Powdered Thyroid)

【商品名或别名】甲状腺(片),干甲状腺。

【药物概述】本品为动物甲状腺制剂,口服可替代甲状腺激素不足,主要成分甲状腺激素包括甲状腺素(T_4)和三碘甲状腺原氨酸(T_3)两种,有促进分解代谢和合成代谢的作用,对人体正常代谢及生长发育有重要影响,对婴幼儿中枢神经的发育甚为重要。

甲状腺激素的基本作用是诱导新生蛋白质包括特殊酶系的合成,调节蛋白质、碳水化合物和脂肪三大物质,以及水、盐和维生素的代谢。由于甲状腺激素诱导细胞膜 Na^+ -K^+泵的合成并增强其活力,使能量代谢增强。甲状腺激素(主要是T_3)与核内特异性受体相结合,后者发生构型变化,形成二聚体,激活的受体与 DNA 上特异的序列,甲状腺激素应答元件相结合,从而调控基因(甲状腺激素的靶基因)的转录和表达,促进新的蛋白质(主要为酶)的合成。

【药动学】T_4口服后约50%~75%被吸收,吸收率因肠内容物等的影响而不恒定。T_3约有90%~95%被吸收,且吸收率较恒定。严重的黏液性水肿时口服吸收不良,故须肠外给药。两者与血浆蛋白结合率均高,可达99%以上。但T_3与蛋白质的亲和力低于T_4,游离量可为T_4的10倍。T_3的$t_{1/2}$为1~2d,用药6h内起效,24h左右作用达高峰。T_4的$t_{1/2}$为6~8d,用药后24h内无明显作用,最大作用在用药后7~8d。因T_4和T_3的$t_{1/2}$均超过一天，故每天只须用药一次。主要在肝、肾线粒体内脱碘，并与葡萄糖醛酸或硫酸结合而经肾排泄。甲状腺激素可透过胎盘和进入乳汁，妊娠和哺乳期应注意。

【用药指征】用于各种原因引起的甲状腺功能减退症。

【用法与用量】

1. 成人常用量：口服，开始为每天 10～20mg，逐渐增加，维持量一般为每天 40～120mg，少数患者需每天 160mg。

2. 婴儿及儿童完全替代量：1 岁以内 8～15mg；1～2 岁，20～45mg；2～7 岁，45～60mg；7 岁以上 60～120mg。开始剂量应为完全替代剂量的 1/3，逐渐加量。由于本品 T_3、T_4 的含量及二者比例不恒定，在治疗中应根据临床症状及 T_3、T_4、TSH 检查调整剂量。

【药物相互作用】

1. 糖尿病患者服用甲状腺激素应视血糖水平适当增加胰岛素或降糖药剂量。

2. 与抗凝剂如双香豆素合用时，后者的抗凝作用增强，可能引起出血；应根据凝血酶原时间调整抗凝药剂量。

3. 本类药与三环类抗抑郁药合用时，两类药的作用及不良反应均有所增强，应注意调整剂量。

4. 服用雌激素或避孕药者，因血液中甲状腺素结合球蛋白水平增加，合用时甲状腺激素剂量应适当调整。

5. 考来烯胺或考来替泊可以减弱甲状腺激素的作用，两类药物配伍用时，应间隔 4～5h 服用，并定期测定甲状腺功能。

6. β 肾上腺素受体阻滞剂可减少外周组织 T_4 向 T_3 的转化，合用时应注意。

【禁忌证】

1. 对本品过敏者应禁用。

2. 心绞痛、冠心病和快速型心律失常者禁用。

3. 动脉硬化、心功能不全、糖尿病、高血压患者慎用。

4. 老年患者心血管功能较差者，应慎用。

5. 孕妇及哺乳期妇女用药时，可引起胎儿及婴儿甲状腺功能紊乱，应慎用。

【不良反应】甲状腺片如用量适当无任何不良反应。使用过量则引起心动过速、心悸、心绞痛、心律失常、头痛、神经质、兴奋、不安、失眠、骨骼肌痉挛、肌无力、震颤、出汗、潮红、怕热、腹泻、呕吐、体重减轻等类似甲状腺功能亢进症的症状。减量或停药可使所有症状消失。

【用药指导】用药应高度个体化，正确掌握剂量，每天按时服药，甲状腺功能减退者一般要终身替代治疗；治疗期间应根据症状、体征及相关实验室检查（包括 T_3、T_4 或 FT_3、FT_4、超敏 TSH）的结果调整剂量，以维持 FT_3 或 FT_4 以及超敏 TSH 在正常范围。

对病程长、病情重的甲状腺功能减退症或黏液性水肿患者使用本类药应谨慎小心，开始用小剂量，以后缓慢增加直至生理替代剂量。

伴有垂体前叶功能减退症或肾上腺皮质功能不全患者应先服用糖皮质类固醇激素，待肾上腺皮质功能恢复正常后再用本类药。

老年患者对甲状腺激素较敏感，超过 60 岁者甲状腺激素替代需要量比年轻人约低 25%。

【药物评价】本品系取猪、牛、羊等食用动物的甲状腺体，除去结缔组织与脂肪、绞碎、脱水、脱脂，在 60℃ 以下的温度干燥，研细制成，因此含量不恒定，换批号需注意观察其作用和不良反应。其中 T_3 半衰期短，浓度不稳定，宜分次服用。

在相当长的时期，动物甲状腺的粗提取物一直是最便宜、使用最广泛的甲状腺激素制剂，这种提取物含有的 T_4 与 T_3 的比例一般为（2~5）:1，而纯甲状腺素的含量也是差别很大。由于历史的原因，很多国家如美国的药典均以其中含有的总碘量为激素含量的标准。

【制剂与规格】

片剂：

①10mg；

②40mg；

③60mg。

【贮藏】遮光，密封保存。

左旋甲状腺素钠（Levothyroxine Sodium）

【商品名或别名】优甲乐，左旋甲状腺素，四碘甲状腺原氨酸，特洛新，雷替新，Thyroxine，Letroxo，Euthyrox，T_4。

【药物概述】本品为人工合成的四碘甲状腺原氨酸的钠盐，所含有的合成左甲状腺素与甲状腺自然的甲状腺素相同。左旋甲状腺素有时又称"激素原"，它几乎全部由甲状腺合成，比三碘甲状腺原氨酸的代谢活性弱。它与内源性激素一样，在外周器官中被转化为 T_3，然后通过与 T_3 受体结合发挥其特定作用。人体不能够区分内源性或外源性的左甲状腺素。

【药动学】本品可由胃肠道吸收，但吸收不完全，吸收率不定，特别是在与食物同服时。血 T_4 峰值水平出现于服药后 2~4h，血 T_4 水平保持高于基础值水平达 6h。如果吸收正常，约 99.97% 的左旋甲状腺素与血液内的转运蛋白结合。其中有一半分布在血浆和细胞外间隙内，约 1/4 位于肝脏和肾脏，其余分布于肌肉、皮肤、脂肪组织和中枢神经系统。本品主要经肝脏和肾脏代谢，在甲状腺功能正常时，T_4 在血中 $t_{1/2}$ 约为 6~7d；甲状腺功能减退时约为 9~10d，甲状腺功能亢进时约为 3~4d，仅有小部分游离的 T_4 经尿排出。

【用药指征】

1. 治疗非毒性的甲状腺肿（甲状腺功能正常状况）。

2. 甲状腺肿切除术后预防甲状腺肿复发。

3. 甲状腺功能减退的补充治疗。

4. 抗甲状腺功能亢进的辅助治疗。

5. 甲状腺癌术后的抑制治疗。

6. 甲状腺抑制实验。

【用法与用量】本项中所推荐的剂量为一般原则，患者个体日剂量应根据实验室检查及临床检查的结果来确定。

1. 口服

（1）甲状腺肿（甲状腺功能正常情况）：成人，75～200μg，每天1次；青少年，50～150μg，每天1次。

（2）预防甲状腺肿切除术后复发：75～200μg，每天1次。

（3）成人甲状腺功能减退症：一般开始剂量每天25～50μg，每2～4周增加25μg，直至完全替代剂量，一般为100～150μg，成人维持量每天约75～125μg。高龄患者、心功能不全者及严重黏液性水肿患者，开始剂量应减为每天12.5～25μg，以后4～8周递增25μg，不必要求达到完全替代剂量，一般每天75～100μg即可。

（4）婴儿及儿童甲状腺功能减退症：每天完全替代剂量为6个月以内按体重6～8μg/kg；6～12个月，6μg/kg；1～5岁，5μg/kg；6～12岁，4μg/kg。开始时应用完全替代剂量的1/3～1/2，以后每2周逐渐增量。

（5）预防甲状腺功能亢进的辅助治疗：50～100μg，每天1次。

（6）甲状腺全切术后：150～300μg，每天1次。

（7）甲状腺抑制试验：200μg，每天1次。

2. 静脉注射适用于黏液性水肿昏迷患者，首次剂量宜较大，200～400μg，以后每天50～100μg，直至患者清醒改为口服。

【药物相互作用】

1. 糖尿病患者服用左旋甲状腺素钠应视血糖水平适当增加胰岛素或降糖药剂量。

2. 与抗凝剂如双香豆素合用时，后者的抗凝作用增强，可能引起出血；应根据凝血酶原时间调整抗凝药剂量。

3. 本品与三环类抗抑郁药合用时，两类药的作用及不良反应均有所增强，应注意调整剂量。

4. 服用口服避孕药，需增加左旋甲状腺素钠用量。

5. 消胆胺减少左旋甲状腺素钠吸收，两药物配伍用时，应间隔4～5h服用，并定期测定甲状腺功能。

6. β肾上腺素受体阻滞剂可减少外周组织 T_4 向 T_3 的转化，合用时应注意。

7. 本品与强心苷一起使用，须相应调整强心苷用量。

8. 抗惊厥药如卡马西平和苯妥英钠加快左旋甲状腺素钠代谢，可将甲状腺素从血浆蛋白中置换出来；左旋甲状腺素钠会升高血中苯妥英钠水平。

【禁忌证】

1. 对本品及其辅料高度过敏者禁用。

2. 患有非甲状腺功能低下性心衰，快速型心律失常和近期出现心肌梗死者禁用。

3. 老年伴有心血管疾病患者，有心肌缺血或糖尿病者慎用。

【不良反应】应用本品进行治疗，如果按医嘱服药并监测临床和实验室指标，一般不会出现不良反应。如果超过个体的耐受剂量或者过量服药，特别是由于治疗开始时剂量增加过快，可能出现下列甲状腺功能亢进的临床症状，包括：心动过速、心悸、心律不齐、心绞痛、头痛、肌肉无力和痉挛、潮红、发热、呕吐、月经紊乱、震颤、坐立不安、失眠、多汗、体重下降和腹泻。在上述情况下，应该减少患者的每日剂量或停药几天。一旦上述症状消失后，患者应小心地重新开始药物治疗。对部分超敏者，可能会出现过敏反应。

【用药指导】

1. 左旋甲状腺素由于半衰期长，口服后 1～2 周才能达到最高疗效，停药后作用可持续 1～3 周，每日只需服药一次，由于吸收不规则，最好在空腹时服用。

2. 孕妇及哺乳期妇女在用本品进行甲状腺替代治疗期间，必须严密监护，避免造成过低或过高的甲状腺功能，以免对胎儿及婴儿造成不良影响。

3. 未经治疗的肾上腺功能不足、垂体功能不足和甲状腺毒症，应用本品治疗不得从急性心肌梗死期，急性心肌炎和急性全心炎时开始。

4. 继发于垂体疾病的甲状腺功能减退症，必须确定是否合并肾上腺皮质功能不全，如果存在时，首先必须给糖皮质激素治疗。

5. 在甲状腺癌的抑制治疗（推荐的每天剂量为 150～300μg）中，为了精确调整患者的服药剂量，本品 50μg 可以和其他高剂量片一同应用。左旋甲状腺素钠片应于早餐前半小时空腹将一天剂量一次性用适当液体（如半杯水）送服。

6. 婴幼儿应在每天首餐前至少 30min 服用本品的全剂量。可以用适量的水将片剂捣碎制成混悬液，但记住此步骤需服药前临时进行。得到的药物混悬液可再用适当的液体送服。

7. 对于老年患者应用时从小剂量开始，缓慢增加服用剂量，经过一定时间间隔应频繁监测甲状腺激素情况。每隔 3 个月进行一次检查，根据 TSH、T_3 和 T_4 水平确定剂量增加 12.5μg/d 或 50μg/d。

8. 对合并冠心病、心衰或快速心律不齐的患者，必须利用所有方法避免由左旋甲状腺素引起的轻度甲亢症状。替代治疗的起始剂量应为 25μg/d，每隔 8 周增加 25μg，直到血 TSH 水平降至正常。如果患者开始治疗后首次出现心绞痛症状，则应在密切观察随诊心脏疾病的同时考虑停止替代治疗。如果心绞痛症状恶化，立即停药，并对心脏疾病进行重新评估和治疗。

【药物评价】左旋甲状腺素有非常轻微的急性毒性。通过不同种属的动物（大鼠、狗）的慢性毒性研究发现，给予大鼠大剂量左甲状腺素钠时，会出现肝病迹象，自发性肾病的发生率升高以及器官重量会发生改变。仅有极少的无效数量的甲状腺激素会透过胎盘。已有充分的人体试验数据表明，在怀孕的不同时期应用左旋甲状腺素，对胎儿没有任何的毒性效应，也不会引发畸形。没有报道表明本品会损害男性或女性的生育力。尚无本品致突变的信息。到目前为止，没有任何迹象表明甲状腺激素会引起基因组改变从而对后代产生损害。关于左旋甲状腺素的致癌作用，尚未进行过长期的动物实验。

通常情况下，甲状腺功能减退的患者、甲状腺部分或全部切除术后的患者以及甲状腺肿去除后为预防甲状腺复发的患者应终生服用。合用本品治疗甲亢时本品的给药周期应与抗甲状腺药物的相同。对于良性的甲状腺肿，6个月到2年的疗程是必需的，为了避免甲状腺肿的复发，推荐在甲状腺肿缩小后使用低剂量的碘（100~200μg）进行预防。如果这些药物治疗不足以缓解甲状腺肿，应该考虑使用手术和放射性碘治疗。

【制剂与规格】

片剂：

①25μg；

②50μg；

③100μg。

注射液：

①1ml：100μg；

②2ml：200μg；

③5ml：500μg。

【贮藏】低于25℃的干燥环境保存。

碘塞罗宁（Liothyronine）

【商品名或别名】三碘甲状腺原氨酸，甲碘安，三碘甲状腺素钠，Triiodothyronine Sodium，T_3。

【药物概述】本品为人工合成的三碘甲状腺原氨酸钠，作用与甲状腺素相似，但效价较高，口服吸收好，排泄较快，其作用是甲状腺素的3~5倍。由于本品作用快，一般用药后数小时即发挥效应，24~72h作用达高峰，停药后作用可持续24~72h，因此主要用于治疗需要迅速见效的甲状腺功能减退患者。

【药动学】口服易吸收，蛋白结合率高，约0.3%以游离形式存在。在甲状腺功能正常时T_3在血中$t_{1/2}$约1~2d，但甲状腺功能低下时$t_{1/2}$会延长，甲状腺功能亢进时$t_{1/2}$为14.4h。

【用药指征】主要用于需要迅速见效的甲状腺功能减退患者。常用于黏液性水肿及其他严重甲状腺功能不足状态，还可用作甲状腺功能的诊断药。

【用法与用量】成人甲状腺功能减退，开始剂量每天 10~25μg，分 2~3 次口服，每 1~2 周递增 10~25μg，直至甲状腺功能恢复正常。维持量每天 25~50μg。体重在 7kg 以下的儿童开始时每天 2.5μg，7kg 以上每天 5μg。以后每隔 1 周，用量增加 5μg/d，维持量为每天 15~20μg，分 2~3 次口服。诊断成人甲状腺功能亢进症（T_3 抑制试验），每天 80μg，分 3~4 次口服，连用 7~8d；服药前后进行放射性碘摄取试验，甲亢者甲状腺对碘的摄取不受抑制，而正常人碘的摄取受到抑制。黏液性水肿昏迷患者，静脉注射，初始剂量 40~120μg，以后每 6h 给予 5~15μg，直到患者清醒改为口服。

【药物相互作用】

1. 糖尿病患者服用甲状腺激素应视血糖水平适当增加胰岛素或降糖药剂量。

2. 与抗凝剂如双香豆素合用时，后者的抗凝作用增强，可能引起出血；应根据凝血酶原时间调整抗凝药剂量。

3. 本类药与三环类抗抑郁药合用时，两类药的作用及不良反应均有所增强，应注意调整剂量。

4. 服用雌激素或避孕药者，因血液中甲状腺素结合球蛋白水平增加，合用时甲状腺激素剂量应适当调整。

5. 考来烯胺或考来替泊可以减弱甲状腺激素的作用，两类药物配伍用时，应间隔 4~5h 服用，并定期测定甲状腺功能。

6. β 肾上腺素受体阻滞剂可减少外周组织 T_4 向 T_3 的转化，合用时应注意。

【禁忌证】心绞痛、动脉硬化、冠状动脉病变、高血压、心肌梗死等患者慎用。

【不良反应】有心动过速、心悸、心绞痛、头痛、神经质、兴奋、失眠、肌无力、怕热、出汗、潮红、发热、体重减轻、腹泻、呕吐等，偶见心律失常、心衰、昏迷和死亡。

【用药指导】

1. 对于年龄大、心功能不全或严重长期甲状腺功能严重减退的患者，开始剂量应小，增加剂量时幅度要小，加量速度要慢。发生急性药物过量时，可进行洗胃或诱导呕吐以减少胃肠道吸收，并行对症治疗和支持治疗。

2. 在替代治疗中，应首选左旋甲状腺素钠，而非本品。

3. 60 岁以上的老年患者对本品敏感，剂量应适当减小。

4. 伴有垂体前叶功能减退或肾上腺皮质功能不全的患者，应先用皮质类固醇，待肾上腺皮质功能恢复正常后再用本品。

5. 孕妇和乳母用适量甲状腺激素对胎儿或婴儿无不良影响。

【药物评价】T_3 主要用于甲状腺素的替代治疗，但在体内失活的速率远远高于 T_4，在小肠内吸收后出现异常的药物高峰，从而引起心动过速。由于干扰因素很多，很难测定血清中 T_3 的含量，因此很难控制 T_3 的用量以维持甲状腺功能正常；由于促甲状腺激素的分泌主要是依赖于体内的 T_4 而不是 T_3 的含量，因此测定促甲状腺激素也很困难。综上所述，T_3 的应用主要限于需要快速发挥作用的情况，如黏液样水肿昏迷，需中断碘治疗甲状腺癌症等。一般甲状腺素的替代治疗多选用 T_4。

现在，T_3 抑制试验已被超敏同时测定所取代，而毒性结节性甲状腺肿可为放射碘扫描所证实。

【制剂与规格】片剂：$20\mu g$。粉针剂：$20\mu g$。

【贮藏】遮光，密封保存。

促甲状腺素（Thyrotrophin）

【商品名或别名】普乐瑞林，Thyrotrophinum，Thyroid Stimulating Hormone，TSH。

【药物概述】促甲状腺素是腺垂体分泌的一种糖蛋白，在甲状腺组织基本完善的前提下，本品能增加甲状腺对碘的摄取，促进其腺泡组织合成和释放甲状腺激素。若如甲状腺已被破坏，则不能产生此作用。

【药动学】本品可被消化道酶水解而破坏活性。正常人注射本品后，在 8h 内出现对甲状腺的作用，并在 24~48h 达到高峰。

【用药指征】用于 TSH 试验，以区别原发性或继发性甲状腺功能减退症。

用于垂体性甲状腺功能减退症的替代治疗。

【用法与用量】

1. TSH 试验：肌内注射，每次 $10\mu g$，每天 2 次，共注射 3 天。注射前后测定甲状腺吸碘率或血浆蛋白结合碘。

2. 提高甲状腺癌转移灶对放射性同位素碘（^{131}I）的吸收：肌内注射，每天 $10\mu g$，共7 天，使转移病源的吸放射性同位素碘（^{131}I）率提高后，再给以治疗量碘。

3. 增加放射性碘的摄取：等给予微量或治疗剂量的碘之前 3~5 天开始使用本品，每天 10U，皮下注射。

【药物相互作用】尚不明确。

【禁忌证】对本品过敏者、冠心病患者、肾上腺皮质功能不全者禁用。接受皮质激素治疗的患者慎用。

【不良反应】

1. 本品可诱发心律失常、短暂性低血压。

2. 可出现头痛。

3. 可引起甲状腺功能亢进、甲状腺肿大或月经失调。

4. 重复注射可引起抗体形成，TSH 假性升高，或对以后给予的 TSH 产生抗药性。

5. 应用本品还可出现轻微的恶心、呕吐。

6. 产生过敏反应：可出现荨麻疹等过敏反应。

【用药指导】本品可引起甲状腺功能亢进，尤其在重复注射后，心脏病人使用时要极度小心，因为即使发生轻度甲状腺素症（如充血性心衰或伴有心绞痛的冠心病），患者也不能耐受。对于心脏病及肾上腺皮质功能不全的患者，为避免急性肾上腺皮质危象的风险，必须谨慎使用。这些患者在给予 TSH 前和使用 TSH 时，应接受替代性皮质类固醇治疗。用药过程中应避免重复注射，以免产生抗体，可联合应用抗组胺约，以消除过敏反应。

【药物评价】国外资料显示：本品可用于成人甲状腺癌的辅助诊断，可每天肌内注射 10U，使用 3 天，末次注射 24h 后给予放射性碘，48h 后进行放射性核素测量。本品慎用于伴有充血性心力衰竭的心脏病患者。目前国外已不再使用普通 TSH，而是以纯度更高的重组 DNA 人 α - 促甲状腺素（rhTSH）代替。

【制剂与规格】注射液：6ml：10μg。粉针：10IU。

【贮藏】避光，密闭保存。

（许立君）

第二节　抗甲状腺激素

甲亢可因甲状腺激素产生和释放过多所致，也可因服用甲状腺激素过多所引起。最常见的原因为自身免疫性甲状腺病（Graves 病、桥本甲状腺炎）、亚急性甲状腺炎。毒性多结节性甲状腺肿、碘甲亢、高功能甲状腺腺癌、垂体 TSH 瘤也可引起。除有甲亢表现，甲状腺功能检测显示 TT_4、FT_4、TT_3、FT_3 增加，而 TSH 降低显著。甲状腺自身抗体如 TSI、TPO 抗体可增加，甲状腺摄碘率增加，扫描可显示热结节；但炎症和肉芽肿时摄碘率可减低，所以后者不必抗甲状腺药物，可用 β 肾上腺素受体阻滞剂消除症状。对于因甲状腺素产生过多者可用抗甲状腺药，而释放过多者可用碘化物或碳酸锂等，对后者必须掌握适应证。

抗甲状腺药物抑制甲状腺激素的合成，其作用机制是抑制甲状腺内过氧化物酶，从而阻碍吸聚到甲状腺内碘化物的氧化和有机化及碘酪氨酸的偶联，阻碍 T_4 和 T_3 的合成。临床上常用的抗甲状腺药物有硫脲类的甲硫氧嘧啶及丙硫氧嘧啶、咪唑类的甲巯咪唑及卡比马唑，可单独用于治疗甲亢，或作为甲状腺次全切除的术前准备，或为放射性碘治疗的辅助治疗。

丙硫氧嘧啶（Propylthiouracil）

【商品名或别名】丙基硫氧嘧啶，丙赛优，普洛德，tiotil，Propycil，PTU。

【药物概述】本品为硫脲类抗甲状腺药物。其作用机制是抑制过氧化酶系统，使被摄入到甲状腺细胞内的碘化物不能氧化成活性碘，从而酪氨酸不能碘化；同时一碘酪氨酸和二碘酪氨酸的缩合过程受阻，以致不能生成甲状腺激素。由于本品不能直接阻断贮存的 T_4 和 T_3 的释放，也不对抗甲状腺激素的作用，待已生成的甲状腺激素耗竭后才能产生疗效，故作用较慢，用药后经过 3~6 周后才见甲亢症状好转。本品在外周组织中能抑制 T_4 转化为 T_3，与其疗效亦有关系。本品主要适用于如下情况。

1. 甲亢的内科治疗：适用于轻症和不适宜手术或放射性同位素碘治疗者，如儿童、青少年、有手术后复发而不适于放射性同位素碘治疗者。也可作为放射性同位素碘治疗时的辅助治疗。

2. 甲状腺危象的治疗：除应用大剂量碘剂和采取其他综合措施外，大剂量本品可作为辅助治疗以阻断甲状腺素的合成。

3. 术前准备：为了减少麻醉和术后并发症，防止术后发生甲状腺危象，术前应先服用本品使甲状腺功能恢复到正常或接近正常，并于术前 2 周左右加服碘剂。

此外，本品还有轻度的免疫抑制作用，可抑制 B 淋巴细胞合成抗体，降低血循环中甲状腺刺激性抗体水平，使抑制性 T 细胞功能恢复正常。这些作用可能是促使 Graves 病中免疫紊乱得到缓解的原因。

【药动学】本品口服由胃肠道迅速吸收，生物利用度 50% ~ 80%。给药后 1h 血药浓度达峰值。药物吸收后分布到全身各组织，主要在甲状腺中聚集，肾上腺及骨髓中浓度亦较高，还可透过胎盘（但比甲巯咪唑少）。血浆蛋白结合率约为 76.2%（60% ~ 80%）。药物主要在肝脏代谢，60% 被代谢破坏；其余部分 24h 内从尿中排出，也可随乳汁排出。在血中半衰期很短（1 ~ 2h），但由于在甲状腺中的聚集作用，其生物作用可持续较长时间。当肾功能不全时，半衰期可长达 8.5h。

【用药指征】用于各种类型的甲状腺功能亢进症，包括 Graves 病。在 Graves 病中，尤其适用于：

①病情较轻，甲状腺轻至中度肿大者；

②儿童、青少年及老年患者；

③甲状腺手术后复发，但又不适于放射性 ^{131}I 治疗者；

④手术前准备；

⑤作为 ^{131}I 放疗的辅助治疗；

⑥妊娠合并 Graves 病。

此外还可用于甲状腺危象（作为辅助治疗，以阻断甲状腺素的合成）。

【用法与用量】

1. 成人

（1）甲状腺功能亢进：口服给药，开始剂量一般为每次 100mg，每天 3 次，视病情轻重用量可为每天 150 ~ 400mg，每天最大量为 600mg。通常用药 4 ~ 12 周病情控制（体重增加、心率低于 90 次、血清 T_3 和 T_4 水平恢复正常），可减量 1/3。以后如病情稳定可继续减量，每 4 ~ 6 周递减 1/3 ~ 1/2，维持量视病情而定，一般为每天 50 ~ 150mg，全程 1 ~ 2 年或更长。

（2）甲状腺危象：口服给药，每次 150 ~ 200mg，1 次/6h，直至危象缓解，约 1 周时间停药。若患者需用碘剂以控制 T_4 释放时，本品需在开始服碘前 1h 服用，或至少应同时服用，以阻断服用的碘合成更多的甲状腺激素。鼻饲给药，首剂 600mg 经胃管注入，以后一次 200mg，每天 3 次，待症状减轻后再适当减量；在服首剂 1~2h 后，再加服复方碘液。

（3）甲亢的术前准备：每次 100mg，每天 3~4 次，至甲亢症状控制后加服碘剂 2 周，以减轻甲状腺充血，使甲状腺变得坚实，便于手术。于术前 1~2 天停服本品。

（4）作为放射性碘治疗的辅助治疗：需放射性碘治疗的重症甲亢患者，可先服本品，控制症状后再做甲状腺吸^{131}I 检查，以确定是否适用放射性碘治疗。在行放射性碘治疗后症状还未缓解者，可短期使用本品，每次 100mg，每天 3 次。

2. 儿童甲状腺功能亢进：

①新生儿，每天 5~10mg/kg；

②6~10 岁，每天 50~150mg；

③10 岁以上，每天 150~300mg。均分 3 次口服。并根据病情调节用量，甲亢症状控制后应逐步减至维持量。

【药物相互作用】

1. 本品可增强抗凝血药的抗凝作用。

2. 对氨基水杨酸、保泰松、巴比妥类、酚妥拉明、妥拉唑林、维生素 B_{12}、磺胺类、磺脲类等都可能抑制甲状腺功能，引起甲状腺肿大，与本品合用时须注意。

3. 高碘食物或药物的摄入，可使甲亢病情加重，使抗甲状腺药需要量增加或用药时间延长。

【禁忌证】

1. 对本品或其他硫脲类药物过敏者禁用。

2. 严重肝功能损害者禁用。

3. 白细胞严重缺乏者禁用。

4. 结节性甲状腺肿伴甲状腺功能亢进者禁用。

5. 甲状腺癌患者禁用。

6. 孕妇、哺乳期妇女慎用。

7. 外周血白细胞计数偏低者慎用。

8. 肝功能异常者慎用。

【不良反应】

1. 本品的不良反应大多发生在用药的前 2 个月。

2. 常见头痛、眩晕、关节痛、唾液腺和淋巴结肿大以及味觉减退、恶心、呕吐、上腹部不适。也有皮疹、皮肤瘙痒、药物热。

3. 血液不良反应多为轻度粒细胞减少，少见严重的粒细胞缺乏、血小板减少、凝血因子Ⅱ或因子Ⅶ降低、凝血酶原时间延长。另可见再生障碍性贫血。

4. 可见脉管炎（表现为患部红、肿、痛）、红斑狼疮样综合征（表现为发热、畏寒、全身不适、软弱无力）。

5. 罕见间质性肺炎、肾炎、肝功能损害（血清碱性磷酸酶、天门冬氨酸氨基转移酶和丙氨酸氨基转移酶升高，黄疸）。

【用药指导】

1. 交叉过敏：本品与其他硫脲类抗甲状腺药之间存在交叉过敏现象。

2. 服用本品前及服药期间应避免摄入高碘食物或含碘药物，以免病情加重，致抗甲状腺药效果减低、用药量增加和（或）用药时间延长。但用于甲状腺危象时，可能需要合用碘剂。

3. 每天剂量分次口服，间隔时间尽可能平均。

4. 老年人、肾功能不全者药物半衰期延长，用药时应减量。肾小球滤过率（GFR）高于50ml/min者，不需调整本品剂量；GFR为10~50ml/min时，应给予常规剂量的75%；GFR低于10ml/min时，应给予常规剂量的50%。

5. 药物对妊娠的影响：本品透过胎盘量较甲巯咪唑少，妊娠合并Graves病可选用本品。鉴于孕妇用药后可导致胎儿甲状腺肿、甲状腺功能减退，故孕妇用药应谨慎，宜采用最小有效剂量，一旦出现甲状腺功能偏低即应减量。美国FDA对本品的妊娠安全性分级为D级。

6. 药物对哺乳的影响：哺乳期妇女服用剂量较大时，可能引起婴儿甲状腺功能减退，故哺乳期妇女禁用本品。

7. 用药前后及用药时应当检查或监测：在治疗过程中，应定期检查血常规及肝功能。出现肝功能损害时，应停药，并予以支持治疗。白细胞计数低于$4 \times 10^9/L$（或中性粒细胞低于$1.5 \times 10^9/L$）时，应停药或调整用量。

8. 出现皮疹或皮肤瘙痒时需根据情况停药或减量，并加用抗过敏药物，待过敏反应消失后换一种制剂，或再重新由小剂量开始用药。如出现严重皮疹或颈淋巴结肿大等严重不良反应时应停药观察，改用[131]I治疗，或用碘剂准备后及时手术治疗。

9. 放射性碘治疗前2~4d应停用本品，以减少对放射性碘摄取的干扰；治疗后3~7d可恢复用药，以促使甲状腺功能恢复正常。

【药物评价】本品用药剂量应个体化。应根据病情、治疗反应及甲状腺功能检查结果及时调整剂量。用药过程中若出现甲状腺功能减退表现及血TSH水平升高，应减量或暂时停药，同时辅以甲状腺激素制剂。在应用本品治疗时，应在甲状腺肿缩小、血管杂音消失、临床症状消退、甲状腺功能正常后停药，尤其应在TSH受体抗体转阴后停药，病情持续缓解的可能性大，反之停药易复发。国外有关本品不良反应的报道如下。

1. 血液系统：据个案报道，可引起粒细胞缺乏、再生障碍性贫血、溶血性贫血、弥散性血管内凝血、白血病、白细胞减少、凝血障碍、血小板减少性紫癜和嗜酸粒细胞增多等。

2. 心血管系统：有发生变应性血管炎、结节性脉管炎和结节性动脉周围炎等的个案报道。

3. 代谢及内分泌系统：有溢乳、卟啉病、性早熟的个案报道。

4. 泌尿生殖系统：有引起间质性肾炎、急性肾小球肾炎的个案报道。

5. 肝脏：有发生黄疸、肝肿大、肝坏死、肝细胞损害和胆汁淤积性肝炎的个案报道。

6. 呼吸系统：有引起间质性肺炎、呼吸困难、低氧血症、肺炎、弥漫性肺泡损害、咯血和成人呼吸窘迫综合征（ARDS）的个案报道。

7. 皮肤：常见皮疹，罕见脱发，有引起 Stevens – Johnson 综合征的个案报道。

8. 肌肉骨骼系统：可引起关节炎、骨髓炎、类风湿关节炎、滑膜炎、关节痛。

9. 其他：有引起免疫系统功能紊乱、系统性红斑狼疮（SLE）的个案报道，有感觉神经性听力丧失或耳聋的报道。

【制剂与规格】片剂：50mg，100mg。

【贮藏】避光，密闭保存。

甲硫氧嘧啶（Methylthiouracil）

【商品名或别名】甲基硫氧嘧啶，Methiacil，MTU。

【药物概述】参见"丙硫氧嘧啶"的相关内容，用于治疗甲亢。

【药动学】参见"丙硫氧嘧啶"的相关内容。

【用药指征】参见"丙硫氧嘧啶"的相关内容。

【用法与用量】开始口服 300～400mg，维持剂量 100～200mg，分次服用。

【药物相互作用】参见"丙硫氧嘧啶"的相关内容。

【禁忌证】参见"丙硫氧嘧啶"的相关内容。

【不良反应】参见"丙硫氧嘧啶"的相关内容。

【用药指导】甲硫氧嘧啶的适应证、用法用量、相互作用等同"丙硫氧嘧啶"。应用本品后皮疹、粒细胞减少、粒细胞缺乏等不良反应的发生率较丙硫氧嘧啶为高，现已少用。

【制剂与规格】片剂：50mg，100mg。

【贮藏】避光，密闭保存。

甲巯咪唑（Thiamazole）

【商品名或别名】他巴唑，赛治，Methimazole，Tapazole，Thyro – zol。

【药物概述】本品为咪唑类抗甲状腺药物，其作用机制是抑制甲状腺内过氧化物酶，从而阻碍吸聚到甲状腺内碘化物的氧化及酪氨酸的偶联，阻碍甲状腺素（T_3）的合成。动物实验观察到可抑制 B 淋巴细胞合成抗体，降低血液循环中甲状腺刺激性抗体的水平，使抑制性 T 细胞功能恢复正常。本品作用较丙基硫氧嘧啶强，且奏效快而代谢慢，维持时间较长。

此药尚有轻度免疫抑制作用，抑制甲状腺自身抗体的产生，使血促甲状腺素（TSH）受体抗体消失。

【药动学】本品口服后由胃肠道迅速吸收，吸收率为 70%~80%，广泛分布于全身，但浓度集中于甲状腺内，在血液中不和蛋白质结合。$t_{1/2}$ 为 3h，其生物学效应能持续相当长的时间，在 48h 内甲巯咪唑及代谢物 65%~70% 由尿中排泄。本品可透过胎盘并由乳汁分泌，可抑制胎儿和新生儿的甲状腺功能。

【用药指征】适用于各种类型的甲状腺功能亢进，包括 Graves 病。在 Graves 病中，尤其适用于以下情况。

1. 病情较轻，甲状腺轻至中度肿大患者。

2. 青少年及儿童、老年患者。

3. 甲状腺手术后复发，又不适于用放射性^{131}I 治疗者。

4. 手术前准备。

5. 作为^{131}I 放疗的辅助治疗。

【用法与用量】

1. 成人：开始用量一般为每天 30mg，可按病情轻重调节为 15~40mg，每天最大量 60mg，分 3 次口服；病情控制后，逐渐减量，每天维持量按病情需要介于 5~15mg，疗程一般 12~18 个月。

2. 小儿：开始时剂量为每天按体重 0.4mg/kg，分次口服。维持量约减半，按病情决定。

3. 局部给药：一次挤出 0.1g（含本品 5mg），均匀涂敷于颈前甲状腺表面皮肤，用手指在涂敷局部轻轻揉擦 3~5min。

【药物相互作用】

1. 本品可增强抗凝血药的抗凝作用。

2. 对氨基水杨酸、保泰松、巴比妥类、酚妥拉明、妥拉唑林、维生素 B_{12}、磺胺类、磺脲类等都可能抑制甲状腺功能，引起甲状腺肿大，与本品合用时须注意。

3. 高碘食物或药物的摄入，可使甲亢病情加重，使抗甲状腺药需要量增加或用药时间延长。

【禁忌证】

1. 对本品过敏者禁用。

2. 哺乳期妇女、甲状腺癌患者禁用。

3. 孕妇、肝功能异常、外周血白细胞数偏低者应慎用。

【不良反应】

1. 口服给药时较多见皮疹、皮肤瘙痒及白细胞减少。

2. 较少见严重的粒细胞缺乏症；可能出现再生障碍性贫血。

3. 可能致味觉减退、恶心、呕吐、上腹部不适、关节痛、头晕头痛、脉管炎、红斑狼疮样综合征。

4. 罕见肝炎、间质性肺炎、肾炎和累及肾脏的血管炎。

5. 少见致血小板减少，凝血酶原减少或凝血因子Ⅶ减少。

6. 局部用药时较多见皮肤局部反应，如瘙痒、灼热、紧缩、脱屑、丘疹等，大多较轻微，无需处理，1~2周后自行消退。

7. 肝功能异常和白细胞较少的发生率仅为1.4%。

【用药指导】服药期间宜定期检查血常规。

一日剂量应分次口服（最小时也可顿服），间隔时间尽可能平均。肾功能不全者，用药间隔时间须延长到12~24h。老年人尤其是肾功能减退者，用药量应减少。如发现甲状腺功能减低，应及时减量或加用甲状腺片。小儿应根据病情调节用量，开始时剂量为每天按体重0.4mg/kg，分次口服，维持量按病情决定。用药过程中酌情应加用甲状腺片、避免出现甲状腺功能减低。本类药物只能作手术前准备，孕妇、哺乳妇女忌用，以免影响胎儿、婴儿发育。避免用高碘食物及含碘药物，密切观察血象，尤有咽痛发热时应查血细胞和分类计数。

对诊断的干扰：甲巯咪唑可使凝血酶原时间延长，并使血清碱性磷酸酶、门冬氨酸氨基转移酶（AST）和丙氨酸转移酶（ALT）增高。还可能引起血胆红素及血乳酸脱氢酶升高。

本品软膏不可以用于皮肤破损处，不可与其他外用制剂同时使用，为减少局部不良反应，应注意保持颈部清爽，用药局部尽可能不用肥皂清洗，涂敷软膏时用力要轻。

【药物评价】本品并非治疗甲状腺危象的首选药物，但在必要时可配合使用较大剂量的普萘洛尔。用药剂量要个体化，应根据病情、治疗反应及甲状腺功能检查结果及时调整剂量。用药过程中若出现甲状腺功能减退的表现及血TSH水平升高，应减量或暂时停药，同时辅以甲状腺激素制剂。

本品软膏采用精密定量泵给药，随机双盲临床研究表明，本品相同剂量（每次10mg，每天3次），口服与局部涂抹产生的临床疗效相似。故口服本品（每次10mg，每天3次）的患者改为使用软膏时，应每次0.2g（含本品10mg）每天3次局部涂抹。

【制剂与规格】

片剂：

①5mg；

②10mg。

薄膜衣片：10mg。

软膏：10g：0.5g。

【贮藏】片剂可密闭保存；软膏应密闭，在凉暗处保存。

卡比马唑（Carbimazole）

【商品名或别名】甲亢平，新喀苄唑，Bimazol，Neo - mercazole

【药物概述】本品为抗甲状腺药物。其作用机制是抑制甲状腺内过氧化物酶，从而阻碍吸聚到甲状腺内碘化物的氧化及酪氨酸的偶联，阻碍甲状腺素（T_4）和三碘甲状腺原氨酸（T_3）的合成。动物实验观察到可抑制 B 淋巴细胞合成抗体，降低血循环中甲状腺刺激性抗体的水平，使抑制性 T 细胞功能恢复正常。

【药动学】本品口服后，在体内逐渐水解成甲巯咪唑后发挥作用，故作用缓慢，疗效维持时间较长，半衰期约 9h。

【用药指征】参见"甲巯咪唑"的相关内容。

【用法与用量】

1. 成人：开始剂量一般为每天 30mg，可按病情轻重调节为 15～40mg，每天最大量 60mg，分次口服；病情控制后，逐渐减量，每天维持量按病情需要介于 5～15mg，疗程一般 18～24 个月。

2. 小儿：开始时用量为每日按体重 0.4mg/kg，分次口服。维持量按病情决定。

【药物相互作用】参见"甲巯咪唑"的相关内容。

【禁忌证】

1. 哺乳期妇女、甲状腺癌患者禁用。

2. 孕妇、肝功能异常、外周血白细胞数偏低者应慎用。

【不良反应】较多见皮疹或皮肤瘙痒及白细胞减少；较少见严重的粒细胞缺乏症；可能出现再生障碍性贫血；还可能致味觉减退、恶心、呕吐、上腹部不适、黄疸、神经炎、关节痛、肌肉痛、头晕头痛、脉管炎、水肿、红斑狼疮样综合征等不良反应。罕致肝炎、间质性肺炎、肾炎和累及肾脏的血管炎。少见致血小板减少、凝血酶原减少或凝血因子Ⅶ减少。

【用药指导】

1. 服药期间宜定期检查血象，白细胞计数如低于 4×10^9/L 时，应即停药。

2. 儿童在用药过程中应酌情加用甲状腺片，避免出现甲状腺功能减低。

3. 老年人尤其肾功能减退者，用药量应减少。如发现甲状腺功能减低，应及时减量或加用甲状腺片。

4. 如发现甲低，应及时减量或加用甲状腺片。

5. 如发现鼻炎、喉头炎、淋巴结肿等症状时，亦应停药。

6. 对诊断的干扰：可使凝血酶原时间延长，并使血清碱性磷酸酶、AST 和 ALT 增高，还可能引起血胆红素及血乳酸脱氢酶升高。

【药物评价】本品在疗效与不良反应方面优于其他硫唑类药，但在甲状腺危象时不适用。

【制剂与规格】片剂：5mg。

【贮藏】遮光，密封保存。

（许立君）

第三节　碘与碘制剂

碘与碘制剂主要用于治疗甲状腺危象和甲亢术前准备。

碘与碘化物（Iodine and Iodides）

【商品名或别名】 碘化钾片，复方碘口服溶液，复方碘溶液，Potassium Iodide。

【药物概述】 碘为甲状腺激素合成的原料之一，正常人每天需碘 $100 \sim 150 \mu g$。甲状腺具有摄取碘的能力，甲状腺内含碘量约为人体内总碘量的80%，缺碘可引起甲状腺激素合成不足、甲状腺功能减退、甲状腺代偿性肿大；碘过量则可引起甲状腺功能亢进，所谓碘甲亢；但也有引起甲减和甲状腺肿大者。

短期内给予大剂量的碘化物可抑制甲状腺激素的合成和释放，在甲状腺功能亢进危象时，给大剂量碘剂可迅速见效。碘能使肿大增生的甲状腺血液供应减少，使甲状腺体积缩小，质地变硬，在甲状腺功能亢进中用作手术前准备。碘不应作为治疗甲亢的常规用药，因碘主要为抑制甲状腺激素的释放，而抑制甲状腺内碘的有机化只是暂时的，用碘数周后即出现"脱逸"现象。地方性甲状腺肿用碘治疗，应避免剂量过大，以诱发甲亢。

本品现主要用于两种情况：

①甲状腺危象；

②甲亢的术前准备。

【药动学】 本品在胃肠道内吸收迅速而完全，在血液中以无机碘离子形式存在，由肠道吸收的碘约30%被甲状腺摄取，其余主要由肾脏排出，少量由乳汁和粪便中排出，极少量由皮肤与呼吸排出。碘可透过胎盘到达胎儿体内，影响胎儿甲状腺功能。

【用药指征】

1. 地方性甲状腺肿的预防与治疗。

2. 甲状腺功能亢进症手术前准备。

3. 甲状腺危象。

4. 核泄漏意外事件中可防止放射性碘进入甲状腺而致癌变。

【用法与用量】

1. 预防地方性甲状腺肿：口服，剂量根据缺碘而定，一般每天 $100 \mu g$。

2. 治疗地方性甲状腺肿：早期患者口服碘化钾每天 15mg，20 天为一疗程，隔 3 个月再服一疗程；或口服复方碘溶液，每天 $0.1 \sim 0.5ml$，2 周为一疗程。

3. 治疗甲状腺功能亢进危象：每 6 小时 $30 \sim 45$ 滴（约 $1.5 \sim 2ml$）口服，应在服抗甲状腺药物 1 小时后给予。危象缓解后，及早手术治疗。

4. 甲状腺切除术术前用药：与抗甲状腺药物合用，术前 $10 \sim 14$ 天开始口服复方碘溶液，每天 3 次，一次 $3 \sim 5$ 滴（约 $0.1 \sim 0.3ml$），应涂于食物服用。

【药物相互作用】

1. 本品与抗甲状腺药物合用，可能致甲状腺功能低下和甲状腺肿大。

2. 与血管紧张素转换酶抑制剂合用或保钾利尿剂合用时，易致高钾血症。

3. 与锂盐合用时，可能引起甲状腺功能减退和甲状腺肿大。

4. 与^{131}I合用时，将减少甲状腺组织对^{131}I的摄取。

【禁忌证】

1. 活动性肺结核患者、对碘化物过敏者应禁用。

2. 妊娠期和哺乳期妇女禁用。

3. 婴幼儿使用碘溶液易致皮疹，影响甲状腺功能，应禁用。

4. 急性支气管炎、肺结核、高钾血症、甲状腺功能亢进、肾功能受损者慎用。

5. 有口腔疾病患者慎用。

【不良反应】

1. 偶见过敏反应，可在用药后立即或几小时后发生血管神经性水肿、上呼吸道黏膜刺激症状，表现为上肢、下肢、颜面部、口唇、舌或喉部水肿，严重者引起窒息。也可出现皮肤红斑或风团、发热、不适。

2. 偶见腹泻、恶心、呕吐、胃痛、关节疼痛、嗜酸粒细胞增多、淋巴结肿大和高钾血症等。

3. 长期服用，可出现口内铜锈味、咽喉部烧灼感、流涎和齿龈疼痛、胃部不适、剧烈头痛等碘中毒症状。

【用药指导】

1. 浓碘液可致唾液腺肿胀、触痛，口腔、咽喉部烧灼感、金属味，齿和齿龈疼痛，唾液分泌增加，因此口服溶液不可直接接触口腔黏膜。为减少刺激可用冷开水稀释后服用或与食物同服。

2. 应用本品能影响甲状腺功能，影响甲状腺吸碘率的测定与甲状腺核素扫描显像结果，这些检查均应安排在应用本品前进行。

3. 大量饮水和增加食盐，均能加速碘的排泄。

4. 不可常规治疗甲状腺功能亢进症，其久用有"脱逸"现象。

5. 对于地方性甲状腺肿者用量过大过久时，可致甲状腺功能亢进。

【药物评价】碘剂随着剂量的不同，其作用有质的不同。小剂量碘是合成甲状腺激素的原料，可促进甲状腺激素的合成和释放，使肿大的甲状腺缩小，可用于防治单纯性甲状腺肿（地方性甲状腺肿，俗称"大脖子病"）。大剂量碘剂具有抗甲状腺作用：

①直接抑制垂体分泌促甲状腺素；

②抑制蛋白水解酶，阻止甲状腺激素的释放，从而产生抗甲状腺作用。其作用特点是：作用快（1～2日显效）、强、短，不能完全缓解症状；可使腺体缩小、变硬、血管网减少、充血减轻，有利于手术；能改善突眼症状，减慢心率及降低基础代谢率；因其抗甲

状腺作用在用药后 2 周达高峰，故宜于手术前 2 周加服大剂量的复方碘溶液。因此，大剂量碘剂可用于：

①甲亢术前准备，甲亢患者于术前多先服一段时间的硫脲类药物，使症状和基础代谢率基本控制后，术前 2 周再加用碘剂；

②治疗甲状腺危象，大剂量碘剂静脉滴注（碘化钠）或多次口服（复方碘溶液），可迅速改善症状，但同时还必须配合大剂量的硫脲类药物治疗。

因此临床应用时应根据使用目的不同，注意给予的碘的剂量。

【制剂与规格】片剂：10mg。口服溶液：含碘 50mg/ml，含碘化钾 100mg/ml。

【贮藏】避光，密闭干燥处储藏。

碘酸钾（Potassium Iodate）

【药物概述】为碘制剂，可用于预防地方性甲状腺肿和地方性克汀病等碘缺乏病。动物实验研究显示本品对碘缺乏所致脑细胞发育障碍有一定的作用。

【药动学】本品口服后，碘酸根离子在接触体液后很快被还原成碘离子，在胃肠道吸收迅速而完全。口服后 1h 血碘浓度迅速达到峰值，而后下降，维持较高浓度可达 5～8h，然后逐渐下降至给药前的血碘浓度。在血液中碘以无机碘离子形式存在，由肠道吸收的碘约 30% 被甲状腺摄取。未被利用的碘主要由肾排出，少量由乳汁和粪便排出，极少量由皮肤与呼吸道排出；可以通过胎盘到达胎儿体内，影响胎儿甲状腺功能。

【用药指征】预防地方性甲状腺肿和地方性克汀病等碘缺乏病。

【用法与用量】口服片剂每天 1 次，4 岁以上及成人服 1 片，4 岁以下半片，孕妇及乳母 1 片，或遵医嘱。口服颗粒剂每天 1 次，4 岁以下儿童 1 包，4 岁以上及成人服 1～2 包，孕妇及乳母 2～3 包，或遵医嘱。

【药物相互作用】

1. 与其他抗甲状腺药或锂盐合用，可致甲状腺功能低下和甲状腺肿大。

2. 与血管紧张素转化酶抑制药或保钾利尿药合用，易致高钾血症，合用时应监测血钾。

3. 与 ^{131}I 合用，可减少甲状腺组织对 ^{131}I 的摄取。

4. 钙、氟、镁剂可抑制本品的吸收（碘缺乏时，该抑制作用更显著），应避免同时服用。

【禁忌证】本品禁用于甲状腺功能亢进及对碘过敏者。

【不良反应】极个别患者空腹服用后可出现上腹部不适。偶见过敏反应，如皮肤血管性水肿（肢体、颜面、口唇、喉头等）、皮肤红斑、发热等。

【用药指导】正常人每日供碘量因年龄及某些生理状况而有差别，4 岁以下儿童 30～105μg，4 岁以上儿童及成人 75～225μg，孕妇及乳母 150～300μg。对缺碘人群进行补碘时需考虑膳食中所能提供的碘量，并适当补充碘制剂，须在医师指导下使用。碘缺乏及碘过多对人体均有害。

长期补碘时，应定期测定尿碘，以了解补碘量是否恰当。

【药物评价】由于机体储碘的能力有限，因此需逐日按生理需要量补碘。按最大剂量（每天1 000μg）连续服用3个月后，或口服大于生理需要量的1 000倍以上，会发生中毒反应，主要表现为恶心、呕吐、溶血、痉挛性瘫痪、视网膜色素上皮细胞的原发性损害、视网膜血管上皮细胞增生、视杆细胞的继发性损害及甲状腺肿。

【制剂与规格】

片剂：

①0.3mg（含碘177.9μg）；

②0.4mg（含碘237.21μg）。

颗粒剂：0.15mg（含碘88.95μg）。

口服液：

①10ml：0.15mg（含碘88.95μg）；

②100ml：1.5mg（含碘889.5μg）。

【贮藏】

片剂、颗粒剂：避光、密封保存。

口服液：避光、密封，在凉暗处保存。

碘化油（Iodinated Oil）

【商品名或别名】碘油，益碘，利博多，Lipodo，Iodatol。

【药物概述】本品能防治因缺碘所致的甲状腺组织形态学改变和甲状腺功能异常。

【药动学】口服经胃肠道吸收后部分贮存于人体脂肪组织、内脏器官及甲状腺内，经由肝代谢，主要通过肾脏排泄。

【用药指征】预防和治疗地方性甲状腺肿，地方性克汀病。

【用法与用量】颗粒剂于饭后用温开水冲服。每2~3年服一次，0.4~0.6g。或采用胶丸制剂。7岁以下儿童减半。

【药物评价】参见"碘与碘化物"的相关内容。

【禁忌证】甲状腺功能亢进者禁用。

【制剂与规格】

颗粒剂：0.1g（按含碘量计算）。

胶丸剂：

①0.1g（按含碘量计算）；

②0.2g（按含碘量计算）。

【贮藏】避光、密封，在凉暗处保存。

卵磷脂络合碘（Iodized Lecithin）

【商品名或别名】沃丽汀，Joletin。

【药物概述】本品为碘的络合物，具有以下作用：

①由消化道吸收到血液中，以无机碘的形式起作用，然后结合入甲状腺并对由于缺乏碘引起的甲状腺肿患者或儿童的甲状腺功能减退起作用；

②促进视网膜组织呼吸，增进视网膜的新陈代谢。对兔的过敏性眼色素层（葡萄膜）炎或暴发性眼色素层炎的实验中，都有明显的抗炎作用和改善视网膜电流图（ERG）的作用。

【药动学】口服 600μg 后，大部分成为无机碘在血中被吸收，给药后 1h 达峰值。24h 内由尿排出，粪中排出量为 10% 以下。

【用药指征】

1. 缺碘性甲状腺肿、缺碘性甲状腺机能减退。

2. 血管痉挛性视网膜炎、出血性视网膜炎、玻璃体出血、玻璃体混浊、中央静脉闭合性视网膜炎。

3. 婴儿哮喘、支气管炎。

【用法与用量】剂量以含碘量计算。

1. 成人

常规剂量每天 300 ~ 600μg，分 2 ~ 3 次口服。

（1）甲状腺肿：推荐剂量为每天 300 ~ 600μg，疗程为 30 ~ 370d。

（2）出血性视网膜炎：推荐剂量为每天 300μg，疗程为 3 ~ 6 年。

（3）玻璃体出血、玻璃体混浊：推荐剂量为每天 150 ~ 300μg，疗程为 1 ~ 10 月。

（4）中央静脉闭合性视网膜炎：推荐剂量为每天 150 ~ 300μg，疗程为 7 ~ 390d。

2. 儿童

（1）甲状腺功能减退症：每天 40 ~ 100μg，疗程为 42 ~ 150d。

（2）支气管哮喘：每天新生儿 50μg，婴儿 100 ~ 200μg，学龄儿童 200 ~ 300μg。疗程为 6 ~ 24 月。

【药物相互作用】尚不明确。

【禁忌证】

1. 对碘过敏患者禁用。

2. 患有慢性甲状腺疾病的患者慎用。

3. 曾患突眼性甲状腺肿的患者慎用。

4. 内源性甲状腺素合成不足的患者慎用。

【不良反应】

1. 高过敏性：药量突减会偶尔引发。

2. 消化道反应：偶尔发生胃肠不适。

【用药指导】

1. 慢性甲状腺疾病患者，曾患突眼性甲状腺肿的患者，内源性甲状腺素合成不足的患者慎用。

2. 由于老年人生理功能降低，应在使用时适当减量并小心监护。

3. 本品对妊娠妇女或疑为妊娠的妇女，只有在治疗价值大于可能带来的风险时，方可使用。

4. 对于早产儿、新生儿、婴儿、幼儿及儿童的安全性尚未确立（无使用经验）。

5. 须遵医嘱使用。

【药物评价】

1. 甲状腺肿：对13例单纯甲状腺肿的患者，在30～370d内，给以沃丽汀300～600μg/d，有10例（占77%）甲状腺肿病状完全消失，1例无变化，无病情加重现象出现。

2. 甲状腺功能减退：5例甲状腺功能减退的婴儿服用本品40～100μg/d，给药42天～5个月，结果4例有效。

3. 浆液性中心视网膜炎：采用双盲对照试验，与安慰剂组比较，治疗组的视敏度明显提高，视网膜中心的相对盲点和视网膜斑点状水肿消失。17例浆液性中心视网膜炎的患者，他们无法进行光致凝结或者处在光致凝结的前期，采用沃丽汀和氯化钠滴眼液合用治疗获得以下结果：4例显效，4例有效，7例有相当的效果，2例无效。另给18例患者用本品150～300μg/d，14～330d后，13例有效（72%）。

4. 出血性视网膜炎：日本的土屋医生给12例患者服本品μg/d，连续使用3～6年，结果8例有效，1例无效，另3例无法确定（因患者还使用了其他药物），长期治疗也无加重病情的现象发生；土岐医生等给19例患者在42～200d中服用本品，剂量为300μg/d（同时合用了其他药物），10例有效，3例无效。

5. 玻璃体出血或混浊：日本的浅山给9例患者服用本品150～300μg/d，时间为1～10个月，结果8例有效，1例有相当的效果；今井给14例玻璃体混浊、1例玻璃体出血的患者长期服用本品600μg/d，结果前者14例有效，后者1例无效。

6. 中心血管闭合性视网膜炎：日本的浅山给12例患者在7～390d内给以本品150～300μg/d，结果8例有效，1例有相当的效果，3例无效。

7. 婴儿支气管哮喘：日本的中岛发现，全国18所医院中使用本品治疗婴儿哮喘的35个病例中，通过5年的观察，9例有显著的疗效（17.0%），28例有效（53.2%），6例有相当的效果，8例无效，有效率达70.2%；日本的柚木给50例病儿服用本品，剂量为10～20μg/（kg·d），1年后有效率为64%，2年后为73.6%，3年后为82.6%。经长期治疗，20μg/kg的剂量要比10μg/kg的效果好。

8. 支气管哮喘：日本的火田等给18例患儿服用本品，其中新生儿剂量为50μg/d，婴儿为 100~200μg/d，学龄儿童为 200~300μg/d，通过连续 6 个月~2 年的治疗，8 例有显著疗效，8 例有效，2 例无效，有效率为 88%。

【制剂与规格】片剂：含卵磷脂络合碘 1.5mg（含碘量 100μg）。

【贮藏】避光，室温中贮藏。 （许立君）

第四节　甲状腺疾病中成药

【概述】

甲状腺疾病占内分泌腺疾病中的首位，概括起来有以下 3 种。

1. 功能正常的甲状腺肿。本病也称地方性甲状腺肿、单纯性甲状腺肿。其起因是由于饮水和食物中长期缺乏碘，体内存在的甲状腺素生成困难，反馈地引起脑垂体前叶促甲状腺激素（TSH）分泌增多，在 TSH 刺激下，甲状腺代偿性增生、肥大。

2. 甲状腺功能亢进症（甲亢）。甲亢是由于甲状腺分泌甲状腺素过多，其病因是在遗传倾向基础上，是精神刺激等因素而诱发自体免疫系统反应 – 体内存在刺激甲状腺的各种抗体（免疫蛋白），促使其功能增强，甲状腺分泌增多。患者常诉怕热多汗、体重减轻、疲乏无力、交感神经过敏、易激动、紧张失眠、多言语、思想不集中、多数患者感心慌、心动过速、胸闷、气促、手抖、眼球突出为本病的主要特征。

3. 甲状腺功能减退症（甲减）。甲减是由多种原因引起的甲状腺素合成分泌不足所致的全身性内分泌病。主要有两类：

①呆小症；

②成年型甲减，表现为乏力、怕冷、腹胀、便秘、嗜睡、眼睑浮肿、毛发稀疏而干脆，皮肤干燥等，颈部可见甲状腺明显肿大或小而萎缩。

中医认为本病主要由于水土不服、饮食失调、精神抑郁、忧思过度、肝失条达、脾失健运致使气滞血瘀、痰湿凝结于颈而成瘿，或与生活地区水质（缺碘）有关。其病机关键为阴虚阳亢，病位在甲状腺，与心、肝、肾密切相关。治则以滋阴潜阳为大法，在早期痰火凝结为主的临床表现不典型者，当侧重于化痰消瘿。肾阳虚症与甲减有密切相关。

治疗瘿瘤组方中多用海藻、昆布、海带、海蛤粉、海浮石等，以其含有丰富的碘。服用上述中药后，血中甲状腺素的浓度适量提高，从而对脑下垂体起抑制作用，减少促甲状腺激素的分泌，使甲亢症状得以控制。但在应用含海藻、昆布等中药治疗时不宜超过 3 个月；若单用或大量使用，有可能出现甲状腺变硬的不良后果。

目前使用的中成药有：甲亢灵片、消瘿丸、小金丸等。

甲亢灵片（Jiakangling Pian）

【药物组成】夏枯草，墨旱莲，龙骨（煅），牡蛎（煅），丹参，山药。

【功能主治】平肝潜阳、软坚散结。用于阴虚阳亢所致的心悸、汗多、烦躁、易怒、咽干等。

【临床应用】用于原发性甲状腺功能亢进见上述证候者。

【用法与用量】口服，每次6~7片，每天3次。

【注意事项】

1. 肝火旺盛、气郁痰阻所致瘿病不宜使用。

2. 服药期间饮食宜清淡，忌辛辣油腻之品。

3. 孕妇慎用。

【药效研究】本品可明显降低甲亢大鼠血液中 T_3、T_4 和 cAMP 的含量；延长甲亢小鼠耐缺氧时间；使甲亢大、小鼠的体温、体重、饮食饮水指数趋于正常；并有提高小鼠非特异性免疫功能的作用。对 234 例甲亢患者的验证，本品有效率达 97.8%，显效率为 52.1%。

【不良反应】目前尚未发现不良反应报道。

【规格与包装】片剂：3g。

【贮藏】密闭，防潮。

消瘿丸（Xiaoying Wan）

【药物组成】昆布，海藻，蛤壳，浙贝母，夏枯草，陈皮，槟榔，桔梗。

【功能主治】散结消瘿。用于痰火郁结所致的瘿瘤初起，见烦热、口苦、多汗、舌红苔腻、脉弦滑等证候。

【临床应用】用于单纯性地方性甲状腺肿见上述证候者。

【用法与用量】口服，每次1丸，每天3次，饭前服用，小儿酌减。

【注意事项】

1. 阴虚阳亢所致瘿瘤应配伍平肝潜阳药物同用。

2. 本品含槟榔，孕妇慎用。

3. 服药期间饮食宜清淡，忌生冷辛辣油腻之品。

【不良反应】目前尚未发现不良反应报道。

【规格与包装】水丸：3g。

【贮藏】密闭，防潮，防虫蛀。

小金丸（Xiaojin Wan）

【药物组成】麝香，木鳖子（去壳去油），草乌（制），枫香脂，乳香（制），没药（制），灵脂（醋炒），当归（酒炒），地龙，香墨。

【功能主治】用于痰气凝滞所致的瘰疬、瘿瘤、乳岩、乳癖，症见肌肤或肌肤下肿块一处或数处，推之能动，或骨及骨关节肿大。

【临床应用】

1. 腺体增生性疾病。如乳腺增生病、前列腺增生、甲状腺肿大等。

2. 组织细胞异常增生性疾病。如乳管内乳头状瘤、乳腺癌、甲状腺肿瘤、子宫肌瘤、卵巢囊肿、子宫内膜异位症、肝硬化及癌症术后。

3. 炎性疾病（特别适用于慢性炎症）。如慢性盆腔炎、慢性扁桃体炎、腮腺炎、慢性淋巴结炎、带状疱疹。

4. 骨外伤及软组织损伤。

【用法与用量】

1. 丸剂：打碎后内服。每次 1.2~3g，每天 2 次；小儿酌减。

2. 胶囊剂：口服，每次 4~10 粒，每天 2 次；小儿酌减。

【注意事项】

1. 疮疡阳证者禁用。

2. 本品含有毒、活血药物，孕妇慎用。

3. 忌食辛辣、油腻、海鲜等食物。

4. 本品含制草乌，不可久服。

5. 本品含乳香、没药，胃弱者慎用。

【药效研究】本品有抗炎、镇痛作用。

1. 抗炎作用：本品灌胃 1.0g/kg、2.0g/kg，连续 3 天，对二甲苯所致小鼠耳肿胀有抑制作用，对角叉菜胶所致大鼠足肿胀也有抑制作用。

2. 镇痛作用：本品灌胃 1.0g/kg、2.0g/kg，连续 3 天，对醋酸和甲醛所致的小鼠疼痛均有明显的对抗作用。

【不良反应】有报道小金丸口服后可引起比较严重的皮肤过敏性反应，临床应用需引起重视。因为小金丸中地龙、木鳖子等含有大量动植物蛋白、多肽等大分子物质，属于完全抗原，当异体蛋白进入体内，刺激机体产生相应的抗体，当抗原物与之再接触时，即可发生过敏反应。由此提示医生：对于首次使用小金丸的患者，可先从最小治疗量开始，以便观察其有无过敏反应。如果在使用小金丹过程中发生不良反应，首先应予以停药观察，如果症状未有好转，可服用脱敏药（如扑尔敏等）治疗。为避免异体蛋白不良反应的发生，在治疗乳腺增生时，也可选用乳癖消等由大量植物药组成的作用机制相近的药物代替治疗。在治疗瘿瘤、瘰疬、阴疽、鼠疮等时，也可选用散结灵等成分、作用机制相近的药物代替治疗。

【规格与包装】丸剂：每 100 丸重 39g；每 10 丸重 6g。胶囊剂：0.3g。

【贮藏】密闭，置阴凉干燥处。

夏枯草膏（Xiakucao Gao）

【药物组成】夏枯草。

【功能主治】清火，明目，散结，消肿。用于火热内蕴所致头痛眩晕，瘰疬，瘿瘤，乳痈肿痛；症见口苦、咽干、目眩、尿黄、便秘、舌红苔黄等。

【临床应用】用于甲状腺肿大，淋巴结结核，乳腺增生症，高血压症见上述证候者。

【用法与用量】口服，每次9g，每天2次。

【注意事项】

1. 本品为苦寒泻火之品，气血亏虚所致的眩晕头痛忌用。

2. 孕妇慎用。

3. 服药期间饮食宜清淡、易消化，忌生冷辛辣油腻之品。

【不良反应】目前尚未发现不良反应报道。

【规格与包装】膏剂：60g；30g。

【贮藏】密闭，置阴凉干燥处。

（许立君）

第四章　胰岛素和口服降糖药

一、糖尿病概念和概况

糖尿病是由于遗传和环境因素相互作用，导致胰岛素绝对或相对分泌不足以及靶组织细胞对胰岛素敏感性降低，引起蛋白质、脂肪、水和电解质等一系列代谢紊乱的综合征，其中以高血糖为主要标志。临床典型病例可出现多尿、多饮、多食、消瘦等表现，即"三多一少"症状。

糖尿病是最常见的慢性病之一。随着人们生活水平的提高，人口老龄化以及肥胖发生率的增加，糖尿病的发病率呈逐年上升趋势。糖尿病在中国的发病率达到2%，据统计，中国已确诊的糖尿病患者达4 000万，并以每年100万的速度递增。其中，Ⅰ型糖尿病患者占10%，Ⅱ型糖尿病患者占90%。

Ⅰ型糖尿病患者在确诊后的5年内很少有慢性并发症的出现，相反，Ⅱ型糖尿病患者在确诊之前就已经有慢性并发症发生。据统计，有50%新诊断的Ⅱ型糖尿病患者已存在一种或一种以上的慢性并发症，有些患者是因为并发症才发现患糖尿病的。

二、糖尿病的诊断

1999年WHO推荐的糖尿病诊断标准如下。

1. 有糖尿病的症状，任何时间的静脉血浆葡萄糖浓度≥11.1mmoL/L（200mg/dl）。

2. 空腹静脉血浆葡萄糖浓度≥7.0mmol/L（126mg/dl）。

3. 糖耐量试验（OGTT）口服75g葡萄糖后2小时静脉血浆葡萄糖浓度≥11.1mmol/L。

以上三项标准中，只要有一项达到标准，并在随后的一天再选择上述三项中的任一项重复检查也符合标准者，即可确诊为糖尿病。

三、糖尿病的分型

1999年WHO推荐的糖尿病分型如下。

1. Ⅰ型糖尿病（胰岛B细胞破坏，通常导致胰岛素绝对缺乏）。可分为
①自身免疫性；
②特发性。

以往通常被称为胰岛素依赖型糖尿病，是一种自身免疫性疾病，约占糖尿病患者总数的10%，但多见于儿童和青少年。Ⅰ型糖尿病患者多起病急，"三多一少"症状比较明

显，容易发生酮症，有些患者首次就诊时就表现为酮症酸中毒，其血糖水平波动较大，空腹血浆胰岛素水平很低。这一类型糖尿病患者一般需要依赖胰岛素治疗或对外源性胰岛素绝对依赖，必须用外源性胰岛素治疗，否则将会反复出现酮症酸中毒，甚至导致死亡。随着病情的发展，胰岛 B 细胞功能进行性破坏，最终患者必须要依赖外源性胰岛素控制血糖水平和抑制酮体生成。

2. Ⅱ型糖尿病（胰岛素抵抗为主伴有或不伴有胰岛素缺乏，或胰岛素分泌不足为主伴有或不伴有胰岛素抵抗）。以往通常被称为非胰岛素依赖型糖尿病或成年发病型糖尿病，约占糖尿病患者总数的90%。多发于40岁以上的成年人或老年人，有明显的家族遗传性。Ⅱ型糖尿病患者多数起病比较缓慢，体型较肥胖，病情较轻，有口干、口渴等症状，也有不少人甚至无症状，较少出现酮症。在临床上，"三多"症状可以不明显，往往在体检时或因其他疾病就诊时被发现。多数患者在饮食控制及口服降糖药治疗后可稳定控制血糖。但有一些患者，尤其是糖尿病病史较长（大于20年的）、形体消瘦的老年糖尿病患者，会出现胰岛素水平低下，需要用外源性胰岛素控制血糖。

3. 其他特殊类型糖尿病

（1）胰岛 B 细胞功能遗传缺陷。

（2）胰岛素作用遗传缺陷。

（3）胰腺外分泌疾病。

（4）药物或化学制剂所致。

（5）内分泌疾病。

（6）感染。

（7）免疫介导的罕见类型。

（8）其他遗传综合征伴随糖尿病。

4. 妊娠糖尿病：根据世界卫生组织最新标准，主要分为Ⅰ型、Ⅱ型两大类，涵盖了95%以上的糖尿病患者。其中Ⅱ型糖尿病患者约占糖尿病患者的90%。

我国的糖尿病流行病学特点如下：

（1）患病率低，而患者绝对数高，拥有仅次于美国的世界第二大糖尿病人群。

（2）患者多，但发现率低，约60%患者未被发现。

（3）中国人群糖尿病90%以上为2型糖尿病。

（4）发病率逐年上升，1995年比1980年约增加4倍多。

（5）半数以上为IGT，最近报告IGT标化发病率占糖尿病总发病率的59.7%。

（6）发病率城乡差别大，富裕地区与贫穷地区差别大。

（7）发病年龄有年轻化趋势。

（8）合并症可波及全身各个系统，特别是眼睛、肾脏、心血管系统、神经系统等组织器官。

糖尿病的危害：

糖尿病无法治愈，其主要危害在于它的并发症，尤其是慢性并发症。

1. 急性并发症

（1）糖尿病合并感染：发病率高，两者互为因果，必须兼治。常见感染包括呼吸道感染和肺结核、泌尿系感染和皮肤感染。

（2）糖尿病高渗综合征：多发生于中老年，半数无糖尿病史，临床表现包括脱水严重，有时可因偏瘫、昏迷等临床表现而被误诊为脑血管意外，死亡率高达50%。

（3）乳酸性酸中毒：患者多有心、肝、肾脏疾病史，或休克、有感染、缺氧、饮酒、大量服用降糖灵史，症状不特异，死亡率高。

2. 慢性并发症

（1）大血管并发症。

脑血管：患病率比非糖尿病者高3倍，是糖尿病患者残废或早亡的主要原因，其中栓塞性脑血管疾病多见。

心血管：患者病率比非糖尿病者高3倍，是糖尿病患者早亡的主要原因，以冠心病较为多见。临床特点包括冠心病发病率高而且发病时间早，女性糖尿病的心血管病变发生率增高更为明显，无痛性心肌梗死等非典型性临床表现多见等。

下肢血管：患病率比非糖尿病者高5倍，糖尿病下肢血管病变造成截肢者要比非糖尿病患者多10倍以上，是引起糖尿病患者肢体残废的主要原因。

（2）微血管并发症。

肾脏：患病率尿毒症比非糖尿病者高17倍，是糖尿病特别是Ⅰ型糖尿病患者早亡的主要原因。患者可有蛋白尿、高血压、浮肿等表现，晚期则发生肾功能不全。

眼底：双目失明比非糖尿病者高25倍，是糖尿病患者残废的主要原因之一。

3. 神经并发症

（1）感觉神经：疼痛、麻木、感觉过敏。

（2）运动神经：可见单神经麻痹引起的运动障碍，局部肌肉可萎缩。

（3）植物神经：出汗异常、血压及心率变化、尿失禁或尿潴留、腹泻或便秘以及阳痿等。

流行病学研究表明：Ⅰ型糖尿病患者在最初2年内发生糖尿病视网膜病变占2%，15年以上糖尿病视网膜病变发病率高达98%。

Ⅱ型糖尿病患者20年以后，使用胰岛素或不使用胰岛素患者的糖尿病视网膜病变发病率分别为60%和84%。

早期视网膜病变可出现为出血、水肿、微血管瘤、渗出等背景性改变，晚期则出现新生血管的增殖性病变，此期病变往往不可逆，是导致糖尿病患者失明的重要原因。虽然血糖控制得好可以延缓、减轻糖尿病视网膜病变的发展，但是不能阻止糖尿病视网膜病变的发展。

四、糖尿病视网膜病变

糖尿病患者由于长期血糖升高，体内代谢紊乱，引起全身微循环障碍。眼底视网膜血管容易受损，即发生糖尿病性视网膜病变（diabeticretinopathy，DR）。糖尿病视网膜病变是糖尿病的严重并发症之一，也是糖尿病患者引起失明的主要原因之一。

流行病学调查表明，大约有75%不重视血糖控制的糖尿病患者，在发病15年内发生糖尿病性视网膜病变。在糖尿病患者中，发生糖尿病视网膜病变者，达50%以上。

糖尿病造成机体损害的病理原因是高血糖对微小血管的损伤，它使视网膜毛细血管的内皮细胞与周围细胞受损，从而导致毛细血管失去正常的屏障功能，出现渗漏现象，造成周围组织水肿、出血，继而毛细血管的闭塞引起视网膜缺血，血供与营养缺乏，导致组织坏死及新生血管生长因子的释放及因之而产生的新生血管，从而将引起视网膜大量出血与玻璃体的大量积血，产生增殖性玻璃体视网膜病变。年龄愈大，病程愈长，眼底发病率愈高。年轻人较老年人患者危险性更大，预后常不良。若糖尿病能得到及时控制，不仅发生机会少，同时对视网膜损害也较轻，否则视网膜病变逐渐加重，发生反复出血，导致视网膜增殖性改变，甚至视网膜脱离或并发白内障。

1. 糖尿病视网膜病变的表现 糖尿病性视网膜病变是由于糖尿病引起，除全身症状以多饮、多食、多尿及尿糖、血糖升高为特征外，并有双眼视网膜出现鲜红色毛细血管瘤，火焰状出血，后期有灰白色渗出，鲜红色新生血管形成，易发生玻璃体红色积血为主要特征的眼底改变。

早期眼底病变不影响黄斑部时，视力不受影响，患者无自觉症状，有时患者感觉视力减退，或眼前有黑影飞动或飘动。若病变发展3～5年或血糖控制不好，可引起不同程度的眼底出血、渗出、水肿、血管瘤。如眼底黄斑受累，可出现视力下降、眼前黑影、视野中心暗点、中心视力下降和视物变形等症状。如果视网膜反复出血进入玻璃体，患者自觉眼前有黑影飘动。当血管或新生血管大量出血到玻璃体腔，将严重影响视力，甚至失明。

2. 糖尿病视网膜病变应的防治

（1）将血糖控制在正常或接近正常水平，同时血压控制在140/90mmHg正常范围内。

（2）适当控制饮食、加强运动、控制好血糖。

（3）早期检查视力和眼底，早期治疗，保住视力提高生活质量。

五、糖尿病肾病

糖尿病性肾病（DN）是糖尿病的常见慢性并发症，也是糖尿病患者死亡的主要原因之一。早期DN有30%～80%患者发展为临床期DN，此时伴有肾小球滤过率进行性下降，最终进入终末期肾病，尿毒症为Ⅰ型糖尿病患者的主要死亡原因，对Ⅱ型糖尿病患者其严重性仅次于冠状动脉和脑血管动脉粥样硬化症。

主要治疗方法：

①糖尿病教育；

②饮食控制；

③体育运动；

④药物治疗；

⑤胰岛移植。

第一节 胰岛素

【发现】胰岛素（Insulin）是脊椎动物胰腺中兰氏岛（Yangerhans，即胰岛）的 B 细胞分泌的激素。1921 年由 F. G. Banting 和 C. H. Best 所发现。Insulin 一名系由 insula（岛）而来。胰岛素可用酸性乙醇从胰腺中提取。1926 年 J. J. Abel 首次从动物胰脏中提取到胰岛素结晶，结晶中含有微量锌。单体的分子量为 5 700，在中性溶液中可互相融合。F. Sanger 就作为牛胰岛素的蛋白质曾首次确定了其氨基酸的排列顺序（1955）。1965 年 9 月 17 日，中国首次完整人工合成结晶牛胰岛素。这是当时人工合成的具有生物活性的最大的天然有机高分子化合物，实验的成功使中国成为第一个合成蛋白质的国家。科学工作者将人工合成的产物注入小白鼠体内，测验它的生物活力。小白鼠因体内胰岛素增多而发生了惊厥反应，证明这种人工合成的产物就是具有生物活性的人工合成胰岛素。

【结构】胰岛素的分子量约 6 000，结构是通过 S－S 键在两处把 A 链（含有 N 末端以甘氨酸、C 末端以天冬酰胺结束的 21 个氨基酸的残基）和 B 链（由 N 末端为苯丙氨酸和 C 末端为丙氨酸的 30 个氨基酸残基构成）连结起来的结构。在 A 链内含有一个二硫键（S－S）。牛、猪、羊、马、鲸等动物的胰岛素，链中特定部位的残基并不相同，有种属差异。胰岛素由于化学合成的结构已经清楚。单独的 A 链或 B 链并不具有活性，在 S－S 键正确地将两链连结后才产生活性。在 B 细胞中最先合成的称为胰岛素原，它是由 86 个氨基酸残基（是人的，而牛的为 81 个）组成的一条链的前身，在蛋白酶的作用下，去掉肽链的一部分便形成胰岛素分子而分泌到血液中。

人胰岛素 A 链有 11 种 21 个氨基酸，B 链有 15 种 30 个氨基酸，共 16 种 51 个氨基酸组成。其中 A7（Cys）－B7（Cys）、A20（Cys）－B19（Cys）四个半胱氨酸中的巯基形成两个二硫键，使 A、B 两链连接起来。此外 A 链中 A6（Cys）与 A11（Cys）之间也存在一个二硫键。

【来源】胰岛素是一种蛋白质类激素，体内胰岛素是由胰岛 B 细胞分泌的。在人体十二指肠旁边，有一条长形的器官，叫做胰腺。在胰腺中散布着许许多多的细胞群，叫做胰岛。胰岛素是由胰岛 B 细胞受内源性或外源性物质如葡萄糖、乳糖、核糖、精氨酸、胰高血糖素等的激动而分泌的一种蛋白质激素。

胰岛素合成的控制基因在第 11 对染色体短臂上。基因正常则生成的胰岛素结构是正常的；若基因突变则生成的胰岛素结构是不正常的，为变异胰岛素。在 B 细胞的细胞核中，第 11 对染色体短臂上胰岛素基因区 DNA 向 mRNA 转录，mRNA 从细胞核移向细胞浆的内质网，转译成由 105 个氨基酸残基构成的前胰岛素原。前胰岛素原经过蛋白水解作用除其前肽，生成 86 个氨基酸组成的长肽链 – 胰岛素原。胰岛素原随细胞浆中的微泡进入高尔基体，经蛋白水解酶的作用，切去 31、32、60 三个精氨酸连接的链，断链生成没有作用的 C 肽，同时生成胰岛素，分泌到 B 细胞外，进入血液循环中。未经过蛋白酶水解的胰岛素原，一小部分随着胰岛素进入血液循环，胰岛素原的生物活性仅有胰岛素的 5%。

胰岛素半衰期为 5 ~ 15min。在肝脏，先将胰岛素分子中的二硫键还原，产生游离的 A、B 链，再在胰岛素酶作用下水解成为氨基酸而灭活。

胰岛 B 细胞中储备胰岛素约 200U，每天分泌约 40U。空腹时，血浆胰岛素浓度是 5 ~ 15μU/ml。进餐后血浆胰岛素水平可增加 5 ~ 10 倍。体内胰岛素的生物合成速度主要受以下因素影响。

1. 血浆葡萄糖浓度是影响胰岛素分泌的最重要因素。口服或静脉注射葡萄糖后，胰岛素释放呈两相反应。早期快速相，门静脉血浆中胰岛素在 2min 内即达到最高值，随即迅速下降；延迟缓慢相，10min 后血浆胰岛素水平又逐渐上升，一直延续 1h 以上。早期快速相显示葡萄糖促使储存的胰岛素释放，延迟缓慢相显示胰岛素的合成和胰岛素原转变的胰岛素。

2. 进食含蛋白质较多的食物后，血液中氨基酸浓度升高，胰岛素分泌也增加。精氨酸、赖氨酸、亮氨酸和苯丙氨酸均有较强的刺激胰岛素分泌的作用。

3. 进餐后胃肠道激素增加，可促进胰岛素分泌如胃泌素、胰泌素、胃抑肽、肠血管活性肽都刺激胰岛素分泌。

4. 自由神经功能状态可影响胰岛素分泌。迷走神经兴奋时促进胰岛素分泌；交感神经兴奋时则抑制胰岛素分泌。

【胰岛素制剂的分类】

1. 按胰岛素的来源可分为猪胰岛素、牛胰岛素（是由猪、牛的胰脏提取出来的）、人胰岛素（是以基因工程技术由酵母菌或细菌产生的）和胰岛素类似物。

2. 按胰岛素的纯度不同可分为普通胰岛素、单峰胰岛素和单组分胰岛素。

3. 按胰岛素起作用和维持作用时间的长短来分，可分为超短效、短效、中效和长效胰岛素。另可将短效和中效胰岛素按不同比例，做成预混胰岛素。

【作用】胰岛素是机体内唯一降低血糖的激素，也是唯一同时促进糖原、脂肪、蛋白质合成的激素。胰岛素的分泌受葡萄糖等的刺激，对物质代谢的调节起着重要作用。对葡萄糖等进入组织细胞、氧化以及由糖转变成糖原和脂肪有促进作用，其结果可使血糖含量降低。此外，它还能使氨基酸进入细胞的速度加快，促进细胞内的蛋白质合成。胰岛素的作用是通过与靶细胞表面的受体进行特异的结合而发生的，作用机理属于受体酪氨酸激酶机制，但具体的作用机制还不清楚。胰岛素可用于治疗糖尿病，为了延长胰岛素在体内的持续时间，可使用与鱼精蛋白结合的鱼精蛋白胰岛素，或复与氯化锌结合的鱼精蛋白 - 锌 - 胰岛素。

（一）调节糖代谢

胰岛素能促进全身组织对葡萄糖的摄取和利用，并抑制糖原的分解和糖原异生，因此，胰岛素有降低血糖的作用。胰岛素分泌过多时，血糖下降迅速，脑组织受影响最大，可出现惊厥、昏迷，甚至引起胰岛素休克。相反，胰岛素分泌不足或胰岛素受体缺乏常导致血糖升高；若超过肾糖阈，则糖从尿中排出，引起糖尿；同时由于血液成分中改变（含有过量的葡萄糖），亦导致高血压、冠心病和视网膜血管病等病变。胰岛素降血糖是多方面作用的结果。

1. 促进肌肉、脂肪组织等处的靶细胞细胞膜载体将血液中的葡萄糖转运入细胞。

2. 通过共价修饰增强磷酸二酯酶活性、降低 cAMP 水平、升高 cGMP 浓度，从而使糖原合成酶活性增加、磷酸化酶活性降低，加速糖原合成、抑制糖原分解。

3. 通过激活丙酮酸脱氢酶磷酸酶而使丙酮酸脱氢酶激活，加速丙酮酸氧化为乙酰辅酶 A，加快糖的有氧氧化。

4. 通过抑制 PEP 羧激酶的合成以及减少糖异生的原料，抑制糖异生。

5. 抑制脂肪组织内的激素敏感性脂肪酶，减缓脂肪动员，使组织利用葡萄糖增加。

（二）调节脂肪代谢

胰岛素能促进脂肪的合成与贮存，使血中游离脂肪酸减少，同时抑制脂肪的分解氧化。胰岛素缺乏可造成脂肪代谢紊乱，脂肪贮存减少，分解加强，血脂升高，久之可引起动脉硬化，进而导致心脑血管的严重疾患；与此同时，由于脂肪分解加强，生成大量酮体，出现酮症酸中毒。

（三）调节蛋白质代谢

胰岛素一方面促进细胞对氨基酸的摄取和蛋白质的合成，一方面抑制蛋白质的分解，因而有利于生长。脑垂体生长激素的促蛋白质合成作用，必须有胰岛素的存在才能表现出来。因此，对于生长来说，胰岛素也是不可缺少的激素之一。

（四）其他功能

胰岛素可促进钾离子和镁离子穿过细胞膜进入细胞内；可促进脱氧核糖核酸（DNA）、核糖核酸（RNA）及三磷酸腺苷（ATP）的合成。

【影响胰岛素分泌的因素】体内胰岛素的分泌主要受以下因素影响。

1. 血糖浓度是影响胰岛素分泌的最重要因素。口服或静脉注射葡萄糖后，胰岛素释放呈两相反应。早期快速相，门静脉血浆中胰岛素在 2min 内即达到最高值，随即迅速下降；延迟缓慢相，10min 后血浆胰岛素水平又逐渐上升，一直延续 1h 以上。早期快速相显示葡萄糖促使储存的胰岛素释放，延迟缓慢相显示胰岛素的合成和胰岛素原转变的胰岛素。

2. 进食含蛋白质较多的食物后，血液中氨基酸浓度升高，胰岛素分泌也增加。精氨酸、赖氨酸、亮氨酸和苯丙氨酸均有较强的刺激胰岛素分泌的作用。

3. 进餐后胃肠道激素增加，可促进胰岛素分泌如胃泌素、胰泌素、胃抑肽、肠血管活性肽都刺激胰岛素分泌。

4. 自由神经功能状态可影响胰岛素分泌。迷走神经兴奋时促进胰岛素分泌；交感神经兴奋时则抑制胰岛素分泌。

【体内对抗胰岛素的主要激素及它们对糖代谢的影响】体内对抗胰岛素的激素主要有胰升糖素、肾上腺素及去甲肾上腺素、肾上腺皮质激素、生长激素等。它们都能使血糖升高。

1. 胰升糖素。由胰岛 A 细胞分泌，在调节血糖浓度中对抗胰岛素。胰升糖素的主要作用是迅速使肝脏中的糖原分解，促进肝脏葡萄糖的产生与输出，进入血液循环，以提高血糖水平。胰升糖素还能加强肝细胞摄入氨基酸及因其能促进肝外组织中的脂解作用，增加甘油输入肝脏，提供了大量的糖异生原料而加强糖异生作用。胰升糖素与胰岛素共同协调血糖水平的动态平衡。

进食碳水化合物时，产生大量葡萄糖，从而刺激胰岛素的分泌，同时胰升糖素的分泌受到抑制，胰岛素/胰升糖素比值明显上升，此时肝脏从生成葡萄糖为主的组织转变为将葡萄糖转化为糖原而贮存糖原的器官。

饥饿时，血液中胰升糖素水平显著上升而胰岛素水平下降。糖异生及糖原分解加快，肝脏不断地将葡萄糖输送到血液中。同时由于胰岛素水平降低，肌肉和脂肪组织利用葡萄糖的能力降低，主要是利用脂肪酸，从而节省了葡萄糖以保证大脑等组织有足够的葡萄糖供应。

2. 肾上腺素及去甲肾上腺素。肾上腺素是肾上腺髓质分泌的，去甲肾上腺素是交感神经末梢的分泌物。当精神紧张或寒冷刺激使交感神经处在兴奋状态，肾上腺素及去甲肾上腺素分泌增多，使肝糖原分解输出增多，阻碍葡萄糖进入肌肉及脂肪组织细胞，使血糖升高。

3. 生长激素及生长激素抑制激素

（1）生长激素。由脑垂体前叶分泌，它能促进人的生长，且能调节体内的物质代谢。生长激素主要通过抑制肌肉及脂肪组织利用葡萄糖，同时促进肝脏中的糖异生作用及糖原分解，从而使血糖升高。生长激素可促进脂肪分解，使血浆游离脂肪酸升高。饥饿时胰岛素分泌减少，生长激素分泌增高，于是血中葡萄糖利用减少及脂肪利用增高，此时血浆中葡萄糖及游离脂肪酸含量上升。

（2）生长激素抑制激素。由胰岛 D 细胞分泌。生长激素释放抑制激素不仅抑制垂体生长激素的分泌，而且在生理情况下有抑制胰岛素及胰升糖素分泌作用。但生长激素释放抑制激素本身对肝葡萄糖的产生或循环中葡萄糖的利用均无直接作用。

4. 肾上腺糖皮质激素。肾上腺糖皮质激素是由肾上腺皮质分泌的（主要为皮质醇，即氢化可的松），能促进肝外组织蛋白质分解，使氨基酸进入肝脏增多，又能诱导糖异生有关的各种关键酶的合成，因此促进糖异生，使血糖升高。

【胰岛素受体】胰岛素在细胞水平的生物作用是通过与靶细胞膜上的特异受体结合而启动的。胰岛素受体为胰岛素起作用的靶细胞膜上特定部位，仅可与胰岛素或含有胰岛素分子的胰岛素原结合，具有高度的特异性，且分布非常广泛。受体是一种糖蛋白，每个受体由 α、β 各两个亚单位组成。仅亚单位穿过细胞膜，一端暴露在细胞膜表面，具有胰岛素结合位点。β 亚单位由细胞膜向胞浆延伸，是胰岛素引发细胞膜与细胞内效应的功能单位。胰岛素与亚单位结合后，β 亚单位中酪氨酸激酶被激活，使受体磷酸化，产生介体，调节细胞内酶系统活性，控制物质代谢。

每种细胞与胰岛素结合的程度取决于受体数目与亲和力，此二者又受血浆胰岛素浓度调节。当胰岛素浓度增高时往往胰岛素受体数下降，称下降调节。如肥胖的 2 型糖尿病患者由于脂肪细胞膜上受体数下降，临床上呈胰岛素不敏感性，称抵抗性。当肥胖的非胰岛素依赖型糖尿病患者经饮食控制、体育锻炼后体重减轻时，脂肪细胞膜上胰岛素受体数增多，与胰岛素结合力加强而使血糖利用改善。这不仅是肥胖的非胰岛素依赖型糖尿病的重要发病机制，也是治疗中必须减肥的理论依据。

一、胰岛素类

单组分猪胰岛素（Actrapid Monocomponent Insulin）

【商品名或别名】单组分正规胰岛素（注射剂），单组分中性胰岛素，ActrapidMC，Insulin Actrapid MC。

【药物概述】胰岛素的主要药效为降血糖，同时影响蛋白质和脂肪代谢。

1. 促进肌肉、脂肪组织等对葡萄糖的主动转运，促进葡萄糖分解代谢、生成能量或是以糖原或甘油三酯的形式贮存起来。

2. 促进肝摄取葡萄糖并转变为糖原。

3. 抑制肝糖原分解及糖原异生，抑制肝葡萄糖的输出。

4. 促进许多组织对糖、蛋白质、脂肪的摄取，同时促进蛋白质的合成以及抑制脂肪细胞中游离脂肪酸的释放，抑制酮体生成，而调节物质代谢。

对于胰岛素分泌有缺陷或不足的糖尿病患者，注射外源性胰岛素可在一定程度上纠正各种代谢紊乱，主要是降低血糖，并可延缓或防止糖尿病慢性并发症的发生。

【药动学】口服易被胃肠道消化酶破坏。皮下给药吸收迅速，皮下注射后 0.5～1h 开始生效，2～4h 作用达高峰，维持时间 5～7h；皮下注射后半衰期为 2h。静脉注射 10～30min 起效，15～30min 达高峰，持续时间 0.5～1h。静注的胰岛素在血液循环中半衰期为 5～10min。

皮下注射后吸收很不规则，不同注射部位胰岛素的吸收可有差别，腹壁吸收最快，上臂外侧比股前外侧吸收快；不同患者吸收差异很大，即使同一患者，不同时间也可能不同。胰岛素吸收到血液循环后，只有 5% 与血浆蛋白结合，但可与胰岛素抗体相结合，后者使胰岛素作用时间延长。主要在肾与肝中代谢,少量由尿排出。

【用药指征】

1. Ⅰ型糖尿病。

2. Ⅱ型糖尿病有严重感染、外伤、大手术等严重应激情况,以及合并心、脑血管并发症、肾脏或视网膜病变等。

3. 糖尿病酮症酸中毒,高血糖非酮症性高渗性昏迷。

4. 长病程Ⅱ型糖尿病血浆胰岛素水平确实较低,经合理饮食、体力活动和口服降糖药治疗控制不满意者,Ⅱ型糖尿病具有口服降糖药禁忌时,如妊娠、哺乳等。

5. 成年或老年糖尿病患者发病急、体重显著减轻伴明显消瘦。

6. 妊娠糖尿病。

7. 继发于严重胰腺疾病的糖尿病。

8. 对严重营养不良、消瘦、顽固性妊娠呕吐、肝硬变初期可同时静脉滴注葡萄糖和小剂量胰岛素,以促进组织利用葡萄糖。

【用法与用量】

1. 皮下注射一般每天 3 次,餐前 15~30min 注射,必要时睡前加注一次小量。剂量根据病情、血糖、尿糖由小剂量(视体重等因素每次 2~4U)开始,逐步调整。

1 型糖尿病患者每天胰岛素需用总量多为 0.5~1U/kg,应根据血糖监测结果调整。2 型糖尿病患者每天需用总量变化较大,在无急性并发症情况下,敏感者每天仅需 5~10U,一般约 20U,肥胖、对胰岛素敏感性较差者需要量可明显增加。

在有急性并发症(感染、创伤、手术等)情况下,对Ⅰ型及Ⅱ型糖尿病患者,应每 4~6h 注射 1 次,剂量根据病情变化及血糖监测结果调整。

2. 静脉注射主要用于糖尿病酮症酸中毒、高血糖高渗性昏迷的治疗。可静脉持续滴入每小时成人 4~6U,小儿按每小时 0.1U/kg,根据血糖变化调整剂量;也可首次静脉注射 10U 加肌内注射 4~6U,根据血糖变化调整。病情较重者,可先静脉注射 10U,继之以静脉滴注,当血糖下降到 13.9mmoL/L(250mg/ml)以下时,胰岛素剂量及注射频率随之减少。在用胰岛素的同时,还应补液纠正电解质紊乱及酸中毒并注意机体对热量的需要。不能进食的糖尿病患者,在静脉输含葡萄糖液的同时应滴注胰岛素。

【药物相互作用】

1. 糖皮质类固醇、促肾上腺皮质激素、胰升血糖素、雌激素、口服避孕药、肾上腺素、苯妥英钠、噻嗪类利尿剂、甲状腺素等可不同程度地升高血糖浓度,同用时应调整这些药或胰岛素的剂量。

2. 口服降糖药与胰岛素有协同降血糖作用。

3. 抗凝血药、水杨酸盐、磺胺类药及抗肿瘤药甲氨蝶呤等可与胰岛素竞争和血浆蛋白结合,从而使血液中游离胰岛素水平增高。非甾体消炎镇痛药可增强胰岛素降血糖作用。

4. β 受体阻滞剂如普萘洛尔可阻止肾上腺素升高血糖的反应,干扰肌体调节血糖功能，与胰岛素同用可增加低血糖的危险，而且可掩盖低血糖的症状，延长低血糖时间。合用时应注意调整胰岛素剂量。

5. 中等量至大量的酒精可增强胰岛素引起的低血糖的作用，可引起严重、持续的低血糖，在空腹或肝糖原贮备较少的情况下更易发生。

6. 氯喹、奎尼丁、奎宁等可延缓胰岛素的降解，在血中胰岛素浓度升高从而加强其降血糖作用。

7. 升血糖药物如某些钙通道阻滞剂、可乐定、丹那唑、二氮嗪、生长激素、肝素、H_2 受体拮抗剂、大麻、吗啡、尼古丁、磺吡酮等可改变糖代谢，使血糖升高，因此胰岛素同上述药物合用时应适当加量。

8. 血管紧张素转换酶抑制剂、溴隐亭、氯贝特、酮康唑、锂、甲苯咪唑、吡多辛、茶碱等可通过不同方式直接或间接致血糖降低，胰岛素与上述药物合用时应适当减量。

9. 奥曲肽可抑制生长激素、胰高血糖素及胰岛素的分泌，并使胃排空延迟及胃肠道蠕动减缓，引起食物吸收延迟，从而降低餐后高血糖，在开始用奥曲肽时，胰岛素应适当减量，以后再根据血糖调整。

10. 吸烟可通过释放儿茶酚胺而拮抗胰岛素的降血糖作用，吸烟还能减少皮肤对胰岛素的吸收，所以正在使用胰岛素治疗的吸烟患者突然戒烟时，应观察血糖变化，考虑是否需适当减少胰岛素用量。

【禁忌证】对胰岛素过敏患者禁用。

【不良反应】

1. 低血糖反应。低血糖反应是胰岛素治疗中最常见的副反应，胰岛素过量、注射胰岛素后未及时服适量碳水化合物或从事较平时量大的活动（肌肉摄取葡萄糖增加）时，易发生低血糖反应。低血糖反应的早期症状为无力、饥饿、眼花、出冷汗、皮肤苍白、心悸、兴奋、手抖、神经过敏、头痛、颤抖等类似交感神经兴奋的症状；进一步发展为抑郁、注意力不集中、嗜睡、缺乏判断和自制力、健忘，也可有偏瘫、共济失调、心动过速、复视、感觉异常，严重者可惊厥和昏迷。在昏迷前，患者可有病理反射（巴彬斯基征阳性），瞳孔扩大，对光反应消失，呼吸浅快；少数患者可无昏迷前症状，迅速进入昏迷。低血糖后，患者血糖往往升高，称为 Somogyi 现象。低血糖反应最易出现的时间是在皮下注射胰岛素后 3~4h，普通胰岛素在半夜或次日早饭前，此期应严加巡视，发现异常及时处理。此外，还要警惕不自觉低血糖的发生，据报道，使用胰岛素治疗 II 型糖尿病时，在特定的空腹时间内测血糖，发现患者血糖很低，但没有中枢神经和肾上腺素能神经兴奋症状，故使用胰岛素时应严密监测血糖，及时加餐和减少胰岛素的用量，以免引起不良后果。低血糖反应多发生在胰岛素注射后作用最强的时候，或因注射胰岛素后没有及时进餐，或因注射胰岛素量过大所致。一旦出现症状应及时进食或进糖水，严重者应静脉注射葡萄糖治疗。

2. 过敏反应。用胰岛素治疗者可产生对胰岛素的 IgE 和 IgG 抗体，严重的过敏反应少见。过敏反应可有全身性及局部性的，后者比前者多 10 倍以上。局部过敏常发生于用陈旧的不纯的胰岛素制剂，表现为注射部位出现瘙痒的红斑、丘疹、硬结，出现硬块、疼痛、起红晕，一般发生在注射胰岛素几小时或数天后。全身性过敏反应在注射胰岛素后立即发生，身体大部分迅速出现荨麻疹，可伴有或不伴有全身性症状，包括血管神经性水肿、呼吸道症状（如哮喘、呼吸困难）以及极为少见的低血压、休克甚至死亡。这些反应被认为是对胰岛素本身的过敏，体内有高滴度的 IgE 抗体。局部反应轻者可以耐受，会自动脱敏，也可以更换胰岛素，反应重者可用抗组胺药，休克时及时抢救。有全身性过敏反应者常有以下历史：

①间歇用过胰岛素，可发生于再次用胰岛素 1～2 周后；

②对其他药物（如青霉素）过敏；

③有较高的对牛胰岛素抗体滴度。

猪和人胰岛素比牛胰岛素较少引起过敏反应。高纯度猪胰岛素（单峰胰岛素、单组分胰岛素）、生物合成或半合成的人胰岛素引起过敏反应更为少见。对胰岛素有全身性过敏反应但又必需用胰岛素治疗者，应行脱敏治疗。

3. 胰岛素抵抗。指患者需要每日注射胰岛素 200U 以上者，也有认为 100U 以上就可认定为胰岛素抵抗。一般注射 1 个月左右便产生对胰岛素的 IgG 抗体，与抗体结合的胰岛素无生物活性。此现象可于数月至 1 年内自行消失。

4. 胰岛素水肿。多见于初次使用胰岛素后的 4～6 天内，主要是面部和四肢水肿，继续使用一段时间后，一般在 1～2 周内自行消失。可能是胰岛素促进肾脏对钠的吸收以及水潴留等因素所致，严重者需要更换制剂。

5. 注射部位脂肪萎缩。多见于年轻妇女，为胰岛素制剂不纯所引起的脂肪溶解反应。

6. 注射部位的脂肪增生。为胰岛素所致的脂肪生成反应。将胰岛素注入脂肪增生处，胰岛素吸收延缓，故应避免将胰岛素注入该处。

7. 视物模糊。可能是使用胰岛素后血糖迅速下降，引起晶状体和玻璃体渗透压的改变，导致屈光不正所致，多见于初用胰岛素的患者，一般是暂时的，待血糖稳定后可自行消失。故无须配戴眼镜进行视力矫正。

8. 皮下脂肪纤维增生。胰岛素多次注射在同一部位可使该处皮下组织增生及纤维化。若同一部位反复多次注射，儿童和女性可出现无痛性皮下脂肪萎缩，男性则出现注射部位肿块。

9. 注射部可有皮肤发红，皮下结节和皮下脂肪萎缩，需常更换注射部位，少数发生荨麻疹，偶见过敏性休克。

10. 其他症状还有荨麻疹、恶心、呕吐、腹泻、哮鸣，也偶见有致死性过敏性休克出现。

【用药指导】

1. 低血糖反应，严重者低血糖昏迷，在有严重肝、肾病变等患者应密切观察血糖。

2. 患者伴有下列情况，胰岛素需要量应减少：肝功能不正常，甲状腺功能减退，恶心呕吐，肾功能不正常。肾小球滤过率 10 ~ 50ml/min，胰岛素的剂量减少到 75% ~ 95%；肾小球滤过率减少到 10ml/min 以下，胰岛素剂量减少到 50%。

3. 患者伴有下列情况，胰岛素需要量增加：高热、甲状腺功能亢进、肢端肥大症、糖尿病酮症酸中毒、严重感染或外伤、重大手术等。

4. 用药期间应定期检查血糖、尿常规、肝肾功能、视力、眼底视网膜血管、血压及心电图等，以了解病情及糖尿病并发症情况。

5. 孕妇及哺乳期妇女用药：糖尿病孕妇在妊娠期间对胰岛素需要量增加，特别在妊娠中期及后期，对胰岛素需要量增加。分娩后需要量减少；如妊娠中发现的糖尿病为妊娠糖尿病，分娩后应终止胰岛素治疗；随访其血糖，再根据有无糖尿病决定治疗。

6. 儿童使用本品时应注意运动量、饮食，儿童易产生低血糖，血糖波动幅度较大，调整剂量后失去知觉，应肌内、皮下或静脉注射胰高血糖素 0.5 ~ 1U，逐步增加或减少；青春期少年应适当增加剂量，青春期后再逐渐减少。

7. 老年患者的各组织、器官结构功能发生变化，生理生化储备能力下降，调节机能和适应能力下降，易发生低血糖，在使用本品时更需注意。

8. 用药过程中应经常注意低血糖反应，有先兆症状时应口服葡萄糖、进食糕饼或糖水，如患者神志清醒后可口服糖类物质。对胰高血糖素无反应者，须静注葡萄糖溶液。

（1）肾上腺、垂体、甲状腺等病变或肝肾疾病恶化等易造成低血糖。

（2）忘记或推迟进餐易造成低血糖。

（3）必要时可由专人控制每次的剂量和注射操作。

（4）需特别注意饮食、体力活动的适量。

9. 出现胰岛素耐受性，此时可换用另一药厂或另一批号的胰岛素，或更换不同种属动物制剂或加口服降糖药。但每日必须严密观察病情，以防抗药性突然消失而发生严重的低血糖。

10. 胰岛素脱敏治疗，可由 0.001U 开始，每 15 ~ 30min 加倍注射，直至需要量。

11. 为了防止血糖突然下降，来不及呼救而失去知觉，应给每一患者随身记有病情及用胰岛素情况的卡片，以便不失时机及时抢救处理。

12. 注射部位可有皮肤发红、皮下结节和皮下脂肪萎缩等局部反应。经常更换注射部位，以免局部不良反应及药物吸收不良。

13. 注射液中多含有防腐剂，一般不宜用于静脉注射。静脉注射宜用注射用胰岛素制剂。

14. 胰岛素可少量被注射器吸咐，含量愈低吸附愈高，使用剂量应考虑此因素。

15. 慢性胰岛素过量综合征：这是指糖尿病患者长期应用胰岛素所致的低血糖后的高血糖，低血糖的发生多半在午夜 1 ~ 3 时，而早晨 6 ~ 7 时又转为高血糖状态，故夜间应注意观察。

16. 注射液应注意在 2~8℃贮存，避免冰冻，如出现混浊则不能应用。

17. 用高纯度胰岛素治疗，前述第 2~5 项不良反应发生较少。

18. 在混合使用两种剂型的胰岛素时，必须在医生指导下进行。注意不同厂家出品的注射器与针头可能不相匹配。注意不要改变抽取胰岛素的顺序，不要任意更换医生向您推荐的注射器和针头的型号。

【制剂与规格】

注射液：

①10ml：400U；

②10ml：800U。

粉针剂：

①50U；

②100U；

③400U（临用前以生理盐水溶解成 40U/ml、400U/ml）。

【贮藏】在 2~8℃冷处保存，避免冰冻。

低精蛋白胰岛素（Isophane Insulin）

【商品名或别名】中效胰岛素、NPH。

【药物概述】本品由胰岛素和适量的硫酸鱼精蛋白、氧化锌组合配制成中性灭菌混悬液，为中效胰岛素。

【药动学】本品于皮下注射后 1~1.5h 起效，最佳作用时间 8~12h，持续 24h。

【用药指征】参见"单组分猪胰岛素"的相关内容。

【用法与用量】

1. 单用：早餐前 30~60min 皮下注射。每日一次，开始给予 8U，然后根据病情调整。

2. 合用：常与正规胰岛素合用，本品占 10%，正规胰岛素占 30%。也可根据病情组合。

【药物相互作用】参见"单组分猪胰岛素"的相关内容。

【禁忌证】参见"单组分猪胰岛素"的相关内容。

【不良反应】参见"单组分猪胰岛素"的相关内容。

【制剂与规格】400U；800U 注射液。

【贮藏】在 2~8℃冷处保存，避免冰冻。

鱼精蛋白锌胰岛素注射液（Protamine Zinc Isulin Injection）

【商品名或别名】慢效胰岛素、PZI。

【药物概述】本品作用同正规胰岛素。皮下注射后需经酶解后才逐渐释放出游离胰岛素而被机体吸收。

【药动学】因吸收缓慢，本品于皮下注射后 4~8h 起效，最佳作用时间 14~20h，持续 36h。

【用药指征】参见"单组分猪胰岛素"的相关内容。

【用法与用量】可于早餐前 30~60min，皮下注射 8U，根据病情和用药的效应调整用量。必要时，晚餐前加注 1 次，剂量应根据病情个体化，一般日剂量为 10~20U。

【药物相互作用】参见"单组分猪胰岛素"的相关内容。

【禁忌证】参见"单组分猪胰岛素"的相关内容。

【不良反应】参见"单组分猪胰岛素"的相关内容。

【制剂与规格】注射液：400U；800。

【贮藏】在 2~8℃冷处保存，避免冰冻。

二、重组人胰岛素

单组分人胰岛素（Human Monocomponent Insulin）

【商品名或别名】诺和灵 R，中性人胰岛素。

【药物概述】本品为生物合成人胰岛素，它是通过基因重组技术，利用酵母生产的。1IU（国际单位）相当于 0.035mg 无水人胰岛素。本品是短效胰岛素溶液，也是可溶性胰岛素溶液，主要用于初发Ⅱ型糖尿病。

【药动学】血流中胰岛素的半衰期仅有几分钟，经皮下注射后起始作用时间为 0.5h，最大作用时间为 1~3h，作用维持时间约 8h。

【用药指征】

1. 具有降血糖作用，适用于治疗糖尿病。

2. 可用于糖尿病患者的初起稳定化治疗，特别是用于糖尿病急症。

【用法与用量】剂量因人而异，由医生根据患者的需要而定。用于糖尿病治疗的平均每天胰岛素需要量在 0.5~1.0IU/kg，有时会需要更多，因患者情况不同而有所不同。

糖尿病患者良好的代谢控制可以延缓糖尿病晚期并发症的发生和发展，因此，建议患者达到最理想的代谢控制，包括血糖监测。

老年患者治疗的主要目的是减轻症状和避免低血糖反应。

通常选取在腹壁做本品的皮下注射，也可在大腿、臀肌或三角肌区域做皮下注射。

【药物相互作用】

1. 可能会减少胰岛素需要量的药物：口服降糖药（OHA）、奥曲肽、单胺氧化酶抑制剂（MAOI）、非选择性 β 受体阻滞剂，血管紧张素转换酶（ACE）抑制剂、水杨酸盐、酒精和合成代谢类固醇。

2. 可能会增加胰岛素需要量的药物：口服避孕药、噻嗪化物、糖皮质激素、甲状腺激素和拟交感神经类药物、炔羟雄烯异唑。β 受体阻滞剂会掩盖低血糖的症状。

3. 酒精会加重和延长胰岛素引起低血糖的作业。

【禁忌证】

1. 低血糖患者禁用。

2. 对生物合成人胰岛素注射剂或本品任何成分过敏者禁用。

【不良反应】

1. 低血糖是胰岛素治疗经常发生的不良反应。低血糖的症状可以突然发生，包括冷汗、皮肤发冷苍白、神经紧张或震颤、焦虑、不同寻常的疲惫或衰弱、错乱、难以集中精力、嗜睡、过度饥饿、暂时的视觉改变、头痛、恶心和心悸。严重低血糖可能导致意识丧失及引起暂时的或永久的脑损伤或甚至死亡。

2. 开始胰岛素治疗时可能出现水肿和屈光异常。这些症状通常是暂时的。

3. 胰岛素治疗过程中可能出现局部过敏反应（注射部位红、肿和痒）。这些反应通常是暂时的，在继续治疗的过程中会消失。

4. 全身性的过敏反应有可能偶有发生，这种全身反应可能严重，可能引起全身性的皮疹、发痒、出汗、胃肠道不适、淋巴水肿、呼吸困难、心悸及血压降低。全身性过敏反应有可能危及生命。

5. 未在注射区域内轮换注射部位可导致注射部位的脂肪萎缩。

【用药指导】

1. 胰岛素注射剂量不足或治疗中断，会引起高血糖和糖尿病酮症酸中毒，特别是在Ⅰ型糖尿病患者中，通常在大约数小时到数天内，高血糖的首发症状逐渐发生，症状有口渴、尿频、恶心、呕吐、嗜睡、皮肤发红干燥、口干、食欲不振、呼吸有丙酮味。Ⅰ型糖尿病血糖过高未经治疗最终会导致糖尿病酮症酸中毒，会有生命危险。

2. 伴随疾病，特别是感染和发热时通常会增加患者对胰岛素制剂的需要量。

3. 肝、肾损害患者应减少胰岛素的需要量。

4. 如果患者增加体力运动或通常的饮食有所改变，必须调整胰岛素剂量。

5. 以下的变化均需调整剂量：药物浓度、品牌（生产商）、类型（短效、中效、长效等）、种类（动物、人胰岛素类似物）或生产工艺（基因重组、动物来源的胰岛素）。患者使用本品时，需要调整常用胰岛素剂量。如果需要调整剂量，则应在首次给药时进行，或者在开始治疗数周或数月内进行。

6. 少数从动物胰岛素转用本品，并发生过低血糖反应的患者报告使用人胰岛素时发生低血糖的先兆症状与使用动物胰岛素时的不同，或较不明显。

7. 血糖控制有显著改善的患者，如：接受胰岛素强化治疗的患者，他们的低血糖反应的先兆症状会有所改变，应给予相应的建议。

8. 由于会有使某些泵导管产生沉淀的危险，所以本品不要用于胰岛素泵作持续皮下胰岛素输注治疗。

9. 本品与输注液体混和时，数量不详的胰岛素会被输注吸收。因此，建议输液时监测患者的血糖水平。

10. 胰岛素只能加入到已知相容的化合物中。部分药物加到胰岛素溶液中可引起胰岛素的降解，如含有硫醇和亚硝酸盐的药物。

11. 由于胰岛素不透过胎盘屏障，所以糖尿病患者在妊娠期间使用胰岛素治疗不受限制，建议患有糖尿病的妊娠妇女在整个妊娠期间和计划妊娠时采用强化血糖控制的方式治疗。胰岛素的需要量通常在妊娠的前 3 个月降低，在妊娠的后 6 个月增加。分娩后胰岛素的需要量应迅速回复至怀孕前的水平。

12. 由于哺乳的母亲使用胰岛素治疗对婴儿无危险，所以哺乳期间使用胰岛素治疗糖尿病不受限制，但胰岛素剂量也许需要降低。

13. 本品在儿童和青少年用药中的药效学特性与成人用药基本相同。曾对本品在糖尿病儿童（6～12 岁）和青少年（13～17 岁）用药进行了小数量研究（n=18），结果显示药代动力学特性与成人用药基本相同。本品用于青春期前儿童，通常剂量为 0.7～1.0IU/（kg·d）但在症状得到部分缓解期间可使用更低剂量。

14. 本品是短效胰岛素，常与其他中效或长效胰岛素联合使用。

15. 注射后 30min 内必须进食有碳水化合物的正餐或加餐。

16. 通常选取在腹壁进行本品的皮下注射，也可在大腿、臀肌或三角肌区域做皮下注射。从腹壁皮下给药比从其他注射部位吸收更快。将皮肤捏起注射会减少误作肌内注射的危险。

17. 注射后针头必须在皮下停留至少 6s，保持注射推键完全压下直至针头从皮肤拔出，如此操作以保证注射正确的剂量及防止血液或其他体液回流至针头和胰岛素笔芯。

18. 为防止脂肪萎缩，注射部位应在注射区域内轮换。为防止传染疾病，本品只能由一人单独使用。

19. 老年患者治疗的主要目的是减轻症状和避免低血糖反应。

20. 胰岛素药物过量没有特别的定义。但是会有不同程度低血糖的发生。轻度低血糖时可采取口服葡萄糖或含有糖分的食物的治疗方式。建议糖尿病患者经常随身携带糖块、糖果、饼干或含糖的果汁。对严重的低血糖、患者已意识丧失的情况下，可由受过指导的人士给患者肌内或皮下注射胰高血糖素（0.5～1.0mg），或由医务人员静脉给予葡萄糖。如果患者在 10～15min 之内对胰高血糖素无反应，必须静脉给予葡萄糖。建议患者恢复知觉后，口服碳水化合物以免复发。

21. 使用前查看笔芯式瓶是否完整（如无裂缝）。如有任何损坏或是橡皮活塞的可见宽度大于白色条码带的宽度时，则不能使用。

22. 本品不可自行装满重新使用。

23. 不要将本品暴露在热源或直接光照下，也不要将其冷冻。冷冻后的胰岛素产品不可使用。

24. 胰岛素包装盒上注明了有效期，过期切勿使用。如果本品不呈现无色澄明液体，请不要使用。

【药物评价】宋艾云等观察诺和灵 R 对初发 II 型糖尿病的疗效时选择初发 II 型糖尿病患者，依据空腹血糖值分为两组，A 组 28 例，FBG≥13.0mmol/L，采用诺和灵 R 三餐前 0.5h 皮下注射治疗，B 组 32 例，FBG＜13.0mmol/L，采用磺脲类药物加二甲双胍或加拜唐平治疗，3 个月后分别测空腹血糖（FBG）和糖化血红蛋白（HbAlc）。结果 A 组 FBG 5.5±1.2mmol/L，HbAlc 4.7%±0.92%，B 组 FBG 6.8±1.7mmol/L，HbAlc 6.5%±1.3%，两组 FBG 和 HbAlc 分别比较，其 P＜0.05，差异有显著性。说明诺和灵 R 治疗初发 II 型糖尿病患者，疗效确切可靠。本研究证明对初发 II 型糖尿病，应用诺和灵 R 强化治疗 3 个月后，FBG 和 HbAlc 较口服降糖药组控制更理想。有研究表明，对初发 II 型糖尿病应用胰岛素强化治疗一段时间后，血糖可恢复到正常水平，此时改用口服降糖药治疗，较小剂量且单品种用药就能理想控制空腹血糖和餐后血糖。因此，对初发 2 型糖尿病短期内应用胰岛素治疗值得推广。诺和灵 R 纯度高，安全性好，可推广用于治疗糖尿病患者，其主要副作用为低血糖，使用时应注意剂量个体化，防止低血糖的发生。

【制剂与规格】本品有三个规格：瓶装为 10ml 西林瓶装短效胰岛素溶液，每支 10ml，40IU/ml，每盒 1 支装；笔芯为 3ml 卡式瓶装短效胰岛素溶液，每支 3ml，100IU/ml，每盒 1 支装；特充为每支 3ml，100IU/ml，每盒 1 支装。

【贮藏】本品未开始使用时应贮存于 2～8℃的冰箱内（不要太接近冰冻室）。使用中的本品不要放在冰箱里。本品可与诺和诺德胰岛素注射器一起使用或随身携带，可以在室温（最高 25℃）中最长保存 4 周。避光保存。避免儿童触及。

人胰岛素（Insulin Human）

【商品名或别名】因苏林、甘舒霖 R、优泌林 - 常规、优泌林 R、普通人胰岛素，正规人胰岛素，Humulin R，Insular。

【药物概述】本品为利用重组 DNA 技术生产的人胰岛素，与天然胰岛素有相同的结构和功能。作用机制同正规胰岛素主要药效为降血糖，同时影响蛋白质和脂肪代谢，包括以下多方面的作用。

1. 抑制肝糖原分解及糖原异生作用，减少肝输出葡萄糖。

2. 促使肝摄取葡萄糖及肝糖原的合成。

3. 促使肌肉和脂肪组织摄取葡萄糖和氨基酸，促使脂肪的合成和贮存。

4. 促使肝生成极低密度脂蛋白并激活脂蛋白脂酶，促使极低密度脂蛋白的分解。

5. 抑制脂肪及肌肉中脂肪和蛋白质的分解，抑制酮体的生成并促进周围组织对酮体的利用。

【药动学】口服易被胃肠道消化酶破坏。

皮下给药吸收迅速，皮下注射后 0.5～1h 开始生效，2～4h 作用达高峰，维持时间 5～7h；皮下注射 $t_{1/2}$ 为 2h。

静脉注射 10～30min 起效，15～30min 达高峰，持续时间 0.5～1h。静注的胰岛素在血液循环中 $t_{1/2}$ 为 5～10min。

　　皮下注射后吸收很不规则，不同注射部位胰岛素的吸收可有差别，腹壁吸收最快，前臂外侧比股前外侧吸收快；不同患者吸收差异很大，即使同一患者，不同时间也可能不同。胰岛素吸收到血液循环后，只有 5% 与血浆蛋白结合，但可与胰岛素抗体相结合，后者使胰岛素作用时间延长。主要在肾与肝中代谢，少量由尿排出。

　　【用药指征】参见"单组分猪胰岛素"的相关内容。

　　【用法与用量】参见"单组分猪胰岛素"的相关内容。

　　1. 饮食治疗是基础。用胰岛素治疗时，除早、中、晚三餐外，于上午、下午、睡前少量加餐（每日总热量不增加），有利于减少血糖波动和防止低血糖的发生。

　　2. 首次用胰岛素应从小量开始，要注意患者对胰岛素的敏感程度、有无局部及全身过敏反应，根据空腹及餐后血糖、尿糖、尿酮体情况逐步调整剂量。糖化血红蛋白测定有利于全面了解血糖控制情况。

　　3. 一般胰岛素每天皮下注射 2 次（早、晚餐前）或 3 次（早、中、晚餐前），有的可 4 次（三餐前及睡前），每天胰岛素总量的分配，早餐前最多，依次为晚餐前、中餐前及睡前，一般于中、晚餐前 15～30min 注射，而早晨胰岛素注射时间取决于病情程度，病情越重、空腹血糖越高者（早晨 5 时以后血糖迅速升高，称为"黎明"现象），越需提前注射，可以早餐前 45～60min 注射。

　　【药物相互作用】参见"单组分猪胰岛素"的相关内容。

　　【禁忌证】低血糖，肝硬化，溶血性黄疸，胰腺炎，肾炎患者忌用。

　　【不良反应】参见"单组分猪胰岛素"的相关内容。

　　【用药指导】

　　1. 过敏反应少见，与胰岛素的来源及纯度有关，发生在用过胰岛素的患者。

　　2. 胰岛素应用中的任何改变都必须小心，应在医生指导下进行。每次使用胰岛素之前都应仔细检查胰岛素的纯度、效价、注册商标、类型、种属（牛、猪、人）、生产方法（重组人胰岛素、动物提纯胰岛素）是否是医生所建议的，任何一项的改变都会导致剂量的改变。

　　3. 以往使用动物胰岛素的患者在换用本品时必须在医生指导下调整剂量。

　　4. 取药前应仔细检查瓶盖是否完好，并仔细查看瓶签上的名称、字母标志，以确认所取的药品与医生所开的处方一致。

　　5. 胰岛素应贮藏于冰箱中，2～8℃保存，切勿冷冻或接近冰格，冰冻过的胰岛素不可使用，一定不要使用超过有效期的胰岛素，若所买的药品，保护盖不严，一定要退回药房。

　　6. 一次性使用的注射器不得重复使用，针头和注射器不得与他人共用，可重复使用的注射器用前必须经过消毒（平常一般可用煮沸法消毒，外出旅行时用 91% 的异丙醇消毒比较方便）。

其他参见"单组分猪胰岛素"的相关内容。

【制剂与规格】注射液：10ml：400U，10ml：800U。

【贮藏】2~8℃避光保存，避免冷冻。

低精蛋白锌胰岛素（Isophand Insulin）

【商品名或别名】诺和灵 N、优泌林 N、甘舒霖 N（人）、中效优泌林、中性精蛋白锌胰岛素、中性低精蛋白锌人胰岛素、精蛋白锌胰岛素、低精蛋白胰岛素、精锌胰岛素、InsulinNPH。

【药物概述】参见"单组分猪胰岛素"的相关内容。

【药动学】皮下注射后约 1.5h 开始起效，最大作用时间 4~12h，持续作用 24h。

【用药指征】需要胰岛素治疗的糖尿病。

【用法与用量】皮下注射，开始时一般为 4~8U，早餐前 30~60min 皮下注射，每日 1 次，必要时可与晚餐前在给予早餐前剂量的 1/2。以后根据血糖、尿糖变化调整剂量。

【药物相互作用】

与甲状腺素、类固醇、利尿剂、苯妥英钠、口服避孕药、酒精、β 受体阻滞剂和单胺氧化酶抑制剂合用时，可能需增加胰岛素用量。

【禁忌证】低血糖，胰岛细胞瘤。

【不良反应】低血糖反应（出冷汗，心跳加速，神经过敏或震颤）。偶见过敏反应和脂肪萎缩。

【用药指导】精神紧张、感染、妊娠或其他疾病时，需增加胰岛素用量。

【制剂与规格】注射液：10ml：400U，3ml：300U（100U/ml）。

【贮藏】2~8℃保存，避免冰冻。

赖脯胰岛素（Insulin Lispro）

【药物概述】赖脯胰岛素是由基因重组技术生产的人胰岛素类似物，它是将胰岛素 B 链上第 28 位和第 29 位氨基酸互换而产生的。研究发现赖脯胰岛素与等摩尔胰岛素具有同等的药效。胰岛素包括赖脯胰岛素，最基本的作用是调节葡萄糖代谢，此外，所有胰岛素在全身许多组织中都有多种合成代谢和抗分解代谢的作用。在肌肉和其他组织（脑组织除外）胰岛素导致葡萄糖和氨基酸快速转运至细胞内，促进合成代谢，抑制蛋白质的分解代谢。在肝脏，胰岛素促进葡萄糖的摄取并以糖原形式贮存，抑制糖异生并促进过量的葡萄糖转变为脂肪。

其余参见"单组分猪胰岛素"的相关内容。

【药动学】与常规人胰岛素相比，赖脯胰岛素具有起效快，达峰时间早，作用持续时间短等特点。赖脯胰岛素在给药后 15~20min 即可起效，30~60min 达高峰，与其快速吸收直接相关，这使得赖脯胰岛素给药时间更接近用餐时间（餐前15min之内），而常规人胰岛素要在餐前30~45min注射。赖脯胰岛素起效快速，且作用持续时间更短，大约4~5h。赖脯胰岛素吸收速率和起效时间受注射部位和其他变量的影响。

【用药指征】赖脯胰岛素适用于需控制高血糖的糖尿病患者。

【用法与用量】赖脯胰岛素剂量由医生根据患者的需要情况来决定。

三餐前皮下注射各一次，剂量视病情而定，并按血糖变化调整剂量。如在治疗过程中改用本品，其剂量基本上同原来使用的人正规胰岛素。有时为了控制晚上高血糖，可于早晨加注一次中效胰岛素，但本品不能与NPH混合。为了控制晨起的高血糖，需在睡前加注一次中效胰岛素。

【药物相互作用】参见"单组分猪胰岛素"的相关内容。

【禁忌证】赖脯胰岛素在低血糖发作时严禁使用。患者对赖脯胰岛素或其赋形剂过敏者严禁使用。

【不良反应】参见"单组分猪胰岛素"的相关内容。

过量时可引起低血糖同时伴有倦怠、意识模糊、心悸、大汗、呕吐和头痛。

低血糖发生主要是因为相对于食物摄入量和能量消耗，兼有使用本品量过大所致。轻度低血糖一般口服葡萄糖即可缓解，需调整胰岛素剂量、饮食和运动量。严重低血糖和伴有昏迷、抽搐或神经系统损害时，需肌内（皮下）注射胰高血糖素或静脉输注高浓度的葡萄糖，而且必须保持碳水化合物摄入并严密观察，因为低血糖常常在明确的临床缓解后再度发生。

【用药指导】

1. 赖脯胰岛素与其他胰岛素不同，由于其独特的结构导致起效快和持续时间短，患者从以前的胰岛素转换为赖脯胰岛素时可能需要调整剂量。

2. 低血糖是胰岛素最常见的副作用，包括赖脯胰岛素。某些情况下低血糖的早期警告性症状可能不一样或不明显。

3. 任何胰岛素转换必须小心且在监护下进行。任何转换包括胰岛素浓度剂型（例如常规、中效）、种类（牛、猪、牛－猪、人胰岛素、人胰岛素类似物）或生产方法（基因重组技术、动物源性胰岛素）都可能导致剂量的改变。

4. 在疾病或精神紧张情况下，胰岛素剂量可能需要增加。

5. 有肝、肾功能不全时，其胰岛素用量可能减少。

6. 如果患者体力活动增加或改变日常饮食习惯，都需要调整胰岛素剂量。

7. 使用正确的胰岛素剂量，未发现对驾车和机器操作能力有任何不良影响。

8. 赖脯胰岛素皮下注射部位可选择上臂、大腿、臀部或腹部，应轮换注射部位，同一注射部位每月注射不能超过一次。注射时应小心，不要损伤血管。应教育患者掌握正确的注射技术。

9. 12岁以下儿童的安全性和有效性尚未建立。

10. 在肝、肾功能不全的情况下，胰岛素的需要量可能会减小。

11. 妊娠期使用赖脯胰岛素的临床实验尚未进行。但在整个妊娠过程中胰岛素治疗维持良好的血糖控制对（Ⅰ型或妊娠糖尿病）患者是非常必要。胰岛素的需用量在妊娠最初3个月减少，在妊娠中晚期增加。建议已经妊娠或准备妊娠的糖尿病患者应咨询她们的医生。哺乳期的患者应调整胰岛素剂量、饮食或两者需同时调整。目前尚不知道赖脯胰岛素是否会向乳汁中大量分泌，许多药物包括人胰岛素可分泌到人乳汁中。

12. 过量时可引起低血糖同时伴有倦怠、意识模糊、心悸、大汗、呕吐和头痛。

【药物评价】赖脯胰岛素是美国礼来公司于1996年首次在瑞士上市的，迄今已获得瑞典、德、英、俄等不少欧洲国家，美国、加拿大和一些拉美国家，以及日本、澳大利亚、新西兰、南非等国的批准并广泛用于临床，普遍反应良好。

人胰岛素类似物的出现是为了克服常规人胰岛素的缺陷，主要包括不能产生胰岛素的生理样分泌和必须餐前提前注射。赖脯胰岛素是一种速效胰岛素类似物，由胰岛素B链C末端上第28位脯氨酸与第29位赖氨酸位置颠倒后产生，这种互换既不影响胰岛素的生物活性，又减少了胰岛素自身的结合。同普通胰岛素（RHI）相比，赖脯胰岛素有以下特点：

①在生理浓度下不易聚合，以单分子胰岛素的形式存在，而普通胰岛素多以六聚体的形式存在；

②皮下注射后吸收快，15～20min开始发挥作用，适于餐前15min内或即时注射；

③皮下注射后到达峰值的时间短，约30～60min，峰值浓度是普通胰岛素（RHI）的3倍，高峰持续时间约为12h，且较快降至生理水平，而普通胰岛素（RHI）高峰持续时间约为24h；

④作用持续时间短，约45h，而RHI作用持续时间约68h；

⑤与中或长效普通胰岛素（RHI）混合使用时不改变原有效能。

崔卫玲、廖志红等临床研究报道经12周赖脯胰岛素治疗后，患者的空腹血糖、餐后1h血糖、餐后2h血糖均有不同程度的下降，以餐后的血糖下降显著，这与餐后为赖脯胰岛素的作用高峰相一致。在使用赖脯胰岛素治疗期间，患者的赖脯胰岛素剂量在减少，同时中效胰岛素的剂量有明显的增加，这说明赖脯胰岛素的作用时间短暂，随着赖脯胰岛素活性的逐渐消失，会逐渐出现餐前及空腹高血糖，需要更多更合适的中长效胰岛素才能维持血糖的稳定，这与国外报道相一致。

赖脯胰岛素的一个显著优点是能减少低血糖的发生，尤其是夜间和严重低血糖的发生，更适用于老年糖尿病患者。赖脯胰岛素用于糖尿病的临床治疗，总体血糖控制较好，低血糖事件发生少，使糖尿病的餐时血糖替代治疗更为合理。因此，本品是应用胰岛素的糖尿病患者较理想的选择之一。

【制剂与规格】粉针剂：3ml：300U。

【贮藏】避光。冷藏保存，不得冷冻。赖脯胰岛素笔芯应储存于冰箱冷藏室内，不可置于冰冻室。正在使用的赖脯胰岛素笔芯不可冷藏，但应置于尽量低温条件下（＜30℃），避免直接光照和过热。如果发现赖脯胰岛素已被冰冻，则不得使用。非冷藏的赖脯胰岛素笔芯 28 天后必须扔掉，尽管可能还有剩余药物。超过标签上注明的有效期者不得使用。

甘精胰岛素（Insulin Glargine）

【商品名或别名】长秀霖，Basalin。

【药物概述】甘精胰岛素是一种利用重组 DNA 技术生产的生物合成人胰岛素类似物。同其他胰岛素一样，甘精胰岛素的主要作用也是调节糖代谢，通过促进骨骼肌和脂肪等周围组织摄取葡萄糖、抑制肝葡萄糖的产生而降低血糖，同时抑制脂肪细胞的脂肪分解和蛋白质水解以及促进蛋白质合成。甘精胰岛素是在人胰岛素 B 链羧基末端增加了两个精氨酸，同时也把 A 链羧基末端 A_{21} 位置的天冬酰胺替换成甘氨酸，这使甘精胰岛素在酸性溶液（pH＝4）中完全溶解，在中性溶液中溶解度很低，因此，皮下注射后，因酸性溶液被中和而形成的微小沉淀可持续释放甘精胰岛素，从而产生长达 24h 平稳无峰值的可预见的血药浓度。

甘精胰岛素吸收缓慢的特点决定于甘精胰岛素皮下注射后释放缓慢，继之吸收入血也慢，因此，每天定时皮下注射一次，即可满足人体对基础胰岛素的需要。

国外已公开发表的临床药理学研究表明：甘精胰岛素和人胰岛素的生物效价是等同的。

其余参见"单组分猪胰岛素"的相关内容。

【药动学】甘精胰岛素和其他胰岛素在血液中的半衰期相似，只有几分钟。

甘精胰岛素经皮下注射后，部分在 B 链的羧基末端降解生成 A_{21} － 甘氨酸胰岛素和 A_{21} － 甘氨酸 － 脱 － B_{30} － 苏氨酸胰岛素，这两种代谢产物均具有降血糖活性，而未改变的甘精胰岛素及其降解产物也存在于血浆中。

胰岛素的作用特点取决于其释放速度。健康人与糖尿病患者皮下注射甘精胰岛素后，其释放远比 NPH 胰岛素缓慢而持久，且无明显峰值，因此甘精胰岛素具有平稳、长效的降血糖作用，作用时间长达 24h。

甘精胰岛素的吸收也受注射部位、注射技术、饮食、运动、疾病等多种因素的影响，因此甘精胰岛素的降血糖效果在不同个体及同一个体内可能存在差异。

国外已公开发表的常规药理学安全性研究表明，包括重复剂量毒性、生殖毒性、基因毒性、致癌性等临床资料均未发现对患者有特殊危害。

【用药指征】糖尿病。

【用法与用量】

1. 用法

甘精胰岛素具有长效作用，每天定时皮下注射一次即可。甘精胰岛素应皮下注射给药，注射前请恢复至室温。使用胰岛素笔注射时请遵循以下步骤。

（1）每次使用前特别是使用新胰岛素笔芯前，应仔细观察笔芯中液体的外观，正常应为无色澄清溶液。如果外观呈云雾状、变稠或有轻微的颜色改变或可见固体颗粒时，请不要继续使用。

（2）在使用新开封的笔芯前，请按照所用胰岛素笔的使用说明，小心将笔芯装入笔中。

（3）注射前用消毒棉球擦拭笔芯金属盖末端暴露在外的橡皮部分，并将针头装到笔上。

（4）注射前药液中如有气泡，请将笔尖朝上，轻敲笔的侧面使之浮到顶部。调节 2U 并向前推注射按钮，将气泡排出笔芯，如有必要则重复上述过程直至有液滴出现于针头的末端，然后按所需甘精胰岛素的剂量调整笔的刻度。

（5）消毒注射部位的皮肤。注射部位一般应选择皮肤较松的部位，如腹壁、大腿外侧、上臂三角肌和臀肌区域，注射部位应轮换使用。

（6）用手指捏起注射部位的皮肤，将针头刺入，按下注射按钮，并在皮下停留数秒，保证注射剂量的准确，然后拔出针头，用消毒棉球轻压注射部位数秒，但不要按摩注射部位，避免损伤皮下组织或造成甘精胰岛素渗出。

（7）注射后立即取下针头，不要重复使用针头。

注：勿与他人合用同一支胰岛素、笔和针头。当胰岛素笔的推杆前缘已超过最后一个刻度时不要继续使用该笔芯，需更换一只新笔芯避免注射剂量不足。

2. 用量

（1）甘精胰岛素的使用剂量，应考虑患者的病情需要及患者的饮食、运动、从事的工作及伴随疾病等许多因素的影响，所以用药剂量应个体化，须在医生的指导下用药。

（2）甘精胰岛素可根据患者病情与短效胰岛素、速效胰岛素类似物和口服药物联合使用，具体使用方式和用法用量应遵医嘱。

（3）从其他胰岛素治疗改为甘精胰岛素治疗时，可能需改变甘精胰岛素的剂量，并调整其他同时使用的治疗糖尿病药物的剂量（普通胰岛素、速效胰岛素类似物或口服降糖药）。

（4）原来每天注射两次 NPH 胰岛素的患者，改为每天注射一次甘精胰岛素时，在变更治疗的第一周，其每天甘精胰岛素的用量应比 NPH 胰岛素减少 20% ~ 30%。若血糖控制不满意，应在医生指导下调整使用剂量，以达到合理的血糖控制。

（5）使用甘精胰岛素的最初几周，应密切监测血糖，及时调整剂量。

甘精胰岛素切勿同其他胰岛素或稀释液混合。

【药物相互作用】参见"单组分猪胰岛素"的相关内容。

【禁忌证】低血糖。

【不良反应】参见"单组分猪胰岛素"的相关内容。

【用药指导】

1. 甘精胰岛素注射液不能同其他胰岛素或稀释液混合。

2. 甘精胰岛素的长效作用与其皮下注射后的释放速度有关，若静脉注射了原来用于皮下注射的剂量，可发生严重低血糖，切勿静脉注射甘精胰岛素。

3. 糖尿病酮症酸中毒的治疗，不能选用甘精胰岛素，推荐静脉注射短效胰岛素或速效胰岛素类似物。

4. 肾功能损害患者由于胰岛素的代谢缓慢，对胰岛素的需要量可能减少。老年人及肾功能衰退患者，对胰岛素的需要量可能减少。

5. 严重肝损害患者由于葡萄糖异生能力降低及胰岛素代谢减慢，对胰岛素的需要量可能减少。患者改用其他胰岛素时，应在医生指导下进行，如果胰岛素的浓度、品牌、类型、种类（动物胰岛素、人胰岛素、人胰岛素类似物）和制造工艺发生改变，应注意调整剂量。

6. 合并疾病尤其是感染，常会增加胰岛素的用量。

7. 若误餐或进行未纳入计划的大运动量的体育锻炼时，可能导致低血糖，可能损伤患者的注意力及反应能力，因此，在患者进行特别重要的活动（如驾驶汽车或操作机械）时，可能会有危险，尤其是对那些无症状低血糖发作及经常性低血糖发作的患者更重要。

8. 低血糖反应的发生与使用胰岛素的剂型及使用剂量有关，因此可能会随治疗方案的改变而改变。由于甘精胰岛素提供平稳的基础胰岛素，可以预见低血糖反应较为少见。并且临床试验证实：甘精胰岛素与 NPH 相比夜间低血糖的发生率更低。

9. 本品尚无用于妊娠女性的系统研究结果。建议妊娠或考虑妊娠的糖尿病患者，在整个妊娠期内维持良好的代谢控制，密切监测血糖。妊娠期间对胰岛素的需要量，第一个 3 个月可能减少，第二、三个 3 个月通常是增加的。分娩后可能对胰岛素的需要量快速减少，因此哺乳期要调整胰岛素的用量和饮食，以减少低血糖发作的危险，同时仔细监测血糖的控制情况。

10. 老年人由于进行性肾功能衰退，对胰岛素的需要量可能逐渐减少。

11. 胰岛素过量会发生低血糖反应，有时可能发生严重的、持久的甚至危及生命的低血糖。轻度低血糖反应通常可口服葡萄糖或含糖物质（如饼干、果汁、糖块等），可能需要调整药物剂量、膳食结构或体力活动。伴有昏迷、癫痫或神经功能障碍的严重低血糖反应，可能需要肌内（皮下）注射胰高血糖素和（或）静脉注射高浓度葡萄糖。低血糖在临床症状明显恢复后可能复发，因此，必须持续摄入碳水化合物并密切观察。

【药物评价】甘精胰岛素是通过重组 DNA 技术合成的一种长效人胰岛素类似物，24h 期间有相对稳定的浓度－时间关系，没有作用高峰，因此可以一天使用一次而很少会发生低血糖反应。甘精胰岛素与目前普遍使用的中效胰岛素（NPH）或预混胰岛素相比，在相同血糖控制水平下，严重低血糖和夜间低血糖的发生率明显下降，血糖控制更佳。

甘精胰岛素于 2000 年在欧美国家上市，于 2004 年才进入我国。临床使用甘精胰岛素的治疗能更好地控制糖代谢、减少低血糖的发生。与一些常用的传统胰岛素方案相比，甘精胰岛素治疗 I 型糖尿病可以改善患者的治疗满意度和总体生活质量。对口服降糖药物疗效不佳的Ⅱ型糖尿病患者，加用甘精胰岛素可以被患者接受，能改善患者的症状、精神、情绪和总体健康状况，与一些常规的胰岛素治疗方案相比，至少具有相同的疗效和接受度。

甘精胰岛素在健康志愿者腹部皮下注射后，吸收明显慢于基础型胰岛素制剂（NPH），吸收速率相对恒定，24h无明显血胰岛素高峰，相比NPH胰岛素高峰出现在4~6h，14~16h回到基线水平。甘精胰岛素单次注射后，在4h达到维持正常血糖的葡萄糖输注速度平台，作用相对稳定维持30h。NPH在4~6h出现代谢活性高峰期，作用仅维持14~16h。

本品对控制良好的Ⅰ型糖尿病比较睡前一次甘精胰岛素注射与每天1~2次NPH的疗效和安全性，所有患者餐前加用普通胰岛素（RI），4周后甘精胰岛素降低空腹血糖及HbAlc较NPH组更显著，且甘精胰岛素引起夜间低血糖较少，另有一个Ⅰ型糖尿病研究显示空腹血糖降低且低血糖发生明显减少。

28周随机研究比较睡前一次甘精胰岛素联合普通胰岛素（RI）和NPH联合普通胰岛素（RI）的治疗方案，两组血糖控制水平（HbAlc）相类似，而甘精胰岛素组体重增加减少及低血糖发生率降低。同样方案用于空腹降糖药控制不佳的Ⅱ型糖尿病持续52周，Glargine组夜间低血糖较NPH组显著降低（10%：24%）。

【制剂与规格】注射剂：3m：300U；10ml：1 000U。

【贮藏】2~8℃保存，避免冰冻。

门冬胰岛素（Insulin Aspart）

【商品名或别名】诺和锐，NovoRapid。

【药物概述】门冬胰岛素与肌肉和脂肪细胞上的胰岛素受体结合后，促进葡萄糖吸收，同时抑制肝糖原释放。门冬胰岛素是用生物技术将人胰岛素氨基酸链的B28位脯氨酸由天门冬氨酸代替，所以可溶性人胰岛素中形成六聚体的倾向在门冬胰岛素中被降低了。因此，与可溶性人胰岛素相比，皮下吸收速度更快。其余参见"单组分猪胰岛素"的相关内容。

【药动学】门冬胰岛素比可溶性人胰岛素起效更快，餐后血糖浓度下降更为显著，且皮下注射后持续作用时间更短。门冬胰岛素达到最高血药浓度的平均时间为可溶性人胰岛素的50%。Ⅰ型糖尿病患者达峰时间约为皮下注射后40min。最大作用时间为注射后1~3min，降糖作用可持续3~5min。本品吸收很快。但最高血药浓度有年龄组间差异，因此应重视本品治疗个体化。

【用药指征】用于治疗糖尿病。

【用法与用量】本品比可溶性人胰岛素起效更快，持续作用时间更短，由于快速起效，所以一般须紧邻餐前注射。

如有必要，可于餐后立即给药。

本品用量因人而异，应由医生根据患者的病情来决定。一般应与中效或长效胰岛素合并使用，至少每日一次。

胰岛素需求量通常 0.5~1.0U/（kg·d）。其中 2/3 用量是餐时胰岛素，另 1/3 用量是基础胰岛素。

对糖尿病患者进行良好的代谢控制，可以有效延缓晚期合并症的发生和进展。因此，建议加强代谢控制，包括血糖水平检测。

本品经皮下注射，部位可选择腹壁、大腿、三角肌区域和臀肌区域。注射点应在同一注射区域内轮换。

腹壁皮下注射后，10~20min 内起效，因此注射后 10min 内需进餐或进食含有碳水化合物的快餐。

最大作用时间为注射后 1~3h，降糖作用可持续 3~5h。

【药物相互作用】参见"单组分猪胰岛素"的相关内容。

【禁忌证】低血糖症。对门冬胰岛素或本品中任何成分过敏者。

【不良反应】参见"单组分猪胰岛素"的相关内容。

【用药指导】

1. 胰岛素注射剂量不足或治疗中断时，会引起高血糖症和糖尿病酮症酸中毒（特别是在 I 型糖尿病患者中易发生）。通常在大约几小时到几天内，高血糖症的首发症状逐渐出现。包括口渴、尿频、恶心、呕吐、嗜睡、皮肤干燥、口干、食欲不振和呼吸出现丙酮气味，出现高血糖症状若不予以治疗有可能导致死亡。

2. 本品的注射时间应与进餐时间紧密相连，即紧邻餐前。本品起效迅速，所以必须同时考虑患者的合并症及合并用药是否延迟食物的吸收。

3. 伴发疾病，尤其是感染，通常患者的胰岛素需要量会增加。

4. 肾功能或肝功能不全时，通常患者的胰岛素需要量会减少。

5. 患者换用不同品牌或类型的胰岛素制剂的过程，必须在严密的医疗监控下进行。以下方面的变化均可能导致剂量改变：胰岛素规格、品牌、类型、种类（动物、人胰岛素或胰岛素类似物）和生产工艺。患者从其他胰岛素转用本品后，可能需要增加每天注射次数或调整剂量。如果需要调整剂量，则应在首次给药时，或者在开始治疗的几周或几个月内进行调整。

6. 血糖控制有显著改善的患者（如接受胰岛素强化治疗的患者），其低血糖症的先兆症状会有所改变，应提醒患者注意。

7. 如果发生低血糖症状，因胰岛素类似物起效迅速的药效学特征，注射本品后发生低血糖症状的时间会比可溶性人胰岛素早。

8. 误餐或进行无计划、高强度的体力活动，可能导致低血糖症。

9. 对驾驶和机械操作能力的影响　低血糖症可能会损伤患者的注意力和反应能力。这些能力受损，会造成危险（如在驾驶汽车和操作机械的过程中）。应特别提醒患者注意避免在驾驶时出现低血糖反应，尤其是低血糖先兆症状不明显或缺乏及以往经常发生低血糖症的患者。在上述情况下，应首先考虑患者能否安全操作。

10. 如果本品不再呈透明或无色，请勿使用。

11. 为防止交叉感染，本品仅供个人使用。

12. 每次注射后拔下针头。否则当环境温度变化时液体会通过针头漏出。

13. 请勿撞击或摔落本品。

14. 请勿根据胰岛素余量刻度来估算胰岛素实际注射剂量。

15. 不要把本品重新灌装使用。

16. 建议患有糖尿病的妊娠妇女在整个妊娠期间和计划妊娠时采用强化血糖控制和监测的方式治疗。胰岛素的需要量在妊娠早期通常减少；而在妊娠中、晚期逐渐增加。

哺乳期妇女使用本品不受限制。哺乳母亲使用胰岛素不会对婴儿产生危害。但是本品的剂量可能需要做相应的调整。

17. 儿童只有在与可溶性胰岛素相比快速起效更有利的情况下使用本品，如注射时间与进餐时间相关时。

18. 药物过量会发生不同程度的低血糖反应。其症状包括出冷汗、皮肤苍白发冷、疲乏、神经紧张或震颤、焦虑、不同寻常的疲倦或衰弱、情绪紊乱、注意力不集中、嗜睡、过度饥饿、视觉异常、头痛、恶心和心悸。严重的低血糖反应可导致意识丧失、惊厥和暂时性或永久性脑功能损害甚至死亡。

对于轻度低血糖反应可采取口服葡萄糖或含糖食物的治疗方式。所以，建议糖尿病患者随身携带糖块或含糖食品。

对于严重的低血糖反应，在患者已丧失意识的情况之下，可由受过专业训练的人员给患者肌肉或皮下注射胰高血糖素（0.5～1.0mg）或由医务人员给予葡萄糖静脉注射。如果患者在 10～15min 之内对胰高血糖素无反应，则必须立即给予葡萄糖静脉注射。患者神志恢复之后，建议口服碳水化合物以免复发。

【药物评价】25 例健康男性志愿者单次皮下注射天冬胰岛素后，达到血药峰浓度的时间平均为 52min，持续时间为 27h，同剂量的普通胰岛素（RI）注射后为 145min，持续时间为 35h。另一对健康对象的研究，天冬胰岛素皮下注射后，吸收速度和达到血药峰浓度时间较 RI 提前 2 倍多，回到基线时间提前 1h。总生物利用度两者无差异，达到最大降血糖时间天冬胰岛素为 94min，而 RI 则为 226min。天冬胰岛素的降血糖作用较 RI 明显（38mg/dl：25mg/dl）。

在 22 例 1 型糖尿病患者研究中，餐前 30min 应用 RI 和餐前即刻注射天冬胰岛素并结合基础型胰岛素制剂（NPH）治疗，天冬胰岛素较显著改善了餐后血糖控制，餐后血糖升高幅度较 RI 降低 33%。另有研究用类似方案治疗一个月，同样天冬胰岛素同样改善 1 型糖尿病的餐后血糖控制，较 RI 组降低 22%，空腹血糖水平两组相一致，而天冬胰岛素组发生需要医疗干预的低血糖发生率亦明显降低。在为期 6 个月的临床研究中，707 例 1 型糖尿病患者用餐前即刻注射天冬胰岛素，358 例餐前 30min 注射 RI，HbAlc 降低幅度天冬胰岛素组明显高于应用 RI 的患者，研究结束时餐后血糖较 RI 组降低 20mg/dl，且低血糖发生并无明显上升。

【制剂与规格】注射剂：3ml：300U。

【贮藏】尚未使用的门冬胰岛素注射液（诺和锐）应冷藏于 2~8℃的冰箱中（不要太接近冷冻室），不可冰冻。

正在使用的本品不要存放于冰箱中，开始使用后，可在室温下（不超过 30℃）存放 4 周。避光保存。

70-30 混合人胰岛素（70% Human Insulin Isophaneand 30% Human Insulin）

【商品名或别名】诺和灵 30R，Novolin 30R。

【药物概述】可溶性人胰岛素 30%，低精蛋白锌人胰岛素 70%。

【药动学】皮下注射的起效和持续时间存在较大的个体差异，一般注射后于 0.5h 后起作用，最大作用时间 2~12h，持续作用时间 16~24h。主要在肝、肾灭活，也可直接由肾胰岛素酶水解。

【用药指征】需要胰岛素治疗的糖尿病。

【用法与用量】每天早餐前 0.5h 皮下注射 1 次，一般从 1 个预定剂量开始（例如 4~8U），按血糖、尿糖变化调整剂量。有时需于晚餐前再注射 1 次起始剂量可用早上剂量的 1/2，以后按需调整。其余参见"单组分猪胰岛素"的相关内容。

【药物相互作用】参见"单组分猪胰岛素"的相关内容。

【禁忌证】

1. 低血糖。

2. 胰岛细胞瘤。

【不良反应】参见"单组分猪胰岛素"的相关内容。

【用药指导】

1. 本品不可静脉注射。

2. 皮下注射时，可选择上臂、大腿、臀部或腹部等部位，腹壁皮下注射比其他部位注射吸收更快，应注意每次轮换注射部位。注射时将皮肤捏起，可减少误作肌内注射的危险。注射后 30min 必须用餐。

3. 胰岛素笔芯卡式瓶仅供个人使用。使用前应检查笔芯是否完整，如有任何破损或是橡皮活塞的宽度大于白色码带的宽度时，则不能使用。插入针头注射前应让针头在皮下停留至少 6s，并压住笔芯按钮直至针头从皮肤拔出为止。使用笔芯制剂后，必须除去针头，因温度的改变可使溶液自瓶中流出，导致胰岛素浓度改变。使用该卡式笔芯量不应超出色条码带，不能自行装满药液重新使用。

4. 其余参见"单组分猪胰岛素"的相关内容。

【制剂与规格】注射剂：10ml：400U；3ml：300U。

【贮藏】2～8℃保存，避免冰冻。避免阳光直射或剧烈的冷热。

50－50 混合人胰岛素（50% Human Insulin Isophane and 50% Human Insulin）

【商品名或别名】诺和灵 50R，Novolin50R。

【药物概述】可溶性人胰岛素 50%，低精蛋白锌人胰岛素 50%。

【药动学】本品代谢具有双峰特征，一般注射后于 0.5h 后起作用，最大作用时间 2～8h，持续作用时间 24h。主要在肝、肾灭活，也可直接由肾胰岛素酶水解。

【用药指征】

1. 适用于 I 型糖尿病的常规治疗。

2. 适用于 II 型糖尿病口服抗糖尿病药效果不佳或继发失效者，尤其适合不超重，血浆胰岛素水平不高者。

【用法与用量】每日早餐前 0.5h 皮下注射 1 次，一般从 1 个预定剂量开始（例如 4～8U），按血糖、尿糖变化调整剂量。一般平均为每日 0.5～1.0U/kg。其余参见"单组分猪胰岛素"的相关内容。

【药物相互作用】参见"单组分猪胰岛素"的相关内容。

【禁忌证】

1. 低血糖患者。

2. 对本品过敏者。

【不良反应】参见"单组分猪胰岛素"的相关内容。

【用药指导】

1. 本品不可静脉注射。

2. 皮下注射时，可选择上臂、大腿、臀部或腹部等部位，腹壁皮下注射比其他部位注射吸收更快，应注意每次轮换注射部位。注射时将皮肤捏起，可减少误作肌内注射的危险。注射后 30min 必须用餐。

3. 胰岛素笔芯卡式瓶仅供个人使用。使用前应检查笔芯是否完整，如有任何破损或橡皮活塞的宽度大于白色码带的宽度时，则不能使用。插入针头注射前应让针头在皮下停留至少 6s，并压住笔芯按钮直至针头从皮肤拔出为止。使用笔芯制剂后，必须除去针头，因温度的改变可使溶液自瓶中流出，导致胰岛素浓度改变。使用该卡式笔芯量不应超出色条码带，不能自行装满药液重新使用。

4. 其余参见"单组分猪胰岛素"的相关内容。

【制剂与规格】注射剂：10ml：400U；3ml：300U。

【贮藏】2～8℃保存，避免冰冻。避免阳光直射或剧烈的冷热。

三磷酸腺苷辅酶胰岛素（Adenosine Disodium Triphoshate, Coezyme A and Insulin）

【商品名或别名】丰原能，辅能，能力佳，凯同。

【药物概述】本品为复方制剂，其组分每支含三磷酸腺苷二钠 20mg、辅酶 A 50U、胰岛素 4U。本品中三磷酸腺苷有改善机体代谢作用，参与体内脂肪蛋白质、糖、核酸以及核苷酸的代谢，同时又是体内能量的来源，辅酶 A 是体内代谢乙酰反应的辅酶，对糖、脂肪及蛋白质的代谢起重要作用。与体内乙酰胆碱的合成、肝糖原的积存、胆固醇量的降低及血脂含量的调节均有密切关系。胰岛素有降血糖、抑制糖原分解及糖原异生，促使肌肉和脂肪组织摄取葡萄糖和氨基酸，促使极低密度脂蛋白分解等作用。

【用药指征】

1. 用于Ⅰ型、Ⅱ型糖尿病。

2. 用于肝炎、肾炎、肝硬化、心力衰竭等疾病的症状改善。

【用法与用量】

1. 静脉注射，用 25% 葡萄糖注射液稀释后作缓慢注射。

2. 静脉滴注，用 5% 葡萄糖注射液 500ml 溶解后滴注。

3. 肌内注射，用氯化钠注射液 2ml 溶解后注射。每日 1 瓶，2～6 周为一疗程。

【不良反应】本品中胰岛素可引起局部红肿、瘙痒、荨麻疹、血管神经性水肿。

【禁忌证】对胰岛素过敏者禁用。

【用药指导】

1. 本品含胰岛素，不宜空腹使用，静脉注射时要缓慢，否则易引起心悸、出汗等。

2. 有严重肝、肾病者应密切观察血糖变化。

3. 当药品性状发生改变时禁止使用。

【制剂与规格】本品为复方制剂。每支 2ml，其组分每支含三磷酸腺苷二钠 20mg、辅酶 A 50U、胰岛素 4U。

【贮藏】密闭，在阴凉处保存。

（武相喜）

第二节　口服降糖药

一、磺脲类降糖药

胰岛 B 细胞膜含有磺脲受体及与之相偶联的 ATP 敏感的钾通道以及电压依赖性的钙通道。当磺脲类药物与其受体相结合后，可阻滞钾通道而阻钾外流，致使细胞膜去极化，增强电压依赖性钙通道开放，胞外钙内流。胞内游离钙浓度增加后，触发胞吐作用及胰岛素的释放。长期服用且胰岛素已恢复至给药前水平的情况下，其降血糖作用仍然存在，这可能与抑制胰高血糖素的分泌，提高靶细胞对胰岛素的敏感性有关。也可能与增加靶细胞膜上胰岛素受体的数目和亲和力有关。

磺脲类降糖药主要是通过增强内源性胰岛素的分泌来降低血糖，适用于Ⅱ型糖尿病患者。该类药物的第一代产品有甲苯磺丁脲、氯磺丙脲、妥拉磺脲、醋酸已脲等；第二代产品有格列吡嗪、格列齐特、格列本脲、格列美脲、格列喹酮等。如今，大部分第一代磺脲类降糖药已退出市场，只有甲苯磺丁脲的销售状况尚可，第二代产品市场表现非常活跃。

甲苯磺丁脲（Tolbutamide）

【商品名或别名】甲磺丁脲，甲糖宁，D-860。

【药物概述】本品为降血糖药。作用机制为：

①刺激胰岛 B 细胞分泌胰岛素，先决条件是胰岛 B 细胞还有一定的合成和分泌胰岛素的功能；

②通过增加门静脉胰岛素水平或对肝脏直接作用，抑制肝糖原分解和糖原异生，使肝生成和输出葡萄糖减少；

③也可能增加胰外组织对胰岛素的敏感性和糖的利用（可能主要通过受体后作用）达到降低血糖的目的，总的作用是降低空腹血糖和餐后血糖。

【药动学】口服吸收快，分布于细胞外液，蛋白结合率很高，为 90%，一般口服 30min 内出现在血中，口服后 3~4h 血药浓度达峰值，持续作用 6~12h。半衰期为 4.5~6.5h。在肝内代谢氧化而失活，约 85% 由肾排出、约 8% 由胆汁排出。

【用药指征】适用于单用饮食控制疗效不满意的轻、中度 II 型糖尿病，患者胰岛 B 细胞有一定的分泌胰岛素功能，并且无严重的并发症。

【用法与用量】口服常用量一次 0.5g，每天 1~2g。开始在早餐前或早餐及午餐前各服 0.5g，也可 0.25g，每天 3 次，于餐前半小时服，根据病情需要逐渐加量，一般用量为每天 1.5g，最大用量每天 3g。

【药物相互作用】

与下列药物合用，可增加低血糖的发生。

（1）抑制本品由尿中排泄药物，如治疗痛风的丙磺舒、别嘌醇。

（2）延缓本品的代谢，如酒精、H_2 受体阻断剂（西咪替丁、雷尼替丁）、氯霉素、咪康唑、抗凝药。本品与酒精同服可引起腹痛、恶心、呕吐、头痛以及面部潮红。与香豆素类抗凝剂合用时，开始二者血浆浓度皆升高，之后二者血浆浓度皆减少，故应按情况调整两药的用量。

（3）促使与血浆白蛋白结合的本品分离出来药物，如水杨酸盐、贝特类降脂药。

（4）药物本身具有降低血糖作用：酒精、水杨酸类、胍乙啶类、单胺氧化酶抑制剂、奎尼丁。

（5）合用其他类降血糖药物时：胰岛素、二甲双胍、阿卡波糖或胰岛素增敏剂。

（6）β 肾上腺素受体阻滞剂可干扰低血糖时机体的升血糖反应，阻碍肝糖酵解，同时又可掩盖低血糖的警觉症状。

下列药物与本品同用可升高血糖，可能需要增加本品的剂量：糖皮质激素、雌激素、噻嗪类利尿剂、苯妥英钠、利福平。β肾上腺素受体阻滞剂可拮抗本品的促胰岛素分泌作用，故也可升高血糖。

【禁忌证】下列情况应禁用。

1. Ⅰ型糖尿病患者。

2. Ⅱ型糖尿病患者伴有酮症酸中毒、昏迷、严重烧伤、感染、外伤和重大手术等应激情况。

3. 肝、肾功能不全者。

4. 对磺胺药过敏者。

5. 白细胞减少的患者。

【不良反应】

1. 可有腹泻、恶心、呕吐、头痛、胃痛或不适。

2. 较少见的有皮疹。

3. 少见而严重的有黄疸、肝功能损害、骨髓抑制、粒细胞减少（表现为咽痛、发热、感染）、血小板减少症（表现为出血、紫癜）等。

【用药指导】

1. 下列情况应慎用：体质虚弱、高热、恶心和呕吐、甲状腺功能亢进、老年人。

2. 用药期间应定期测血糖、尿糖、尿酮体、尿蛋白和肝肾功能，并进行眼科检查等。

3. 动物实验和临床观察证明磺脲类降血糖药物可造成死胎和胎儿畸形，孕妇不宜服用。

4. 本品可由乳汁排出，乳母不宜服用，以免婴儿发生低血糖。

5. 老年患者及有肾功能不全者对本类药的代谢和排泄能力下降，用药量应减少，不宜用长效制剂。

【制剂与规格】片剂：0.5g。

【贮藏】遮光，密封保存。

妥拉磺脲（Tolazamide）

【商品名或别名】妥拉扎米，Diabenwas，Tolinase。

【药物概述】本品系磺脲类口服降血糖药。对正常人和糖尿病患者均有降糖作用，但对胰岛功能丧失者无效。同甲苯磺丁脲，主要通过刺激胰岛 B 细胞释放胰岛素，尚能加强胰岛素受体的作用。尚有轻度利尿作用。

【药动学】本品口服吸收缓慢，服药 4～6h 后出现降血糖作用，持续 10～14h，生物半衰期为 7h。在肝脏代谢，约 85% 的口服量经肾脏排泄。某些代谢产物也有生物活性。

【用药指征】主要用于成年后发病单用饮食控制无效，而胰岛功能尚存在的轻、中度非胰岛素依赖型糖尿病（Ⅱ型）。用于对胰岛素产生耐受者，可用以减少胰岛素剂量。本品与氯磺丙脲不同，不仅无抗利尿作用，而且有轻度利尿作用，故适用于糖尿病伴有水潴留倾向的患者。

对胰岛素依赖型糖尿病（Ⅰ型）及糖尿病酮症酸中毒无效。

【用法与用量】口服，开始每天 100~250mg，早餐时服。以后根据病情需要，可每4~6天调整剂量 1 次。如果每天需要量在 500mg 或更大剂量时，则应分 2 次服用。由胰岛素改用本品者，如原用胰岛素剂量较大（约 20~30IU），则第 1 天将胰岛素剂量减半，加服本品，以后逐步撤除胰岛素。

老人参考剂量：开始每天 0.05~0.1g，剂量每次仅能增加 0.05g。

【药物相互作用】

1. 本品与磺胺类、水杨酸类、保泰松、吲哚美辛、双香豆素、青霉胺、丙磺舒等合用，可增强本品的降糖作用，诱发低血糖反应。

2. 与大剂量肾上腺皮质激素、甲状腺激素、口服避孕药、呋塞米及噻嗪类利尿药合用，能拮抗本品的降血糖作用。

【禁忌证】

1. 对本品过敏者禁用。

2. 糖尿病酮症酸中毒患者禁用。

3. 本品禁用于Ⅰ型糖尿病的单独治疗。

【不良反应】可见有胃肠道症状，如恶心、呕吐。偶尔发生胃出血、胆汁淤积性黄疸、血清碱性磷酸酶增高、皮疹、光过敏反应、白细胞减少、血小板减少、溶血性贫血以及全血细胞减少等，但发生率较低，停药后多数恢复。作用强度与氯磺丙脲相似，虽不影响肾脏的水排泄，但可出现严重的低血糖。少数对酒精不耐受的患者在用药过程中饮酒，可发生双硫仑样反应，出现潮红、心悸、恶心等症状。

【用药指导】

1. 由胰岛素改用本品时，第 1 天胰岛素剂量应减半，加服本品后，逐渐撤除胰岛素。

2. 与水杨酸盐、保泰松、氯霉素和磺胺类合用，能增强本品降血糖作用；与乙醇同用因乙醇诱导药物代谢酶，可降低本品作用；与糖皮质激素并用，可减弱本品的降血糖作用。服药期间，避免饮酒。

【制剂与规格】片剂：100mg；250mg；500mg。

【贮藏】遮光，密封保存。

醋酸己脲（Acetohexamide）

【商品名或别名】醋磺环己脲，醋磺己脲，对乙酰苯磺酰脲，乙酰磺环己脲，Dime10r。

【药物概述】参见"甲苯磺丁脲"的相关内容。

【药动学】本品口服后较易吸收，广泛与蛋白结合，在肝脏代谢为有某些活性的羟环乙脲，原药的 $t_{1/2}$ 约为 1.3h，代谢物为 5h。其原药及代谢物均随尿排出。

【用药指征】适用于单用饮食控制疗效不满意、患者胰岛 B 细胞有一定的分泌胰岛素功能，并且无严重的并发症的轻、中度非胰岛素依赖型糖尿病。此外，因有促进肾排泄尿酸作用，也适用于糖尿病伴有痛风者。

【用法与用量】口服，成人每天 0.25～1.5g，分 1～2 次服用。开始每天 0.25～0.5g，早餐前一次服，以后视病情增减药量。

【药物相互作用】

1. 氯霉素、香豆素类、强力霉素、非尼拉朵、保泰松、丙磺舒、磺胺苯吡唑等能抑制本品的代谢和排泄，延长降血糖的作用。

2. 水杨酸类、磺胺类与磺脲类竞争血浆蛋白结合，β 肾上腺素、单胺氧化酶抑制剂、水杨酸类和抗抑郁药、苯环丙胺可以抑制葡萄糖的生成，增加葡萄糖的氧化，刺激胰岛素的分泌，上述各类药物均可增强本品的降血糖作用。

【禁忌证】肝肾功能不全，较大手术后，孕妇及对本品过敏者忌用。

【不良反应】有时引起腹胀，恶心，呕吐，腹泻，胆汁瘀积，皮肤红斑，荨麻疹，粒细胞缺乏，白细胞及血小板减少，低血糖等。也可有乳房胀，局部疼痛。较突出的不良反应是对肝功能的损害，导致黄疸。

【制剂与规格】片剂：250mg；500mg。

【贮藏】遮光，密封保存。

氯磺丙脲（Chlorpropamide）

【商品名或别名】特泌胰，对氯苯磺酰丙脲，Diabinese，Chloronase，P－607。

【药物概述】本品为降血糖药。

1. 刺激胰腺胰岛 B 细胞分泌胰岛素，先决条件是胰岛 B 细胞还有一定的合成和分泌胰岛素的功能。

2. 通过增加门静脉胰岛素水平或对肝脏直接作用，抑制肝糖原分解和糖原异生作用，肝生成和输出葡萄糖减少。

3. 也可能增加胰外组织对胰岛素的敏感性和糖的利用（可能主要通过受体后作用），因此，总的作用是降低空腹血糖和餐后血糖。

4. 此外，本品还具有抗利尿作用，可降低游离水的清除，对部分性尿崩症患者，可加强残存的抗利尿激素作用。

【药动学】本品口服吸收快，蛋白结合率很高，为 88%～96%，口服后 2～6h 血药浓度达峰值，持续作用 24～48h，个体差异大，个别患者中其作用可达数周，半衰期为 25～60h。口服量的 80%～90% 由肾排出。本品可透过胎盘，也可进入乳汁。

【用药指征】适用于单用饮食控制疗效不满意、患者胰岛 B 细胞有一定的分泌胰岛素功能，并且无严重的并发症的轻、中度Ⅱ型糖尿病，本品还可用于中枢性尿崩症。

【用法与用量】口服。常用量一次 0.1～0.3g，每天一次。开始在早餐前服 0.1～

0.2g，以后每周增加50mg，一般剂量每天0.3g，最大剂量每天0.5g；分次服可减少胃肠反应，也可改善高血糖的控制。

对成人尿崩症：每天0.1～0.2g，一次服，每2～3天按需递增50mg，最大剂量0.5g。

【药物相互作用】

1. 与酒精同服时，可以引起腹部绞痛、恶心、呕吐、头痛、面部潮红和低血糖。

2. 与β受体阻滞剂同用，可增加低血糖的危险，而且可掩盖低血糖的症状，如脉率增快、血压升高；小量选用选择性β受体阻滞剂，如阿替洛尔和美托洛尔，可降低出现此种情况的可能性。

3. 氯霉素、胍乙啶、胰岛素、单胺氧化酶抑制剂、保泰松、羟保泰松、丙磺舒、水杨酸盐、磺胺类与本品同时用，可加强降血糖作用。

4. 肾上腺皮质激素、肾上腺素、苯妥英钠、噻嗪类利尿剂、甲状腺素可增加血糖水平，与本品同用时，可能需增加本品的用量。

5. 香豆素类抗凝剂与本品同用时，最初彼此血浆浓度皆升高，但以后彼此血浆浓度皆减少，故需要调整两者的用量。

【禁忌证】

1. Ⅰ型糖尿病患者。

2. Ⅱ型糖尿病患者伴有酮症酸中毒、昏迷、严重烧伤、感染、外伤和重大手术等应激情况。

3. 肝、肾功能不全和心衰患者。

4. 对磺胺药过敏者。

5. 白细胞减少的患者。

【不良反应】

1. 可有腹泻、恶心、呕吐、头痛、胃痛或不适。

2. 较少见的有皮疹。

3. 少见而严重的有黄疸、肝功能损害、骨髓抑制、粒细胞减少（表现为咽痛、发热、感染）、血小板减少症（表现为出血、紫癜）等。

4. 可引起水钠潴留、低血钠症。

【用药指导】

1. 下列情况应慎用：体质虚弱、高热、恶心和呕吐、甲状腺功能亢进、老年人。

2. 用药期间应定期测血糖、尿糖、尿酮体、尿蛋白和肝肾功能，并进行眼科检查等。

3. 排泄较甲苯磺丁脲慢，不要在晚上尤其在不进食情况下服药，因为易发生低血糖，引起低血糖的反应时间持久而且严重，即使在纠正低血糖后，也要注意观察3～5天。

4. 孕妇及哺乳期妇女用药：动物实验和临床观察证明磺脲类降血糖药物可造成死胎和胎儿畸形，孕妇不宜服用。本品可由乳汁排出，乳母不宜服用，以免婴儿发生低血糖。

5. 老年患者及有肾功能不全者对本品的代谢和排泄能力下降，用药量应减少，不宜用长效制剂。

【制剂与规格】片剂：0.1g，0.25g。

【贮藏】遮光，密封保存。

格列本脲（Glibenclamide）

【商品名或别名】优降糖，达安宁，达安辽，Daonil，Gilemal，Euglucon。

【药物概述】本品为降血糖药。作用机制如下。

1. 通过刺激胰腺胰岛 B 细胞分泌胰岛素，先决条件是胰岛 B 细胞还有一定的合成和分泌胰岛素的功能。

2. 通过增加门静脉胰岛素水平或对肝脏直接作用，抑制肝糖原分解和糖原异生作用，使肝脏生成和输出葡萄糖减少。

3. 也可能通过增加胰外组织对胰岛素的敏感性和糖的利用（可能主要通过受体后作用）达到降血糖的目的，总的作用是降低空腹血糖和餐后血糖。

【药动学】本品口服吸收快，蛋白结合率很高为 95%，口服后 2～5h 血药浓度达峰值，持续作用 24h。半衰期为 10h。在肝内代谢，由肝和肾排出各约 50%。

【用药指征】适用于单用饮食控制疗效不满意、患者胰岛 B 细胞尚有一定的分泌胰岛素功能，并且无严重的并发症的轻、中度 II 型糖尿病患者。

【用法与用量】口服。开始 2.5mg，早餐前或早餐及午餐前各一次，轻症者 1.25mg，每天 3 次，三餐前服，7 天后递增每天 2.5mg。一般用量为每天 5～10mg，最大用量每日不超过 15mg。

【药物相互作用】

1. 与酒精同服时，可以引起腹部绞痛、恶心、呕吐、头痛、面部潮红和低血糖。

2. 与 β 受体阻滞剂合用，可增加低血糖的危险，而且可掩盖低血糖的症状，如脉率增快、血压升高；小量用选择性 β 受体阻滞剂如阿替洛尔和美托洛尔造成此种情况的可能性较小。

3. 氯霉素、胍乙啶、胰岛素、单胺氧化酶抑制剂、保泰松、羟保泰松、丙磺舒、水杨酸盐、磺胺类与本品同时用，可加强降血糖作用。

4. 肾上腺皮质激素、肾上腺素、苯妥英钠、噻嗪类利尿剂、甲状腺素可增加血糖水平，与本品同用时，可能需增加本品的用量。

5. 香豆素类抗凝剂与本品同用时，最初彼此血浆浓度皆升高，但以后彼此血浆浓度皆减少，故需要调整两者的用量。

【禁忌证】

1. I 型糖尿病患者。

2. II 型糖尿病患者伴有酮症酸中毒、昏迷、严重烧伤、感染、外伤和重大手术等应激情况。

3. 肝、肾功能不全者。

4. 对磺胺药过敏者。

5. 白细胞减少的患者。

【不良反应】

1. 可有腹泻、恶心、呕吐、头痛、胃痛或不适。

2. 较少见的有皮疹。

3. 少见而严重的有黄疸、肝功能损害、骨髓抑制、粒细胞减少（表现为咽痛、发热、感染）、血小板减少症（表现为出血、紫癜）等。

【用药指导】

1. 下列情况应慎用：体质虚弱、高热、恶心和呕吐、甲状腺功能亢进、老年人。

2. 用药期间应定期测血糖、尿糖、尿酮体、尿蛋白和肝肾功能，并进行眼科检查等。

3. 动物试验和临床观察证明磺脲类降血糖药物可造成死胎和胎儿畸形，孕妇不宜服用。

4. 本类药物可由乳汁排出，乳母不宜服用，以免婴儿发生低血糖。

5. 老年患者及有肾功能不全者对本类药的代谢和排泄能力下降，本品降血糖作用相对较强，不宜用本品，可用其他作用时间较短的磺脲类降糖药。

【制剂与规格】片剂：2.5mg。

【贮藏】密闭保存。

格列齐特（Gliclazide）

【商品名或别名】达美康，列克，甲磺吡脲，Diamicron，Diclazide。

【药物概述】本品对大多数Ⅱ型糖尿病患者有效，可使空腹及餐后血糖下降。主要作用为刺激胰岛 B 细胞分泌，其作用机制是与 B 细胞膜上的磺脲受体特异性结合，从而使钾离子通道关闭，引起膜电位改变，于是钙离子通道开启，胞液内钙离子升高，促使胰岛素分泌。此外还有胰外效应，包括减轻肝脏对外周组织（肌肉、脂肪）胰岛素抵抗状态。本品可减轻血小板粘附及凝集，并有纤维蛋白溶解活性，有助于防治糖尿病微血管病变。

【药动学】吸收较快，口服后 2~6h 血药浓度达峰值，清除半衰期 8~10h。主要经肝代谢失去活性，第 2 天可由肾排出98%。用 ^{14}C 标记研究其排泄物，60%~70% 经尿液排出。10%~20% 由粪便中排出，其中尿排出者仅有 5% 为原形药物。

【用药指征】用于当单用饮食疗法、运动治疗和减轻体重不足以控制血糖水平的成人非胰岛素依赖型糖尿病（Ⅱ型）。

【用法与用量】

格列齐特片：口服。开始用量 40~80mg，每天 1~2 次，以后根据血糖水平调整至每天 80~240mg，分 2~3 次服用，待血糖控制后，每天改服维持量。老年患者酌减。

格列齐特胶囊：口服。开始 80mg（2 粒），早餐前及午餐前（或晚餐前）各一次，也可 40mg（1 粒），每天 3 次，三餐前服。1 周后按疗效调整剂量每天不超过 320mg（8 粒）。

格列齐特缓释片：口服，仅用于成年人。每天 1 次，剂量为 1～4 片，30～120mg。建议于早餐时服用。如某天忘记服用药物，第二天服药剂量不得增加。与所有降血糖药一样，应根据患者的代谢反应来调整剂量。

如血糖水平令人满意，可采用此剂量用作维持治疗。如血糖水平不佳，剂量可逐次增至每天 60mg、90mg 或 120mg，每次增量间隔至少 1 个月。如遇到治疗 2 周后血糖仍无下降时可建议于治疗 2 周后增加剂量。建议最大剂量不得超过每天 120mg。

【药物相互作用】

1. 双氯苯咪唑（全身途径，口服凝胶）：增加降糖作用并可能会出现低血糖症状，甚至昏迷。

2. 保泰松（全身途径）：可增加本品的降糖效应。最好使用其他抗炎药物，否则，需警告患者并强调自我监测的重要性：在与抗炎药物一同使用时，有必要在抗炎药治疗期间和治疗后调整本品治疗剂量。

3. 酒精：增加低血糖反应发生可能（通过抑制代偿性反应），同时具有低血糖昏迷发作的潜在的危险。应避免使用酒精或含有酒精的药物。

4. 与以下药物合用时需谨慎，降血糖效应可能增强，低血糖可能发生：其他降血糖药物（胰岛素，阿卡波糖，双胍类），β 受体阻滞剂，氟康唑，血管紧张素转换酶抑制剂（卡托普利，伊那普利），H_2 受体拮抗剂，MAOIs，磺胺类，非甾体抗炎药。

5. 达那唑：可升高血糖。应避免使用。如果无法避免使用该种药物，需要警告患者并强调自我监测尿糖和血糖的重要性。在使用和停止达那唑治疗时需要调整本品治疗剂量。

6. 氯丙嗪（抗精神病药）：使用大剂量氯丙嗪治疗（每日氯丙嗪剂量 ＞100mg）会增加血糖水平（降低胰岛素的释放）。需要告之患者并强调自我监测血糖的重要性。在使用抗精神病药治疗时和停药后需要调整本品治疗剂量。

7. 糖皮质激素（全身途径和局部途径包括关节内部、皮肤和直肠）制剂和替可克肽（促皮质类激素）：由于可能的酮症而使血糖水平升高（由肾上腺皮质激素引起的对碳水化合物耐受性降低）。需要告之患者并强调自我监测血糖的重要性。在使用肾上腺皮质激素治疗和停药后需要调整本品治疗剂量。

8. 羟苄羟麻黄碱，舒喘宁，三丁喘宁：由于 $β_2$ 受体激动剂作用，可能提高血糖水平。

9. 抗凝剂（华法林）：一般应用中，本品可能导致潜在的抗凝性。可能必须考虑调整抗凝剂的剂量。

【禁忌证】

1. 已知对格列齐特或其中某一种赋形剂、其他磺脲类、磺胺类药物过敏禁用。

2. Ⅰ 型糖尿病禁用。

3. 糖尿病昏迷前期，糖尿病酮症酸中毒禁用。

4. 严重肾或肝功能不全禁用。

5. 应用咪康唑治疗者禁用。

6. 哺乳期禁用。

对上述病例建议应用胰岛素。

【不良反应】

1. 低血糖：如同其他磺脲类药物一样，在进餐间隔时间不规则，或者少吃了一餐或数餐的情况下，用格列齐特缓释片治疗时可能导致低血糖发生。

低血糖可见如下症状：头痛、极度饥饿、恶心、呕吐、倦怠、倦睡、睡眠障碍、激动、攻击性行为、集中力和注意力下降、反应迟缓、抑郁、精神错乱、视觉及语言障碍、失语、震颤、轻瘫、感觉障碍、头晕、乏力感、自我控制丧失、谵妄、惊厥、呼吸表浅、心动过缓、倦睡和意识丧失甚至昏迷至死亡。

另外，观察到肾上腺素能反调节症状：出汗、皮肤潮湿、焦虑、心动过速、高血压、心悸、心绞痛及心律失常。

上述症状通常在摄入碳水化合物（糖）后消失。但是，摄入人造糖类替代品无效。

对于长期严重低血糖病例，即便因吸收了糖而暂时得到控制，仍然可能需要立即药物治疗，甚至需要住院治疗。

2. 胃肠道功能障碍：如腹痛、恶心、呕吐、消化不良、腹泻、便秘都有过较少报道，但如在早餐时服用格列齐特，可将这些症状避免或使风险降到最低。

3. 罕见的不良反应

皮肤和皮下反应：皮疹、瘙痒、荨麻疹、红斑、斑丘疹。其他磺脲类药物，极少数病例有过敏性结节性脉管炎。

血液疾病：极罕见，包括贫血、白细胞减少、血小板减少、粒细胞减少等。这些异常通常是可逆的，治疗停止时消失。

肝胆功能障碍：肝酶水平增高（AST，ALT、碱性磷酸酶）及肝炎（罕见）。如有胆汁郁积性黄疸出现中止治疗。仅有少数病例出现危及生命的肝功能衰竭。通常这些症状于中断治疗后一般都会消失。

视力障碍：暂时性视力障碍，可能因为开始治疗时的血糖水平变化。

【用药指导】

1. 本品应建议用于有可能定时进餐（包括早餐）的患者，因为延迟进餐、食物不足或低碳水化合物，可使低血糖危险增加，所以定时摄食碳水化合物很重要。低血糖更可能发生于食用低热量食物，相当大量或长时间运动后，饮酒后或合并应用其他降糖药物后的患者。为了减少低血糖发作的危险，必须小心选择患者及所用的剂量以及对患者解释清楚低血糖的情况。

下列因素将促进低血糖的发生。

（1）患者拒绝合作或无能力合作（特别是老年人）。

（2）营养不良，不按时进餐，忘记进餐，禁食或改变食物。

（3）运动和摄取碳水化合物二者间不平衡。

（4）格列齐特缓释片服用过量。

（5）某些内分泌疾病：甲状腺功能减低，垂体和肾上腺功能不全。

（6）与某些其他的药物合并应用。

（7）肝与肾功能不全：肝功能不全或严重肾功能不全患者，格列齐特的药代动力学和（或）药效学可能发生改变。这些患者低血糖可能持续时间长，应进行适当的处理。

应向患者和其家属解释清楚低血糖的危险性，包括症状、治疗以及引起低血糖的原因。并告诉患者遵守饮食治疗，按时运动及监测血糖水平的重要性。

2. 患者有下列任何情况，可使血糖浓度受到影响：发热、外伤、感染、外科手术。某些情况下可能需要应用胰岛素治疗。

3. 在服用本品出现继发性失效时，必须考虑适当调整剂量以及监督其饮食治疗和运动。

4. 定期进行实验室检查：糖基化血红蛋白水平（或空腹血糖水平）是评估降糖疗效较好的指标。自我监测血糖是非常有效的。

5. 对驾驶及操作机器的影响：在驾驶和（或）操作机器时患者应警惕低血糖症状，特别是在开始治疗时。

6. 孕妇及哺乳期妇女用药

妊娠期：目前缺乏怀孕妇女使用格列齐特的临床资料。在动物实验中，格列齐特非致畸。为了减少因未能控制糖尿病而出现先天性畸形儿的危险，在怀孕前必须控制好血糖。妊娠期间口服降糖药不适用，可采用胰岛素作为糖尿病的继续治疗。建议从计划要怀孕的时候或发现怀孕的时候起，将口服降糖药物改为用胰岛素治疗。

哺乳期：缺乏格列齐特及其代谢物进入母乳的资料。考虑到新生儿出现低血糖的危险性，哺乳期妇女应禁止使用格列齐特。

7. 老年患者用药：对 65 岁以上患者，格列齐特缓释片的服法按 65 岁以下患者相同治疗方案，或遵医嘱。

8. 药物过量：过量可产生低血糖。

中度低血糖症状、无意识丧失或神经系统体征者，必须以摄取碳水化合物、调整剂量和（或）改变饮食来完全纠正之。医师应继续严密监护直至患者脱离危险。

严重的低血糖反应出现昏迷、惊厥或可能出现其他的神经功能障碍时，应作为内科急诊处理，患者需立即入院治疗。

如诊断或怀疑低血糖昏迷应给患者快速静脉注射 50ml 高浓度（20%～30%）葡萄糖溶液，随后持续滴注浓度相对较低的葡萄糖溶液（10%），注入速度以维持血糖浓度在 1g/L 以上为准。

医师应密切监护患者，根据患者情况决定是否需要加强监护。

9. 由于格列齐特与蛋白质结合牢固，透析对这些患者无用。

10. 用格列齐特缓释片代替格列齐特 80mg 时，格列齐特 80mg 一片相当于格列齐特缓释片一片，替代时必须提供血糖监测数据。

11. 用格列齐特缓释片代替其他口服降血糖药物时，必须考虑先前所用降血糖药物的剂量和半衰期。

12. 一般换用格列齐特缓释片时无需过渡期，开始以剂量为 30mg 为较好。然后如前述按照患者的血糖情况进行调整。

【药物评价】

Guide 研究比较了格列齐特缓释片和格列美脲对Ⅱ型糖尿病患者的疗效和安全性。研究结果证实，格列齐特缓释片能有效控制血糖，疗效至少与格列美脲相等。治疗 9 周，格列齐特缓释片组糖基化血红蛋白（HbAlc）及空腹血糖（FPG）明显降低；治疗 6 个月，HbAlc 平均下降了 1.3%，FPG 平均下降了 1.41mmol/L，治疗前后差异显著；研究结束时，有 50% 患者 HbAlc < 7%，25% 患者 HbAlc < 6.5%。Guide 研究还发现，格列齐特缓释片单药、联合二甲双胍或 α 葡萄糖苷酶抑制剂治疗，对老年和肾功能不全患者均有较好的耐受性，低血糖发生率比格列美脲低 50%。

格列齐特缓释片能显著减少糖尿病肾脏并发症的微量蛋白尿。Yanagawa 等研究发现，格列齐特缓释片能使尿蛋白和肌酐的比率（UACR）从用药前的（92.5 ± 12.5）mg/g 下降为治疗 12 周后的（69 ± 11）mg/g，差异显著。

对于避免糖尿病血管病变及其进展性病变的发生具有选择治疗效应。Katakami 等进行的一项随机双盲对照研究为时 36 个月，结果显示，格列齐特缓释片比优降糖能更有效地延缓Ⅱ型糖尿病患者大血管病变的进展，前者颈动脉内 - 中膜厚度（IMT）年平均变化为 0.032mm，而后者为 0.064mm。

患者对格列齐特缓释片的耐受性良好。其有效控制血糖的同时不增加体重、不影响血脂。格列齐特缓释片的主要不良反应为低血糖和胃肠道功能障碍（如腹痛、恶心、呕吐、消化不良、腹泻、便秘）。规律进餐的Ⅱ型糖尿病患者发生低血糖的风险极低。Guide 研究证实，在相同血糖控制的条件下，格列齐特缓释片的低血糖发生率比格列美脲少 50%。由于格列齐特缓释片的释放不受食物影响，因此早餐时服用可降低胃肠道不良反应的发生率。

【制剂与规格】片剂：80mg。胶囊剂：40mg。缓释片：30mg。

【贮藏】遮光，密闭保存。

格列喹酮（Gliquidone）

【商品名或别名】糖适平，糖肾平，普怡，Glurener，AR - DF26，Glurenorm。

【药物概述】本品系第二代口服磺脲类降糖药，为高活性亲胰岛 B 细胞剂，与胰岛 B 细胞膜上的特异性受体结合，可诱导产生适量胰岛素，以降低血糖浓度。适用于Ⅱ型糖尿病。

【药动学】本品可从胃肠道快速吸收，广泛与血浆蛋白结合，1h后降糖作用开始。2~3h后血药浓度达最高水平。作用可持续8h，血浆半衰期为1~2h。代谢完全，其代谢产物不具有降血糖作用，代谢产物95%经胆道消化系统排泄。仅平均5%的药量在尿中以代谢物而存在。

【用药指征】适用于Ⅱ型糖尿病。

【用法与用量】餐前服用。根据患者个体情况，可适当调节剂量，一般日剂量为15~180mg。日剂量30mg以内者可于早餐前一次服用。大于此剂量者可酌情分为早、晚或早、中、晚分次服用。开始治疗量应从15~30mg开始，根据血糖情况逐步加量，每次加量15~30mg。如原已服用其他磺脲类药改用本品时，可按相同量开始，按上述量逐渐加量调整。日最大剂量一般不超过180mg。

【药物相互作用】.

1. 与水杨酸类，磺胺类，保泰松类，抗结核病药，四环素类，单胺氧化酶抑制剂，β受体阻滞剂，氯霉素，双香豆素类和环磷酰胺等合用可增强本品作用。

2. 氯丙嗪，拟交感神经药，皮质激素类，甲状腺激素，口服避孕药和烟酸制剂等可降低本品降血糖作用。

3. 本品可减弱患者对酒精的耐受力，亦可能加强药物的降血糖作用。

【禁忌证】

1. Ⅰ型糖尿病禁用。

2. 糖尿病昏迷或昏迷前期禁用。

3. 糖尿病合并酸中毒或酮症禁用。

4. 对磺胺类药物过敏者禁用。

5. 妊娠、哺乳期及晚期尿毒症患者禁用。

【不良反应】有皮肤过敏反应、胃肠道反应、轻度低血糖反应及血液系统方面改变的报道，但都较少见。

【用药指导】

1. 糖尿病患者合并肾脏疾病，肾功能轻度异常时尚可使用。但是当有严重肾功能不全时，则应改用胰岛素治疗为宜。

2. 治疗中若有不适，如低血糖、发热、皮疹、恶心等应从速就医。

3. 改用本品时如未按时进食或过量用药都可以引起低血糖。

4. 若发生低血糖，一般只需进食糖、糖果或甜饮料即可纠正，如仍不见效，应立即就医。少数严重者可静脉给葡萄糖。

5. 胃肠反应一般为暂时性的，随着治疗继续而消失，一旦有皮肤过敏反应，应停用本品，代之以其他降糖药或胰岛素。

【药物评价】格列喹酮为德国勃林格翰公司开发的磺脲类降糖药物，它特异性地与胰岛B细胞膜上的磺脲类药的受体结合，在不影响腺苷酸环化酶（cAMP）系统情况下，通过促进胰岛 B 细胞膜上 ATP 敏感性钾离子通道的关闭，抑制钾从 B 细胞外流，使 B 细胞浆膜去极化，导致电压依赖性钙离子浓度增高，促使含有胰岛素的小囊泡向 B 细胞表面移动，并释放胰岛素。对分离的胰岛 B 细胞研究显示，当格列喹酮从培养液中撤除后，如瀑布般分泌的胰岛素就立即停止释放。由此可见，在格列喹酮刺激后胰岛素易于控制。血浆格列喹酮的水平与其刺激胰岛素分泌、促使血浆胰岛素水平增高的作用呈密切相关关系。静脉给药后药效立即产生。而后，由于血浆格列喹酮半衰期短，仅为 1.5h，胰岛素水平很快又下降，不引起过高的胰岛素浓度。与其他磺脲类降血糖药一样，格列喹酮也增强胰岛素靶组织细胞对胰岛素作用的反应。格列喹酮有增加胰岛素受体，并强化胰岛素的受体后作用，因而有肯定的改善胰岛素受体后抵抗和增强组织对胰岛素敏感性的作用。

格列喹酮具有肯定的降血糖作用，经天津医大附属总医院、天津铁路中心医院、山东医大附属医院协作组对 160 例 2 型糖尿病患者临床验证，经格列喹酮（107.61 ± 74.05）mg/d 治疗 3 个月后，降低血糖的总有效率按空腹血糖、餐后 2h 血糖、24h 尿糖定量计分分别为 95%、93.3%、95%。本品对尿蛋白和血脂的影响可能与糖代谢的改善有关，但确切机理不明。格列喹酮的剂量与降血糖效应呈正相关关系，绝大多数患者用量在 30 ~ 180mg/d 就能达到满意的血糖控制。

【制剂与规格】片剂：30mg。胶囊剂：30mg。

【贮藏】遮光，密封保存。

格列吡嗪（Glipizide）

【商品名或别名】美吡达，利糖妥，灭糖尿，迪沙，瑞易宁，格迪，唐贝克，Mitoneu，Glutrol，Minidiab。

【药物概述】本品为第二代磺脲类抗糖尿病药。对大多数 II 型糖尿病患者有效，可使空腹及餐后血糖降低，糖化血红蛋白下降 1% ~2%。此类药主要作用为刺激胰岛 B 细胞分泌胰岛素，但先决条件是胰岛 B 细胞还有一定的合成和分泌胰岛素的功能。其机制是与 B 细胞膜上的磺脲受体特异性结合，从而使 K^+ 通道关闭，引起膜电位改变，Ca^{2+} 通道开启，胞液内 Ca^{2+} 升高，促使胰岛素分泌。此外还有胰外效应，包括改善外周组织（如肝脏、肌肉、脂肪）的胰岛素抵抗状态。

【药动学】普通片：口服后通过小肠吸收，30min 见效。达峰时间 1 ~2h。$t_{1/2}$ 为 3 ~ 7h。维持降血糖长达 10h 以上。药物主要经肝脏代谢，代谢物无降糖活性。第 1 天排泄出服用量的 97%；3 天内全部由肾脏排出体外。

格列吡嗪缓释片：健康成人口服本品 10mg，约 11.6 ±5.54h 达最高血药浓度，C_{max} 约为（373.5 ±86.57）ng/ml，半衰期为（9.67 ±3.50）h。

格列吡嗪控释片：为按照特殊的胃肠道治疗系统（GITS）设计的片剂，由一半透膜包裹，内含格列吡嗪及可吸收水分的无药理活性成分。药片在吸收水分后膨胀，格列吡嗪由激光打制的小孔中释出。口服 2h 以后，开始稳定地释放有效成分（格列吡嗪），可维持约

8h，以后释放速度逐渐下降，至服药后约 16h 释放完毕。在肠道内逐渐吸收入血的格列吡嗪清除半衰期约为 2.5～4h，在服药后 24h 内可保持较稳定的血药浓度，一次口服 5mg 后，24 h 血药平均浓度可达 50ng/ml 以上。每天服药一次即可控制全天血糖。服药 5 天后，血药浓度达稳态，老年患者达稳态时间需 6～7 天。

【用药指征】适用于经饮食控制及体育锻炼 2～3 个月疗效不满意、胰岛 B 细胞尚有一定的分泌胰岛素功能，无急性并发症（如感染、创伤、酮症酸中毒、高渗性昏迷等），不合并妊娠，无严重的慢性并发症的轻、中度 2 型糖尿病患者。

【用法与用量】普通片：口服，剂量因人而异。

一般推荐剂量每天 2.5～20mg，早餐前 30min 服用。日剂量超过 15mg，宜在早、中、晚分三次餐前服用。

单用饮食疗法失败者：起始剂量每天 2.5～5mg，以后根据血糖和尿糖情况增减剂量，每次增减 2.5～5.0mg。每天剂量超过 15mg 应分 2～3 次餐前服用。

已使用其他口服磺脲类降糖药者：停用其他磺脲药 3 天，复查血糖后开始服用本品。从 5mg 起逐渐加大剂量，直至产生理想的疗效。最大日剂量不超过 30mg。

缓释片：口服，需整片吞服。剂量因人而异，一般推荐起始剂量 5mg/d，每天 1 次，早餐前 30min 服用。以后根据血糖情况调整剂量及服药时间。

控释片：口服，每天服药 1 次。开始每天服 5mg，早餐时服用（也可在其他认为方便的时候服用）。以后根据每周测定血糖值或每两月测得糖化血红蛋白值调整剂量。多数患者每天服 10mg 即可，部分患者须服 15mg，每天最大剂量 20mg。

【药物相互作用】

1. 本品与肾上腺素、肾上腺皮质激素、口服避孕药、噻嗪类利尿剂合并使用时，可降低其降血糖作用。

2. 本品与 β 受体阻断药并用时应谨慎。β 肾上腺素受体阻滞药可干扰低血糖时机体的升血糖反应，阻碍肝糖酵解，同时又可掩盖低血糖的警觉症状。可拮抗磺脲类的促胰岛素分泌的作用，故也可致高血糖。

3. 缩短本品在胃肠道滞留时间的胃肠道疾病用药，可影响本品的药代动力学和药效。

4. 与下列药物合用，可增加低血糖反应的发生风险。

（1）抑制磺脲类由尿中排泄的药物：如治疗痛风的别嘌醇、丙磺舒。

（2）延缓磺脲类代谢的药物，如酒精、H$_2$ 受体阻滞剂（西咪替丁、雷尼替丁）、氯霉素、咪康唑、抗凝药。磺脲类与酒精同服可引起腹痛、恶心、呕吐、头痛以及面部潮红（尤其是合用氯磺丙脲时）。

（3）促使磺脲类与结合的血浆白蛋白分离的药物，如水杨酸盐、降血脂药贝特类。

（4）本身具有致低血糖作用的药物：酒精、水杨酸类、胍乙啶、单胺氧化酶抑制剂、奎尼丁。

（5）合用其他降血糖药物时：胰岛素、二甲双胍、阿卡波糖、胰岛素增敏药。

5. 下列药物与磺脲类同用时可升高血糖，可能需要增加磺脲类的剂量：糖皮质激素、雌激素、噻嗪类利尿剂、苯妥英钠、利福平。

【禁忌证】

1. 对磺胺药过敏者禁用。

2. 已明确诊断的 I 型糖尿病患者禁用。

3. II 型糖尿病患者伴有酮症酸中毒、昏迷、严重烧伤、感染、外伤和重大手术等应激情况禁用。

4. 肝、肾功能不全者禁用。

5. 白细胞减少者禁用。

【不良反应】本品不良反应较少。

1. 内分泌、代谢系统：本品属于磺脲类药物，引起的不良反应主要为低血糖。

2. 消化系统：

①可出现消化道反应如恶心、呕吐、上腹灼热感、食欲减退、腹泻、口中金属味，一般不严重，且与剂量偏大有关，有时可增进食欲，使体重增加；

②肝脏损害、黄疸、肝功能异常少见。

3. 血液系统：血液系统不良反应少见，包括白细胞减少、粒细胞缺乏症、贫血、血小板减少症。

4. 过敏反应：如皮疹，偶有发生剥脱性皮炎者。

【用药指导】

1. 患者用药时应遵医嘱，注意饮食控制和用药时间。

2. 下列情况应慎用：体质虚弱、高热、恶心和呕吐、有肾上腺皮质功能减退或垂体前叶功能减退症者。

3. 用药期间应定期测血糖、尿糖、尿酮体、尿蛋白和肝肾功能、血象，并进行眼科检查。

4. 避免饮酒，以免引起类戒断反应。

5. 动物实验和临床观察证明磺脲类降血糖药物可造成死胎和胎儿畸形，故孕妇禁用。

6. 本类药物可由乳汁排出，乳母不宜用，以免婴儿发生低血糖。

7. 老年患者用药：从小剂量开始，逐渐调整剂量。

8. 本品较少引起低血糖，与即释格列吡嗪相仿，但与任何磺脲类降糖药一样，过量可引起低血糖。

9. 有消化道狭窄、腹泻者不宜用格列吡嗪控释片。

10. 格列吡嗪控释片应整片吞服，不可嚼碎或掰开服用。粪便中可出现药片样物，为正常现象，是包裹片剂的不溶性外壳。

【制剂与规格】

片剂：

①2.5mg；

②5mg；

分散片：5mg；

胶囊剂：5mg；

缓释片：5mg；

控释片：5mg。

【贮藏】遮光密闭，室温保存。

格列美脲（Glimepiride）

【商品名或别名】亚莫利，万苏平，佑苏，圣平，Amaryl。

【药物概述】本品为第三代磺脲类口服降血糖药，其降血糖作用的主要机理是刺激胰岛 B 细胞分泌胰岛素，部分提高周围组织对胰岛素的敏感性。本品与胰岛素受体结合及离解的速度较格列本脲为快，较少引起较重低血糖。

【药动学】本品口服后迅速而完全吸收，空腹或进食时服用对本品的吸收无明显影响，服后 2～3h 达血药峰值，口服 4mg 平均峰值约为 300ng/ml，$t_{1/2}$ 约 5～8h，本品在肝脏内经 P450 氧化酶代谢成无降糖活性的代谢物，60% 经尿排泄，40% 经粪便排泄。

【用药指征】用于经饮食控制、体育锻炼及减轻体重均不能满意控制的 II 型糖尿病。

【用法与用量】遵医嘱口服用药。对于糖尿病患者，格列美脲或任何其他降糖药物都无固定剂量，必须定期测量空腹血糖和糖化血红蛋白以确定患者用药的最小有效剂量：测定糖化血红蛋白水平以监测患者的治疗效果。

通常起始剂量：在初期治疗阶段，格列美脲的起始剂量为 1～2mg，每天一次，早餐时或第一次主餐时给药。那些对降糖药敏感的患者应以 1mg 开始，且应谨慎调整剂量。格列美脲与其他口服降糖药之间不存在精确的剂量关系。格列美脲最大初始剂量不超过 2mg。

通常维持剂量：通常维持剂量是 1～4mg，每天一次，推荐的最大维持量是 6mg，每天一次。剂量达到 2mg 后，剂量的增加根据患者的血糖变化，每 1～2 周剂量上调不超过 2mg。

【药物相互作用】

1. 与水杨酸类、磺胺类、保泰松类、抗结核病药、四环素类、单胺氧化酶抑制剂、β 受体阻滞剂、氯霉素、香豆素类和环磷酰胺等合用可增强本品作用。

2. 氯丙嗪、拟交感神经药、皮质激素类、甲状腺激素、口服避孕药和烟酸制剂等可降低本品降血糖作用。

3. 本品可以减弱患者对酒精的耐受力，而酒精亦可能加强药物的降血糖作用。

【禁忌证】

1. 已知对格列美脲有过敏史者禁用。

2. 糖尿病酮症酸中毒伴或不伴昏迷者禁用，上述情况应该改用胰岛素治疗。

3. 孕妇、分娩妇女、哺乳期妇女禁用。

【不良反应】

1. 低血糖：本品可引起低血糖症，尤其是老年体弱患者在治疗初期、不规则进食患者、饮酒及肝肾功能损害患者更易引起。据报道，本不良反应的发生率为2%。

2. 消化系统症状（恶心、呕吐、腹泻、腹痛等）临床少见。

3. 有个别病例报道血清肝脏转氨酶升高。

4. 皮肤过敏反应（瘙痒、红斑、荨麻疹等）少见。

5. 其他：头痛、乏力、头晕等少见。

【用药指导】

1. 患者用药时应遵医嘱，注意饮食，运动和用药时间。

2. 治疗中应注意早期出现的低血糖症状，如头痛、兴奋、失眠、震颤和大量出汗，以便及时采取措施，严重者应静脉滴注葡萄糖，对有创伤、术后、感染或发热患者应给予胰岛素维持正常血糖代谢。

3. 避免饮酒，以免引起类戒断反应。

4. 怀孕及哺乳期间禁用。

5. 过量服用，患者会突发低血糖反应。

【药物评价】格列美脲为新一代的磺脲类口服降糖药，与其他磺脲类药物相比，具有高效、长效、用量小的优点。其降糖作用主要通过与 B 细胞磺脲类受体结合，刺激 B 细胞分泌胰岛素，还可以通过胰岛外的作用，增强胰岛素对靶细胞（肝、肌肉、脂肪细胞）的作用。徐艳等研究显示，每天服一次格列美脲和每天服用 2~3 次二甲双胍，均有明显的降低空腹和餐后 2h 血糖的作用，经过 12 周的观察，HbAlc 也得到明显降低，表明格列美脲和二甲双胍有同样的降糖效果，而格列美脲每天口服一次对患者来说更为方便，依从性更好。格列美脲低血糖反应发生率很低，且对肝肾功能无不良影响，因此值得临床应用。

苏红丽在评价格列美脲对单纯饮食或用二甲双胍或阿卡波糖治疗不满意的 II 型糖尿病的疗效的研究中，对入选患者给予格列美脲 1~4mg 每天早餐前顿服，疗程 4 个月，试验前、后测血糖、糖化血红蛋白、血脂和肝肾功能。结果格列美脲治疗 4 个月后空腹和餐后 2h 血糖平均分别下降 13mmol/L 和 18mmol/L，糖化血红蛋白平均下降 18%，治疗后空腹血浆胰岛素水平无变化，患者体重指数平均增加 $0.3kg/m^2$，对血脂和血压无不良影响。证明了格列美脲可以进一步降低单纯饮食控制或应用二甲双胍或阿卡波糖治疗的 II 型糖尿病患者空腹和餐后 2h 血糖及糖化血红蛋白且不增加空腹胰岛素水平。

【制剂与规格】

片剂：

①1mg；

②2mg；

③3mg。

胶囊剂：2mg。

【贮藏】密闭，室温保存。

二、双胍类药

【作用机制】双胍类药物的详细降糖机制还不清楚，可能的作用机制如下。

1. 抑制食欲及肠道对葡萄糖的吸收，还可抑制肠壁对氨基酸、脂肪、胆固醇、胆盐、钠及水的吸收，故可用于减肥，但静脉注射无此作用。

2. 增加周围组织对葡萄糖的利用，促进细胞对糖的无氧酵解，但易使乳酸产生过多。

3. 不刺激胰岛素分泌，但能增强胰岛素与受体的结合，尤其能改善受体后效应，可促进葡萄糖的利用。

4. 降脂作用，可降低胆固醇、甘油三酯，有利于防治动脉粥样硬化。

【适应证】

1. 中年以上起病的Ⅱ型糖尿病患者，特别是肥胖型经严格饮食控制和运动治疗不能满意控制病情时，应首选此类药物。对Ⅱ型糖尿病偏胖的患者，与磺脲类药物同用有利于降低血糖、血脂和体重。

2. 磺脲类药物原发性或继发性失效时，可改用双胍类或与双胍类药物联合应用，常可获得良好效果。

3. 胰岛素治疗的患者与双胍类药物联合使用，可减少胰岛素的用量，减少血糖波动，但不能完全代替胰岛素。

4. 原用较少剂量胰岛素（20U/d）的糖尿病患者。拟改用口服降糖药物治疗，而对磺脲类药物有过敏反应或失效时，可用双胍类。

5. 对胰岛素有耐受性的糖尿病患者，加用双胍类可减少胰岛素用量。

6. 糖耐量异常者可预防其发展为临床糖尿病。

【禁忌证】

1. 糖尿病酮症酸中毒患者禁用本品，需用胰岛素治疗。

2. 严重肝病（如肝硬化）、肾功能不全、慢性严重肺部疾病、心力衰竭、贫血、缺氧、酗酒者禁用。

3. 妊娠期妇女禁用。

4. 感染、手术等应激情况。有乳酸酸中毒史，年龄＞65岁，严重高血压，明显的视网膜病变，进食过少的患者禁用。

【副作用】

1. 消化道反应：腹部不适、恶心、呕吐。

2. 乳酸酸中毒：当降糖灵用量每天100mg以上，老年患者或心、肺、肝、肾功能不全者易发生乳酸酸中毒，使用二甲双胍时较少发生。

【种类】目前国内开发应用的双胍类药物有两种。

1. 二甲双胍：商品名有降糖片、美迪康、立克糖、迪化糖锭、格华止等。

2. 苯乙双胍：商品名有降糖灵、DBI。

【降糖效果】中等强度。与磺脲类药物一样，双胍类药物每片的降糖效果相当，但按每毫克药物计算，其降糖作用也有强弱顺序，如降糖灵＞二甲双胍。基于上述作用机制，双胍类药物本身不会引起低血糖，但与磺脲类或胰岛素联用，则可引起低血糖。

【常用双胍类药物的特点及临床应用】

1. 二甲双胍：是目前国内外唯一广泛使用的双胍类降糖药。我国于20世纪80年代曾停止此药的生产，近年来许多药厂又相继开发生产该药。

2. 苯乙双胍（降糖灵）：国外已基本淘汰，国内仍在应用，尤其在广大农村地区。英文名Phenformin。片剂，每片25mg，一般日剂量50~100mg，极量150mg，分2~3次餐后服用。该药毒性较大，目前已较少应用。

3. 丁双胍：国内极少应用，英文名Buformin。片剂，每片25mg，其他特点同降糖灵。

二甲双胍（Metformin）

【商品名或别名】甲福明，降糖片，格华止，君力达，君士达，Glucophage，Obin，Mellitin。

【药物概述】本品为降血糖药。本品可降低Ⅱ型糖尿病患者空腹及餐后高血糖，HbAlc可下降1%~2%，本品降血糖的机制可能是：

①增加周围组织对胰岛素的敏感性，增加胰岛素介导的葡萄糖利用；

②增加非胰岛素依赖的组织对葡萄糖的利用，如脑、血细胞、肾髓质、肠道、皮肤等；

③抑制肝糖原异生作用，降低肝糖输出；

④抑制肠壁细胞摄取葡萄糖；

⑤抑制胆固醇的生物合成和贮存，降低血甘油三酯、总胆固醇水平。与胰岛素作用不同，本品无促进脂肪合成作用、对正常人无明显降血糖作用，对Ⅱ型糖尿病单独应用时一般不引起低血糖。

【药动学】二甲双胍片：主要由小肠吸收，吸收半衰期为0.9~2.6h，生物利用度为50%~60%。口服二甲双胍0.5g后2h，其血浆浓度达峰值，近21μg/ml。胃肠道壁内集聚较高水平二甲双胍，为血浆浓度的10~100倍。肾、肝内含量约为血浆浓度的2倍多，二甲双胍结构稳定，不与血浆蛋白结合，以原形随尿液排出，清除迅速，血浆半衰期为1.7~4.5h，12h内90%被清除。本品一部分可由肾小管分泌，故肾清除率大于肾小球滤过率，由于本品主要以原形由肾脏排泄，故在肾功能减退时用本品可在体内大量积聚，引起高乳酸血症或乳酸性酸中毒。

盐酸二甲双胍肠溶胶囊：口服后由肠道吸收，与口服片剂相比，达峰时间推迟1~2h，峰浓度与片剂相近，服用1g后，峰浓度为（1.44±0.39）μg/ml，主要以原形经肾排泄。

【用药指征】用于单纯饮食控制不满意的Ⅱ型糖尿病患者，尤其是肥胖和伴高胰岛素血症者，用本品不但有降血糖作用，还有减轻体重和高胰岛素血症的效果。对某些使用磺脲类疗效差的患者可奏效，如与磺脲类降血糖药、α葡萄糖苷酶抑制剂或噻唑烷二酮类降糖药合用，较分别单用的效果更好。亦可用于胰岛素治疗的患者，以减少胰岛素的用量。

【用法与用量】口服，成人开始一次0.25g，每天2~3次，以后根据血糖和尿糖情况调整剂量，一般每天1~1.5g，最多每天不超过2g。本品可餐前即刻服用，若有胃肠道不适反应可餐中或餐后服用，肠溶片能减轻胃肠道反应。

【药物相互作用】

1. 本品与胰岛素合用可加强降血糖作用，应减少胰岛素剂量。

2. 可加强抗凝药（如华法林等）的抗凝血作用，导致出血倾向。

3. 本品如与含醇饮料同服可发生腹痛、酸血症及体温过低。

4. 本品与磺脲类并用时，可引起低血糖。

5. 西咪替丁可增加本品的生物利用度，减少肾脏清除率，故应减少本品剂量。

【禁忌证】

1. Ⅱ型糖尿病伴有酮症酸中毒、肝肾功能不全（血清肌酐超过1.5mg/dl）、肺功能不全、心力衰竭、呼吸功能衰竭、急性心肌梗死、严重感染和外伤、重大手术以及临床有低血压和缺氧情况禁用。

2. 酗酒者，过度饮酒者、脱水、痢疾、营养不良者，对本品和双胍类药物过敏者禁用。

3. 糖尿病合并严重的慢性并发症（如糖尿病肾病、糖尿病眼底病变）禁用。

4. 静脉肾盂造影或动脉造影前禁用。

5. 严重心、肺病患者禁用。

6. 维生素B_{12}、叶酸和铁缺乏的患者禁用。

7. 全身情况较差的患者（如营养不良、脱水）禁用。

【不良反应】

1. 胃肠道反应，表现为食欲不振、恶心、呕吐、腹泻、胃痛、口中金属味。

2. 有时有乏力、疲倦、体重减轻、头晕、皮疹。

3. 乳酸性酸中毒虽然发生率很低，仅为苯乙双胍的1/200~1/100，但也应予注意。临床表现为呕吐、腹痛、过度换气、神志障碍，血液中乳酸浓度增加而不能用尿毒症、酮症酸中毒或水杨酸中毒解释。

4. 可减少肠道吸收维生素B_{12}，使血红蛋白减少，产生巨幼红细胞贫血。

【用药指导】

1. Ⅰ型糖尿病不应单独使用。

2. 用药期间定期空腹检查血糖、尿糖、尿酮体，定期测血肌酐、血乳酸浓度。

3. 既往有乳酸性酸中毒史者慎用。

4. 进行肾脏造影者应于前 3 天停用本品。

5. 与胰岛素合用治疗时，可加强胰岛素的降血糖作用，应减少胰岛素的用量（开始时减少 20% ~30%，以防止出现低血糖反应）。

6. 孕妇及哺乳期妇女禁用。

7. 老年患者（＞65 岁）患者慎用，因肾功能减弱，可能出现乳酸性酸中毒，用药宜酌减。

8. 盐酸二甲双胍肠溶片口服在小肠崩解，溶出药物由小肠吸收。给药后血药浓度上升缓慢，应在餐前服用。

【制剂与规格】

片剂：

①0.25g；

②0.5g。

胶囊剂：0.25g。

肠溶片：0.25g。

肠溶胶囊：0.25g。

缓释片：0.25g。

【贮藏】密闭，室温保存。

苯乙双胍（Phenformin）

【商品名或别名】降糖灵，苯乙福明，Insoral，DBI。

【药物概述】盐酸苯乙双胍为双胍类口服降血糖药，本品不刺激 B 细胞分泌胰岛素，用药后血中胰岛素浓度无明显变化。本品可能的降血糖的作用机制如下。

1. 增加周围组织对胰岛素的敏感性，增加胰岛素介导的葡萄糖利用。

2. 增加非胰岛素依赖的组织对葡萄糖的利用，如脑、血细胞、肾髓质、肠道、皮肤等。

3. 抑制肝糖原异生作用，降低肝糖输出。

4. 抑制肠壁细胞摄取葡萄糖。

5. 抑制胆固醇的生物合成和贮存，降低血甘油三酯、总胆固醇水平。与胰岛素作用不同，本品无促进脂肪合成的作用，对正常人无明显降血糖作用，对Ⅱ型糖尿病单独应用时一般不引起低血糖。因本品常致乳酸酸中毒，欧美多国早以停用，但仍有一些国家在使用。

【药动学】本品口服后迅速从胃肠吸收，生物利用度 60%，血浆蛋白结合率为 20%，作用持续 6 ~8h。本品半衰期 $t_{1/2}$ 为 3 ~5h，主要在肝内代谢，经肾排泄，约 1/3 以羟基苯乙双胍的代谢产物形式从尿中排出。

【用药指征】用于单纯饮食控制不满意的Ⅱ型糖尿病患者，尤其是肥胖者和伴高胰岛素血症者，用本品不仅有降血糖作用，还可能有助于减轻体重和高胰岛素血症的效果。对某些经磺脲类药物治疗疗效差的糖尿病患者，与本品合用，可产生协同作用，较分别单用的效果更好。

【用法与用量】采用个性化给药原则。

1. 单独治疗给药方法：开始治疗时，一般口服每天一次，每次25mg，餐前服用；数天后，可增加给药次数至2~3次，每次25mg。

2. 与磺脲类药物合用时：第一周每天一次，每次25mg，餐前服用；第二周检测血糖后，可逐渐增加每天给药次数至每天2~3次，每次25mg，直至血糖水平降至或接近正常值。

3. 本品每天最大口服剂量一般不超过75mg，否则易发生高乳酸血症或乳酸性酸中毒。

【药物相互作用】

1. 与胰岛素合用，降血糖作用加强，应减少胰岛素剂量。

2. 本品可加强抗凝药（如华法林等）的抗凝血作用，可致出血倾向。

3. 其余参见"二甲双胍"的相关内容。

【禁忌证】

1. 已知对苯乙双胍有过敏史者禁用。

2. 糖尿病酮症酸中毒伴或不伴昏迷者禁用，这种情况应用胰岛素治疗。

3. 孕妇、分娩妇女、哺乳期妇女禁用。

其余参见"二甲双胍"的相关内容。

【不良反应】

1. 常见的有：恶心、呕吐、腹泻、口有金属味。

2. 可有乏力、疲倦、体重减轻、头晕、皮疹。

3. 亦可发生乳酸酸中毒，临床表现为呕吐、腹痛、过度换气、神志障碍（血液中乳酸浓度增加而不能用尿毒症、酮症酸中毒或水杨酸中毒解释）。

4. 可减少肠道吸收维生素 B_{12}，使血红蛋白减少，产生巨幼细胞性贫血。

【用药指导】

1. 伴有缺氧性疾病（如心衰、呼衰）的糖尿病患者，以及服药期间饮酒，伴有严重厌食、呕吐和酮症等糖尿病患者，更易产生乳酸性酸中毒。

2. 如果出现严重胃肠道不良反应，应减少本品用量或停用本品。为了减少胃肠道副反应，本品应与食物同服。

3. Ⅰ型糖尿病不应单独使用本品（可与胰岛素合用）。

4. 对Ⅰ型及Ⅱ型糖尿病患者需要胰岛素治疗的患者，本品与胰岛素联用有协同作用，减少胰岛素的用量，也可能有助于某些不稳定型糖尿病人病情的稳定；加用本品后，须及时减少胰岛素剂量（开始时减少20%~30%），以防止出现低血糖反应。

5. 单独使用本品时，很少产生低血糖反应。在调整本品剂量期间，特别是本品与胰岛素或磺脲类药物联合用药时，可能产生低血糖反应，应小心观察各种症状，避免低血糖反应发生。

6. 用药期间要经常检查空腹血糖、尿糖及尿酮体，定期检查糖化血红蛋白以方便调整用药剂量，尤其是在联合应用胰岛素以前，必须做血糖和尿糖检查。

7. 孕妇、哺乳期妇女不宜使用本品。

8. 由于老年患者肝肾功能有降低的可能性，故老年患者应避免大剂量服用本品，应选择尽可能低的维持剂量。

9. 由于本品主要经过肾脏排泄，应充分评估患者肾功能以后，再调整患者用药剂量。

10. 如果患者过量服用本品（每天口服大于75mg），可能引起低血糖和乳酸性酸中毒。乳酸性酸中毒是一种高死亡率的不良反应，应引起医生和患者高度重视。

【制剂与规格】片剂：25mg；50mg。

【贮藏】密闭，室温保存。

三、α葡萄糖苷酶抑制剂

西方人饮食中碳水化合物的主要成分是淀粉和蔗糖，而我国的饮食中碳水化合物主要成分是淀粉。淀粉和蔗糖（双糖）均不能直接被肠壁细胞吸收，需要在小肠绒毛上的多种α葡萄糖苷酶的作用下生成单糖（葡萄糖及果糖）后才能被吸收。α葡萄糖苷酶有多种，包括：

①蔗糖酶，促使蔗糖水解生成果糖及葡萄糖；

②葡萄糖淀粉酶、麦芽糖酶及糊精酶，促使从淀粉水解生成的寡聚糖水解生成葡萄糖。α葡萄糖苷酶上具有与寡聚糖及双糖相结合的位点。

α葡萄糖苷酶抑制剂是一类新型降糖药物，α葡萄糖苷酶抑制剂是影响碳水化合物吸收的药物，主要降糖机制为：能抑制小肠刷状缘上各种α葡萄糖苷酶的活性，使淀粉类分解为麦芽糖进而分解为葡萄糖的速度和蔗糖分解为葡萄糖的速度减慢。按其抑制能力的强弱，分别为葡萄糖淀粉酶＞蔗糖酶＞麦芽糖酶＞异构麦芽糖酶，其中对葡萄糖淀粉酶的抑制作用最强，对海藻糖酶及乳糖酶的抑制作用则很弱。拜糖平与蔗糖酶的亲合力较蔗糖大15 000倍，故能竞争性抑制蔗糖与蔗糖酶的结合，从而延缓蔗糖的葡萄糖和果糖的转化，降低餐后血糖水平。由于这种抑制作用是可逆的，所以向葡萄糖的转化仅仅是推迟，而不是完全阻断。通过使小肠内糖消化减缓和对结肠内糖吸收的调节，使患者一天内血糖浓度平稳。

【适应证】α葡萄糖苷酶抑制剂代表药物有阿卡波糖和伏格列波糖。此类降糖药的特点主要是降低餐后血糖而对降低空腹血糖无作用、安全和不增加胰岛素的分泌，且在禁食状态下服用该类药不会降低血糖，主要用于单用磺脲类或双胍类餐后血糖控制不理想的患者，或单独用于较轻的餐后血糖高者，临床上常常与磺脲类、双胍类或胰岛素联合应用以较好地控制血糖。对低体重、营养不良、患消耗性疾病、消化性营养不良、肝肾功能损害、缺铁性贫血、孕妇、哺乳期妇女及18岁以下儿童均不宜应用本品，下列患者比较适合用α葡萄糖苷酶抑制剂。

1. 肥胖型的糖尿病患者，用运动疗法、饮食治疗不能满意控制血糖的患者，可以选用。

2. 葡萄糖耐量减低（IGT）患者。用α葡萄糖苷酶抑制剂可以明显降低餐后高血糖。

3. Ⅱ型糖尿病患者应用磺脲类口服药或双胍类口服药治疗疗效不满意，尤其是餐后血糖控制不佳时可加用本品。

4. Ⅰ型糖尿病患者应用本品可作为胰岛素的辅助治疗药物，可减少胰岛素用量和稳定血糖。

5. Ⅰ型糖尿病患者用胰岛素治疗的患者反复出现午餐前低血糖者可选用本品。

【α葡萄糖苷酶抑制剂的副作用】α葡萄糖苷酶抑制剂主要副作用为胃肠道反应，具体表现有腹胀、胃胀、上腹部灼痛、腹泻或便秘。故服药宜从小剂量开始，逐渐增量，最佳服药时间为进餐前即刻或开始吃第一口饭时嚼碎吞服。

阿卡波糖（Acarbose）

【商品名或别名】阿卡糖，阿克波化糖，拜糖平，卡博平，Glucobay。

【药物概述】淀粉和蔗糖（双糖）均不能直接被肠壁细胞吸收，需要在小肠绒毛上的多种α葡萄糖苷酶的作用下生成单糖（葡萄糖及果糖）后才能被吸收。阿卡波糖作用的机制是抑制小肠壁细胞和寡聚糖竞争，阿卡波糖由于其结构类似寡聚糖，而与α葡萄糖苷酶可逆性地结合，抑制酶的活性，从而延缓碳水化合物的降解，造成肠道葡萄糖的吸收缓慢，降低餐后血糖的升高。开始治疗时，尤其在剂量较大时，一部分碳水化合物到达结肠，被结肠的菌群酵解，产生含气产物，并引起肠道渗透压的改变，从而引起肠道胀气和腹泻。

【药动学】本品口服后很少被吸收，避免了吸收所致的不良反应，其原形生物利用度仅为1%~2%，口服200mg后，$t_{1/2}$为3.7h，消除$t_{1/2}$为9.6h，血浆蛋白结合率低，主要在肠道降解或以原形方式随粪便排泄，8h减少50%，长期服用未见积蓄。

【用药指征】配合饮食控制治疗Ⅱ型糖尿病。

【用法与用量】用餐前即刻整片吞服或与前几口食物一起咀嚼服用，剂量因人而异。一般推荐剂量为：起始剂量为每次50mg，每天3次。以后逐渐增加至每次0.1g，每天3次，个别情况下，可增至每次0.2g，每天3次。或遵医嘱。

【药物相互作用】

1. 如果本品与磺脲类药物、二甲双胍或胰岛素一起使用时，血糖可能下降至低血糖的水平，则需减少磺脲类药物、二甲双胍或胰岛素的剂量。

2. 服用本品期间，避免同时服用抗酸剂、消胆胺、肠道吸附剂和消化酶类制剂，以免影响本品的疗效。

3. 同时服用新霉素可使餐后血糖更为降低，并使本品胃肠反应加剧。

4. 有报道，本品可影响地高辛的生物利用度，故合用时需调整地高辛的剂量。

【禁忌证】

1. 对阿卡波糖过敏者禁用。

2. 糖尿病昏迷及昏迷前期，酸中毒或酮症患者禁用。

3. 有明显消化和吸收障碍的慢性胃肠功能紊乱患者禁用。

4. 患有由于肠胀气而可能恶化的疾患（如 Roemheld 综合征、严重的疝气、肠梗阻、肠道术后和肠溃疡）的患者禁用。

5. 严重肝肾功能损害的患者禁用。

【不良反应】常有胃肠胀气和肠鸣音，偶有腹泻，极少见有腹痛。如果不控制饮食，则胃肠道副作用可能加重。如果控制饮食后仍有严重不适的症状，应咨询医生以便暂时或长期减小剂量。个别病例可能出现诸如红斑、皮疹和荨麻疹等皮肤过敏反应。

【用药指导】

1. 患者应遵医嘱调整剂量。

2. 如果患者在服药 4～8 周后疗效不明显，可以增加剂量。患者坚持严格的糖尿病饮食仍有不适时，就不能再增加剂量，还需要适当减少剂量，平均剂量为每次 0.1g，每天 3 次。

3. 个别患者，尤其是在使用大剂量时会发生无症状的肝酶升高，应考虑在用药的前 6～12 个月监测肝酶的变化。停药后肝酶值会恢复正常。

4. 如出现低血糖，应使用葡萄糖纠正，而不宜使用蔗糖。

5. 对孕妇安全性尚不明确，动物实验显示在动物母乳中有药物分泌，故孕妇及哺乳期妇女不宜使用。

6. 缺乏安全性依据，18 岁之前暂不宜使用。

【药物评价】阿卡波糖是德国拜耳公司于 20 世纪 70 年代开始研制，1983 年开发的 α 葡萄糖苷酶抑制剂，是不同于磺脲类和双胍类的新一代治疗糖尿病的口服降糖药，目的是通过抑制 α 葡萄糖苷酶活性，从而达到降低餐后的血糖水平。主要作用机理为 α 葡萄糖苷酶抑制剂可与 α 葡萄糖苷酶产生竞争性抑制作用。糖尿病患者在服用 α 葡萄糖苷酶抑制剂后，通过抑制小肠微绒毛表面上的 α 葡萄糖苷酶，竞争性和可逆性地抑制食物中复合糖分解为单糖，低聚糖类在小肠上段的分解和吸收可被抑制，而仅在中、下段进行，故糖类降解减少，吸收面积减少，吸收时间后延，使餐后血糖曲线较为平稳，从而降低餐后高血糖空腹血糖（FBG）及餐后 2h 血糖（PBG），平稳昼夜血糖曲线，并使平均血糖水平降低。

阿卡波糖降低血糖的作用已被许多临床研究所证实。对新发病或服用其他降血糖药未达标的糖尿病人服用阿卡波糖可使血糖达到满意控制，能显著降低空腹和餐后 2h 血糖。观察结果表明，阿卡波糖对餐后 2h 血糖的作用优于空腹血糖。在为期 2～12 个月的非比较性实验和安慰剂对照实验中，阿卡波糖一般可改善Ⅱ型糖尿病人的血糖控制，不管患者是单独采用饮食控制或是同时服用其他抗糖尿病药物，如磺脲类、双胍类及胰岛素，餐后葡萄糖水平约可降低 2~3mmol/L，糖基化血红蛋白也会降低，空腹血糖及脂肪水平和所需胰岛素量有时也会降低。有些患者服用阿卡波糖无效，可能是使用剂量偏低、严重的糖类限制性或小肠中 α 淀粉酶对阿卡波糖缺乏敏感性引起的。在一些研究中，阿卡波糖的作用效果较磺脲类及双胍类稍弱，考虑到空腹血糖水平时尤其如此。

阿卡波糖可升高 HDL 和 Ch，降低 TC 和 TG，具有降血脂作用，有利于防治动脉硬化。阿卡波糖对空腹及餐后 1h 血胰岛素水平影响不大，但能显著降低餐后 2h 血胰岛素水平，提示此药治疗高胰岛素血症和肥胖的糖尿患者更为适宜。阿卡波糖的耐受性良好。

主要的不良反应为腹胀和腹泻，一般在服药 2 周后逐渐消失，无肝肾功能损害。观察结果显示阿卡波糖为治疗糖尿病安全有效的药物。

选取糖耐量减低患者 50 例，先给予合理饮食和运动 3 个月，然后再加用阿卡波糖干预治疗半年。试验前后采用自身配对方法，比较胰岛素抵抗与胰岛 B 细胞功能改善情况。结果显示试验后较试验前胰岛素抵抗与胰岛 B 细胞功能取得明显改善，空腹和服糖后 2h 胰岛素分泌减少，早期胰岛素分泌指数显著升高，证明阿卡波糖能显著改善糖耐量受损人群胰岛素抵抗与胰岛 B 细胞功能，改善胰岛素分泌。

【制剂与规格】

片剂：

①50mg；

②100mg。

胶囊剂：50mg。

【贮藏】遮光、密封、在阴凉处保存。当温度高于 25℃、相对湿度高于 75% 时，没有包装的药片会发生变色。因此药片应当在服用之前立即从包装中取出。

伏格列波糖（Voglibose）

【商品名或别名】倍欣，伏利波糖，Basen。

【药物概述】本品为日本武田药品公司研制的另一个 α 葡萄糖苷酶抑制剂，其降血糖作用的机理是通过竞争性抑制小肠细胞绒毛刷状缘的 α 葡萄糖苷酶的活性，干扰肠道内多糖、双糖的降解，使来自碳水化合物的葡萄糖的降解和吸收变缓，降低了餐后高血糖，从而遏制Ⅱ型糖尿病远期并发症的发生、发展。

【药动学】本品在胃肠道不吸收或仅有微量吸收，在组织中主要分布于肠黏膜和肾脏，在体内很少代谢，主要以原型存在于血浆中。据研究资料报道，健康成人男子，每次 0.2mg，每天 3 次，连续服药 7 天，血浆及尿中没有检测出伏格列波糖。健康成人男子，服用 2mg 或 5mg，每天 3 次，连续服药 10 天，血浆及尿中没有检测出伏格列波糖。

【用药指征】改善糖尿病餐后高血糖（本品适用于患者接受饮食疗法、运动疗法没有得到明显效果时，或者患者除饮食疗法、运动疗法外还用口服降血糖药物或胰岛素制剂而没有得到明显效果时）。

【用法与用量】通常成人每次 0.2mg（1 次 1 片），每天 3 次餐前口服。疗效不明显时，经充分观察可以将每次用量增至 0.3mg（1 次 1.5 片）。

【药物相互作用】

1. 合并用糖尿病药物（如磺脲类药物、双胍类药物、胰岛素制剂、胰岛素增敏剂）时，有出现低血糖的报告，所以与上列的药物并用时，应考虑发生低血糖的可能性，慎重地从低剂量开始给药。

2. 增强糖尿病药物降血糖作用的药物：β 受体阻滞剂、水杨酸制剂、单胺氧化酶抑制剂、氯贝特类高脂血症治疗剂、华法林等。

3. 降低糖尿病药物降糖作用的药物：肾上腺素、肾上腺素皮质激素、甲状腺激素等。

上列药物在与本药并用时，应留意并用糖尿病药物注意项记载的相互作用，同时也应充分注意由于本药致糖吸收延迟的影响。

【禁忌证】

1. 严重酮体症、糖尿病昏迷或昏迷前的患者（因必须用输液及胰岛素迅速调节高血糖，所以不适于服用本品）。

2. 严重感染的患者、手术前后的患者或严重创伤的患者（因有必要通过注射胰岛素调节血糖，所以不适于服用本品）。

3. 对本品的成分有过敏史的患者。

【不良反应】据国外文献资料，在服用每天 0.6mg 或 0.9mg 的 965 例中有 154 例（16.0%）出现了包括临床检查异常值在内的副作用。上市后的使用结果调查（1997 年 8 月为止）的 2855 例中有 316 例（11.1%）出现了包括临床检查异常值在内的副作用。

以下的副作用是上述调查或自发报告中看到的。

1. 严重的副作用

（1）与其他糖尿病药物并用时有时出现低血糖。另外，也有报告不并用其他糖尿病药物也偶见低血糖（<0.1%）。本品可延迟双糖类的消化、吸收，如出现低血糖症状时不应给予蔗糖而应给予葡萄糖进行适当处理。

（2）有时出现腹部胀满、肠排气增加等，由于肠内气体等的增加，偶尔出现肠梗阻样症状（<0.1%），应充分进行观察，出现症状应进行停药等适当处理。

（3）偶尔出现伴随黄疸，GOT、GPT 上升等的严重肝功能障碍（<0.1%）。另外，有报道，因同类药物（阿卡波糖）有过暴发性肝炎（<0.1%），故应充分观察，出现异常时应进行停止给药等适当处理。

（4）严重肝硬化病例给药时，因伴随以便秘等为契机的高氨血症恶化、意识障碍（频率不明），所以应充分观察排便等状况，发现异常应立即进行停止给药等适当处理。

2. 其他副作用

（1）消化系统：腹泻、软便、肠鸣、腹痛、便秘、食欲不振、恶心、呕吐、烧心、口腔炎、口渴、味觉异常（<0.1%）。

（2）过敏症：皮疹、瘙痒（<0.1%）。

（3）肝脏：GOT、GPT、LDH、g–GTP、ALP上升。

（4）精神神经系统：头痛、眩晕、蹒跚、困倦（<0.1%）。

（5）其他：麻痹、颜面等浮肿、朦胧眼、发热感、倦怠感、乏力感、高钾血症、血清淀粉酶上升、高密度脂蛋白降低、发汗、脱毛。出现这些情况时，应停止用药。

【用药指导】

1. 下述患者应慎重用药

（1）正在服用其他糖尿病药物的患者（同时服用本品有可能引起低血糖）。

（2）有腹部手术史或肠梗阻史的患者（因服用本品可能使肠内气体增加，易出现肠梗阻样症状）。

（3）伴有消化和吸收障碍的慢性肠道疾病的患者（因本品有引起消化道副作用的可能性，有可能使病情恶化）。

（4）勒姆里尔德综合征、重度疝、大肠狭窄和溃疡等患者（因服用本品可能使肠内气体增加，有可能使病情恶化）。

（5）严重肝障碍的患者（因代谢状态的变化，有可能诱发血糖控制状况的显著变化，另外，在严重肝硬化病例中，有可能出现高血氨症恶化同时伴随意识障碍）。

（6）严重肾功能障碍的患者（因代谢状态的变化，有可能诱发血糖控制状况的显著变化）。

2. 一般注意事项

（1）本品只用于已明确诊断为糖尿病的患者，必须注意除糖尿病外的葡萄糖耐量异常和尿糖阳性等也会出现糖尿病样症状（肾性糖尿、老年性糖代谢异常、甲状腺功能异常等）。

（2）对只进行糖尿病基本治疗即饮食疗法及运动疗法的患者，仅限于餐后2h血糖值在200mg/dl（11.1mmol/L）以上者使用。

（3）除饮食疗法和运动疗法外，对并用口服降糖药或胰岛素制剂的患者，服用本品的指标为空腹时血糖值在140mg/dl（7.8mmol/L）以上。

（4）服用本品期间必须定期监测血糖值并注意观察，充分注意持续用药的必要性。假如用药2~3月后，控制餐后血糖的效果不满意［餐后2h静脉血浆的血糖值不能控制在200mg/dl（11.1mmol/L）以下］，必须考虑换用其他更合适的治疗方法。另外，餐后血糖得到充分控制［静脉血浆中餐后2h血糖值降到160mg/dl（8.9mmol/L）以下］、饮食疗法和运动疗法或并用口服降糖药或胰岛素制剂就能够充分控制血糖时，应停止服用本品并注意观察。

（5）在使用本品时，应向患者充分说明低血糖症状及其处理方法。

（6）孕妇、产妇和哺乳期妇女应慎重用药，因有关妊娠期用药的安全性尚未确立，孕妇或有可能妊娠的妇女，只有在判定治疗上的有益性大于危险性时才可用药。虽然尽可能避免哺乳期妇女用药，但当不得不用药时应避免哺乳。

（7）对儿童用药的安全性尚未确立。

（8）老年人通常生理功能下降，应从小剂量开始用药并留意观察血糖值及消化系统症状等的发生，同时应慎重用药。

【药物评价】伏格列波糖是晚于阿卡波糖的又一种新的α葡萄糖苷酶抑制药，临床观察病例显示在服药8周后对FBG、PBG、HbAlc总有效率分别为55％、77％、61％，治疗前后血糖变化有统计学意义，表明伏格列波糖具有较好的降糖效果，尤其对降低餐后血糖效果更明显，其降低血糖的作用机制是竞争性抑制小肠微绒毛膜的双糖类水解酶（麦芽糖酶、异麦芽糖酶、α糊精酶、蔗糖酶），从而延缓双糖类的消化吸收而降低餐后血糖峰值。

服用伏格列波糖能较明显改善主观症状，以减轻饥饿感最为明显，改善率为80％，故若Ⅱ型糖尿病以餐后高血糖为主，且饥饿感明显者，除加强饮食疗法外，建议首选伏格列波糖。

伏格列波糖对淀粉酶几乎无抑制作用，故几乎没有未被消化吸收的多糖到达大肠，因此胃肠道不良反应发生率较之为低。目前在糖尿病治疗方面，愈加重视餐后血糖的控制，因餐后高血糖与心脑血管并发症的发生密切相关。结果提示伏格列波糖不失为一种安全、有效的餐后血糖调节药。

选择伏格列波糖治疗Ⅱ型糖尿病患者15例，与阿卡波糖（拜糖平）治疗的15例做对照，观察其疗效及副作用。观察中看到A、B两组在服药后FBG、PBG、HbAlc、FIns、PLns均明显下降（P＜0.05），提示伏格列波糖和拜糖平是治疗Ⅱ型糖尿病有效的口服降糖药，α糖苷酶抑制剂对FBG的降低，主要是通过降低晚餐后高血糖来实现的，空腹血糖（FBG）和餐后血糖（PBG）得以改善，HbAlc值一定随之而降。空腹及餐后胰岛素（FINS，PIns）的降低是由于FBG和PBG的下降，减轻了高血糖毒性作用，使胰岛素的分泌减少，胰岛B细胞的负担减轻，最终改善了胰岛B细胞功能。同时观察A、B两组患者服药前后肝、肾功能及血脂均无明显变化，提示本品是安全的降糖药物。

【制剂与规格】片剂：0.2mg。

【贮藏】密封，室温干燥处保存。

四、胰岛素增敏剂

胰岛素增敏剂主要指噻唑烷二酮类药物（也称格列酮类），它是20世纪80年代初期研制成功的一类具有提高胰岛素敏感性的新型口服降糖药物。其作用机制为：能增强骨骼肌、脂肪组织对葡萄糖的摄取并降低它们对胰岛素的抵抗，降低肝糖原的分解，改善胰岛细胞对胰岛素的分泌反应。减轻胰岛素抵抗，改善B细胞功能，改善糖代谢。

【常用的噻唑烷二酮类药物】目前临床上常用的噻唑烷二酮类药物主要有罗格列酮和吡格列酮两大类。临床上作为胰岛素增敏剂，能增加机体对胰岛素的敏感性，减轻胰岛素抵抗。

罗格列酮类的有：文迪雅（马来酸罗格列酮），每片 2mg、4mg（葛兰素史克）；太罗（罗格列酮钠），每片 4mg（太极药业）；爱能（罗格列酮），每片 4mg（成都恒瑞）；维戈洛（盐酸罗格列酮），每片 4mg（上海三维）。以上药物均为每天 4～8mg，每天分 1～2 次服用。

吡格列酮类的有：艾汀（盐酸吡格列酮），每片 15mg（太洋药业）；卡司平（盐酸吡格列酮），每片 15mg（中美华东）；瑞彤（盐酸吡格列酮），每片 15mg（成都恒瑞）。以上药物均为每天 15～30mg，每天分 1～2 次服用。

【噻唑烷二酮类药物的特点】噻唑烷二酮类药物可直接降低胰岛素抵抗，显著改善胰岛 B 细胞功能，实现血糖的长期控制，以此减低糖尿病并发症发生的危险，同时具有良好的耐受性与安全性，因此具有延缓糖尿病进展的潜力和巨大的应用前景。

噻唑烷二酮类药物的起效时间较其他降血糖药为慢，并非短期内就能达到最理想的疗效。一般需数周乃至数月才能达到最大作用效果。所以，应用噻唑烷二酮类药物治疗时，还必须达到足够的疗程。只有在足量以及足够疗程的情况下，才能更好地保护胰岛 B 细胞功能，减少心血管危险因素，延缓病情进展。

【早期使用噻唑烷二酮类药物的益处】噻唑烷二酮类药物因其减轻胰岛素抵抗，同时改善并保护胰岛 B 细胞功能，改善糖、脂代谢，因而具有减少心血管危险因素及延缓疾病进程的作用。因此，在临床诊疗中，对于肥胖或超重的Ⅱ型糖尿病患者，以及不肥胖但伴有代谢综合征的Ⅱ型糖尿病患者，应优先并尽早给予噻唑烷二酮类药物。早期使用噻唑烷二酮类药物，仅仅意味着血糖、糖化血红蛋白水平和血脂水平的下降和达标，更重要的潜在益处在于对胰岛 B 细胞功能的保护和改善，进而延缓糖尿病患者的病情进展，改善诸多心血管危险因素，预防慢性并发症及心血管事件的发生及发展，提高患者生存质量，减少患者的致残率和致死率。

【适应证】

1. Ⅱ型糖尿病患者。

2. 通过饮食和运动控制不佳的Ⅱ型糖尿病患者。

3. 单用二甲双胍或磺脲类药物控制不佳的Ⅱ型糖尿病患者。

4. 单用胰岛素控制不佳的Ⅱ型糖尿病患者。

【噻唑烷二酮类药的副作用】噻唑烷二酮类药物的副作用主要有：肝功能异常、水肿、体重增加、轻中度的贫血等。与二甲双胍合用时贫血的发生率高于单用本品或与磺脲类药物合用。

【服用噻唑烷二酮类药物的注意事项】

1. 该类药物的作用机制决定其仅在胰岛素存在的前提下才可发挥作用，故不宜用于Ⅰ

型糖尿病或糖尿病酮症酸中毒患者。

2. 使用噻唑烷二酮类药物前必须常规检测肝功能，对有肝病或肝功能损害者不宜使用。

3. 所有服用噻唑烷二酮类药物者必须定期监测肝功能，最初一年每两个月应查肝功能，以后定期检查。

4. 噻唑烷二酮类药物与其他口服降糖药或胰岛素联合应用时，有发生低血糖的可能，可根据患者的实际血糖情况酌情调整合用药物的剂量。本品与胰岛素联合应用时，可减少胰岛素的用量。

5. 有肾功能损害患者的单用本品无需调整剂量；因肾损害患者禁用二甲双胍，故对此类患者，本品不可与二甲双胍合用。

6. 老年患者服用本品时无需因年龄而调整使用剂量。

7. 对合并多囊卵巢综合征的患者，使用本品治疗后，有潜在的受孕可能。

8. 1、2 级心力衰竭患者慎用本品。

【禁忌证】

1. 已知对本品或其中成分过敏者禁用。

2. 糖尿病酮症酸中毒患者禁用。

3. 不宜用于 I 型糖尿病患者。

4. 水肿患者应慎用本类药物。

5. 不适用于 3、4 级心功能障碍患者。噻唑烷二酮类药物可引起液体潴留，有加重充血性心衰的危险。

6. 有活动性肝脏疾病或血清丙氨酸氨基转移酶高于正常上限 2.5~3 倍者禁用。

7. 不推荐 18 岁以下患者服用本品。

8. 妊娠和哺乳妇女应避免服用。

【噻唑烷二酮类药物与其他降糖药联合应用】 噻唑烷二酮类药物可与其他作用机制的口服降糖药或胰岛素联合应用，通过机制互补起到更佳的降糖效果。噻唑烷二酮类药物与磺脲类、格列及利奈类、双胍类、α 糖苷酶抑制剂类药物及各种类型的胰岛素均可合用，但治疗中需根据患者的实际血糖情况酌情调整合用药物的剂量。与胰岛素联合应用时，可逐步减少胰岛素的用量。

特别提醒：本类药品价格一般较贵，请患者朋友们酌情选择，并请在专科医生的指导下合理使用。

罗格列酮（Rosiglitazone）

【商品名或别名】 文迪雅，圣奥，太罗，宜力喜，Avandia。

【药物概述】 本品可通过增加组织对胰岛素敏感性，提高细胞对葡萄糖的利用而发挥降低血糖的疗效，可明显降低空腹血糖及胰岛素和 C 肽水平，对餐后血糖和胰岛素亦有明显的降低作用。使 HbAlc 水平明显降低。本品的作用机制与特异性激活一种核受体：过氧化物酶体增殖因子激活的 γ 型受体（PPARγ）有关。在人类，PPARγ 受体分布在一些胰岛素作用的关键靶组织如：脂肪组织、骨骼肌和肝脏等。PPARγ 受体的作用是调节胰岛素反应基因转录，而胰岛素反应基因参与控制葡萄糖产生、转运和利用。另外，PPARγ 反应基因也调节脂肪酸代谢。于动物模型，罗格列酮可以增加肝脏、肌肉和脂肪组织对胰岛素作用的敏感性。可见到在脂肪组织上胰岛素介导的葡萄糖转运子 Glut - 4 的表达增加。噻唑烷二酮类治疗 Ⅱ 型糖尿病奏效的条件为患者尚有一定的分泌胰岛素的能力，如胰岛素已严重缺乏则不能奏效。

【药动学】本品经口服吸收，生物利用度为 99%，血浆达峰时间约为 1h，血浆清除半衰期为 3~4h，进食对本品的吸收总量无明显影响，但达峰时间延迟 2.2h，峰值降低 20%。

本品的平均口服分布容积为 17.6L（30%）。99.8% 与血浆蛋白结合，主要为白蛋白。本品主要以原形从尿排出，主要代谢途径为经 N - 去甲基和羟化作用与硫酸盐或葡萄糖醛酸结合。所有循环代谢产物均没有胰岛素增敏作用。体外实验证实，本品绝大部分经 P450 酶系统的 CYP2C8 途径，少量经 CYP2C9 途径代谢。口服或静脉给予 ^{14}C 标记的罗格列酮后，64% 经尿液排出，23% 经粪便排出。临床研究证实罗格列酮的药代动力学参数不受年龄、种族、吸烟或饮酒的影响。

【用药指征】经饮食控制和锻炼治疗效果仍不满意的 Ⅱ 型糖尿病患者。本品可单独应用，也可与磺脲类或双胍类合用治疗单用磺脲类或双胍类血糖控制不佳的 Ⅱ 型糖尿病患者。

【用法与用量】口服：单药治疗，与磺脲类或二甲双胍合并用药时，本品起始用量为每天 4mg，单次服用。经 12 周治疗后，如需要，本品可加量至每天 8mg，每天 1 次或分 2 次服用。

【药物相互作用】

1. 对硝苯地平，口服避孕药（炔雌醇、炔诺酮）等经 CYP3A4 代谢的药物无临床相互作用。

2. 与格列本脲、二甲双胍或阿卡波糖合用时，对这些药物的稳态药代动力学和临床疗效无影响。

3. 不影响地高辛、华法林、乙醇、雷尼替丁等在体内的代谢和临床治疗。

4. 与磺脲类合用，不明显增加后者引起低血糖的频率。

5. 与二甲双胍合用，不增加后者胃肠道反应的发生率，不增加血浆乳酸浓度。

【禁忌证】对本品过敏者禁用。

【不良反应】

1. 本品单独应用甚少引起低血糖（<2%）。

2. 对肝脏影响：在治疗 Ⅱ 型糖尿病的对比试验中，丙氨酸氨基转移酶（ALT）水平升高的发生率大于正常 3 倍。

3. 轻至中度浮肿及轻度贫血，皆为老年患者（≥65 岁），与 65 岁以下患者比较，浮肿发生率为 7.5%：3.5%，贫血为 2.5%：1.7%。

【用药指导】

1. 肾损害患者单服本品毋需调整剂量。因肾损害患者禁用二甲双胍，故对此类患者，本品不可与二甲双胍合用。

2. 孕妇及哺乳期妇女用药，尚不明确。

3. 老年患者无需调整剂量。

4. 目前尚缺乏人体药物过量的资料。健康受试者单剂口服本品最高达 20mg，仍可很好耐受。一旦发生药物过量，应根据患者的临床表现给予相应的支持治疗。

【药物评价】有人研究罗格列酮及格列齐特对高脂血症大鼠胰岛素抵抗的改善作用及机制时，建立高脂血症大鼠胰岛素抵抗模型，并将其分为模型组、罗格列酮组和格列齐特组，观察罗格列酮和格列齐特对其糖耐量减退、血清血糖血脂、TNF-α、Fins 含量、肝细胞 TG 含量、脂质过氧化和肝肾功能等的影响。结果显示罗格列酮和格列齐特均有可能改善高脂血症致胰岛素抵抗模型病鼠的 IGT 状态，给药 2h 后不同程度地降低病鼠 FSG 及 TNF-α 浓度（$P < 0.05$），显著降低病鼠肝组织中 TG 含量（$P < 0.01$），明显抑制 MDA 产生（$P < 0.01$）及增强 GSH 贮量作用（$P < 0.01$）。罗格列酮还可降低病鼠高胰岛素水平及 Fins 浓度（$P < 0.01$），明显降低病鼠 BUN 和 Cr 含量（$P < 0.05$），提高 ISI（$P < 0.01$）及增强 SOD 活性（$P < 0.05$）。得出结论：罗格列酮能改善高脂饲养引发的胰岛素抵抗。

【制剂与规格】片剂（以罗格列酮计）：2mg；4mg。

【贮藏】密闭，室温保存。

吡格列酮（Pioglitazone）

【商品名或别名】艾汀，卡司平，瑞彤，贝唐宁，倩尔，艾可拓，Actins，Actos。

【药物概述】本品为噻唑烷二酮类抗糖尿病药物，属胰岛素增敏剂，作用机制与胰岛素的存在有关，可减少外周组织和肝脏的胰岛素抵抗，增加依赖胰岛素的葡萄糖的处理，并减少肝糖的输出。与磺脲类不同，本品不是一个胰岛素促分泌药。其作用机制是高选择性的激动过氧化物酶体增殖因子激活的 γ 型受体，PPARγ 的活化可调节许多控制葡萄糖及脂类代谢的胰岛素相关基因的转录。实验表明，本品可减少胰岛素抵抗的高血糖、高胰岛素血症及高甘油三酯。本品引起的代谢变化导致了依赖胰岛素的组织应答的增加。由于本品提高了循环胰岛素的作用（即降低胰岛素抵抗），因此它不能降低缺乏内源性胰岛素的血糖。

【药动学】空腹口服后约 30min 可在血清中测到吡格列酮，2h 内达峰浓度。若服药同时进食则达峰时间推迟到 3~4h。血清半衰期 3~7h。大部分药物以原形或代谢产物，即吡格列酮羟基化衍生物和吡格列酮的酮代谢产物排泄入胆汁，从粪便清除。

【用药指征】 Ⅱ型糖尿病或非胰岛素依赖性糖尿病（NIDDM）。

【用法与用量】 起始剂量 15mg 或 30mg，最大剂量为每天 45mg，每天一次。在早餐前服用，如漏服 1 次，第二天不可用双倍剂量。

1. 与磺脲类药物合用时，本品初始剂量可为 1 片或 2 片，每天一次。磺脲类药物剂量可维持不变，当发生低血糖时，应减少磺脲类药物的使用。

2. 与二甲双胍类药物联合使用时，本品的初始剂量可为 1 片或 2 片，二甲双胍类药物可维持不变。一般而言，二甲双胍无需降低剂量也不会引起低血糖。

3. 与胰岛素合用时，本品的初始剂量可为 1 片或 2 片，胰岛素剂量可维持不变，当出现低血糖或血糖浓度降低至 100mg/dl 以下时，可降低胰岛素用量 10% ~ 25%，根据个体情况进行调整。

【药物相互作用】

1. 与含乙炔雌二醇及炔诺酮合用，可使两种激素的血浆浓度降低约 30%。

2. 本品对格列吡嗪、地高辛、华法林和二甲双胍无影响。

3. CYP3A4 对本品的代谢有一定作用。

4. 酮康唑在体外可明显抑制本品的代谢。

【禁忌证】 对本品或制剂成分过敏的患者禁用。

【不良反应】

1. 低血糖。

2. 少数患者在服用本品后发生水肿。当与胰岛素合用时，患者发生水肿、贫血的机会较多。

3. 在安慰剂对照的本品单药治疗临床研究中，有少数患者出现头痛、上呼吸道感染、肌痛、牙齿疾病，这些不良反应与本品的关系尚不明确。

4. 未曾有服用本品导致肝功能衰竭的报道。

【用药指导】

1. 本品只有在胰岛素存在情况下才发挥抗高血糖的作用，因此，不适用于Ⅰ型糖尿病患者或糖尿病酮酸中毒的患者。

2. 对有胰岛素抵抗的绝经前停止排卵的患者，用噻唑烷二酮类包括吡格列酮治疗，可导致重新排卵。

3. 孕妇及哺乳期妇女用药：在泌乳大鼠中，吡格列酮可分泌到乳汁中。尚不清楚人可否将盐酸吡格列酮分泌入乳汁。因为许多药物可分泌入乳汁，母乳喂养的妇女不宜使用盐酸吡格列酮。

4. 儿童用药：儿童使用盐酸吡格列酮是否安全、有效尚无定论。

5. 老年患者用药：在安慰剂对照的盐酸吡格列酮临床试验中，约有 500 名年龄在 65 岁或以上的患者。说明盐酸吡格列酮的有效性和安全性在这些患者和年轻患者之间无显著差别。

【药物评价】胰岛素抵抗是Ⅱ型糖尿病发病的关键因素之一，并已成为新的治疗靶点。吡格列酮等噻唑烷二酮类胰岛素增敏剂的出现为治疗胰岛素抵抗提供了新的思路和保障。

近期研究显示，Ⅱ型糖尿病患者体内存在细胞因子 TNF-α、sVCAM l 和 PAIl 等的异常升高，这些因子与胰岛素抵抗和糖尿病血管病变密切相关。TNF-α 可通过降低脂肪和肌肉细胞 Glut 4 的表达、抑制胰岛素受体的自身磷酸化及第二信使的活化、刺激脂肪分解、增高 FFA，降低外周组织胰岛素依赖的葡萄糖摄取，引起胰岛素抵抗。血循环中 sVCAM l 含量被认为是Ⅱ型糖尿病患者心血管并发症发生发展的独立危险因素，直接反映血管内皮 sVCAM l 的表达量，后者通过介导炎症细胞和血小板的趋化，损伤内皮细胞，导致微血管闭塞和大动脉粥样硬化。PAI l 是血浆纤溶激活系统的主要抑制因子，其含量增加可导致纤维蛋白降解减少、血液高凝状态、血栓形成，是糖尿病血管并发症的独立危险因素。临床研究发现，盐酸吡格列酮可显著降低 2 型糖尿病患者血 sVCAM l 和 PAI l 含量，TNF-α 水平亦显著低于对照组。表明其在改善 2 型糖尿病患者血糖、血脂代谢的同时，可降低 TNF-α、sVCAM l 和 PAI l 水平。

【制剂与规格】

片剂：

①15mg；

②30mg。

胶囊剂：30mg。

【贮藏】25℃（15~30℃）密闭干燥保存，避免受潮。

（武相喜）

第三节 糖尿病中成药

糖尿病（DM）是一组由遗传和环境因素相互作用，导致胰岛素分泌的绝对和相对不足及细胞对胰岛素敏感性下降，从而引起糖、脂肪、蛋白质、水、电解质等一系列代谢紊乱的临床综合征，其以高血糖为主要标志。从临床和实验研究来看，中药不但具有良好的降低血糖、控制糖尿病并发症的效果，而且其作用温和持久、副作用较小或无副作用。所以近年来，有许多学者致力于从中药中寻找和提取降血糖成分。同时其降血糖的机制也在不断地深入研究，现将其主要作用机理分述如下。

1. 促进胰岛素分泌，增加血清胰岛素的含量

胰岛素是胰岛 B 细胞分泌的体内唯一负性调整血糖的激素，它通过与靶细胞上受体结合后，引起一系列受体后信号传导。通过激活的葡萄糖转运子把葡萄糖运入细胞内进行氧化代谢，是维持血糖正常的重要激素，其分泌绝对和相对不足将导致糖尿病，中药可以通过以下不同的方式促进胰岛素的分泌。

（1）通过直接刺激胰岛 B 细胞分泌胰岛素。

（2）通过保护、修复胰岛 B 细胞而增加血清胰岛素的含量。

（3）通过防止胰岛 B 细胞的凋亡，而促进胰岛素分泌。

（4）通过降低胰高血糖素，增加血清胰岛素含量。

2. 增加胰岛素的敏感性改善胰岛素抵抗，降低血糖

Ⅱ型糖尿病发病的重要基础之一便是胰岛素抵抗，即靶细胞对胰岛素的敏感性下降，需要更多的胰岛素才能维持正常的血糖浓度。起初 B 细胞可以代偿性地增加胰岛素的分泌量，但随着代偿机制的丧失，就会表现出高胰岛素血症、高血糖，而发生Ⅱ型糖尿病。目前已发现一些中药可以通过以下不同途径改善胰岛素抵抗，增加胰岛素的敏感性。

（1）通过增加胰岛素受体数目及胰岛素与受体的结合力来提高胰岛素的敏感性。

（2）通过对胰岛素受体后信号传导的影响，增加胰岛素敏感性。

（3）通过骨骼肌纤维组成成分的变化来增加胰岛素的敏感性。

（4）通过增加靶组织葡萄糖转体 4（Glut4）的含量来增加胰岛素的敏感性。Glut4 主要功能是负责胰岛素增高条件下使葡萄糖摄入迅速增加，对维持血糖内稳态有着重要作用。Glut4 的表达减少可以产生胰岛素抵抗。

3. 促进外周组织和靶器官对糖的利用

张冰等人发现菊苣胶囊可以显著地降低肾上腺素高血糖小鼠模型的血糖含量，并能显著地增加肝糖原的贮存，减少肝糖原分解，提示其降糖机理与胰外途径，特别是增加肝糖原贮存、减少肝糖原分解相关。五子衍宗丸可明显缓解 STZ 致糖尿病大鼠"三多一少"症状，降低血糖、胆固醇、甘油三酯水平，显著提高肝糖原含量，促进肝糖原恢复至正常水平，其机制与增加肝细胞对糖的摄取、加速糖原合成有关。

4. 通过延缓肠道对葡萄糖的吸收而降低血糖

中药五味子、虎杖等能极强地抑制 α 葡萄糖苷酶的活性，提示它们可以竞争性地抑制小肠上皮刷状缘上该酶的活性而延缓肠道对糖的吸收，起到降糖的作用。

中医将糖尿病归属于"消渴"病范围。近来许多医家对糖尿病病机进行研究，发现其发病的一些规律，认为：糖尿病发病早期多以阴津亏耗、燥热阴伤为主，表现阴虚为本、燥热为标。病变中期，由于病程迁延，气阴耗伤，进而出现肝郁脾虚、肝肾阴虚、痰浊、湿热、瘀血等病机变化，出现各种并发症。病变后期，疾病进一步发展，阴损及阳，阴阳俱虚，变生糖尿病各种危重并发症。

中医治疗糖尿病积累了丰富的经验。近年来，中西医结合用验方治疗该病取得较好疗效，大多数正是针对消渴证阴虚燥热这一关键病机遣方用药－"益气养阴"为其主要治法；进而结合临床实际，在糖尿病不同时期或不同并发症，针对特定的病机，辅以次要治法，以达到主次治法相辅相成，相得益彰。临床有效的组方中多含有以下有效的降糖中药，例如丹参、黄芪、地黄、葛根、天花粉、山药等。其中，丹参和黄芪配合更为常见，是谓"降糖组合"。降低血糖不仅可以改善患者的症状，而且可以有效的预防和治疗并发症，提高患者的生活质量。

现代流行病学调查表明，消渴症患者在症候出现频率上以气虚占首位（88%），脏腑以肝、脾胃、心虚占多数，而气虚贯穿疾病全过程。从降血糖的复方中多含有补气、滋补肝肾的中药如人参（红参）、党参、黄芪、枸杞子等，也可佐证这一点。

目前，治疗糖尿病的中成药很多，粗略分为如下几种：

①肺肾阴虚型，可用玉泉丸、降糖舒等中成药；

②气阴不足型，可用糖脉康颗粒、消渴丸、金芪降糖片、降糖甲片、渴乐宁、消糖灵、消渴平、养阴降糖片、参芪降糖颗粒、消渴安等中成药；

③气阴不足挟瘀型，可用芪蛭降糖等中成药；

④中西复方制剂。

降糖胶囊（Jiangtang Jiaonang）

【药物组成】知母、三颗针、人参、五味子、干姜、人参茎叶皂苷。

【功能主治】清热生津，滋阴润燥。用于阴虚燥热所致的消渴。

【临床应用】用于Ⅱ型糖尿病见口渴多饮、消谷善饥、尿频量多、形体消瘦、体倦乏力等证候的患者。

【用法与用量】口服。每次4~6粒，每天3次。

【注意事项】

1. 属阴阳两虚消渴者慎用。

2. 服药期间忌食肥甘、辛辣之品，控制饮食，注意合理的饮食结构；忌烟酒。

3. 保持情绪稳定及充足的睡眠，适当进行体育活动。

4. 对重症病例，经3个月降糖胶囊治疗无效时，应改用其他降糖药物治疗，以防病情加重。

5. 在治疗期间，尤其是与西药降糖药联合应用时，要及时监测血糖，避免低血糖的发生。

6. 注意早期防治各种并发症，如糖尿病脑病、糖尿病心肌病、糖尿病肾病等，以防止病情的恶化。

【不良反应】目前尚未检索到不良反应报道。

【规格与包装】每粒装0.3g。

【贮藏】密封。

降糖舒胶囊（Jiangtangshu Jiaonang）

【药物组成】人参，枸杞子，黄芪，葛根，山药，黄精，五味子，熟地黄，地黄，玄参，麦冬，知母，生石膏，天花粉，刺五加，益智仁，牡蛎，芡实，枳壳，丹参，荔枝核，乌药。

【功能主治】益气养阴，生津止渴。用于气阴两虚所致的消渴。

【临床应用】用于Ⅱ型糖尿病见口渴多饮、多食易饥、小便频数、形体消瘦、体倦乏力等证候的患者。

【用法与用量】口服。每次4~6粒，每天3次。

【注意事项】

1. 属阴阳两虚消渴者慎用。

2. 孕妇忌用。

3. 服药期间忌食肥甘、辛辣之品，控制饮食，注意合理的饮食结构；忌烟酒。

4. 应结合糖尿病饮食和体育运动进行综合治疗。

5. 在治疗期间，尤其是与西药降糖药联合应用时，要及时监测血糖，避免低血糖的发生。

6. 注意早期防治各种并发症，如糖尿病脑病、糖尿病心肌病、糖尿病肾病等，以防止病情的恶化。

【不良反应】目前尚未检索到不良反应报道。

【规格与包装】胶囊剂：0.3g。

【贮藏】密封。

降糖甲片（Jiangtangjia Pian）

【药物组成】黄芪，地黄，黄精，太子参，天花粉。

【功能主治】补中益气，养阴生津。用于气阴两虚型消渴症（非胰岛素依赖型糖尿病）。

【临床应用】用于Ⅱ型糖尿病见口渴多饮、多食善饥、小便频数、形体消瘦、体倦乏力等证候的患者。

【用法与用量】口服。片剂：每次6片，每天3次。颗粒剂：每天3次，每次4g，3个月为一疗程或遵医嘱。

【注意事项】

1. 属阴阳两虚消渴者慎用。

2. 服药期间忌食肥甘、辛辣之品，控制饮食，注意合理的饮食结构；忌烟酒。

3. 孕妇忌用。

4. 避免长期精神紧张，适当进行体育活动。

5. 对重症病例，应合用其他降糖药物治疗，以防病情加重。

6. 在治疗期间，尤其是与西药降糖药联合应用时，要及时监测血糖，避免低血糖的发生。

7. 注意早期防治各种并发症，如糖尿病脑病、糖尿病心肌病、糖尿病肾病等，以防止病情的恶化。

【药效研究】本品经405例患者治疗观察，取得了较好的疗效，总有效率为76.54%；

其中气阴两虚型的疗效高达 81.38%。又经 8 家医院扩大验证 202 例，证实了该药的疗效。实验研究证明：该药能增强胰岛 B 细胞分泌胰岛素的功能和改善左心功能，对动物血糖升高具有抑制作用。该药无毒副作用，安全可靠。本品可抑制餐后动物血糖升高，增加糖耐量。

赖晓阳等对 48 例 II 型糖尿病患者在饮食控制和运动量相对衡定的情况下，口服中成药降糖甲片每次 6 片，每天 3 次（餐后服药），连续 3 个月。已在服磺脲类或双胍类降糖药物或使用胰岛素者继续维持原剂量不变。结果服药后口干、多饮、多尿等症状消失，精神好转，显效 7 例（15%），有效 38%（79%），对新诊断的初次治疗患者有效率为100%。另外，口服降糖甲片 3 个月后胆固醇无明显改变，甘油三酯有下降趋势，但无统计学意义；仅有 4 例服本品后产生轻度腹胀，但不影响食欲。

动物实验显示，降糖甲片对胰岛细胞受破坏的四氧嘧啶高血糖模型有显著降血糖作用，同时对体重增长也有恢复作用。

【不良反应】目前尚未检索到不良反应报道。

【规格与包装】片剂：0.3g。颗粒剂：4g。

【贮藏】密封。

金芪降糖片（Jinqi Jiangtang Pian）

【药物组成】黄芪，金银花，黄连。

【功能主治】清热泻火、补益中气。用于内热兼气虚所致的消渴。

【临床应用】用于 II 型糖尿病中、轻度患者见口干舌燥、口渴多饮、多食易饥、形体消瘦、体倦乏力、气短困倦等证候者。

【用法与用量】饭前半小时口服，每次 7~10 片，每天 3 次，2 个月为一个疗程，或遵医嘱。

【注意事项】

1. 属阴阳两虚消渴者慎用。

2. 重症 II 型糖尿病患者不宜服用。

3. 服药期间忌食肥甘、辛辣之品，控制饮食，注意合理的饮食结构；忌烟酒。

4. 避免长期精神紧张，适当进行体育活动。

5. 对重症病例，应合用其他降糖药物治疗，以防病情加重。

6. 在治疗期间，尤其是与西药降糖药联合应用时，要及时监测血糖，避免低血糖的发生。

7. 注意早期防治各种并发症，如糖尿病脑病、糖尿病心肌病、糖尿病肾病等，以防止病情的恶化。

【药效研究】药理实验表明，本品有改善糖代谢作用，可降血糖；改善糖耐量，促进肝糖原合成，缓解高血糖引起的三多症状；对实验动物的胰岛素抗性，有明显改善作用，增强机体对内源、外源性胰岛素作用的敏感性；可纠正脂质代谢异常，降低血清甘油三酰及缓解脂肪肝。此外，本品有增强机体免疫（包括体液免疫及细胞免疫）的功能。海军总医院杨晔等采用果糖喂养大鼠制成胰岛素抵抗、高血压模型，经口服几周金芪降糖片后，发现胰岛素抵抗得到改善，并且有降血压的作用。天津医科大学总医院张绮、冯凭的实验，以高脂喂养大鼠，造成胰岛素抵抗及纤溶系统紊乱（可导致血栓形成）。使用金芪降糖片后，发现胰岛素抵抗及异常的纤溶系统均得到改善，预示可缓解心血管病的发展。

中国天津的研究人员观察了金芪降糖片配伍胰激态酶原对Ⅲ期糖尿病肾病的治疗作用。共有 80 例Ⅲ期糖尿病肾病患者入组，随机进入金芪降糖片配伍胰激态酶原治疗组（A组，n＝42）和单纯胰激态酶原治疗组（B组，n＝38）。观察各组用药 12 周前后糖化血红蛋白、Homa 胰岛素抵抗指数、24h 尿微量白蛋白（UMA）、血清晚期糖化终末产物（AGEs）的变化。结果显示，用药 12 周后，A 组上述指标均明显下降，B 组糖化血红蛋白、UMA 有明显下降，其余指标较治疗前无明显变化。A、B 两组患者治疗后比较，A 组患者的 Homa 胰岛素抵抗指数、UMA、血清 AGEs 水平均低于 B 组患者，有统计学差异，而两组患者的糖化血红蛋白水平无统计学差异。研究人员指出，金芪降糖片配伍胰激态酶原对早期糖尿病肾病有较好的治疗作用。

本品对四氧嘧啶性糖尿病小鼠有明显的预防和治疗作用，对肾上腺性高血糖小鼠亦有明显的降血糖作用，但对正常小鼠血糖无影响。本品能改善糖代谢，改善脂质代谢，增强机体对胰岛素的敏感性。

【不良反应】目前尚未检索到不良反应报道。

【规格与包装】片剂：0.42g。

【贮藏】密闭。

参精止渴丸（Shenjing Zhike Wan）

【药物组成】红参，黄精，黄芪，白术，茯苓，葛根，五味子，黄连，大黄，甘草。

【功能主治】益气养阴，生津止渴。用于气阴两亏、内热津伤所致的消渴。

【临床应用】用于Ⅱ型糖尿病见少气乏力、口干多饮、易饥、形体消瘦等症的患者。

【用法与用量】口服。每次 10g，每天 2～3 次。

【注意事项】参见"降糖舒胶囊"的相关内容。

【药效研究】大鼠四氧嘧啶实验性高血糖模型实验研究结果表明，降糖丸具有降血糖作用；并有显著降低血清甘油三酯与血清尿素氮的效应，同时对糖尿病大鼠的饮水量及排尿量有相当明显的抑制作用。

【不良反应】目前尚未检索到不良反应报道。

【规格与包装】水丸：100 丸重 7g。

【贮藏】密封

参芪降糖胶囊（Shenqi Jiangtang Jiaonang）

【药物组成】人参茎叶皂苷，黄芪，地黄，枸杞子，茯苓，山药，天花粉，麦冬，五味子，覆盆子，泽泻。

【功能主治】益气养阴，滋脾补肾。用于气阴两虚所致的消渴。

【临床应用】用于Ⅱ型糖尿病见咽干口燥、口渴多饮、多食多尿、形体消瘦、体倦乏力等证候的患者。

【用法与用量】口服。

1. 胶囊剂：每次3粒，每天3次；一个月为一个疗程，效果不显著或治疗前症状较重者，每次用量可达8粒，每天3次。

2. 颗粒剂：每次1g，每天3次，一个月为一个疗程，效果不显著或治疗前症状较重者，每次用量可达3g，每天3次。

3. 片剂：每次3片，每天3次；一个月为一个疗程，效果不显著或治疗前症状较重者，每次用量可达8片，每天3次。

【注意事项】

1. 属阴阳两虚消渴者慎用。

2. 有实热症者禁用，待实热症退后可以用。

3. 服药期间忌食肥甘、辛辣之品，控制饮食，注意合理的饮食结构；忌烟酒。

4. 孕妇忌用。

5. 避免长期精神紧张，适当进行体育活动。

6. 对重症病例，应合用其他降糖药物治疗，以防病情加重。

7. 在治疗期间，尤其是与西药降糖药联合应用时，要及时监测血糖，避免低血糖的发生。

8. 注意早期防治各种并发症，如糖尿病脑病、糖尿病心肌病、糖尿病肾病等，以防止病情的恶化。

【药效研究】参芪降糖颗粒能使 STZ 诱导的高血糖大鼠的血糖水平明显降低，与文献报道相一致，且能增加 C 肽水平，促进胰岛素的分泌，提高糖尿病大鼠血浆中胰岛素的含量。

孟毅等研究表明，降糖安脉胶囊在血糖降低的同时，血浆胰岛素含量也有所增加，推测参芪降糖颗粒的降糖作用是通过改善、修复受损的胰岛素 B 细胞，促进胰岛素分泌而实现的。周庆伟等认为天芪胶囊的作用机制为促进残存的胰岛素 B 细胞释放胰岛素，在血糖降低的同时，血浆胰岛素含量也明显增加，参芪降糖颗粒与上述两药君药相同，且在降糖的同时胰岛素水平增加，故推测参芪降糖颗粒的降糖作用与上述机制有关。并可通过胰岛素组织切片电镜切片作进一步研究。

李春花等对参芪降糖颗粒中的二十种元素进行了分析，同时用塞曼测汞仪测定了样品中汞元素的含量。结果表明，参芪降糖颗粒对糖尿病的疗效与其中的微量元素有关。参芪降糖颗粒含有 B、Na、Mg、Al、K、Ca、Cr、Mn、Fe、Ni、Cu、Zn、Se、Mo、Pb 等元素，基本不含 Co、Ge、Cd、Sn、Hg。而糖尿病主要与 Zn、Cr、Mg、Mn、Se 有关。认为控制微量元素的含量对参芪降糖颗粒的质量控制有一定意义。在加工生产过程中应注意减少有益元素的流失，尤其是与糖尿病有关的元素。最好对其生产工艺进行优化，保证有益元素的最大保留，进一步提高其疗效。

药理研究表明：本品有调节受体水平作用（向有利于糖代谢正常化方向），对应激性高血糖、胰岛损伤性高血糖、糖代谢异常后的脂质过氧化物以及细胞受体有调节作用；且能对人胚肺二倍体细胞的生长与代谢产生影响，特别是对晚代细胞的增殖和细胞内糖原含量有正向促进作用。

【不良反应】目前尚未检索到不良反应报道。

【规格与包装】胶囊剂：每粒装 0.35g。片剂：0.35g。颗粒剂：每袋 3g。

【贮藏】密封。

抗饥消渴片（Kangji Xiaoke Pian）

【药物组成】红参，麦冬，五味子，熟地黄，地黄，玉竹，枸杞子，黄连，黄柏。

【功能主治】养阴益气，润燥生津，抗饥止渴。用于消渴病。

【临床应用】用于非胰岛素依赖型糖尿病见肺燥干咳、津伤口渴、内热消渴、肠燥便秘等证候患者。对慢性萎缩性胃炎，胃阴虚者也有一定作用。

【用法与用量】口服，每次 12 片，每天 3 次，或遵医嘱。

【注意事项】

1. 脾虚湿滞者慎用。

2. 服药期间忌食肥甘、辛辣之品，控制饮食，注意合理的饮食结构；忌烟酒。

3. 避免长期精神紧张，适当进行体育活动。

4. 对重症病例，应合用其他降糖药物治疗，以防病情加重。

5. 在治疗期间，尤其是与西药降糖药联合应用时，要及时监测血糖，避免低血糖的发生。

6. 注意早期防治各种并发症，如糖尿病脑病、糖尿病心肌病、糖尿病肾病等，以防止病情的恶化。

【不良反应】目前尚未发现不良反应报道。

【规格与包装】片剂：0.3g。

【贮藏】密闭。

芪蛭降糖胶囊（Qizhi Jiangtang Jiaonang）

【药物组成】黄芪，地黄，黄精，水蛭。

【功能主治】益气养阴、活血化瘀。用于气阴两虚兼血瘀所致的消渴。

【临床应用】用于Ⅱ型糖尿病见口渴多饮、多食善饥、小便频数、形体消瘦、体倦乏力、自汗、盗汗、肢体麻木、面色晦暗等证候的患者。可用于治疗糖尿病并发冠心病、周围神经病变、下肢血管病变、糖尿病足、糖尿病肾病及视网膜病变等。

【用法与用量】口服。每次5粒，每天3次。疗程3个月。

【注意事项】

1. 属阴阳两虚消渴者慎用。

2. 服药期间忌食肥甘、辛辣之品，控制饮食，注意合理的饮食结构；忌烟酒。

3. 孕妇忌用。

4. 避免长期精神紧张，适当进行体育活动。

5. 对重症病例，应合用其他降糖药物治疗，以防病情加重。

6. 在治疗期间，尤其是与西药降糖药联合应用时，要及时监测血糖，避免低血糖的发生。

7. 注意早期防治各种并发症，如糖尿病脑病、糖尿病心肌病、糖尿病肾病等，以防止病情的恶化。

【药效研究】经研究证实，本品可修复和增强胰岛功能，扩张心、脑、下肢血管，改善微循环，降低血脂，既可降糖，又能有效防治糖尿病心、脑、肾、眼等并发症。

【不良反应】目前尚未检索到不良反应报道。

【规格与包装】胶囊剂：0.5g。

【贮藏】密闭。

十味玉泉胶囊（Shiwei Yuquan Jiaonang）

【药物组成】天花粉，黄芪，红参，地黄，葛根，麦冬，茯苓，乌梅，五味子，甘草。

【功能主治】益气养阴、生津止渴。用于气阴两虚所致的消渴。

【临床应用】用于Ⅱ型糖尿病见口渴多饮、口干舌燥、多食易饥、神疲体倦、气短乏力等证候的患者。

【用法与用量】口服。每次4粒，每天4次。

【注意事项】参见"芪蛭降糖胶囊"的相关内容。

【药效研究】本品可有效抑制胰岛淀粉样多肽（IAPP）的生成，并能分解沉积在胰岛B细胞中的胰岛淀粉样多肽，改善胰岛B细胞功能，降低血糖。对糖尿病性眼病、肾病、心血管病及微循环障碍等并发症有显著的预防和治疗作用，提高糖尿病患者的生活质量，具有降低血糖、血脂的双重作用，对高血脂的糖尿病患者有显著降脂作用。

【不良反应】目前尚未检索到不良反应报道。

【规格与包装】胶囊剂：0.5g。

【贮藏】密封。

糖脉康颗粒（Tangmaikang Keli）

【药物组成】黄芪，生地黄，赤芍，丹参，牛膝，麦冬，黄精等十一味药。

【功能主治】养阴清热，活血化瘀，益气固肾。用于气阴两虚血瘀所致的消渴。

【临床应用】用于Ⅱ型糖尿病见口渴喜饮，倦怠乏力，气短懒言，自汗，盗汗，五心烦热，胸中闷痛，肢体麻木或刺痛，便秘等证候的患者。

【用法与用量】口服。每次1袋，每天3次。

【注意事项】

1. 属阴阳两虚消渴者慎用。

2. 服药期间忌食肥甘、辛辣之品，控制饮食，注意合理的饮食结构；忌烟酒。

3. 孕妇慎服或遵医嘱。

4. 避免长期精神紧张，适当进行体育活动。

5. 对重症病例，应合用其他降糖药物治疗，以防病情加重。

6. 在治疗期间，尤其是与西药降糖药联合应用时，要及时监测血糖，避免低血糖的发生。

7. 注意早期防治各种并发症，如糖尿病脑病、糖尿病心肌病、糖尿病肾病等，以防止病情的恶化。

【药效研究】本品对葡萄糖致大鼠血糖升高有一定的抑制作用，对四氧嘧啶和肾上腺素所致大鼠高血糖有显著降低作用，而对正常大鼠的血糖无明显影响。本品可显著降低四氧嘧啶所致糖尿病大鼠血浆黏度，红细胞聚集指数及红细胞刚性指数的升高，对高血脂症小鼠的血清甘油三酯及胆固醇均有降低作用，其中对胆固醇的降低尤为显著。

迟家敏在研究糖脉康对Ⅱ型糖尿病患者尿微白蛋白排泄率（UAER）的作用时，对104例Ⅱ型糖尿病患者进行随机及自身对照开放研究，分为治疗组74例和对照组30例，其中治疗组口服糖脉康颗粒5g，每天3次；对照组30例口服安慰剂1袋，每天3次，疗程6个月。观察治疗前和治疗开始后3及6个月UAER的变化。结果与治疗前比较，糖脉康可明显地降低2型糖尿病患者3个月和6个月的UAER（$P < 0.01$），与对照组比较，也有明显差异（分别$P < 0.05$和$P < 0.01$）。

基础研究已证实糖脉康中的黄芪、麦冬具有提高T淋巴细胞、B细胞功能的作用。有研究表明黄芪可以提高CD4/CD8的比值，且与红细胞免疫具有协同关系。动物实验表明，黄芪能增加小鼠脾脏和胸腺的重量，从而增强机体的防御和清除功能。研究表明血糖稳定的患者仍然存在有红细胞免疫功能低下。服用糖脉康颗粒后，红细胞C3b受体花环率明显升高，红细胞免疫复合花环率恢复至正常水平，CIC水平明显降低。提示糖脉康可提高红细胞免疫功能，从而改善糖尿病患者的免疫功能状态，清除体内CIC。推测糖脉康对红细胞免疫功能的作用可能是直接或间接通过细胞免疫调节来实现的。此外，糖脉康中的黄芪、黄精、淫羊藿具有清除自由基，抗脂质过氧化，纠正脂质代谢紊乱的功能。糖脉康可能通过抗自由基损害，进而改善红细胞膜 C3b 受体活性，提高红细胞免疫。糖尿病患者免疫粘附促进因子明显减少，抑制因子明显增多。提示糖尿病患者红细胞免疫粘附调节系统失调。运用糖脉康治疗后，免疫粘附促进因子增多，抑制因子减少。提示糖脉康有改善红细胞免疫粘附调节系统失调的功能。

【不良反应】目前尚未检索到不良反应报道。

【规格与包装】颗粒剂：每袋 5g。

【贮藏】密闭，置阴凉干燥处。

糖尿乐胶囊（Tangniaole Jiaonang）

【药物组成】天花粉，山药，黄芪，红参，地黄，葛根，枸杞，知母，天冬，茯苓，山茱萸，五味子，鸡内金（炒）。

【功能主治】益气养阴、生津止渴。用于气阴两虚所致的消渴。

【临床应用】用于 II 型糖尿病见口渴多饮、饮不解渴、消谷善饥、形体消瘦、小便频数、四肢乏力等证候的患者。

【用法与用量】口服。每次 3~4 粒，每天 3 次。

【注意事项】参见"芪蛭降糖胶囊"的相关内容。

【药效研究】

1. 可修复被损伤的胰岛分泌细胞。改善胰岛功能，激活休眠受体，促进胰岛素与受体结合，复活内分泌系统，调节机体三大营养素代谢功能。

2. 使血糖、尿糖显著降低的同时，也可使血清胰岛素含量明显升高，同时对胰岛血糖素有降低作用。

3. 使血中乳酸含量明显降低，肝糖原含量明显增加。

4. 降低血脂，改善血液高凝状态。急性毒性实验结果表明糖尿乐胶囊对心、肝、肾均未发现毒性反应，无副作用，使用安全。

本品对由葡萄糖、肾上腺素所致的家兔高血糖有降低作用，对四氧嘧啶所致高血糖亦有抑制作用。

【不良反应】目前尚未检索到不良反应报道。

【规格与包装】每粒装 0.3g。

【贮藏】密封，防潮。

糖尿灵片（Tangniaoling Pian）

【药物组成】天花粉，生地黄，葛根，麦冬，五味子，南瓜粉，糯米（炒黄），甘草。

【功能主治】滋阴清热、生津止渴。用于阴虚燥热所致的消渴。

【临床应用】用于 II 型糖尿病见口渴多饮、消谷善饥、尿频量多、形体消瘦、体倦乏力、五心烦热、盗汗、失眠等证候的患者。

【用法与用量】口服。每次4~6片，每天3次。

【注意事项】参见"芪蛭降糖胶囊"的相关内容。

【不良反应】目前尚未检索到不良反应报道。

【规格与包装】片剂：0.3g。

【贮藏】密封。

消渴安胶囊（Xiaoke'an Jiaonang）

【药物组成】地黄，知母，人参，枸杞子，玉竹，黄连，地骨皮，丹参。

【功能主治】清热生津、益气养阴、活血化瘀。用于阴虚燥热兼气虚血瘀所致的消渴。

【临床应用】用于Ⅱ型糖尿病见口渴多饮、多食易饥、五心烦热、大便秘结、倦怠乏力、自汗等证候的患者。

【用法与用量】口服。每次3粒，每天3次，或遵医嘱。

【注意事项】

1. 属阴阳两虚消渴者慎用。

2. 服药同时应控制饮食，坚持运动疗法，加强糖尿病教育，保持健康心态，坚持服用规定剂量药品。

3. 服药期间应定期监测血糖，肝、肾功能。

4. 重度Ⅱ型糖尿病患者应在医师指导下服用此药品。

5. 在治疗期间，尤其是与西药降糖药联合应用时，要及时监测血糖，避免低血糖的发生。

6. 注意早期防治各种并发症，如糖尿病脑病、糖尿病心肌病、糖尿病肾病等，以防止病情的恶化。

【药效研究】本品有降血糖作用。

1. 降血糖作用：本品对正常动物及高血糖模型动物血糖均有明显的降低作用，本品能降低糖尿病患者空腹血糖及24h尿糖定量水平，使胰岛素分泌高峰前移。

2. 其他作用：消渴安能提高糖尿病患者 SOD 活力，降低 TC、TG、LDL 水平，升高 HDL 水平，本品还能够改善糖尿病患者血液高黏滞状态。

【不良反应】目前尚未检索到不良反应报道。

【规格与包装】胶囊剂：0.4g。

【贮藏】密封，防潮。

消渴降糖胶囊（Xiaoke Jiangtang Jiaonang）

【药物组成】番石榴叶。

【功能主治】生津止渴，甘平养胃，涩敛固阴。用于多饮，多尿，多食，消瘦，体倦无力，尿糖及血糖升高之消渴症。

【临床应用】用于轻度、中度Ⅱ型糖尿病见上述证候的患者。

【用法与用量】口服。每次3~5粒，每天3次。

【注意事项】

1. 属阴阳两虚消渴者慎用。

2. 服药期间忌食肥甘、辛辣之品，控制饮食，注意合理的饮食结构；忌烟酒。

3. 肝肾功能不全者、糖尿病并发酸中毒症和急性感染者禁用。

4. 避免长期精神紧张，适当进行体育活动。

5. 对重症病例，应合用其他降糖药物治疗，以防病情加重。

6. 在治疗期间，尤其是与西药降糖药联合应用时，要及时监测血糖，避免低血糖的发生。

7. 注意早期防治各种并发症，如糖尿病脑病、糖尿病心肌病、糖尿病肾病等，以防止病情的恶化。

【药效研究】现代药理研究表明，番石榴叶提取出的总黄酮苷和单黄酮苷具有降血糖作用。

【不良反应】目前尚未检索到不良反应报道。

【规格与包装】每粒装0.3g（相当于原药材3g）。

【贮藏】密闭。

消渴灵片（Xiaokeling Pian）

【药物组成】地黄，黄芪，红参，枸杞子，天花粉，麦冬，茯苓，石膏，黄连，五味子，牡丹皮。

【功能主治】益气养阴、清热泻火、生津止渴。用于气阴两虚所致的消渴。

【临床应用】用于Ⅱ型轻型、中型糖尿病见口渴多饮、多食易饥、尿频量多、形体消瘦、气短乏力等证候的患者。

【用法与用量】口服。每次8片，每天3次。

【注意事项】参见"芪蛭降糖胶囊"的相关内容。

【药效研究】本品有降血糖作用。降血糖、降血脂作用：对实验性高血糖、高血脂家兔本品能降低其血清中糖、脂含量，对糖尿病高血糖小鼠，本品能保护胰岛B细胞，促进胰岛B细胞修复和再生，促进胰岛B细胞释放胰岛素。此外，本品还能改善球结膜微循环。

【不良反应】目前尚未检索到不良反应报道。

【规格与包装】片剂：0.36g。

【贮藏】密封，防潮。

消渴平片（Xiaokeping Pian）

【药物组成】黄芪，人参，枸杞子，天花粉，麦冬，天冬，葛根，黄连，五味子，知母，沙苑子，丹参。

【功能主治】益气养阴，清热泻火。用于阴虚燥热、气阴两虚所致的消渴。

【临床应用】用于Ⅱ型糖尿病见口渴多饮、多食易饥、尿频量多、形体消瘦、气短乏力、手足心热等证候的患者。

【用法与用量】口服。每次6~8片，每天3次。或遵医嘱。连服1个月为一疗程。

【注意事项】

1. 属阴阳两虚消渴者慎用。

2. 孕妇忌服。

3. 服药期间忌食肥甘、辛辣之品，控制饮食，注意合理的饮食结构；忌烟酒。

4. 服药期间禁忌生冷食物，否则药效降低且产生腹部不适，腹泻。

5. 对重症病例，应合用其他降糖药物治疗，以防病情加重。

6. 在治疗期间，尤其是与西药降糖药联合应用时，要及时监测血糖，避免低血糖的发生。

7. 注意早期防治各种并发症，如糖尿病脑病、糖尿病心肌病、糖尿病肾病等，以防止病情的恶化。

【药效研究】本品有降血糖和降血脂作用。

1. 降血糖作用：本品灌胃能降低四氧嘧啶糖尿病小鼠的血糖水平；家兔灌服2.8g/kg，2h后可降低正常血糖水平，6h后血糖逐渐恢复。

2. 降血脂作用：每只鹌鹑每天饲喂本品0.84g，能抑制高脂膳食引起的血浆胆固醇和甘油三酯含量的上升，饲喂4周后，能抑制α脂蛋白百分比含量的降低，抑制动脉粥样硬化的发生。

【不良反应】据文献报道，个别患者出现胃肠道反应，如恶心、腹胀、腹泻等，但减量或继续服用后症状逐渐消失，极个别病例出现皮疹，继续服用后皮疹消失。

【规格与包装】片剂：0.28g。

【贮藏】密闭，防潮。

消渴丸（Xiaoke Wan）

【药物组成】地黄，葛根，黄芪，天花粉，五味子，山药，玉米须，格列本脲。

【功能主治】滋肾养阴、益气生津。用于气阴两虚所致的消渴。

【临床应用】用于Ⅱ型糖尿病见口渴多饮、多食易饥、小便频数、形体消瘦、体倦乏力、睡眠欠佳、腰膝酸痛等证候的患者。

【用法与用量】口服。每次1.25~2.5g（约5~10丸），每天3次，饭后温水送服。

【注意事项】

1. 属阴阳两虚消渴者慎用。

2. 孕妇忌服。

3. 服药期间忌食肥甘、辛辣之品，控制饮食，注意合理的饮食结构；忌烟酒。

4. 服药期间禁止加服磺脲类抗糖尿病药。

5. 本品含格列本脲（优降糖），下列情况应禁用：

①Ⅰ型糖尿病患者；

②Ⅱ型糖尿病患者伴有酮症酸中毒、昏迷、严重烧伤、感染、严重外伤和重大手术者；

③孕妇、乳母、肝肾功能不全者；

④白细胞减少、粒细胞缺乏、血小板减少等患者；

⑤对磺胺类药物过敏者。

6. 体质虚弱、高热、老年患者、有肾上腺皮质功能减退或垂体前叶功能减退者慎用。

7. 用药期间应定期监测血糖、尿糖、尿酮体、尿蛋白、肝肾功能和血象，并进行眼科检查。

8. 注意早期防治各种并发症，如糖尿病脑病、糖尿病心肌病、糖尿病肾病等，以防止病情的恶化。

9. 本品服用不当，可能会产生低血糖反应，应予注意，如发生低血糖应立即停药即请医生处理。本品与长效磺胺、保泰松、四环素、氯霉素、单胺氧化酶抑制剂等合用，可增强降血糖作用。

【药效研究】消渴丸是中西药结合的降糖药，既含有中药成分生地黄、黄芪、天花粉、葛根等，又含有西药成分格列本脲（优降糖）。组方主要用药中，生地黄能清热生津止渴，是中药中治疗消渴的首要药；现代药理研究证明其能抑制实验性高血糖，保护肝脏，促进肝糖原合成，显著改善中医"阴虚"证候模型。黄芪补气力强，对气虚津亏的消渴病，能补气生津以止渴；药理研究表明黄芪有助于增强机体免疫功能，双向调节糖代谢、显著降低多种情况产生的高血糖又不影响正常血糖，更可显著改善心血管功能。天花粉、葛根善清热而养阴，有生津止渴之效，用于胃热肺燥、热病津伤、阴虚消渴，都是中医治疗消渴病的常用药；现代药理研究显示天花粉所含凝集素具有胰岛素样活性作用，可激发脂肪生成抑制脂肪分解，葛根中主要成分葛根素、总黄酮能扩张血管、抗高血压，异黄酮类有降血脂的作用。优降糖是西药，降糖起效快捷，30min 可起效，作用可持续 10～16h。该药遣方配伍中西合璧，共奏降糖养身之效。

消渴丸临床上主要适用于Ⅱ型糖尿病，特别是气阴两虚型的Ⅱ型糖尿病，研究表明能起到较好的降低血糖和稳定血糖的作用，消除糖尿病的倦怠乏力、自汗盗汗、气短懒言、五心烦热和心悸失眠等症状。同时有保护肝细胞，升高血钙，降低甘油三酯、胆固醇的作用，改善由糖尿病引起的脂质代谢和钙磷代谢异常；而对心肝肾的不良影响小于单纯使用优降糖。

吴继良等将 350 例糖尿病患者随机分为治疗组（消渴丸组）192 例，对照 1 组（磺脲类药组）95 例，对照 2 组（双胍类药组）63 例。治疗 2 个月分别观察病情变化及测定血糖、尿糖评定疗效。结果：治疗组有效率为98%，对照1组有效率为70.5%，对照2组有效率为57.1%，治疗组与对照1组、2组对比疗效及血糖、尿糖、血液流变学和血脂检测指标差异显著，P＜0.01。说明消渴丸中药成份与优降糖协同促进了胰岛 B 细胞释放胰岛素，抑制 NIDDM 患者胰岛 A 细胞分泌胰高血糖素，迅速地提高了 B 细胞对葡萄糖的反应性，有效地降低血糖，减少蛋白质非酶糖基化作用。

【不良反应】偶见肠道不适、发热、皮肤过敏等。

【规格与包装】水丸：每瓶 30g。

【贮藏】密闭。

消糖灵胶囊（Xiaotangling Jiaonang）

【药物组成】黄芪，天花粉，人参，白芍，黄连，五味子，枸杞子，知母，杜仲，沙苑子，丹参，优降糖。

【功能主治】益气养阴、清热泻火。用于阴虚燥热、气阴两虚所致的消渴。

【临床应用】用于Ⅱ型糖尿病见口渴多饮、多食易饥、尿频量多、尿有甜味、形体消瘦、气短乏力等证候的患者。

【用法与用量】口服。每次 3 粒，每日 2 次。或遵医嘱。

【注意事项】

1. 属阴阳两虚消渴者慎用。

2. 孕妇忌服。

3. 服药期间忌食肥甘、辛辣之品，控制饮食，注意合理的饮食结构；忌烟酒。

4. 本品含格列本脲（优降糖），下列情况应禁用：

①Ⅰ型糖尿病患者；

②Ⅱ型糖尿病患者伴有酮症酸中毒、昏迷、严重烧伤、感染、严重外伤和重大手术者；

③孕妇、乳母、肝肾功能不全者；

④白细胞减少、粒细胞缺乏、血小板减少等患者；

⑤对磺胺类药物过敏者。

5. 体质虚弱、高热、老年患者、有肾上腺皮质功能减退或垂体前叶功能减退者慎用。

6. 用药期间应定期监测血糖、尿糖、尿酮体、尿蛋白、肝肾功能和血象，并进行眼科检查。

7. 注意早期防治各种并发症，如糖尿病脑病、糖尿病心肌病、糖尿病肾病等，以防止病情的恶化。

【药效研究】本品有降血糖、降血脂作用。

1. 降血糖作用：本品对四氧嘧啶糖尿病小鼠和链脲佐霉素糖尿病大鼠具有明显的降血糖作用，但对正常小鼠血糖无明显影响。

2. 降血脂作用：本品在降低血糖的同时，亦降低胆固醇的含量。

3. 其他作用：本品能够提高甲亢型阴虚小鼠的耐缺氧能力。

【不良反应】目前尚未检索到不良反应报道。

【规格与包装】胶囊剂：0.4g。

【贮藏】密封，防潮。

养阴降糖片（Yangyin Jiangtang Pian）

【药物组成】黄芪，地黄，党参，枸杞子，葛根，玄参，知母，玉竹，五味子，牡丹皮，虎杖，川芎。

【功能主治】益气养阴、清热活血。用于气阴两虚兼血瘀所致的消渴。

【临床应用】用于Ⅱ型糖尿病见口渴多饮、多食善饥、小便频数、形体消瘦、体倦乏力、五心烦热等证候的患者。

【用法与用量】口服。每次8片，每天3次。

【注意事项】参见"芪蛭降糖胶囊"的相关内容。

【药效研究】本品有降血糖作用。本品6.25g/kg灌服，可明显降低正常小鼠血糖，连续给药10天可抑制四氧嘧啶所致小鼠血糖升高。经长期毒性实验，本品对各脏器及组织均无毒性，也无滞后毒性反应，表明本品具有较大安全性。

【不良反应】目前尚未检索到不良反应报道。

【规格与包装】片剂：0.72g。

【贮藏】密闭，防潮。

益津降糖胶囊（Yijin Jiangtang Jiaonang）

【药物组成】人参，白术，茯苓，仙人掌，甘草。

【功能主治】健脾益气，生津止渴。用于气阴两虚型消渴病。

【临床应用】用于Ⅱ型糖尿病见乏力自汗，口渴喜饮，多尿，多食善饥，舌苔花剥，少津，脉细少力等证候的患者。

【用法与用量】口服。

1. 胶囊剂：每次5粒，每天4次，饭前和晚上睡前服用。或遵医嘱。

2. 口服液：每次20ml，每天3次，饭前服用或遵医嘱。

【注意事项】

1. 属阴阳两虚消渴者慎用。

2. 服药期间忌食肥甘、辛辣之品，控制饮食，注意合理的饮食结构；忌烟酒。

3. 孕妇慎服或遵医嘱。

4. 避免长期精神紧张，适当进行体育活动。

5. 对重症病例，应合用其他降糖药物治疗，以防病情加重。

6. 在治疗期间，尤其是与西药降糖药联合应用时，要及时监测血糖，避免低血糖的发生。

7. 注意早期防治各种并发症，如糖尿病脑病、糖尿病心肌病、糖尿病肾病等，以防止病情的恶化。

【药效研究】益津降糖口服液一次或多次给药对四氧嘧啶高血糖小鼠、大鼠均有显著的降血糖作用，其作用强度与降糖灵相似；对葡萄糖引起的血糖升高有显著的耐糖作用；口服该药后 1h 即生效，2h 作用最强，能维持 8h；但对正常小鼠无降血糖作用。推测本品的降血糖作用机制不是刺激胰岛细胞释放胰岛素，可能对胰岛 B 细胞有保护作用，促进 B 细胞功能恢复或再生，有待进一步研究。此外，本品能显著地降低血清胆固醇和甘油三酯；对乳酸含量有降低趋势，对免疫器官有增大趋势。急性及长期毒性实验证明本品毒性很低。

实验及临床试验研究均证明益津降糖口服液与降糖灵降血糖的作用强度相似，但临床试验研究中发现益津降糖口服液对乏力、自汗和消瘦症状改善比较突出，明显优于降糖灵（P＜0.01），这与口服液中含有人参、茯苓具有降血糖的同时，还具有抗疲劳作用、强心作用以及对机体各器官组织的 DNA、RNA 和蛋白质合成有促进作用有关。益津降糖口服液能显著的降低血清中胆固醇、甘油三酯含量（降糖灵无此作用），说明益津降糖口服液有保护糖尿病患者血管壁的良好作用，对糖尿病性心脑血管并发症有预防和治疗作用。

临床试验研究中对 76 例糖尿病患者进行免疫球蛋白（IgG）的含量测定，治疗后较治疗前有明显改善（P＜0.01）。说明益津降糖口服液不仅能降血糖、血脂，而且具有增强机体免疫的功能，是治疗 2 型糖尿病较理想的中成药。

以本品治疗 80 例Ⅱ型糖尿病患者为治疗组，把以单纯用文迪雅、优降糖、倍欣片治疗的 72 例为对照组共治疗 2 个月，结果治疗组总有效率为 87.5%，对照组总有效率为 53.4%。经统计学处理，治疗组疗效明显优于对照组（P＜0.05），且治疗组在降血脂及改善血糖等方面也优于对照组（P＜0.05）。

益津降糖胶囊由河南中医学院一附院、省人民医院、省中医院的临床验证，显效率 34.95%，总有效率 87.38%，全面优于降糖灵，可使空腹血糖、餐后 2h 血糖、糖化血红蛋白、糖尿定性和血脂各项指标呈明显连续下降。口服益津降糖胶囊在服用的第一周即可出现血糖下降，根据不同个体在服药 1～4 周内血糖值平均下降 27.6%。

【不良反应】目前尚未检索到不良反应报道。

【规格与包装】胶囊剂：0.4g。口服液：20ml。

【贮藏】避光、密闭、防潮。

玉泉丸 （Yuquan Wan）

【药物组成】天花粉，地黄，葛根，麦冬，五味子，甘草。

【功能主治】清热养阴、生津止渴。用于阴虚内热所致的消渴。

【临床应用】用于Ⅱ型糖尿病见口渴喜冷饮、咽干口燥、多食易饥、多尿而赤、心烦、便秘、舌红苔黄、脉细滑数等证候的患者。

【用法与用量】口服。每次6g，每天4次。7岁以上每次3g，3~7岁小儿每次2g。

【注意事项】参见"芪蛭降糖胶囊"的相关内容。

【药效研究】本品能够改善糖尿病的临床症状，同时通过提高胰岛素敏感指数，降低胰岛素抵抗指数，显著降低血糖。还具有降低TG、TCH和LP0，增高HDL的作用，有利于防御糖尿病并发大血管病变。郑勇等观察玉泉丸对早期糖尿病肾病（DN）患者肾损害实验指标的影响时将62例早期DN患者被随机分为试验组和对照组，在同等治疗的基础上，试验组加服玉泉丸，治疗前后观察尿微白蛋白排泄率（UAE）、尿 α_1 - 微球蛋白（α_1 - MG）、尿 N - 乙酰 - β - 氨基葡萄糖苷酶（NAG 酶）、血 β_2 - 微球蛋白（β_2 - MG）、内生肌酐清除率（Ccr）等肾损害指标，并观察空腹血糖（FBG）和糖化血红蛋白（GHb）水平，进行比较。结果治疗后试验组多项肾损害指标比治疗前明显改善（$P < 0.05$ 或 $P < 0.01$），且优于同期对照组（$P < 0.01$ 或 $P < 0.05$），但治疗后肾小球滤过率水平接近正常，变化不显著（$P > 0.05$）。说明玉泉丸能改善早期DN患者的肾损害指标，从而提示玉泉丸能改善和延缓糖尿病肾脏病变的发展。

邓银泉等观察玉泉丸对Ⅱ型糖尿病患者促炎细胞因子干预的影响时将90例Ⅱ型糖尿病患者按2:1随机分成治疗组和对照组，两组均在饮食控制、运动等基础治疗基础上加用拜糖苹治疗，治疗组另加服玉泉丸，每次6g，每天4次，疗程3个月，同时观察其C反应蛋白（CRP）、肿瘤坏死因子 - α（TNF - α）、白细胞介素6（IL - 6）等促炎细胞因子的变化。结果治疗组CRP、TNF - α、IL - 6水平均较治疗前显著降低（$P < 0.01$），两组间CRP、TNF - α、IL - 6治疗前后差值比较差异亦有显著性，治疗组均明显高于对照组（$P < 0.01$）。说明玉泉丸能降低已升高的促炎细胞因子水平。

【不良反应】目前尚未检索到不良反应报道。

【规格与包装】每10丸重1.5g。

【贮藏】密闭。

玉液消渴颗粒（Yuye Xiaoke Keli）

【药物组成】黄芪，太子参，山药，知母，天花粉，葛根，五味子，鸡内金。

【功能主治】益气滋阴，固肾活血，化瘀生津。用于糖尿病消渴乏力，口渴多饮，多尿症。

【临床应用】在治疗气阴两虚型Ⅱ型糖尿病、磺脲类继发性失效Ⅱ型糖尿病、糖尿病慢性并发症（心脑血管疾病、高血压、高血脂、肝肾功能失调）等方面疗效显著。

【用法与用量】开水冲服，每次15g（每次每袋），每天3次。

【注意事项】

1. 服药期间忌食肥甘、辛辣之品，控制饮食，注意合理的饮食结构；忌烟酒。

2. 避免长期精神紧张，适当进行体育活动。

3. 对重症病例，应合用其他降糖药物治疗，以防病情加重。

4. 在治疗期间，尤其是与西药降糖药联合应用时，要及时监测血糖，避免低血糖的发生。

5. 注意早期防治各种并发症，如糖尿病脑病、糖尿病心肌病、糖尿病肾病等，以防止病情的恶化。

【药效研究】

1. 本品可促进胰岛素分泌，增加血清素含量，促进体内葡萄糖的代谢、吸收。

2. 本品可防止胰岛 8 细胞的凋亡，促进胰岛素分泌，降低血糖，增加胰岛素浓度。

3. 本品可降低胰升糖素，增加血清胰岛素含量，使内源性胰岛素增加，改善细胞功能，使胰升糖素分泌减少，产生降血糖作用。

4. 本品可增加胰岛素的敏感性，改善胰岛素抵抗。

5. 本品可增加胰岛素受体数目及胰岛素与受体的结合力来提高胰岛素的敏感性。

本品对各类型糖尿病糖代谢有明显的改善作用，对葡萄糖引起的血糖升高有拮抗作用，并能明显降低血糖曲线，对大鼠血脂代谢障碍有明显的改善作用，对受损的胰岛素细胞有很好的修复作用。

【不良反应】目前尚未发现不良反应报道。

【规格与包装】颗粒剂：每袋15g。

【贮藏】密闭。

愈三消胶囊（Yusanxiao Jiaonang）

【药物组成】黄芪，玄参，鹿茸，知母，地黄。

【功能主治】养阴生津，益气活血。用于气阴两虚挟瘀证者所致的消渴。

【临床应用】用于轻度、中度Ⅱ型糖尿病见口渴多饮、多食善饥、小便频数、形体消瘦、体倦乏力、自汗盗汗、舌质暗有瘀斑、脉细数等证候的患者。

【用法与用量】饭前口服。每次8粒，每天3次。疗程3个月或遵医嘱。

【注意事项】参见"芪蛭降糖胶囊"的相关内容。

【药效研究】药理研究表明本品对四氧嘧啶高血糖动物，显示具有一定的降血糖作用。

【不良反应】少数患者服用后可出现上腹不适、恶心，一般可自行缓解。

【规格与包装】胶囊剂：0.4g。

【贮藏】密闭。

六味地黄胶囊（Liuwei Dihuang Jiaonang）

【药物组成】熟地黄，山茱萸（制），牡丹皮，山药，茯苓，泽泻。

【功能主治】滋阴补肾。用于肾阴亏损，头晕耳鸣，腰膝酸软，骨蒸潮热，盗汗遗精，消渴。

【临床应用】六味地黄制剂对因肝肾阴虚引起的下列病症，均有明显的治疗和改善症状作用。

1. 内科：肺结核、肺心病、支气管哮喘、原发性高血压、慢性肾性高血压、冠心病、室性早搏、脑血栓形成、脑出血后遗症、慢性肾炎、肾病综合征、肾及输尿管结石、慢性前列腺疾病、肿瘤、白细胞减少、嗜酸粒细胞增多症、慢性血小板减少性紫癜、早期食管上皮细胞增生、肾阴亏损性糖尿病、甲状腺功能亢进、神经衰弱以及老年性痴呆、顽固性失眠、慢性食管炎、一氧化碳中毒性精神病、手术后顽固性呃逆、萎软（格林巴利综合征）等。

2. 外科：骨结核、血栓性脉管炎、男子乳房发育、肠风下血（痔疮）、食道癌手术后复发、脱发、皮肤皲裂、鹅掌风等。

3. 妇科：更年期综合征、黄褐斑、功能性子宫出血。

4. 儿科：小儿发育不良、小儿疳积、小儿呼吸道反复感染、小儿尿频、抽动－秽语综合征、遗尿症等。

5. 眼科：中心性视网膜脉络膜炎、青光眼、老年性白内障、玻璃体积血、老年性黄斑盘状变性、外伤性角膜溃疡、睫状体炎、慢性葡萄膜炎等。

6. 五官科：复发性口疮、慢性咽喉炎、慢性扁桃体炎、牙周脓肿、冠周炎、喉痹等。

7. 使用六味地黄还可增强化疗效果，辅助治疗肿瘤、癌症，减少化疗毒副反应。

【用法与用量】

1. 胶囊剂：口服，每次 8 粒，每天 2 次。

2. 颗粒剂：开水冲服，每次 5g，每天 2 次。

3. 口服液：口服，每次 10ml，每天 2 次。儿童酌减或遵医嘱。

4. 片剂：口服，每次 8 片，每天 2 次。

5. 软胶囊：口服，每次 3 粒，每天 2 次。

6. 丸剂：口服，水蜜丸每次 6g，小蜜丸每次 9g，大蜜丸每次 1 丸，每天 2 次。浓缩丸，口服，每次 8 丸，每天 3 次。

【注意事项】

1. 本品为阴虚证而设，体实及阳虚者忌服。

2. 感冒者慎用，以免表邪不解。

3. 本品药性滋腻，有碍消化，凡脾虚、气滞、食少纳呆者慎用。

4. 服药期间忌食肥甘、辛辣之品，控制饮食，注意合理的饮食结构；忌烟酒。

【药效研究】六味地黄丸具有显著的增强免疫、抗衰老、抗疲劳、抗低温、耐缺氧、降血脂、降血压、降血糖、改善肾功能、促进新陈代谢及较强的强壮作用。

1. 抗疲劳、抗低温、耐缺氧作用与人参相似。

2. 对免疫功能的影响：能激活细胞免疫及抗体生成反应，提高细胞免疫功能，促进扁桃体细胞诱生干扰素，提高血清干扰素水平。

3. 扩张血管，对动脉狭窄性高血压有明显的降压和改善肾功能作用。

4. 减少心肌胶原的沉着，防治高血压心血管损害。

5. 改善血液流变性，降低全血黏度、血浆黏度、纤维蛋白原，抑制梗死心脏中氧自由基的生成，缩小梗死面积，防治冠心病、心肌梗死。

6. 对血脂的影响，可明显降低胆固醇、甘油三酯和磷脂，增加高密度脂蛋白，提高 HDL – C/TC 的比值，促进脂质代谢，长期服用有防止动脉粥样硬化的作用。

7. 改善植物神经系统功能紊乱。

8. 改善性腺功能障碍，通过作用于下丘脑 – 垂体 – 性腺轴而改善性激素分泌，促进精子生成，提高精子活动率，增强性功能。

9. 促进肾脏对体内代谢产物尿素的排泄，保护肾排泄功能。

10. 对肝损伤有保护作用：对正常的 ALT 活性无明显影响，但对四氯化碳、硫代乙酰胺及强的松龙所致的 ALT 活性升高有显著的降低作用。

11. 增加小鼠体重，增强体力，延长游泳时间，使接受化学致癌物的动物脾脏淋巴小结发生中心活跃。

12. 增强单核巨噬系统的吞噬活性，提高存活时间，提高腹水型宫颈癌 U14 细胞内的 cAMP，提高癌细胞增殖抑制率。

13. 能抑制氨基甲酸乙酯、亚硝胺的肿瘤诱发率。

14. 对于食道上皮细胞增生，有阻断癌变作用，可预防食道癌发生，减低发病率。

15. 六味地黄丸中泽泻含锌量高，山茱萸含铬量高，对动脉粥样硬化和糖尿病有预防作用，故六味地黄丸对预防老化和早衰有一定作用。

16. 使红细胞糖代谢恢复正常。

17. 抗化疗药物毒副作用，延长生存率，保护红细胞、白细胞、血小板功能，防止心、肝、肾功能的损害，保护 NK 细胞活性，增强 T、B 淋巴细胞转化功能。

有人用六味地黄丸加味治疗 II 型糖尿病 65 例，总有效率 89.2%。有人以加减六味地黄丸治疗 II 型糖尿病 30 例，另设 15 例以达美康治疗作为对照观察，结果显示，治疗组有效率 90.00%，对照组有效率 86.67%，两组比较无显著性差异（P > 0.05），表明加减六味地黄丸具有降血糖、改善糖尿病的症状及体征的作用。另有人对 53 例 II 型糖尿病患者运用中药六味地黄汤加减给予辨证施治，结果显效 38 例，有效 11 例，无效 4 例，总有效率达 92.5%，表明其降低血糖、改善临床症状疗效确切。有人使用六味地黄丸随症加味，治疗无典型症状的糖尿病患者，总有效率达到 95%。

48 例 II 型糖尿病患者在服用二甲双胍基础上用六味地黄丸加减辅助治疗，疗效优于单用二甲双胍的对照组，具有显著差异（P < 0.01），表明六味地黄丸和二甲双胍合用有较强的增效作用。21 例西医久治 II 型糖尿病合并高血压，血糖、血压控制不佳的患者以达美康配合六味地黄丸治疗，治疗后血糖、血压能稳定在理想正常范围，从而临床症状明显改

善。

123 例Ⅱ型糖尿病患者采用黄连素合六味地黄丸治疗，收效甚佳，2 周内血糖恢复正常者 69 例，3 周内血糖恢复正常者 23 例，另 29 例也在治疗 1 个月后血糖逐渐恢复正常，仅 2 例无效，患者在治疗 1、2、3 个月后均无明显副作用，分别查血象、肝肾功能、心电图等，与用药前相比均无明显改变。表明黄连素合六味地黄丸治疗Ⅱ型糖尿病有明显疗效，长期服用，不会产生耐受性，有长效的降血糖作用，使患者血糖长期稳定在正常范围，可延缓糖尿病并发症发生，使患者的生存质量明显提高。另有 45 例糖尿病患者在规范的降糖及对症治疗基础上用六味地黄丸辅助治疗，连续观察 3 年，患者病情稳定，血糖均控制在正常范围，同时未加大降糖药物的用量，除 1 例出现手足麻木外，其余未出现新的并发症，多数患者原有的并发症有不同程度的减轻；而对照组有 21 例患者需要增加口服降糖药，有 18 例出现不同程度的手足麻木及肢端、肌肤疼痛，表明六味地黄丸稳定血糖、预防并发症疗效突出，长期用药可减缓并发症的发生，且无毒副作用。

18. 防治糖尿病性肾病。糖尿病肾病是糖尿病的严重并发症，发生率相当高，也是糖尿病患者死亡的重要原因之一。有人以六味地黄丸化裁治疗Ⅱ型糖尿病肾病 53 例，其中伴有糖尿病视网膜病变者 38 例，高血压者 23 例，冠心病者 20 例、肾功能不全者 13 例。30 天为 1 疗程，2 疗程治疗后，显效 12 例，有效 36 例，无效 5 例，总有效率 90.5%，治疗后血糖与 24h 尿蛋白下降，与治疗前比较均有显著性差异（P＜0.05）。另有人采用中医辨证疗法，将糖尿病性肾病分为肝肾阴虚、阴阳两虚及阳虚水泛 3 型，用六味地黄丸辅助治疗 24 例糖尿病肾病，结果显效 7 例，有效 13 例，无效 4 例。

19. 治疗糖尿病性慢性肝病和肝源性糖尿病。肝脏是糖代谢的主要器官，慢性肝病患者常常伴有糖耐量异常乃至进一步发展为糖尿病，而某些降糖药物对肝脏有损害，因此，糖尿病合并慢性肝病或肝源性糖尿病患者的治疗尽量不用口服降糖药，胰岛素用量也要小。23 例糖尿病合并慢性肝病患者采用中西医结合治疗，用六味地黄汤合一贯煎加减，水煎服，每日 1 剂，早晚 2 次温服，西医用胰岛素、复合维生素 B、维生素 C，肥胖者需控制热量摄入，治疗后显效 17 例，好转 6 例，总有效率为 90.55%。有人用六味地黄丸治疗肝源性糖尿病，患者分为治疗组 25 例，对照组 18 例，两组均给保肝治疗（肝太乐、肝得健、维生素 C、肝氨等）及糖尿病饮食疗法，治疗组口服六味地黄丸，对照组口服消渴丸，治疗后 2 组患者口渴、多尿、消瘦、疲乏、腰酸腿软、头晕、腹胀、睡眠差、肝区痛等症状均有明显改善，治疗组好转率 92%，对照组 89%，两组相比较无显著差异（P＞0.05）；治疗组血糖恢复正常为 17±5d，对照组为 11±4d；两组在治疗中血糖均获临床治愈，停药后无反跳现象，两组相比较无显著差异（P＞0.05）；治疗组 ALT 恢复正常为 24±6d，对照组为 56±7d，两组比较有显著性差异（P＜0.05），治疗组优于对照组。

20. 治疗糖尿病视网膜病变。糖尿病视网膜病变是糖尿病微血管并发症中发生率最高的一种疾病，是致盲的主要原因。糖尿病性玻璃体出血的出现，提示该病已进入晚期，视功能已出现了不可逆的损害。有人对 9 例Ⅱ型糖尿病性玻璃体出血患者，在对侧视力几乎失明的情况下，用中药六味地黄汤加减配合口服维脑路通、安络血，取得了一定的疗效，经治疗 3 个月至 2 年（平均疗程 9.8 个月）后，患者视力均有不同程度的提高。对增殖前期即单纯期的患者积极采用中西医结合方法治疗取得了良好的效果，22 例糖尿病视网膜病变患者（共 42 只患眼）用六味地黄汤加减配合维脑路通治疗，视力提高 3 行以上有 12 只眼，视力提高 1 行以上有 24 只眼，有 8 只眼底出血全部吸收，33 只眼出血渗出减少。现代药理学研究通过对链脲佐菌素所致大鼠糖尿病性白内障模型中晶体及血清中超氧化物岐化酶（SOD）活性和脂质过氧化物（LPO）含量的动态观察，结果显示以六味地黄丸（汤）化裁的中药复方，能降低糖尿病大鼠的血糖，提高晶体及血清中的 SOD 活性，降低其 LPO 含量，并延迟了白内障的发生发展。

【不良反应】苏秀梅报道服用六味地黄丸致全身瘙痒 1 例。

【规格与包装】胶囊剂：0.3g。颗粒剂：5g。口服液：10ml。浓缩丸：每 8 丸相当于原药材 3g。大蜜丸：9g。软胶囊：0.38g。

【贮藏】密闭，置阴凉干燥处。

（武相喜）

第五章 神经垂体激素及尿崩症 治疗辅助药

尿崩症主要是一种水代谢紊乱症，以尿量过多、烦渴、低尿渗透压和高钠血症为特征，可见于任何年龄，以青年人多见，男女之比为 2∶1。主要有以下几种分类。按病情轻重可分为部分性尿崩症（每天尿量约为 5～10L）和完全性尿崩症（每天尿量多在 10L 以上）。按病程长短可分为暂时性（见于颅脑手术后）及永久性尿崩症。按病变部位可分为下丘脑垂体性（中枢性）及肾性尿崩症。按病因分类，下丘脑垂体性尿崩症（亦称中枢性尿崩症），有原发性和继发性两类。前者原因不明，也称为特发性，还有常染色体显性遗传及 X 染色体隐性遗传者；后者可因颅内肿瘤（颅咽管瘤、松果体瘤、垂体瘤、胶质瘤）、炎症（结核性脑膜炎、真菌性脑膜炎、脑炎、梅毒）、浸润性疾病（黄色瘤、结节病、白血病、嗜酸性肉芽肿、组织细胞增生症）、颅脑手术及外伤、血管病变等而继发。肾性尿崩症亦可分为原发性和继发性两类：前者为遗传性疾病，属性连锁隐性遗传，通过女性遗传，患者多为男性；后者见于慢性肾功能衰竭、尿路梗阻、低钾血症及高钙血症引起的肾小管功能失常。

轻症患者，每天尿量在 3～4L，不影响生活及工作，可不必治疗，但应减少饮食中的食盐量，避免高蛋白以减少渗透性利尿。药物治疗应用垂体后叶素，油剂垂体后叶素、鞣酸加压素作用时间长，间隔 3～7 天注射一次，宜从小剂量开始，并同时限制饮水量，以防水中毒发生，长期应用疗效逐渐降低。水制剂作用时间短，需多次注射很不方便，一般不用。粉剂自鼻腔吸入，长期应用刺激鼻黏膜发生萎缩，影响疗效。尚有纸片可舌下含化用。垂体后叶素有升压作用，且含催产素，不能用于孕妇。人工合成的血管加压素 DDAVP，由鼻黏膜吸入，作用强，维持时间长，升压作用小，不含催产素。

加压素（Vasopressin）

【商品名或别名】必压生，垂体后叶粉鼻吸入剂，尿崩停，Pitressin。

【药物概述】主要成分是垂体素后叶素，为丘脑下部视上核神经细胞所分泌的激素，它是由 9 个氨基酸残基组成的 9 肽，沿下丘脑－垂体束进入神经垂体贮存，需要时由神经垂体释放，进入血液，作用于肾脏。加压素的主要作用为增强肾脏远曲小管和集合管对水的通透性，从而促进水的重吸收，以维持体液渗透压的相对恒定。其作用机制系激活肾小管细胞膜上的腺苷酸环化酶，然后通过 cAMP—蛋白激酶系统而发挥作用。加压素的分泌与释放主要受体液渗透压感受器、血容量感受器和主动脉感受器的调节。

垂体后叶粉鼻吸入剂系用猪脑垂体后叶经提取、精制、干燥而成。

【药动学】主要经肝脏和肾脏代谢，$t_{1/2}$ 约 $10\sim20min$，作用持续时间月为 $2\sim8h$，静脉注射给药后，$5\%\sim15\%$ 以原形由尿排泄。

【用药指征】用于尿崩症、食管静脉曲张出血的治疗，也用于中枢性尿崩症、肾性尿崩症和精神性烦渴的鉴别诊断。

【用法与用量】尿崩症：肌内或皮下注射，成人每次 $5\sim10U$，每天 $2\sim3$ 次；小儿每次 $2.5\sim10U$，每天 $3\sim4$ 次。诊断试验：皮下一次注射 $5U$。食管静脉曲张出血：静脉滴注，每次 $400U$，滴速 $0.4U/min$，滴注时间不超过 $12h$ 为宜，出血停止后以 $0.2U/min$ 的滴速再持续 $24h$。鼻吸入：每次 $30\sim40mg$。用特制小匙取出本品一小匙（每匙约 $30\sim40mg$ 或按病情酌量增减）倒在纸上，卷成纸卷，用左手压住左鼻孔，用右手将纸卷插在右鼻孔内，抬头轻轻将药粉吸入鼻腔内。经过 $15\sim30min$ 后即可见效。其作用时间为 $6\sim8h$，作用消失后再继续吸入。

【药物相互作用】

1. 与卡马西平、氯磺丙脲或安妥明合用时能增强本品抗利尿作用。

2. 与锂制剂、去甲肾上腺素或脱甲氯四环素合用，可减弱本品抗利尿作用。

【禁忌证】孕妇及对本品过敏者禁用，哮喘、癫痫、冠心病、心功能不全、偏头痛、高血压及肾功能损害者慎用。呼吸道和副鼻窦疾患、哮喘患者禁用鼻吸入剂。

【不良反应】常见荨麻疹、发热、支气管痉挛、皮肤发红、胸闷等过敏症状。大剂量可引起血压升高、心律失常、心绞痛或心肌梗死、周围血管收缩、腹部或胃部绞痛、恶心、呕吐、出汗增多、腹泻、嗳气等。

【用药指导】应用粉剂吸入时应注意避免打喷嚏，以保证疗效；亦不应吸入过猛、过多、过深，否则可引起咽喉发紧、气短、气闷、胸痛、咳嗽，甚至腹胀痛。

【药物评价】注射垂体后叶素观察其效应可用以区别中枢性或肾性尿崩症。中枢性尿崩症注射垂体后叶素，尿量迅速减少，尿比重及渗透压显著上升，血渗透压下降。部分性尿崩症者注射垂体后叶素尿渗透压增加不如完全性者显著。肾性尿崩症患者对加压素无尿量减少的反应。粉剂自鼻腔吸入，长期应用刺激鼻黏膜发生萎缩，影响疗效。肿瘤引起者应手术切除肿物，因肿瘤压迫的视力改变等术后可消除，但手术很少能使尿崩症恢复。

本品不宜用作长期替代疗法。

【制剂与规格】

注射剂：

①1ml：10U；

②1ml：20U。

粉剂：1g（附小匙）。

【贮藏】密闭避光，在凉处保存。

鞣酸加压素（Vasopressin Tannic）

【商品名或别名】必压生，长效尿崩停，Pitressin Tannate。

【药物概述】本品主要成分为鞣酸加压素。可提高肾集合管上皮细胞的通透性而增加水的重吸收，使尿量减少，尿渗透压升高；超生理剂量时可使血管及胃肠平滑肌收缩；也可增加促肾上腺皮质素、生长激素和卵泡刺激素的分泌。

本品临床使用的注射剂为油制剂，对肾脏有直接的抗利尿作用，也有收缩外周血管的作用，并可引起肠、胆囊及膀胱的收缩。本品几乎无催产作用。

【药动学】吸收慢，维持时间长，一次注射 0.3ml 可维持 2 ~ 6d，注射 1ml 可维持 10d。在体内经肝、肾失活，以代谢物及原形药物从尿中排出。

【用药指征】用于诊断和治疗由于缺乏抗利尿激素而引起的尿崩症。

【用法与用量】深部肌内注射：用于尿崩症治疗，初次剂量可自 0.1 ~ 0.2ml 开始，逐渐增至有效量；每注射 0.2 ~ 0.3ml，可维持疗效 2 ~ 6d，或根据病情而定。尿崩症诊断（禁水加压素试验）：禁水 4 ~ 10h，尿比重不再升高后肌注 5U。

【药物相互作用】如与氯磺丙脲、卡马西平合用能增强本品效应，应予注意。

【禁忌证】冠状动脉病、动脉硬化、高血压、心力衰竭及孕妇禁用。

【不良反应】

1. 本品大剂量可引起明显的不良反应，如恶心、皮疹、痉挛、盗汗、腹泻、嗳气等。

2. 对于妇女可引起子宫痉挛。

3. 此外还可引起高钠血症、水潴留以及过敏反应，如荨麻疹、发热、支气管痉挛、神经性皮炎及休克。

4. 严重时可引起冠脉收缩、胸痛、心肌缺血或梗死。

【用药指导】使用注射剂前应摇匀。本品对注射局部有刺激，易出现血栓，可能会产生硬结，需多部位轮换注射。需注意防止引起水中毒，故应掌握用药剂量及注射间隔时间。剂量多少视病情而定，耐受量低的患者不可多用，以免产生反应；耐受量高者，可注射 1ml。

【制剂与规格】注射剂：5ml：100mg。

【贮藏】避光，凉处保存。

去氨加压素（Desmopressin）

【商品名或别名】弥凝，安立停，的斯加压素，Desmopressinum，Minirin，Desmpressin，Octostim。

【药物概述】本品是加压素的类似物，系对天然激素的化学结构进行两处改动而得，简称 DDAVP，结构的改变使其抗利尿作用显著增强，而对平滑肌的收缩作用显著减弱，避免了天然加压素的升压副作用。其抗利尿作用及加压作用约为加压素的 1200 ~ 3 000 倍。其抗利尿作用时间也较加压素长，可达 6 ~ 24h。此外，其催产素活性也明显减弱。

【药动学】静脉注射本品 2 ~ 20μg 后，血浆半衰期约为 50 ~ 158min，其半期呈剂量依赖关系。鼻腔给药后，血浆半衰期变化较大，约为 24 ~ 240min，平均 90min，鼻腔给药的生物利用度为10%～20%，口服给药后，大部分药物在胃肠道内被破坏，生物利用度仅为0.5%，但能产生足够的抗利尿作用，达到临床治疗效果。

【用药指征】

1. 用于中枢性尿崩症，可减少尿量提高尿渗透压，降低血浆渗透压。

2. 用于尿崩症的诊断和鉴别诊断。

3. 用于治疗夜间遗尿症（6岁或以上患者）。

4. 部分类型的血友病及其他出血性疾病。

【用法与用量】

1. 针剂中枢性尿崩症，成人常用剂量每天1～41µg，皮下注射或静脉注射，通常在早晚给药。长期治疗一般不采用注射剂。

2. 鼻喷溶液

（1）成人常用剂量　起始时鼻喷一次10µg，半小时后尿量明显减少。6～8h后尿量开始增多，待尿量达到用药前的60%以上时可第二次给药，根据尿量调整喷药时间与次数，大多数患者每天用2次能获得满意疗效，有的需要3次，少数患者每天只需1次。

（2）儿童常用量

①中枢性尿崩症，3个月龄以下儿童的用量无完整资料。3个月龄至12岁的儿童的给药可用口服片剂。鼻喷剂每喷1次恒定剂量为10µg，剂量调整只能从用药次数调整，中枢性尿崩症儿童去氨加压素的治疗剂量与成人较接近，6岁以上儿童可用，但仍应注意饮水量和尿量，避免水中毒，并根据尿量调整剂量，直至获得满意疗效。维持用药，每天10～30µg鼻喷，每天一次或分次给药。与鼻喷剂比较，儿童用滴鼻剂剂量容易掌握，使用方便；

②遗尿症，6岁以下儿童的用药剂量目前尚无完整资料，6岁以上儿童给药剂量为：初始用药，睡前每个鼻孔喷10µg，日总量为20µg；维持用药，根据患者的反应调整给药剂量，通常日总量在10～40µg。

3. 口服片剂

（1）尿崩症，一般成人和儿童一次0.05～0.1mg，每天1～3次，根据疗效调整剂量。对多数成人患者，适当的剂量为每次0.1～0.2mg，每天2～3次。

（2）夜间遗尿症，首次用量为睡前0.2mg，若疗效不显著可增至0.4mg，连续使用3个月后停用本品至少一周，以评估是否需要继续治疗。用药前1h到服药后8h内需限制饮水量。

【药物相互作用】

1. 吲哚美辛可增强患者对去氨加压素的反应，但不会影响本品作用的持续时间。

2. 某些能增强抗利尿激素水平释放的药物，如三环类抗抑郁药、氯丙嗪、卡马西平等合用可增强其抗利尿作用并有引起水潴留的危险。

【禁忌证】年幼及老年患者、体液及（或）电解质不平衡的患者、容易产生颅压增高的患者，慎用。

【不良反应】

1. 较常见者为头痛、胃痛、恶心等，偶见血压升高，极少数患者可引发脑血管或冠状血管血栓形成。

2. 若不限制饮水，可能会引起水潴留及其并发症，如血清钠降低、体重增加、严重者可引起抽搐。

【用药指导】对用药过量引起的水潴留和低钠血症的处理：对无症状的患者，暂停使用本品外应限制饮水；对有症状的患者，除上述处理外，可用静脉滴注等渗的氯化钠溶液；当体液潴留症状严重时，如抽搐或神志不清，需加用利尿剂呋喃苯胺酸。

【药物评价】经鼻给高剂量（300μg）后测试母乳，证明母乳中药物的含量，远低于足以影响利尿所需要的剂量。

曾有三例畸形发育的儿童，他们的母亲在妊娠期间曾因尿崩症而服用 DDAVT。但是多数资料表明，妊娠期间服用过本品妇女并不分娩畸形的儿童，经过母体接触到本品的幼儿畸形发育的比例也不高于正常人。

【制剂与规格】

片剂：

①0.1mg；

②0.2mg。

鼻喷液：2.5ml：250μg（0.01%，每喷0.1ml，含10μg）。

滴鼻液：2.5ml：250μg。

注射液：1ml：4μg。

【贮藏】片剂：室温干燥处。鼻喷液、滴鼻液、注射液：2~8℃冷藏。

氢氯噻嗪（Hydrochlorothiazide）

【商品名或别名】双氢克尿噻，双氢氯噻嗪，双氢克尿塞，Esidrex，Hydrodiuril，Oretic，Hydrochlorothiazide。

【药物概述】本品为中效利尿剂。主要作用部位在髓袢升支的皮质部及远曲小管起始部位，排氯、排钠大致相等，增加钾的排泄，增加肾小管对钙的重吸收。有微弱抑制碳酸酐酶的作用。本品尚有抗利尿作用，能显著减少肾原性尿崩症的尿量。本品降压机制尚不清楚，降压作用较弱，但对正常血压不起作用。

【药动学】本品口服吸收迅速但不完全，生物利用度为60%~80%。2h后产生利尿作用，达峰时间为4h，3~6h后产生降压作用，持续时间约6~12h。本品部分与血浆蛋白结合，蛋白结合率为40%。另部分进入红细胞、胎盘内。吸收后消除相开始阶段血药浓度下降较快，以后血药浓度下降明显减慢。本品半衰期为15h，充血性心力衰竭、肾功能受损者半衰期延长。给药量的50%~70%以原形由尿液排出。

【用药指征】用于各种水肿、高血压及尿崩症。

【用法与用量】

1. 治疗水肿、尿崩症：每次 25～50mg，每天 25～100mg，间日或每周 1～2 次服用。至恢复原体重后，可减至维持量。

2. 治疗心源性水肿：开始时用小剂量，每天 12.5～25mg，以免因盐及水分排泄过快而引起循环障碍或其他症状；同时注意调整洋地黄用量，以免由于钾的丢失而导致洋地黄中毒。

3. 治疗肝硬化腹水：最好与螺内酯合用，以防血钾过低诱发肝昏迷。

4. 治疗高血压：多与其他降压药合用，可减少后者剂量，减少副作用。开始时每天 50～75mg，分早晚两次服。一周后减为每天 25～50mg 的维持量。

【药物相互作用】吲哚美辛可增强其抗利尿作用。

【禁忌证】肝肾功能减退者和痛风、糖尿病患者慎用。

【不良反应】

1. 少数病例服药后可能产生肠胃道症状，如恶心、呕吐、腹泻、气胀以及皮肤症状；如皮疹、瘙痒、疹块、光敏性皮炎等。

2. 有时还可引起晶尿、血中尿酸浓度增高，后者导致潜伏的痛风发作。

3. 可引起血糖升高（可能与抑制胰岛素释放有关）。

4. 少数病例曾发生急性胰腺炎、血小板减少、甚或粒细胞缺乏及肝内阻塞型黄疸而致死，应加以注意。

5. 长期使用可致低钠血症、低氯血症和低钾血症性碱血症。

【用药指导】

1. 服用期间，应定期检查血液电解质含量，如发现电解质有失平衡的早期症状如口干、衰弱、嗜睡、肌痛、腱反射消失等，应即停药或减量。

2. 长期使用可致低钠血症、低氯血症和低钾血症性碱血症，后者是由于钠的再吸收受抑制，有较多的钠运至远曲小管与钾交换而使钾明显丢失所致。故宜隔日或服药 3～4 天再停药 3～4 天的间歇疗法，同时不应过分限制食盐的摄入量，多食用含钾食物或钾盐，以防血钾过低。

3. 停药时应逐渐减量，突然停药可能引起钠、氯及水的潴留。

【药物评价】噻嗪类利尿剂对于尿崩症患者具有反常的抗利尿作用。通过轻度的容量缩减作用，该类药可增强近曲小管对肾小球滤过液的重吸收。此作用使到达远侧肾单位中加压素依赖节段的水分减少。噻嗪类利尿剂主要用于肾源性尿崩症，对于中枢性尿崩症单独应用本品难以奏效，但可与其他口服抗利尿剂联合应用。此类利尿剂在治疗尿崩症时应限制摄入钠的量，否则无效。

【制剂与规格】片剂：10mg；25mg；50mg。

【贮藏】避光、密闭。

卡马西平 (Carbamazepine)

【商品名或别名】 酰胺咪嗪，痛惊宁，痛痉宁，叉颠宁，卡巴咪嗪，氨甲酰苯卓，氨甲酰氮䓬，Finlepsin，Hermolepsin，Karbamazepin，Macrepan，Nordoto1，Starilat，Stazepine，Storilat，Temporol，Timonil。

【药物概述】 是一种广谱抗癫痫药，抗惊厥的机制尚不完全清楚，止痛机制亦不完全明确，可能减低中枢神经的突触传递。抗利尿作用可能在于刺激抗利尿激素（ADH）释放和加强水分在远端肾小管重吸收，能减低排尿量并改善口渴感。抗精神病和躁狂症的作用可能抑制了边缘系统和颞叶的"点燃"作用。主要用于癫痫大发作、局限性发作和混合型癫痫，对伴有精神症状癫痫尤为适宜；三叉神经痛，舌咽神经痛；预防或治疗双相情感性精神障碍。

【药动学】 口服吸收缓慢。生物利用度在 58% ~ 85% 之间。蛋白结合率约 76%。口服 400mg 后 2 ~ 6h 达血药浓度峰值，血药峰值为 8 ~ 10μg/ml，但个体差异大，可在 0.5 ~ 25μg/ml 之间，达稳态血药浓度时间为 40h（8 ~ 55h）。成人有效血药浓度为 4 ~ 12μg/ml。半衰期单次量为 25 ~ 65h。经肝脏代谢，并能诱发自身代谢，主要产物为 10，11 - 环氧化卡马西平。72% 经肾脏排出，28% 随粪便排出。

【用药指征】

1. 中枢性部分性尿崩症，可单用或氯磺丙脲或氯贝丁酯等合用。

2. 癫痫：部分性发作、复杂部分性发作、简单部分性发作和继发性全身发作。全身性发作：强直、阵挛、强直阵挛发作。

3. 复杂部分性发作（亦称精神运动性发作或颞叶癫痫）、全身强直 - 阵挛性发作、上述两种混合性发作或其他部分性或全身性发作；对典型或不典型失神发作、肌阵挛或失神张力发作无效。

4. 三叉神经痛和舌咽神经痛发作，亦用作三叉神经痛缓解后的长期预防性用药，也可用于脊髓痨和多发性硬化、糖尿病性周围性神经痛、患肢痛和外伤后神经痛以及疱疹后神经痛。

5. 预防或治疗躁狂 - 抑郁症；对锂、抗精神病药、抗抑郁药无效的或不能耐受的躁狂 - 抑郁症，可单用或与锂盐和其他抗抑郁药合用。

6. 酒精癖的戒断综合征。

【用法与用量】 以下为成人常用量。

1. 尿崩症：单用时每天 0.3 ~ 0.6g，如与其他抗利尿药合用，每天 0.2 ~ 0.4g，分 3 次服用。抗惊厥，开始每次 0.1g，每天 2 ~ 3 次；第二天后每天增加 0.1g，直到出现疗效为止；维持量根据调整至最低有效量，分次服用；注意个体化，最高量每天不超过 1.2g。

2. 镇痛：开始每次 0.1g，每天 2 次；第二天后每隔一天增加 0.1 ~ 0.2g，直到疼痛缓解，维持量每天 0.4 ~ 0.8g，分次服用；最高量每天不超过 1.2g。

3. 抗躁狂或抗精神病：开始每天 0.2 ~ 0.4g，每周逐渐增加至最大量 1g。

【药物相互作用】

1. 卡马西平与苯巴比妥、苯妥英钠合用时，后两者都能加速前者的代谢，使其血浓度降低。

2. 异烟酰胺、抗抑郁药、大环内酯类抗生素、异烟肼、西咪替丁等药可使卡马西平血浓度升高，使之易出现毒性反应。抗躁狂锂盐、抗精神病药甲硫哒嗪与本品合用时，易致本品出现神经系统中毒症状。

3. 本品也可减弱抗凝血药华法林的抗凝作用。与口服避孕药合用时，可发生阴道大出血及避孕失败。故合用药物时应特别注意。

4. 与 MAOI 合用时，可引起高热或（和）高血压现象、严重惊厥甚至死亡。

5. 与碳酸酐酶抑制药合用，出现骨质疏松的危险性增加，现早期症状时碳酸酐酶抑制药即应停用，必要时给予相应的治疗。

【禁忌证】

1. 有房室传导阻滞，血清铁严重异常、骨髓抑制、严重肝功能不全等病史者禁用。

2. 心、肝、肾功能不全者及初孕妇、授乳妇女忌用。

3. 青光眼、心血管严重疾患及老年患者慎用。

【不良反应】

1. 较常见的不良反应是中枢神经系统的反应：表现为视力模糊、复视、眼球震颤、头晕、嗜睡、乏力。

2. 因刺激抗利尿激素分泌引起水的潴留和低钠血症（或水中毒），发生率约 10% ~ 15%。

3. 较少见的不良反应有变态反应、Stevens – Johnson 综合征、中毒性表皮坏死溶解症、皮疹、荨麻疹、瘙痒、儿童行为障碍、严重腹泻、红斑狼疮样综合征。

4. 罕见的不良反应有腺体病、心律失常或房室传导阻滞（老年人尤其注意）、骨髓抑制（粒细胞减少，可逆性血小板减少，再生障碍性贫血）、中枢神经系统中毒（语言困难、精神不安、耳鸣、幻视）。

5. 偶见中毒性肝炎等。

【用药指导】

1. 与三环类抗抑郁药有交叉过敏反应。用药期间注意检查：全血细胞检查（包括血小板、网织红细胞及血清铁，应经常复查达 2 ~ 3 年），尿常规，肝功能，眼科检查，卡马西平血药浓度测定。

2. 一般疼痛不要用本品。

3. 糖尿病患者可能引起尿糖增加，应注意。

4. 癫痫患者不能突然撤药。

5. 已用其他抗癫痫药的患者，本品用量应逐渐递增，治疗 4 周后可能需要增加剂量，避免自身诱导所致血药浓度下降。

6. 下列情况应停药：肝中毒或骨髓抑制症状出现，心血管系统不良反应或皮疹出现。

7. 用于特异性疼痛综合征止痛时，如果疼痛完全缓解，应每月减量至停药。

8. 饭后服用可减少胃肠反应，漏服时应尽快补服，不可一次服双倍量，可一天内分次补足。

9. 下列情况应慎用：乙醇中毒，心脏损害，冠心病，糖尿病，青光眼，对其他药物有血液反应史者（易诱发骨髓抑制），肝病，抗利尿激素分泌异常或其他内分泌紊乱，尿潴留，肾病。

10. 本品能通过胎盘，是否致畸尚不清楚，妊娠早期需慎用；本品能分泌入乳汁，约为血药浓度的60%，哺乳期妇女不宜应用。

【制剂与规格】片剂：100mg；200mg。

【贮藏】避光，密封保存。

（武相喜）

第六章　心血管疾病用药

第一节　抗心绞痛药物

硝酸甘油

【别名】耐绞宁。

【英文名】Nitroglycerin。

【适应证】扩张冠状动脉，增加缺血区血流灌注，扩张周围血管，降低血压，降低心脏前负荷及心肌耗氧，用于各种类型心绞痛发作时，也可用于治疗心力衰竭，降低心脏前负荷。

【用法用量】含服：0.3～0.6mg/次，舌下含化，必要时每5min重复0.6mg，15min内不超过1.8 mg。静脉滴注：5mg加5%葡萄糖液500ml以5～10μg/min静脉滴注，观察血压、心率和治疗反应，每5 min增量5～10μg/min，最大量不超过200μg/min。

【注意事项】

①过敏反应，对硝酸酯、亚硝酸酯类过敏者对本品也可能过敏；

②有下列情况应禁用或慎用：脑出血或头颅外伤，因本品可使颅内压增高；严重贫血病人应用本品时，可能增加心脏负担；青光眼病人慎用，本品可增加眼压；新近发现心肌梗死病人使用后有血压及心动过速的危险，从而加重心肌缺血；梗阻性心肌病时可加重心绞痛；严重肾功能损害；严重肝功能损害可致有正铁血红蛋白血症；

③连续用药后可出现耐受性，停药1～2周后，耐受性可消失。加用卡托普利，甲硫氨酸等，可能阻止耐受性；

④用药后有时出现头胀、头内跳痛、心跳加快，甚至昏厥。初次用药可先含半片，以避免和减轻副作用；

⑤心绞痛发作频繁的病人，在大便前含服，可预防发作。

【临床药师关注点】

①禁用于心肌梗塞早期（有严重低血压及心动过速时）、严重贫血、青光眼、颅内压增高和已知对硝酸甘油过敏的患者。还禁用于使用枸橼酸西地那非（万艾可）的患者，后者增强硝酸甘油的降压作用；

②初次用药可先含半片，以避免和减轻不良反应；

③本药不可吞服。

硝酸异山梨酯

【别名】酯硝异梨醇、异舒吉、消心痛。

【英文名】Isosorbide Dinitrate。

【适应证】作用及作用机制与硝酸甘油相似而作用较弱，与硝酸甘油相比作用出现较慢、维持时间较久，经肝代谢后可得两个活性代谢产物，仍具有扩张血管及抗心绞痛作用。但剂量范围个体差异较大，不良反应较多。

【用法用量】舌下含服：缓解心绞痛，5～10mg/次。预防心绞痛，5～10mg/次，2～3次/d。外用乳膏，均匀涂布在心前区约5cm×5cm，1次/d。缓释片，1片/次，2次/d。静脉滴注：2mg/h。喷雾吸入：1.25～3.75mg/次。

【注意事项】

①可有头痛反应，应由小剂量开始，以后逐渐增量，尚可见面部潮红、灼热感、恶心、眩晕、出汗甚至虚脱等反应；

②偶有皮疹，甚至剥脱性皮炎发生。乙醇常可增加其副作用；

③青光眼病人禁用。长期应用可发生耐受性；和其他硝酸酯有交叉耐药性。

【临床药师关注点】

①用药期间宜保持卧位，站起时应缓慢，以防突发体位性低血压；

②长期连续用药可产生耐受性，故不宜长期连续用药。

单硝酸异山梨酯

【别名】异乐定、鲁南欣康、可力欣。

【英文名】Isosorbide Mononitrate。

【适应证】为长效硝酸酯类药，作用同硝酸甘油。用于心绞痛的长期治疗和预防，也可用于治疗心力衰竭。

【用法用量】口服：20mg/次，2次/d，必要时可增至3次/d。静脉滴注起始剂量60μg/min，一般剂量60～120μg/min，1次/d，10d为1个疗程。

【注意事项】

①禁用于过敏反应，对硝酸酯、亚硝酸酯类过敏病人及脑出血或头颅外伤，严重低血压、贫血病人；

②青光眼病人禁用，长期应用可发生耐受性；和其他硝酸酯有交叉耐药性；

③不适用于孕妇和哺乳期妇女，甲状腺功能减退、营养不良、严重的肝、肾疾病及体重过低的病人慎用。

【临床药师关注点】同硝酸异山梨酯。

曲美他嗪

【别名】冠脉舒、心康宁、万爽力。

【英文名】Trimetazidine。

【适应证】冠脉功能不全、陈旧性心肌梗死、心绞痛等。对伴有严重心功能不全者与洋地黄苷并用。

【用法用量】口服：2~6mg/次，3次/d，饭后服；总剂量不超过18mg/d。常用维持量为1mg/次，3次/d。静脉注射：8~20mg/次，加于25%葡萄糖注射液20ml中。静脉滴注：8~20mg，加于5%葡萄糖注射液500ml中。

【注意事项】

①个别可有头晕、食欲缺乏、皮疹等；

②新近心肌梗死病人忌用。

双嘧达莫

【别名】潘生丁、双嘧哌胺醇、哌醇定。

【英文名】Dipyridamole。

【适应证】长期使用防治冠心病的发展，防止心绞痛。

【用法用量】口服：25~100mg/次，3次/d，饭前1h服。待症状改善后，可改为50~100mg/d，2次分服。深部肌内注射或静脉注射：10~20mg/次，1~3次/d。静脉滴注：30mg/d。

【注意事项】

①低血压时慎用，休克时禁用；治疗缺血性心脏病，可能发生"冠状动脉窃血"的不良反应；

②可有头痛、眩晕、恶心、呕吐、腹泻等；

③不宜与葡萄糖以外的其他药物混合注射；

④有出血倾向病人慎用；

⑤与阿司匹林合用须减量，如阿司匹林口服1g/d，则本品量应不超过100mg/d。

地尔硫卓

【别名】硫氮卓酮、哈氮卓。

【英文名】Diltiazem。

【适应证】可扩张冠状动脉，但对周围血管作用弱，降压作用小，能减少心绞痛发作的次数。用于变异型、稳定型和不稳定型心绞痛。

【用法用量】口服：成人常用量，开始30mg/次，3~4次/d。餐前或临睡时服，剂量每1~2d逐渐增加，到获得适合效应，合理的平均剂量范围为90~360mg/d。缓释片30mg/次，2次/d。静脉注射：成人用量，初次为10mg，临用前用生理盐水或葡萄糖注射液溶解、稀释成1%浓度，在3min内缓慢注射，或按体重0.15~0.25mg/kg计算剂量。15min后可重复。

【注意事项】

①NSL 期妇女禁用。对有Ⅱ度以上房室阻滞或窦房阻滞病人禁用；

②本品在肝内代谢由肾和胆汁排泄，长期给药应定期实验室监测。肝、肾功能损害病人应慎用；

③严重心力衰竭、低血压、心动过缓或对本品过敏者禁用。

【临床药师关注点】

①服药时不能嚼碎；

②有Ⅱ度以上房室阻滞或窦房阻滞患者以及孕妇禁用；

③如出现头痛、头晕、疲劳感、心动过缓等症状时应减少剂量或停用；

④本品逾量反应有：心动过缓、低血压、心脏传导阻滞和心力衰竭。逾量反应除应用胃肠道方法（洗胃、活性炭吸附）以除去本品外，可考虑应用以下方法：心动过缓，给予阿托品 0.6～1mg，如无迷走阻滞反应，谨慎应用异丙肾上腺素；高度房室传导阻滞，应用起搏器治疗；心力衰竭，给予正性肌力药物（多巴胺或多巴酚丁胺）和利尿剂；低血压，给予升压药（多巴胺或去甲肾上腺素）。

卡维地洛

【别名】卡维洛尔、络德、金络。

【英文名】Carvedilol。

【适应证】主要阻滞 β 受体，同时，也可阻滞 α1 受体，扩张血管，又可降低心脏后负荷及较强的抗氧化作用。用于稳定型心绞痛。

【用法用量】口服：25mg/次，1 次/d，可根据需要酌情增至 50mg/次，1 次/d。最大剂量不超过 100mg/d。

【注意事项】对本品过敏者、孕妇、严重心力衰竭、严重肝肾功能不全、过敏性鼻炎、慢性阻塞性疾病和哮喘、心动过缓、心脏传导阻滞、休克、心肌梗死伴合并症、糖尿病酮症酸中毒、代谢性酸中毒者，以及术前48h 等禁用。

【临床药师关注点】

①卡维地洛与地高辛同时服用，可增加地高辛浓度15%；

②药物过量可能导致严重低血压、心动过缓、心功能不全、心源性休克和心跳骤停，患者应平卧位。当出现严重心动过缓，给予阿托品2mg 静脉注射；

③本药一般需要长期应用，同时避免突然停药，宜用 1～2 周以上的时间逐渐停药。停药2～3 周内应尽量减少体力劳动，以免心绞痛恶化或其他严重的心血管疾病；

④虽然本药服药时间与用餐无关，但对充血性心力衰竭病人必须饭时服用，以减缓吸收，降低体位性低血压的发生。

（许立君）

第二节　抗心律失常药

一、Ⅰ类药

Ⅰ类药阻滞细胞钠通道，抑制心房、心室及浦肯野纤维快反应组织的传导速度。

奎尼丁

【英文名】Quinidine。

【适应证】主要用于心房颤动、心房扑动电转复前的准备及预防复发，可减少阵发性室上性心动过速和反复发作的室性心动过速及房性、室性期前收缩。

【用法用量】口服：硫酸奎尼丁，一般应先试服0.2g，观察过敏及特异质反应。转复阵发性室性心动过速、房颤及房扑时，服药时间从中午12时开始，第1天，0.2g/次，每2h 1次，连续5次，如无效而又无明显毒性反应，第2天增至0.3g/次，第3天增至0.4g/次，每2h 1次，连续5次。每日总剂量不应超过2g。恢复正常心律后，立即改为维持量，0.2~0.4g/d。若未能转复．则停用。奎尼丁缓释片，0.3~0.6g/次，早、晚各1次。静脉注射：在十分必要时采用，并须在心电图观察下进行，0.25g/次，以5%葡萄糖注射液稀释至50ml，缓慢静脉注射。

【注意事项】

①不良反应：一般不良反应为服后恶心、呕吐、腹泻、头痛、耳鸣、视觉障碍等；心血管方面主要为心律失常、心室纤颤和心室停跳，后果严重；特异体质者服药后可有呼吸困难等；

②服药期间注意：每次服药前观察血压和心电图；每日查血药浓度，必要时查2次；

③小剂量奎尼丁可与多种药物联合应用，提高疗效且可使副作用减少。如：美西律、妥卡尼、维拉帕米、普罗帕酮等；

④奎尼丁与地高辛联合应用时，由于奎尼丁可减少地高辛的经肾排泄而增加地高辛的血药浓度，易发生地高辛中毒，故联合应用时应减少地高辛的用量；

⑤避免夜间给药。在白天给药量较大时，夜间也应注意心律及血压；

⑥能通过免疫机制破坏血小板，使血小板减少；

⑦静脉注射常引起严重的低血压，有较大的危险性，须注意；

⑧严重心肌损害的病人和孕妇忌用；

⑨对奎尼丁过敏或发生毒性反应；心力衰竭；高度房室结下型房室传导阻滞；严重窦房结病变等病人禁用。

双氢奎尼丁

【别名】赛利可。

【英文名】Dihydroquinidine。

【适应证】同奎尼丁。

【用法用量】口服：缓释制剂，早、晚服用0.3g/次。如心律失常未完全稳定可加量，0.6g/次。

【注意事项】不良反应、禁忌证与奎尼丁相似。

普鲁卡因胺

【别名】普鲁卡因酰胺。

【英文名】Procainamide。

【适应证】阵发性心动过速、频发早搏（对室性早搏疗效较好）、心房颤动或心房扑动，常与奎尼丁交替使用。

【用法用量】口服：室上性或室性心律失常者0.25～0.75g/次，3～4次/d。心律正常后逐渐减至0.25g/次，2～6次/d。静脉注射：负荷量为10～15mg/kg，5min内注入100mg或20min注入200mg，必要时可每隔5～10min重复1次直至有效或总量达到1～2g，有效后可维持1.4mg/min静脉滴注。静脉滴注：静脉滴注仅限于病情紧急情况，如室性阵发性心动过速。在并发有急性心肌梗死或其他严重心脏病者，静脉滴注时应密切监测血压及心率变化。0.5～1g/次，溶于5%～10%葡萄糖注射液100ml中静脉滴注，于1h内滴完（开始10～30min速度可适当加快）。肌内注射：0.25～0.5g/次。

【注意事项】

①不良反应：一般不良反应有厌食、呕吐、恶心及腹泻等，偶有幻视、幻听、精神抑郁等症状出现；

②变态反应：如发热和皮疹，长期数月服药可引起红斑狼疮样症状；

③心房颤动及心房扑动的病例，如心室率较快，宜先用洋地黄类强心药，控制心室率在70～80/min以后，再用本品。有用普鲁卡因胺的指征但血压偏低者，可先用升压药（如间羟胺），提高血压后再用；

④本药不宜长期服用，用药3d后，如仍未恢复窦性心律或心动过速不停止，应换药；

⑤与其他抗心律失常药合用时可使作用增强。静脉注射时如合用降压药则可增加降压作用。能增加神经肌肉阻滞剂的作用，不增加地高辛的血浓度；

⑥严重心力衰竭，完全性房室传导阻滞，束支性传导阻滞或肝肾功能严重损害者忌用。

利多卡因

【英文名】Lidocaine。

【适应证】用于室性心律失常，特别是急性心肌梗死、溶栓治疗后及强心苷中毒所致的室性期前收缩、室性心动过速或心室纤颤。

【用法用量】静脉注射：1~2mg/kg，继以1~4mg/min静脉滴注维持，每小时不超过200mg。

【注意事项】老年人及心力衰竭、心源性休克、肝功不良、心功能不全、严重器质性心脏病，开始用时应减量，最好不应超过常用剂量的1/2~2/3，并严密观察药效及副作用，调整剂量。

常见不良反应：头晕、倦怠、嗜睡、欣快、恶心、肌肉颤动、惊厥及神志不清，呼吸抑制，低血压、心动过缓等。大剂量可致严重窦性心动过缓，传导阻滞，惊厥及心跳骤停，意识丧失。过敏反应可致皮疹，水肿及呼吸停止。肝肾功能障碍，肝血流量减少，充血性心力衰竭，严重心肌受损，低血容量及休克等病人慎用。对局麻药过敏者禁用。急性心源性脑缺血综合征、预激综合征、严重房室传导阻滞、室内传导阻滞者禁用。与奎尼丁、普鲁卡因胺、普萘洛尔、美西律或妥卡尼合用时，本品的毒性增加，甚至引起窦性停搏。

【临床药师关注点】

①对局部麻醉药过敏者禁用；

②阿-斯综合征、预激综合征、严重心传导阻滞患者静脉禁用；

③防止误入血管，注意局部麻药中毒症状的诊治；

④用药期间应注意检查血压、监测心电图，并备有抢救设备；出现心律失常或原有心率失常加重者应立即停药。老年人用药应根据需要及耐受程度调整剂量，＞70岁患者剂量应减半；

⑤与下列药品有配伍禁忌：苯巴比妥、硫苯妥钠、硝普钠、甘露醇、两性霉素B、氨苄西林、美索比妥、磺胺嘧啶钠。

苯妥英钠

【别名】大仑丁、二苯乙内酰尿。

【英文名】Phenytoin Sodium。

【适应证】用于洋地黄毒苷引起的室上性和室性心律失常，及对利多卡因无效的心律失常。

【用法用量】口服：0.1~0.2g/次，2~3次/d。极量口服0.3g/次，0.5g/d。静脉注射：50~100mg用注射用水稀释后缓慢注入，注射时不超过50mg/min，每隔5~10min重复1次，直至心律失常消失，每日总量不超过0.5g。

【注意事项】

①可有恶心、呕吐、嗜睡、眼球震颤、精神异常、胃肠道反应及皮疹等；

②静脉注射过快可出现低血压、房室传导阻滞、心动过缓，甚至心脏骤停；

③苯妥英钠针剂有强碱性，宜用注射用水或生理盐水稀释。对组织刺激性大，不宜肌内注射或静脉滴注。充血性心力衰竭、心动过缓、严重低血压、高度房室传导阻滞者禁用。

【临床药师关注点】

①禁用于：对乙内酰脲类药有过敏史或阿斯综合症、2-3度房室阻滞、窦房结阻滞、窦性心动过缓等心功能损害者；

②用药期间需检查血象，肝功能、血钙、口腔、脑电图、甲状腺功能并经常随访血药浓度以确定是否需要调整剂量；

③为肝酶诱导剂，与皮质激素、洋地黄类（包括地高辛）、口服避孕药、环孢素、雌激素、左旋多巴、奎尼丁、土霉素或三环抗抑郁药合用时，可降低这些药物的效应；

④与含镁、铝或碳酸钙等合用时可能降低本品的生物利用度，两者应相隔2~3小时服用。

美西律

【别名】慢心律、脉律定、脉舒律。

【英文名】Mexiletine。

【适应证】作用与利多卡因相似，口服迅速吸收，可持续8h。用于室性心律失常，特别是对急性心肌梗死后室性心律失常有效。

【用法用量】口服：50~200mg/次，150~600mg/d。静脉注射：首次100mg，加入5%葡萄糖注射液20ml中，缓慢静脉注射（3~5min），如无效，可在5~10min后再给予50~100mg，然后以1.5~2mg/min的速度静脉滴注，3~4h后滴速减至0.75~1mg/min，并维持24~48h。

【注意事项】不良反应：胃肠道反应有恶心及呕吐。神经系统症状有头晕、震颤、复观、昏迷、惊厥及共济失调。大剂量可引起低血压、心动过缓、窦性停跳、传导阻滞及心衰。重度心力衰竭、缓慢心律失常、室内传导阻滞、心源性休克者禁用。

【临床药师关注点】

①Ⅱ或Ⅲ度房室传导阻滞及双束支阻滞（除非已安装起搏器）；心源性休克患者禁用本品；

②与其他抗心律失常药可能有协同作用，可用于顽固性心律失常，但不宜与Ⅰb类药合用；

③本品不增高地高辛血药浓度，未见报道与抗凝药、利尿药、支气管扩张药、三环类抗抑郁药合用时出现相互作用；

④本品宜餐后服用以减少胃肠道反应。

普罗帕酮

【别名】心律平。

【英文名】Propafenone。

【适应证】适用于预防或治疗室性或室上性异位搏动、室性或室上性心动过速、预激综合征、电转复律后室颤发作，对冠心病、高血压所引起的心律失常有较好的疗效。

【用法用量】口服：常用量 100～200mg/次，3～4 次/d。治疗量：300～900mg/d，分 4～6 次服。维持量 300～600mg/d，分 2～4 次服用，宜在饭后或与食物同服。静脉注射：一般为 70mg 稀释于 20ml 葡萄糖注射液中缓慢注射，4～5min 注完，若无明显效果，20min 后可重复 1 次，维持剂量为 0.5～1mg/min。

【注意事项】有恶心、便秘、口舌唇麻木、头晕、抽搐、低血压、心律失常、心动过缓、传导阻滞甚至心脏骤停。心肌严重损害者慎用。肝、肾功能不全或严重心动过缓病人慎用。窦房功能障碍、心源性休克、严重房室传导阻滞、双束支传导阻滞病人禁用。

【临床药师关注点】

① 无起搏器保护的窦房结功能障碍、严重房室传导阻滞、双束支传导阻滞患者，严重充血性心力衰竭、心源性休克、严重低血压患者禁用本品；

②心肌严重损害者慎用；

③如出现窦房性或房室性传导高度阻滞时，可静脉注射乳酸钠、阿托品、异丙肾上腺素或肾上腺素等解救；

④其他抗心律失常药，包括维拉帕米、胺碘酮及奎尼丁等，可能增加本品不良反应。本品在 450mg/天时使地高辛血浓度升高 35%，900mg/天时可升高 85%；

⑤本品使华法林血浓度升高，共用时后者应调整剂量。

二、Ⅱ类药（β 受体阻滞药）

普萘洛尔、美托洛尔见第四节。

阿替洛尔

【别名】氨酰心安。

【英文名】Atenolol。

【适应证】为选择性、长效 β_1 受体拮抗药，作用同普萘洛尔，但对 β_2 受体的阻滞作用很弱。用途同普萘洛尔，对于糖尿病、哮喘病人不宜用普萘洛尔时可用本品。

【用法用量】口服：12.5～25mg/次，2 次/d，以后根据心率、心律及血压酌情调整。

【注意事项】少数病人出现心动过缓，低血压等。房室传导阻滞、心力衰竭、严重窦性心动过缓及孕妇禁用。有糖尿病和哮喘者可用，剂量不要过大。

艾司洛尔

【英文名】Esmolol。

【适应证】为选择性、短效 β_1 受体拮抗药，起效快、作用时间短。主要用于室上性心律失常，减慢心房扑动、心房颤动时的心室率，同时也可使血压下降。

【用法用量】静脉注射:0.25 ~ 0.5mg/(kg·min)，必要时可重复或以 50 ~ 300μg/(kg·min)持续静脉滴注。

【注意事项】有低血压、恶心、眩晕、嗜睡、抑郁、消化不良、尿潴留、语言障碍、腹部不适、发热等不良反应。支气管哮喘或有支气管哮喘病史、严重慢性阻塞性肺病、窦性心动过缓、Ⅱ ~ Ⅲ度房室传导阻滞、难治性心功能不全、心源性休克，及对本药过敏者忌用。

【临床药师关注点】

①首次用本品时需小剂量开始，逐渐增加剂量并密切观察反应以免发生意外;

②甲亢病人用本品也不可骤停，否则使甲亢症状加重;

③长期用本品者撤药须逐渐递减剂量;

④支气管哮喘、心源性休克、心传导阻滞（Ⅱ至Ⅲ度房室传导阻滞）、重度或急性心力衰竭、窦性心动过缓禁忌使用本品;

⑤ 逾量发生心动过缓或传导阻滞时可用阿托品、异丙肾上腺素或起搏;室性早搏给利多卡因或苯妥因钠;发生心力衰竭或低血压时给强心药、补液或升压药;抽搐给地西泮或苯妥英钠;发生支气管痉挛时给异丙肾上腺素、氨茶碱;

⑥与钙拮抗剂同用，特别是静脉给予维拉帕米，要十分警惕对心肌和传导系统的抑制;

⑦口服可在空腹时，也可与食物共进，后者可使本品在肝内代谢减慢，生物利用度增值。

索他洛尔

【别名】甲磺胺心定。

【英文名】Sotalol。

【适应证】兼有Ⅱ及Ⅲ类抗心律失常药的作用。用于各种严重的室性心律失常，也可用于心房纤颤和室上性心动过速的治疗。肾功能不全病人，适当减量，肌酐清除率 < 10ml/min 者禁用或慎用。

【用法用量】口服:80mg/次，2 次/d，每次间隔约 12h，以后每隔 2 ~ 3d 可适当加量，一般达到 160 ~ 240mg/d 可获得治疗效果。

【注意事项】有心动过缓、低血压、支气管痉挛、恶心、呕吐、腹泻、乏力等不良反应。支气管哮喘、慢性阻塞性肺疾病、病窦综合征、心力衰竭、高度房室传导阻滞、严重心脏病变病人忌用。

三、Ⅲ类药

延长心脏复极过程，在动作电位 2 及 3 位相阻滞钾通道，从而延长心肌组织的不应期。

胺碘酮

【别名】乙胺碘呋酮。

【英文名】Amiodarone。

【适应证】可抑制钠、钾、钙离子通道，降低窦房结及浦氏纤维的自律性、传导性，明显延长 APD，ERP 及 Q - T 间期。用于心房扑动、心房纤颤、室上性心动过速及各种严重的室性心律失常。

【用法用量】口服：200mg/次，3 次/d，连服 1 周，第 2 周 200mg/次，2 次/d，第 3 周改为维持量 200mg/d。静脉注射：3 ~ 5mg/kg 稀释后 10min 内缓慢注射，以后 0.5 ~ 1.0mg/min 静脉滴注维持，总量不宜超过 20mg/(kg·d)。

【注意事项】一般不良反应有恶心、呕吐、腹胀、头昏、头痛、角膜色素沉着、肌无力、感觉异常、运动失调、日光敏感性皮炎等。心脏毒性：窦性心动过缓、窦性停搏、心脏传导阻滞。房室传导阻滞、心动过缓、甲状腺功能障碍及对碘过敏者禁用。

【临床药师关注点】

①严重窦房结功能异常者，Ⅱ或Ⅲ度房室传导阻滞者，心动过缓引起晕厥者，各种原因引起肺间质纤维化者，对本品过敏者禁用；

②增加华法林的抗凝作用，该作用可自加用本品后 4 - 6 天，持续至停药后数周或数月。合用时应减抗凝药剂量 1/3 至 1/2，并应密切监测凝血酶原时间；

③药物过量中毒时，需立即监测心电和血压，严重心动过缓可用 β 受体激动剂或临时起搏器。低血压状态引起机体灌注不良者应用正性肌力药和/或升压药；

④餐后服用。

四、Ⅳ类药

阻滞钙通道，抑制窦房结、房室结的慢反应组织。

维拉帕米

【别名】异搏定。

【英文名】Verapamil。

【适应证】抑制 L - 型钙通道，降低窦房结自律性，减慢房室结传导性，延长窦房结、房室结 ERP。用于室上性和房室结折返引起的心律失常，对强心苷中毒引起的室性期前收缩有效，多为阵发性室上性心动过速首选药。

【用法用量】口服：成人 40~80mg/次，3~4 次/d，维持量 40mg/次，3 次/d；静脉注射：5~10mg 用 5% 葡萄糖注射液 20ml 稀释后 10min 内缓慢注射，必要时隔 10~15min 重复 1~2 次，无效停用，有效可改为口服。儿童静脉注射：每次 0.1~0.3 mg/kg，15min 后可重复给药 1 次，无效停用。

【注意事项】有恶心、呕吐、便秘、眩晕、心悸、低血压、心力衰竭、心动过缓等不良反应。支气管哮喘、心力衰竭患者慎用。低血压、传导阻滞、心源性休克病人禁用。不宜与 β_2 受体阻滞药合用，与地高辛合用，可使地高辛的血药浓度升高，合用时注意调整地高辛的剂量。

【临床药师关注点】

①心源性休克或重度低血压，收缩压 <12kPa（90mmHg）；预激综合症伴房颤或房扑禁忌使用本品；

②静脉注射适于治疗心律失常，应备有急救设备与药品，严密监护，本品注射液与林格氏液、5% 葡萄糖注射液或氯化钠注射液均无配伍禁忌；

③口服适于治疗心绞痛，但须按病人需要及耐受状况调整剂量；

④维拉帕米可增加卡马西平、环孢素、阿霉素、茶碱的血药浓度；

⑤服用维拉帕米过量的主要表现为低血压和心动过缓（如房室分离、高度房室传导阻滞、心脏停搏）、精神错乱、昏迷、恶心、呕吐、肾功能不全、代谢性酸中毒和高血糖等。对症治疗包括应用阿托品、异丙肾上腺素和心脏起搏治疗及静脉输液、血管收缩剂、钙溶液（如 10% 的氯化钙溶液）、正性肌力药等。血液透析不能清除维拉帕米。

（许立君）

第三节　抗心力衰竭药物

一、强心苷

地高辛

【别名】狄戈辛。

【英文名】Digoxin。

【适应证】为中效强心苷，起效及排泄均较快，体内蓄积较少。用于急、慢性心力衰竭、心房扑动、心房纤颤。

【用法用量】口服：成人 0.25mg/次，1 次/d，维持量 0.125~0.25mg/次，1 次/d。

【注意事项】

①给药量与中毒量相差很小，不同病人对其耐受性和消除速度又有很大差异，故应根

据病情，个体情况及其他原因摸索不同病人的最佳剂量。本品蓄积作用大，连续使用时，需警惕洋地黄中毒。年老年幼，电解质紊乱及肝、肾功能不全者用量要减少；

②不良反应较常见的包括：出现新的心律失常（可能中毒）、食欲缺乏、恶心、呕吐（中毒的最早期症状）、腹痛、软弱无力（电解质平衡失调）；较少见的反应包括：视力模糊或黄视（中毒症状）、腹泻（电解质平衡失调）、精神抑郁或错乱。

【临床药师关注点】

①禁与钙注射剂合用；

②任何洋地黄类制剂中毒；室性心动过速、心房颤动；梗阻性肥厚型心肌病（若伴收缩功能不全或心房颤动仍可考虑）；预激综合征伴心房颤动或扑动的患者禁忌使用本品；

③不宜与酸碱类配伍；

④1 月以上婴儿比成人用量略大；

⑤有严重或完全性房室传导阻滞且伴正常血钾者的应用洋地黄患者不应同时应用钾盐，但噻嗪类利尿剂与本品同用时，常须给予钾盐，以防止低钾血症；

⑥β 受体阻滞剂与本品同用，有导致房室传导阻滞发生严重心动过缓的可能，应重视。但并不排除 β 受体阻滞剂用于洋地黄不能控制心室率的室上性快速心律失常；

⑦与奎尼丁同用，可使本品血药浓度提高约一倍，提高程度与奎尼丁用量相关，甚至可达到中毒浓度，即使停用地高辛，其血药浓度仍继续上升，这是奎尼丁从组织结合处置换出地高辛，减少其分布容积之故。两药合用时应酌减地高辛用量 1/2 ~ 1/3；

⑧本品过量及毒性反应的处理：轻度中毒者，停用本品及利尿治疗，如有低钾血症而肾功能尚好，可给予钾盐。发生促心律失常者可用：氯化钾静脉滴注，对消除异位心律往往有效；苯妥英钠，本药能与强心苷竞争性争夺 $Na^+ - K^+ - ATP$ 酶，因而有解毒效应。成人用 100 ~ 200mg 加注射用水 20ml 缓慢静注，如情况不紧急，亦可口服；利多卡因，对消除室性心律失常有效，成人用 50 ~ 100mg 加入葡萄糖注射液中静脉注射，必要时可重复；阿托品，对缓慢性心律失常者可用，成人用0.5 ~ 2mg 皮下或静脉注射；心动过缓或完全房室传导阻滞有发生阿斯综合征的可能时，可植入临时起搏器；应用异丙肾上腺素，可以提高缓慢的心率。

毛花苷 C

【别名】毛花洋地黄苷、西地兰、毛花苷丙。

【英文名】Lanatoside。

【适应证】用于急性和慢性心力衰竭、心房纤颤和阵发性室上性心动过速。

【用法用量】静脉注射：成人常用量，全效量 1 ~ 1.2mg，首次剂量 0.4 ~ 0.6mg；2 ~ 4h 后可再给予 0.2 ~ 0.4mg，用葡萄糖注射液稀释后缓慢注射。

【注意事项】过量可有恶心、食欲缺乏、头痛、心动过缓、黄视等。

去乙酰毛花苷

【别名】毛花强心丙、西地兰 D、去乙酰毛花苷丙。

【英文名】Deslanoside。

【适应证】适用于急性心力衰竭及心房纤颤、扑动等。

【用法用量】静脉注射：0.4~0.8mg/次，用葡萄糖注射液稀释后缓慢注射。全效量 1~1.6mg，于 24h 内分次注射。儿童 20~40μg/(kg·d)，分 1~2 次给药。然后改用口服毛花苷 C 维持治疗。

【注意事项】有恶心、呕吐、食欲缺乏、头痛、心动过缓等不良反应。禁与钙注射剂合用。严重心肌损害及肾功能不全者慎用。

【临床药师关注点】

①禁用于任何强心苷制剂中毒，室性心动过速，心室颤动患者；

②参阅地高辛临床药师关注点。

毒毛花苷 K

【别名】毒毛旋花子苷 K、毒毛苷 K。

【英文名】Strophanthin K。

【适应证】用于急性心力衰竭。动脉硬化性心脏病病人发生心力衰竭时，如心率不快，可选用本品。

【用法用量】静脉注射：0.125~0.25mg 用 5% 葡萄糖注射液 20ml 稀释后缓慢静脉注射（不少于 5min），必要时 1~2h 后再重复 1 次，总量 0.25~0.5mg/d。

【注意事项】近 1~2 周内用过洋地黄制剂者，因洋地黄的蓄积作用，不宜应用，以免造成中毒。病人有严重心血管病变、急性心肌炎、晚期心肌硬化病人禁用。房性早搏者慎用。其他参见地高辛。

二、非苷类强心药

主要为磷酸二酯酶抑制剂。

氨力农

【别名】氨双吡酮、氨吡酮、氨利酮。

【英文名】Amrinone。

【适应证】用于各种原因引起的急、慢性心力衰竭。对洋地黄苷、利尿药或血管扩张药治疗无效的顽固性心力衰竭是一种较好的药物。

【用法用量】口服：100~200mg/次，3 次/d，每日最大量 600mg。静脉滴注：每次 0.5~3mg/kg；静脉滴注速度为 5~10μg/(kg·min)，最大量不超过 10mg/(kg·d)。

【注意事项】有严重主动脉或肺动脉瓣膜疾病的病人禁用。孕妇、哺乳期妇女及小儿慎用。少数有轻微食欲减退、恶心、呕吐等不良反应。大剂量长期使用时可有血小板减少。

米力农

【别名】甲氰吡酮、米利酮、甲氰利酮。

【英文名】Milrinone。

【适应证】本品为氨力农的同系物，兼有正性肌力作用和血管扩张作用，但其作用较强，为氨力农的 10～30 倍，且无减少血小板的副作用，耐受性较好。

【用法用量】口服：2.5～7.5mg/次，4 次/d。静脉滴注：12.5～75μg/(kg·min)。一般开始 10min 以 50μg/kg，然后以 0.375～0.75μg/(kg·min) 维持。最大剂量不超过 1.13mg/(kg·d)。

【注意事项】少数有头痛，低血钾。过量时可有低血压、心动过速，故低血压、心动过速病人慎用。肾功能不全者减量。

【临床药师关注点】

①不宜用于严重瓣膜狭窄病变及梗阻性肥厚型心肌病患者。急性缺血性心脏病患者慎用；

②合用强利尿剂时，可使左室充盈压过度下降，且易引起水，电解质失衡；

③对房扑、房颤患者，因可增加房室传导作用导致心室率增快，宜先用洋地黄制剂控制心室率；

④与速尿混合立即产生沉淀。

三、血管扩张药

主要有血管紧张素转换酶抑制药（卡托普利、依那普利等）、钙拮抗药（硝苯地平等）、α 受体阻滞药（酚妥拉明、哌唑嗪等）和直接松弛血管平滑肌的药物（硝普钠、硝酸盐类、肼屈嗪等），通过它们扩张容量血管和阻力血管，降低心脏前、后负荷，使心搏出量增加。

四、利尿药

各种利尿药通过利尿而减少血容量，从而降低心脏前负荷，改善心功能。详见相关章节。

（许立君）

第四节　抗高血压药物

一、利尿药

氢氯噻嗪

【别名】双氢克尿噻。

【英文名】Hydrochlorothiazide。

【适应证】为最常用的利尿降压药，起效慢、降压作用弱、很少单独应用，往往作为基础降压药物与其他药物合用。用于轻、中型高血压。

【用法用量】口服：12.5~25mg/次，1~2次/d。

【注意事项】下列情况慎用：无尿或严重肾功能减退者、糖尿病、高尿酸血症或有痛风病史者、严重肝功能损害者、高钙血症、低钠血症、红斑狼疮、胰腺炎、交感神经切除者及有黄疸的婴儿。

【临床药师关注点】

①肾上腺皮质激素、促肾上腺皮质激素、雌激素、两性霉素B（静脉用药），能降低本药的利尿作用，增加发生电解质紊乱的机会，尤其是低血钾症；

②非甾体类消炎镇痛药尤其是吲哚美辛，能降低本药的利尿作用，与前者抑制前列腺素合成有关；

③洋地黄类药物、胺碘酮等与本品合用时，应慎防因低钾血症引起的副作用。

吲达帕胺

【别名】寿比山。

【英文名】Indapamide。

【适应证】为一种长效、具有利尿作用、对心脏无负性肌力、负性频率作用的钙拮抗药。用于轻、中型高血压。

【用法用量】口服：1.25~2.5mg/次，1次/d。

【注意事项】严重肝、肾功能不全者禁用。

二、β受体阻滞药

普萘洛尔

【别名】心得安。

【英文名】Propranolol。

【适应证】非选择性β受体拮抗药。用于室上性心律失常，对交感神经兴奋性过高、甲状腺功能亢进所致的窦性心动过速效果好，与强心苷合用可抑制心房扑动、心房纤颤的心室率，对心肌梗死病人可减少心律失常发生、缩小梗死范围、降低死亡率。

【用法用量】口服：成人 10～30mg/次，3～4 次/d，根据心率、心律及血压酌情调整；儿童 0.5～1.5 mg/（kg·d），分次服。

【注意事项】忌用于哮喘及过敏性鼻炎、窦性心动过缓、心源性休克，长期用药时不可突然停药。

【临床药师关注点】

①首次用本品时需小剂量开始，逐渐增加剂量并密切观察反应以免发生意外；

②甲亢病人用本品也不可骤停，否则使甲亢症状加重；

③长期用本品者撤药须逐渐递减剂量；

④支气管哮喘、心源性休克、心传导阻滞（Ⅱ至Ⅲ度房室传导阻滞）、重度或急性心力衰竭、窦性心动过缓禁忌使用本品；

⑤逾量发生心动过缓或传导阻滞时可用阿托品、异丙肾上腺素或起搏；室性早搏给利多卡因或苯妥因钠；发生心力衰竭或低血压时给强心药、补液或升压药；抽搐给地西泮或苯妥英钠；发生支气管痉挛时给异丙肾上腺素、氨茶碱；

⑥与钙拮抗剂同用，特别是静脉给予维拉帕米，要十分警惕对心肌和传导系统的抑制；

⑦口服可在空腹时，也可与食物共进，后者可使本品在肝内代谢减慢，生物利用度增值。

美托洛尔

【别名】倍他乐克。

【英文名】Metoprolol。

【适应证】为对心脏有高度选择性的 β_1 受体阻滞药，通过减少心排出量，抑制肾素的分泌等使血压下降。

【用法用量】口服：100～200mg/d，早晨顿服。

【注意事项】心源性休克、重度心力衰竭、低血压、严重窦性心动过缓、Ⅱ～Ⅲ度房室传导阻滞者禁用。避免突然停药。

【临床药师关注点】同普萘洛尔。

三、α 受体阻滞药

哌唑嗪

【英文名】Prazosin。

【适应证】阻断 α_1 受体激动引起的血管收缩、血压升高，对机体代谢无影响。用于轻、中型高血压。

【用法用量】口服：首次 0.5 mg 睡前服，以后逐渐加至 15mg/d，分 2～3 次服。

【注意事项】本品有首剂效应，应从小剂量开始给药，睡前服用。心绞痛，肝、肾功能不全者及老年人慎用。服药后应避免驾驶车、船、飞机及其他机器。

特拉唑嗪

【别名】降压宁、四喃唑嗪、高特灵。

【英文名】Terazosin。

【适应证】与哌唑嗪相似。还可以降低总胆固醇、低密度脂蛋白、极低密度脂蛋白，提高高密度脂蛋白水平。能抑制去羟肾上腺素所致的前列腺组织痉挛，改善前列腺肥大病人的尿流动力学及临床症状。

【用法用量】口服：首剂不超过 1mg/d，睡前服，后渐增至 8～10mg/d。良性前列腺肥大，亦从 1mg/d 开始，渐增至 5～10mg/d。

四、钙拮抗药

硝苯地平

【别名】心痛定。

【英文名】Nifedipine。

【适应证】为第一代钙拮抗药，阻滞钙内流，降低血管平滑肌阻力而降低血压，可反射引起心率增快，可扩张冠状动脉。用于轻、中、重型高血压，也可用于高血压合并冠心病、肾病及糖尿病等。

【用法用量】口服：起始量 5～10mg/次，3 次/d，可增至 20mg/次，3 次/d；急用时可舌下含服。

【注意事项】初服者常见面部潮红，其次有心悸、窦性心动过速。心源性休克、急性心肌梗死（包括梗死后 8d 内）、孕妇、哺乳期妇女禁用。低血压病人慎用。肝功能不全者酌减剂量或给药次数。个别有舌根麻木、口干、头痛、发汗、恶心、食欲缺乏。

【临床药师关注点】

①严重低血压、重度主动脉瓣狭窄患者禁忌使用本品；

②与西咪替丁同用时本品的血药浓度峰值增高，须注意调整剂量；

③长期给药不宜骤停，以避免发生停药综合征而出现反跳现象，如心绞痛发作；

④与硝酸酯类合用，治疗心绞痛作用可增强。

硝苯地平控释片

【别名】伲福达。

【适应证】其作用及用途同硝苯地平，但心率增快作用弱。

【用法用量】作用可持续 12~14h，口服：20mg/次，2 次/d。

【注意事项】初服者常见面部潮红，个别有舌根麻木、口干、头痛、发汗、恶心、食欲缺乏。服用时不可分割或嚼碎。

尼群地平

【别名】硝苯甲乙吡啶。

【英文名】Nitrendipine。

【适应证】第二代钙拮抗药，作用同硝苯地平，但对血管松弛作用较硝苯地平强，降压作用温和而持久，对心率影响小。用于各型高血压，特别适用于高血压伴冠心病或心、脑、肾并发症。

【用法用量】口服：10~20mg/次，2 次/d。

【注意事项】少数病人可产生头痛、眩晕和心悸，停药即可消失。与地高辛合用可使地高辛血药浓度增高。

拉西地平

【别名】司乐平。

【英文名】Lacidipine。

【适应证】为第三代高效、长效高血压选择性钙拮抗药，不反射引起心率增快，起效慢但作用持久，此外有抗动脉粥样硬化作用。用于轻、中型高血压。

【用法用量】口服：4mg/次，1 次/d。

【注意事项】肝功能不全病人开始时需减半量。其他不良反应同硝苯地平。

氨氯地平

【别名】络活喜。

【英文名】Amlodipine。

【适应证】第三代长效钙拮抗药，作用同硝苯地平，但降压平缓，持续时间长，此外，可扩张冠状动脉，改善心肌缺血。用于轻、中型高血压及冠心病。

【用法用量】口服：初始剂量 5mg/次，1 次/d，最大量 10mg/次，1 次/d。

【注意事项】不良反应同硝苯地平。肝功能不全者禁用。

【临床药师关注点】

① 严重低血压、重度主动脉瓣狭窄患者禁忌使用本品；

②外科手术前无须停药，但麻醉师须知道用此药治疗；

③与锂制剂同用，可引起神经中毒，有恶心，呕吐，腹泻，共济失调，震颤和（或）麻木，需谨慎应用；

④本品逾量可引起低血压；心动过缓，罕见有Ⅱ至Ⅲ度房室传导阻滞，少数病人可停搏。前者应静脉给予多巴胺，去甲肾上腺素，后者需给阿托品，异丙肾上腺素，氯化钙，如有适应证应安置心脏起搏器。由于本药血浆蛋白结合率高，故血液透析不能清除本品。

五、血管紧张素转换酶抑制药

卡托普利

【别名】开博通、巯甲丙脯酸。

【英文名】Captopril。

【适应证】通过抑制 ACE 使血管紧张素Ⅱ生成减少，血管扩张，同时抑制醛固酮分泌，利于排钠，此外可降低心脏负荷，改善心力衰竭。用于中、重型高血压，急性心肌梗死、心力衰竭及肺动脉高压。

【用法用量】口服：25～50mg/次，2～3次/d，必要时可增至100mg/d，分次服，最大量300mg/d。

【注意事项】孕妇、哺乳期妇女、全身性红斑狼疮及其他自身免疫性疾病、肾功能不全病人慎用。白细胞减少者禁用。个别病人有干咳现象，停药后干咳现象逐渐消失。

【临床药师关注点】

①在手术或麻醉时用本品发生低血压，可用扩容纠正；

②用本品时出现血管神经性水肿，应停用本品，迅速皮下注射1：1 000 肾上腺素0.3～0.5ml；

③用本品时蛋白尿若渐增多，暂停用本品或减少用量；

④最好在餐前1小时服用本品。

依那普利

【别名】悦宁定、苯酯丙脯酸。

【英文名】Enalapril。

【适应证】作用及用途同卡托普利，但作用强、持续时间较长。

【用法用量】口服：起始量2.5mg/次，2次/d，必要时可增至20mg/次，2次/d。

【注意事项】同卡托普利。

【临床药师关注点】

①本品与排钾利尿药同用可减少钾丢失，但与保钾利尿药同用可使血钾增高；

②本品与锂同用可致锂中毒，但停药后毒性反应即消失；

③严重双侧肾动脉狭窄及妊娠期妇女禁用。

贝那普利

【别名】洛汀新。

【英文名】Benazepril。

【适应证】作用同卡托普利，但作用强、持续时间长，除降压改善心力衰竭外，还可延缓肾功能不全的进展。用于高血压、心力衰竭、轻、中度慢性肾衰竭。

【用法用量】口服：降压，起始量 10mg/次，1 次/d，必要时可增至 20mg/次，1 次/d，最大量 20mg/次，2 次/d；严重肾功能不全或心力衰竭或服用利尿药的病人，初次 5mg，1 次/d，出血性心力衰竭病人 5～20mg/次，1 次/d。

【注意事项】肾动脉狭窄者，心衰、冠状动脉或脑动脉硬化病人慎用。

福辛普利

【别名】蒙诺。

【英文名】Fosinopril。

【适应证】为一含磷、不含巯基的 ACEI，从肝、肾双通道排泄。用于治疗高血压、心力衰竭，还可用于防治心肌梗死、糖尿病肾病。

【用法用量】口服：降压，成人 10mg/次，1 次/d，维持量 20～40mg/次，1 次/d 或分 2 次给药，最大量 80mg/d；心力衰竭 10mg/次，1 次/d，可渐增至 20～40mg/次，1 次/d，最大量 40mg/d。

【注意事项】肾动脉狭窄者，心力衰竭、冠状动脉或脑动脉硬化病人慎用。

赖诺普利

【别名】帝益洛。

【英文名】Lisinopril。

【适应证】各型高血压。

【用法用量】口服：初始量为 2.5～5mg/d，以后渐增至 10mg/d，首剂应在睡前服，维持量为 10～20mg/d。心力衰竭病人维持量为 5～30mg/d。心肌梗死发作 24h 内给药，5mg/d，用 2d，以后增至 10mg/d。

【注意事项】同依那普利。

六、血管紧张素Ⅱ受体拮抗药

氯沙坦

【别名】科素亚、洛沙坦。

【英文名】Losartan。

【适应证】选择性阻断血管紧张素Ⅱ与血管平滑肌细胞膜上 AT$_1$ 受体结合，使血管扩张，降低血压，减轻心脏负荷改善心功能，此外还可促进尿酸排出，长期应用可逆转左心室肥厚。用于治疗高血压、心力衰竭、特别是高血压伴有高尿酸血症者。

【用法用量】口服：成人 50mg/次，1 次/d，维持量 25~100mg/次，1 次/d。

【注意事项】肝功能不全从小剂量开始。对本品过敏者禁用。妊娠头 3 个月、哺乳期妇女及儿童慎用。肾功能不全、肾动脉狭窄、高血钾、血容量不足者慎用。不影响地高辛的药代动力学性质。

缬沙坦

【别名】代文。

【英文名】Valsartan。

【适应证】作用及用途同氯沙坦，但对血尿酸无影响。

【用法用量】口服：成人 80mg/次，1 次/d，维持量 80~160 mg/次，1 次/d。

【注意事项】同氯沙坦。

【临床药师关注点】

①尽管缬沙坦有较高血浆蛋白结合率，但与华法林之间无血浆蛋白结合方面的相互作用；

②与保钾利尿剂如螺内酯、氨苯蝶啶、阿米洛利，钾剂或含钾盐代用品合用时可使血钾升高；

③心力衰竭病人有低血钠和（或）血容量不足时，应先予纠正再用本品。

厄贝沙坦

【别名】安博维、依贝沙坦、伊贝沙坦。

【英文名】Irbesartan。

【适应证】作用及用途同氯沙坦。

【用法用量】口服：150mg/次，1 次/d，必要时可增至 300mg/次，1 次/d 或联用氢氯噻嗪 6.25~25mg/d。

坎地沙坦酯

【别名】迪之雅。

【英文名】Candesartan Cilexetil。

【适应证】用于原发性高血压。

【用法用量】口服：4~8mg/次，必要时可增加剂量至 12mg/次，1 次/d；老年人初始量 4mg/d，肝肾功能不全病人建议起始剂量 2mg，根据病情增减。

【注意事项】参见氯沙坦。严重的肝、肾功能不全或胆汁淤滞病人禁用。

【临床药师关注点】

①与留钾利尿药，补钾药合用可出现高钾血症，特别当肾功能损害时；

②慎用于如下情况：双侧或单侧肾动脉狭窄患者；肝功能损害者（可能进一步恶化）；严重肾功能损害者（过度降压可能恶化肾功能）；主动脉或二尖瓣狭窄，或肥厚性心肌病；高钾血症；手术需全麻者；

③食物不影响其吸收。

七、直接扩血管药

肼屈嗪

【别名】肼苯哒嗪。

【英文名】Hydralazine。

【适应证】降压特点，舒张压下降较显著，并能增加肾血流量。用于肾型高血压或舒张压较高的高血压病人。

【用法用量】口服：25~50mg/次，2次/d，小儿0.75mg/(kg·d)，分3次服。开始时宜与β受体阻滞药普萘洛尔或噻嗪类利尿药氢氯噻嗪合用增加疗效。

【注意事项】心动过速、心力衰竭、孕妇、哺乳妇女禁用。冠状动脉硬化、脑血管硬化病人慎用。肝、肾功能不全者应减量。可出现耐药性、头痛、心悸、恶心等症状。

硝普钠

【别名】亚硝基铁氰化钠。

【英文名】Sodium Nitroprusside。

【适应证】用于伴有心力衰竭的高血压危象和其他降压药无效的高血压危象。

【用法用量】先用5%葡萄糖注射液（2~5ml）溶解，再以5%葡萄糖注射液500ml或1 000ml稀释，以10~30滴/min避光滴注，同时严密监测血压。用于急性心力衰竭、心源性休克和急性肺水肿开始滴速宜慢，10滴/min，以后酌情加快滴速，最大剂量不得超过200μg/min。时间不宜超过72h。

【注意事项】本品见光易变质，滴注容器应用黑纸遮避；溶液须临用前配制，并在4h内滴完。孕妇及代偿性高血压病人禁用。长时间大剂量用药或肾功能不全的病人应用本药，一旦出现硫氰化物中毒表现，立即停药，吸入亚硝酸异戊酯或静脉滴注亚硝酸钠或硫代硫酸钠解救。下列情况慎用：甲状腺功能减退者、颅内压增高、脑血管或冠状动脉供血不足、肝功能不全、肺功能不全、维生素缺乏者。停药时应逐渐减量，并加服血管扩张药。

【临床药师关注点】

①脑病或其他颅内压增高时，扩张脑血管可进一步增高颅内压；

②代偿性高血压如动静脉分流或主动脉缩窄时，禁用本品；

③本品对光敏感，溶液稳定性较差，滴注溶液应新鲜配制并注意避光；

④与多巴酚丁胺同用，可使心排血量增多而肺毛细血管嵌压降低；

⑤除用5%葡萄糖注射液稀释外，不可加其他药物；

⑥药物过量处理：血压过低时减慢滴速或暂停本品即可纠正。如有氰化物中毒征象，吸入亚硝酸异戊酯或静滴亚硝酸钠或硫代硫酸钠均有助于将氰化物转为硫氰酸盐而降低氰化物血药浓度。

硫酸镁

【别名】硫苦、泻盐。

【英文名】Magnesium sulfate。

【适应证】妊娠高血压综合征，抗惊厥，利胆（口服33%的高浓度），导泻（口服20％或5%的浓度），消炎去肿（50%浓度外用热敷）。

【用法用量】妊娠高血压综合征，肌内注射，5g/次，根据病情4次/d或每4h1次，或按每小时1.5～2g的速度静脉滴注，15g/d；重症可静脉注射，2.5～4g/次，用5%葡萄糖注射液稀释，缓慢注入（5min以上），极量4 g/次，以后静滴维持，滴速每小时约2g，总量可达30g/d，以膝腱反射、呼吸及尿量为监测指标。抗惊厥肌内注射，1g/次，或静脉滴注，1～2.5g/次，临用前用5%葡萄糖注射液稀释至1%浓度缓慢滴注。

【注意事项】

①肾功能不全者，应酌减剂量；

②心脏传导阻滞、心肌损害、严重肾功能不全、呼吸道疾病病人慎用；

③用药中应注意检测心、肾功能、血镁及膝腱反射和呼吸功能，呼吸频率低于每分钟16次则应减量或停用；

④中枢神经抑制药中毒的抢救，应用硫酸钠导泻，而不能用本品。

【临床药师关注点】

①肠道急性出血、孕妇、急腹症患者、经期妇女禁用本品导泻；

②本品为高渗性泻药，可促使钠潴留而致水肿，孕妇慎用；

③服用中枢抑制药中毒需导泻时，应避免使用硫酸镁，改用硫酸钠；

④止泻作用一般于服药后2～8小时内出现，所以宜早晨空腹服用，并大量饮水加速导泻作用和防止脱水；

⑤ 中枢抑制药（如苯巴比妥）中毒患者不宜使用本品导泻排除毒物，以防加重中枢抑制。

八、钾通道开放药

米诺地尔

【别名】长压定、敏乐啶。

【英文名】Minoxidil。

【适应证】可用于顽固性高血压及肾性高血压，其降压作用比肼屈嗪强。不引起直立性低血压，长期用药未见药效降低。与普萘洛尔等合用有协同作用，且可互抵二者的不良反应。

【用法用量】口服：开始2.5mg/次，2次/d，以后逐增至5~10mg/次，2~3次/d。

【注意事项】

①可有心动过速、钠潴留、多毛症；

②肾功能不全者需加用利尿药；

③嗜铬细胞瘤病人禁用。肺源性心脏病、心绞痛、慢性充血性心力衰竭及严重肝功能不全者慎用。

九、中枢性降压药

可乐定

【别名】可乐宁、氯压啶。

【英文名】Clonidine。

【适应证】通过激活延髓血管运动中枢的 α_2 受体，引起中枢交感神经传出冲动减少，外周血管扩张，血压下降、心率减慢，此外，还有镇静、镇痛，抗吗啡戒断症状和降低眼压作用。用于中、重型高血压。

【用法用量】口服：75~150μg/次，2~3次/d，最大量1mg/d。

【注意事项】

①对本品过敏者、孕妇、哺乳期妇女禁用；

②心脑血管疾病、精神抑郁症、近期心肌梗死、雷诺现象、肾功能不全、窦房结或房室结功能不全、血栓闭塞性脉管炎等慎用；

③本品可致嗜睡，服后不能操作车、船及其他精密机械；

④停药要递减用量。

（许立君）

第五节 抗血栓药物

一、抑制凝血过程药

（一）肝素类

肝素钠

【英文名】Heparin Sodium。

【适应证】

①防止血栓形成和栓塞，如深部静脉血栓、心肌梗死、肺栓塞、血栓性静脉炎及术后血栓形成等；

②治疗各种原因引起的弥散性血管内凝血（DIC），如细菌性脓毒血症、胎盘早期剥离、恶性肿瘤细胞溶解所致的 DIC，但蛇咬伤所致的 DIC 除外，早期应用可防止纤维蛋白元和其他凝血因子的消耗。

【用法用量】静脉滴注：成人首剂 5 000U 加入 100ml 5% ~10% 葡萄糖注射液或 0.9% 氯化钠注射剂中，在 30 ~60min 内滴完。静脉注射或深部肌内注射（或皮下注射）：5 000 ~10 000U/次。

【注意事项】有活动性出血、有出血性疾病、凝血机制障碍（包括血友病、血小板减少性或血管性紫癜）、伤或术后渗血、先兆流产、亚急性感染性心内膜炎、胃及十二指肠溃疡、严重肝与肾功能不全、黄疸、重症高血压、活动性结核、内脏肿瘤等禁用。

【临床药师关注点】

①有出血性疾病或烧伤者禁用；

②不可长期、大面积使用。

低分子肝素钠

【别名】法安明、依诺肝素钠、栓复欣。

【英文名】Low Molecular Weight Heparin Sodium。

【适应证】预防深部静脉血栓形成和肺栓塞。治疗已形成的急性深部静脉血栓。

【用法用量】皮下注射：一般治疗，每次 120U/kg，2 次/d。预防术后深静脉血栓形成。手术前 1 ~2h 给本药 2 500U，以后 1 次/d，剂量同前，持续 5 ~10d；手术后 12 ~24h 重用本药 1 次，随后 1 次/1d，持续 7 ~10d。

【注意事项】有出血或出血倾向（特别是缺乏某些凝血因子而引起的）的病人；本药引起全身变态反应的病人；血小板减少且在体外试验中本药引起血小板聚集阳性反应者；急性、亚急性细菌性心内膜炎病人；脏器进行性出血性损伤（如进行性胃及十二指肠溃疡）病人；脑血管意外（伴全身弥散性血管内凝血时除外）、脑和脊髓手术后病人禁用。肝、肾功能不全者；未控制的重症高血压；有消化性溃疡史的病人慎用。本品宜皮下注射，不得肌内注射。过量易引起自发性出血，可用鱼精蛋白中和（1mg 鱼精蛋白可中和100U 本品）。

低分子肝素钙

【别名】速避林。

【英文名】Low. Molecular Weight Heparin Calcium。

【适应证】用于预防手术后血栓栓塞、预防深静脉血栓形成、肺栓塞、血液透析时体外循环的抗凝药、末梢血管病变等。

【用法用量】本品给药途径为腹壁皮下注射（注射剂量以"抗因子 Xa 活性单位 U——AXaU"表示）。对深部静脉血栓治疗量应根据病人体重及血栓或出血的高危情况确定，一般用量为 184～200AXaU/（kg·d），分 2 次给予（即 92～100AXaU/kg，2 次/d），每 12h 给药 1 次，持续 10d。预防血栓形成对于普通手术，0.3ml/d，皮下注射通常至少持续 7d。首剂在术前 2～4h 给予（但硬膜下麻醉方式者术前 2～4h 慎用）。对于骨科手术（常规麻醉），第 1 天术前 12h，术后 12h 及 24h 各皮下注射给药 40AXaU/kg。术后第 2 及第 3 天给药 40AXaU/（kg·d），术后第 4 天起给药 60AXaU/（kg·d）。至少持续 10d。血液透析时预防血凝块形成应根据病人情况和血透技术条件选用最佳剂量。每次血透开始时应从血管通道动脉端注入本品单一剂量。对没有出血危险的病人，可根据其体重使用下列起始剂量：体重 <50kg，50～69kg，≥70kg 者分别给予 0.3ml，0.4ml，0.6ml。对于有出血倾向的病人应适当减小上述推荐剂量。若血透时间超过 4h，应根据最初血透观察到的效果进行调整，再给予小剂量本品。

【注意事项】

①禁忌：凝血因子缺乏、重度血管通透性病变、急性出血、流产、脑及骨髓术后、急性细菌性心内膜炎病人、对肝素过敏者禁用；

②慎用：肝、肾功能不全，重度高血压，消化道溃疡及易出血的其他一切器质性病变、视网膜血管病病人、孕妇、服用影响凝血功能药物者及老年人慎用；

③本药引起的过敏反应少见，一旦出现过敏反应应立即停药；

④勿肌内注射。

（二）香豆素类

华法林

【别名】苄丙酮香豆素、华法林钠、酮苄香豆素钠。

【英文名】Warfarin。

【适应证】防治血栓栓塞性疾病，可防止血栓形成与发展。用于治疗血栓栓塞性静脉炎，降低肺栓塞的发病率和死亡率，减少风湿性心脏病、外科大手术、人工置换心脏瓣膜手术等的静脉血栓发生率。

【用法用量】口服：第 1 日 5～20mg，次日起用维持量，2.5～7.5mg/d。

【注意事项】

①手术后 3d 内，有出血倾向者，严重肝、肾脏疾病，活动性消化性溃疡，脑、脊髓及眼科手术病人，孕妇禁用；

②恶病质、衰弱或发热，慢性酒精中毒，活动性肺结核，充血性心力衰竭，重度高血压；亚急性细菌性心内膜炎，月经过多，先兆流产慎用。

二、抗血小板药

血小板在止血、血栓的形成、动脉粥样硬化等过程中起重要作用（药物主要是通过花生四烯酸代谢，增加血小板内 cAMP 浓度等机制而抑制血小板黏附、聚集和分泌功能）。如阿司匹林是通过作用于环加氧酶，从而影响 TXA_2，此外，对血管内皮 PGI_2 有抑制作用。除阿司匹林外，还有双嘧达莫（对血小板有抑制作用。能抑制磷二酯酶，使 cAMP 增高。也能抑制腺苷摄取，进而激活血小板腺苷环化酶使 cAMP 浓度增加。单独应用作用较弱，与华法林合用防止心脏瓣膜置换术后血栓形成）、前列环素（能激活腺苷环化酶而使 cAMP 浓度增高。既能抑制多种诱导剂引起的血小板聚集与分泌，又能扩张血管，有抗血栓形成作用）、噻氯匹啶（为强效血小板抑制剂，能抑制 ADP，AA 及胶原、凝血酶和血小板活化因子等所引起的血小板聚集，用于防急性心肌梗死，一过性脑缺血及中风和治疗间歇性跛行，不稳定型心绞痛等）。

阿司匹林

【别名】乙酰水杨酸。

【英文名】Aspirin，Acetylsalicylic Acid。

【适应证】用于预防心、脑血管疾病的发作及人工心脏瓣膜、动脉漏或其他手术后的血栓形成。在预防瓣膜性心脏病发生全身性动脉栓塞方面，单独应用阿司匹林无效，但与双嘧达莫合用，可加强小剂量双嘧达莫的效果。

【用法用量】口服：可用于预防短暂性脑缺血和中风，0.08～0.325g/d。

【注意事项】服后可有胃部不适、烧灼感、恶心，长期大剂量服用可加重和诱发溃疡病甚至出血。每天剂量不超过 325mg 或服用肠溶阿司匹林，可避免或减少胃肠道反应。术前 1 周应停用。偶见过敏反应。

【临床药师关注点】

①活动性溃疡病或其他原因引起的消化道出血禁用本品；

②本品易于通过胎盘。动物实验在妊娠头 3 个月应用本品可致畸胎，如脊椎裂、头颅裂、面部裂、腿部畸形，以及中枢神经系统、内脏和骨骼的发育不全。此外，在妊娠后 3

个月长期大量应用本品可使妊娠期延长，有增加过期产综合征及产前出血的危险；

③过量时的处理：包括引吐或洗胃，给予活性炭，监测及维持生命功能，纠正高热、水电解质酸碱失衡。给予大量碱性药物可促使本品排泄，但不应给予碳酸氢钠口服，因反而促使本品吸收。严重过量者可考虑进行血液透析或腹膜透析等。如有出血，给予输血或维生素 K；

④糖皮质激素可增加水杨酸盐的排泄，本品与激素长期同用，尤其是大量应用时，有增加胃肠溃疡和出血的危险性。为此，目前临床不主张将此二种药物同用；

⑤阿司匹林新用法：按照《新编药物学 17 版》，用于治疗胆道蛔虫病（有效率 90% 以上），每次 1g，每日 2~3 次，连用 2~3 日。当阵发性绞痛停止 24 小时后即停药，然后再行常规驱虫；治疗足癣：先用温开水或 1：5 000 的高锰酸钾溶液洗涤患处，然后用本品粉末撒布患处，一般 2-4 次可愈；儿科用于皮肤黏膜淋巴结综合征（川崎病）的治疗。

噻氯匹定

【别名】抵克力得、力抗栓。

【英文名】Ticlopidine。

【适应证】适用于以血小板功能为主导的一些疾病，对慢性血栓闭塞性脉管炎及闭塞性动脉硬化病人，可使症状改善；对心绞痛病人，疗效一般，但如在急性心肌梗死发作后 12h 内服用，其血小板寿期、心肌酶的活性均有改善；对近期发作的一过性脑缺血发作，效果优于阿司匹林和双嘧达莫。也可用于血管手术，和体外循环产生的血栓。

【用法用量】口服：250mg/次，2 次/d，连服 21d，其血浆浓度为 0.9mg/L。

【注意事项】

①常见的不良反应为消化道症状（如恶心、腹部不适、腹泻）及皮疹，发生率约 10%，饭后服用可减少其发生；

②近期出血者、近期溃疡病人、出血时间延长者、对本品过敏者、有白细胞减少或血小板减少病史者禁用。其出血时间的延长对外科手术病人不利，应禁用；

③孕妇慎用。

氯吡格雷

【英文名】Clopidogrel。

【适应证】可用于降低动脉粥样硬化性疾病（心肌梗死、脑卒中、外周性血管疾病）病人的危险性。

【用法用量】口服：75mg/次，1 次/d。

【注意事项】

①常见的不良反应为消化道出血、中性或粒性白细胞减少、腹痛、食欲减退、胃炎、

便秘、皮疹等。偶见血小板减少性紫癜；

②对本品过敏者禁用；

③溃疡病人及颅内出血病人禁用。

【临床药师关注点】

①对本品过敏者、溃疡病患者及颅内出血患者禁用；

②奥美拉唑可降低本品血药浓度，增加心血管事件风险。确需联合使用 PPI 制剂，建议将奥美拉唑换为泮托拉唑；

③本品口服不受食物影响；

④给药过程中发生严重出血者，必要时输注血小板可以逆转本品的药理作用。

奥扎格雷

【英文名】Ozagrel。

【适应证】可用于蛛网膜下隙出血手术后血管痉挛及其并发脑缺血症状的改善。

【用法用量】常用制剂为奥扎格雷纳注射液，每支 20mg。以生理盐水或葡萄糖注射液稀释后静脉滴注，80mg/d。如与其他抗血小板药合用时，本品剂量酌减。

【注意事项】可出现出血倾向；偶有过敏、肝功能障碍，血压下降、室上性期外收缩、头痛、上腹胀满等不良反应。

三、纤维蛋白溶解药

凝血中形成的纤维蛋白，可经纤溶酶作用从精氨酸 – 赖氨酸键上分解成可溶性产物，使血栓溶解。其缺点是对纤维蛋白的特异性，诱发血栓溶解同时伴有严重出血。

链激酶

【别名】溶栓酶。

【英文名】Streptokinase。

【适应证】用于治疗血栓栓塞性疾病。

【用法用量】给药前 30min，先肌内注射异丙嗪 25mg，静脉注射地塞米松 2.5～5mg 或氢化可的松 25～50mg，以预防不良反应（出血倾向、感冒样寒战、发热等）。初始剂量将本品 50 万 U 溶于 100ml 0.9% 氯化钠注射液或 5% 葡萄糖注射液中，静脉滴注（30min 左右滴完）。维持剂量：将本品 60 万 U 溶于 250～500ml 5% 葡萄糖溶液中，加入氢化可的松 25～50mg 或地塞米松 1.25～2.5mmg，静脉滴注 6h，保持 10 万 U/h 水平。按此疗法 4 次/d，治疗持续 24～72h 或直到血栓溶解或病情不再发展为止。疗程根据病情而定，视网膜血管栓塞一般用药 12～24h，新鲜心肌梗死用药 18～20h，周围动、静脉血栓用药 3d 左右，最多 5～6d，慢性动脉阻塞用药时间较长，但不宜超过 6～7d。

【注意事项】

①禁忌：对本药过敏者；任何部位的活动性出血；中枢神经系统病灶或损伤；1～2个月内的梗死灶、出血、外伤、手术、原发或转移性肿瘤；链球菌感染；亚急性细菌性心内膜炎；

②慎用：10d 内曾做手术或有外伤者；溃疡性结肠炎或憩室炎；凝血障碍；房颤或心内血栓；严重高血压；妊娠期或产后 10d 内；溶栓剂过敏症；进行性肺空洞性疾病；肾功能不全或严重肝病伴出血倾向者；急性皮肤溃疡或黏膜病灶。

尿激酶

【别名】尿活素、雅激酶、天普洛欣。

【英文名】Urokinase。

【适应证】急性心肌梗死、肺栓塞、脑血管栓塞、周围动脉或静脉栓塞、视网膜动脉或静脉栓塞等。

【用法用量】临用前加灭菌注射用水适量使其溶解。急性心肌梗死，50 万～150 万 U/次，溶于氯化钠注射液或 5% 葡萄糖注射液 50～100ml 中静脉滴注或 20 万～100 万 U 溶于氯化钠或 5% 葡萄糖注射液 20～60ml 中冠状动脉内灌注。重症肺栓塞者尽早经静脉导管插至右心房，在 10min 内滴入 1.5 万 U/kg；随即改用肝素，静脉注射：开始时（最初 2～3d）3 万～4 万 U/d，分 2 次静脉注射，以后 1 万～2 万 U/d，维持 7～10d。眼科应用时，其剂量按病情做全身静脉滴注或推注。眼科局部注射，150～500U/次，1 次/d。前房冲洗液为每毫升含 1 000U。

【注意事项】严重高血压、严重肝病及出血倾向者慎用。低纤维蛋白元血症及出血性素质者忌用。

【临床药师关注点】

①用药期间应密切观察病人反应，如脉率、体温、呼吸频率和血压、出血倾向等，至少每 4 小时记录 1 次。如发生过敏症状如：皮疹、荨麻疹等立即停用；

②静脉给药时，要求穿刺一次成功，以避免局部出血或血肿；

③本品不得用酸性溶液稀释，以免药效下降。

阿替普酶

【别名】爱通立、栓体舒、组织型纤维蛋白溶酶原激活剂。

【英文名】Altepase。

【适应证】适用急性心肌梗死、肺栓塞的溶栓治疗。

【用法用量】应在症状发生后尽快给药。静脉注射：将本药 50mg 溶于灭菌注射用水中，使溶液浓度为 1mg/ml。静脉滴注：将本药 100mg 溶于注射用生理盐水 500ml 中，在 3h 内按以下方式滴完，即前 2min 先注入本品 10mg，以后 60min 内滴入 50mg，最后

120min 内滴完所余 40mg。

【注意事项】不可用于有高危出血倾向者；目前或近期有严重出血危险者，有脑卒中史或中枢神经系统病变，视网膜出血，如糖尿病；最近（10d 内）曾进行有创的心外按摩、分娩、非压力性血管穿刺；严重的未控制的高血压；细菌性心内膜炎、心包炎、急性胰腺炎；最近 3 个月有胃肠溃疡史、食管静脉曲张、动脉瘤、动脉或静脉畸形史、出血倾向的肿瘤；严重的肝病；最近 50d 内有严重的创伤或大手术。

本药不能与其他药物混合，即不能共用同一输液瓶也不能应用同一输液管道（肝素亦不可以）。

东菱精纯抗栓酶

【别名】巴曲酶、东菱克栓酶、DF－521。

【英文名】Deftbrin。

【适应证】用于急性缺血性脑血管疾病，突发性耳聋、慢性动脉闭塞症（闭塞性血栓脉管炎、动脉硬化症）和末梢循环障碍。

【用法用量】静脉滴注：成人首次 10 巴曲酶单位（BU），以后隔日 1 次，5BU。使用前用 100～200ml 的生理盐水稀释，静脉滴注 1h 以上。通常疗程为 1 周，必要时可增至 3～6 周。

【注意事项】有出血史或出血倾向、正在使用抗凝药或抗血小板药的病人，严重肝、肾功能不全，对本药过敏者禁用。

蚓激酶

【别名】博洛克、普恩复。

【英文名】Lumbrukinase。

【适应证】用于缺血性脑血管病中纤维蛋白元增高及血小板聚集率增高的病人。

【用法用量】口服：2 粒/次，3 次/d，饭前 30min 服用。3～4 周为 1 个疗程，也可连续服用。

【注意事项】有出血倾向的病人慎用。

去纤酶

【别名】去纤维蛋白原酶、降纤酶。

【英文名】Deftbrinogenase。

【适应证】用于治疗血栓栓塞性疾病。脑血管栓塞、周围动脉或静脉栓塞、视网膜静脉栓塞等。

【用法用量】静脉滴注：每次 0.25～1 NIH 凝血酶单位/kg，加入 250～500ml 0.9% 氯化钠注射液或 5% 葡萄糖氯化钠注射液中，静脉滴注 4h，每 4～7d 1 次，3～4 次为 1 个疗程。

【注意事项】有出血性病灶和凝血功能低下者禁用，过敏体质者慎用。用药后 5～10d 内，应少活动，以防意外创伤。皮试阴性方可使用。

蝮蛇抗栓酶

【英文名】Ahylysantinfarctase。

【适应证】抑制脑血栓的形成有较好的疗效。

【用法用量】静脉滴注：每次 0.008U/kg，用生理盐水或 5% 葡萄糖注射液 250ml 稀释后使用，滴速以 40 滴/min 为宜。

【注意事项】脑出血或有出血倾向者、活动性肺结核、溃疡病、严重高血压、亚急性细菌性心内膜炎、肝肾功能不全者以及月经期妇女忌用。出现出血倾向或过敏反应须立即停药，或用抗蝮蛇血清中和。用药期间定期检查血小板。

（徐兵）

第二篇　实用临床中药学

第一章　中药概述

第一节　中药的基本概念

一、中药的定义与特点

中药是我国传统药物的总称，是中医学的重要组成部分，是几千年来我国人民在与疾病斗争中积累起来的宝贵财富。凡是运用中国传统医学理论说明其作用机制，指导临床应用的药物，统称为中药。它以天然药物为主要来源，包括植物药、动物药、矿物药及部分化学、生物制品类药物。古代本草书籍所载中药至今已达 8 000 余种，目前已经整理的各种中药有 3 000 多种。

中药具有以下几方面的特点：

（1）一是从产地来看，绝大多数的中药最初都是出产于中国。中药的来源，除部分人工制品外，主要是天然的动物、植物和矿物。

（2）二是中药的认识和使用是以中医理论为基础，具有独特的理论体系和应用形式。

（3）三是它充分地反映了我国的历史、文化、自然资源等方面的特点。

二、中药的产地

中药的来源除部分为人工制品外，绝大部分都来自天然的植物、动物和矿物。中药的产地、采收和贮存是否适宜是影响药材质量的重要因素，不合理的采收对野生动、植物来说，还会破坏药材资源，降低药材产量。如《神农本草经》指出："阴干、暴干，采造时月，生熟，土地所出，真伪陈新，并各有法。"历代医家都十分重视中药的产地与采集，并在长期的实践中，积累了丰富的经验和知识。对药物的产地、采收与贮存方法的研究，是保证药材质量和保护药源的重要课题。长期的临床医疗实践证明，重视中药产地与质量的关系，强调道地药材开发和应用，对于保证中药疗效，起着十分重要的作用。随着医疗事业的发展，中药材需求的日益增加，再加上很多药材的生产周期较长，产量有限，使得单靠强调道地药材产区扩大生产，已经无法满足药材需求。在这种情况下，进行药材的引种栽培以及药用动物的驯养，成为解决道地药材不足的重要途径。当然，在药材的引种或驯养工作中，必须确保该品种原有的性能和疗效。中药材所含的有效成分是药物具有防病治病作用的物质基础，而有效成分的质和量与中药材的采集季节、时间和方法又有着十分密切的关系。

天然药材的分布和生产离不开一定的自然条件。我国幅员辽阔，自然地理状况十分复杂，水土、日照、气候、生物分布等生态环境各不相同，甚至差别很大，虽为多种药用动植物的生长提供了有利条件，但同时也使天然中药材的生产品种、产量、质量有了一定的地域性。古代医家经过长期的使用、观察和比较，认识到即便是分布很广的药材，也会由于长期的自然条件的不同，各地所产其质量优劣也不一样，因而就非常重视"道地药材"。道地药材又称地道药材，是优质纯真药材的专用名词，它是指历史悠久、产地适宜、品种优良、产量宏丰、炮制考究、疗效突出、带有地域特点的药材，历代医药学家都非常重视道地药材的生产。从《神农本草经》之后的众多本草文献都记载了名贵药材的品种产地资料，如甘肃的当归，宁夏的枸杞，青海的大黄，内蒙的黄芪，东北的人参，山西的党参，河南的地黄，云南的三七，四川的黄连，山东的阿胶，江苏的薄荷，广东的陈皮等自古以来都被称为道地药材，沿用至今。长期的临床医疗实践证明，重视中药产地与质量的关系，强调道地药材开发和应用，对保证中药疗效，起着十分重要的作用。

（查高刚）

第二节　中药的采集与贮藏

中药的采收时节和方法对确保药物的质量起着重要作用。因为动植物在其生长发育的不同时期其药用部分所含有效及有害成分各不相同，因此药物的疗效和副作用也往往因采收时间不同而有较大差异，故药材必须在适当的时节采集。一般来讲，以入药部分的成熟程度作依据，也就是在有效成分含量最高的时节采集。每种植物都有一定的采收时节和方法，按药用部位的不同可归纳为以下几个方面。

一、植物类药材的采收

植物类药材其根、茎、叶、花、果实等各器官的生长成熟期有明显的季节性，根据前人长期的实践经验，其采收时节和方法通常以入药部位的生长特性为依据，大致可按用药部位归纳为以下几种情况：全草类、叶类、花类、果实和种子类、根和根茎类、树皮和根皮类。

（一）全草

大多数在植物茂盛、花朵初开时采集，从根以上割取地上部分，如益母草、荆芥、紫苏、豨莶草等；如需连根入药则可拔起全株，如柴胡、小蓟、车前草、地丁等；而需用带叶花梢的更需适时采收，如夏枯草、薄荷等。

（二）叶类

通常在花蕾将放或正盛开的时候采集，此时叶片茂盛、性味完整、药力雄厚，最适宜采收，如枇杷叶、荷叶、大青叶、艾叶等。有些特定的药物如桑叶需在深秋经霜后采收。

（三）花、花粉

花类药材，一般采收未开放的花蕾或刚开放的花朵，以免香味散失、花瓣散落而影响质量，如野菊花、金银花、月季花、旋复花等。对花期短的植物或花朵次第开放者，应分次及时摘取。至于蒲黄、天花粉之类以花粉入药者，则需在花朵盛开时采收。

（四）果实、种子

果实类药物除青皮、枳实、覆盆子、乌梅等少数药材要在果实未成熟时采收果皮或果实外，一般都在果实成熟时采收，如瓜蒌、槟榔、马兜铃等。以种子入药者，通常在完全成熟时采集，如莲子、银杏、沙苑子、菟丝子等。有些既用全草又用种子入药者，可在种子成熟后割取全草，将种子打下后分别晒干贮存，如车前子、苏子等。有些种子成熟后易于脱落，或果壳易裂开而种子散失者，如茴香、牵牛子、豆蔻等，则应在刚成熟时采集。容易变质的浆果如枸杞子、女贞子等，最好在略熟时于清晨或傍晚时分采收。

（五）根、根茎

一般以秋末或春初即2、8月采收为佳，因为早春及深秋时植物的根茎中有效成分含量较高，此时采集产量和质量都较高，如天麻、葛根、玉竹、大黄、桔梗、苍术等。但也有少数例外，如半夏、太子参、延胡索等则要在夏天采收。树皮、根皮：通常在春、夏时节植物生产旺盛、植物体内浆液充沛时采集，以保持其药性较强、疗效较高，并容易剥离，如黄柏、杜仲、厚朴等。另有些植物根皮以秋后采收为宜，如牡丹皮、苦楝根皮、地骨皮等。

二、动物、昆虫类药物的采收

动物类药材因品种不同，采收各异。其具体时间，以保证药效及容易获得为原则。如一般潜藏在地下的小动物如全蝎、地龙、斑蝥、土鳖虫等虫类药材，大多在夏末秋初捕捉，此时气温高，湿度大，宜于生长，是采收的最好季节；如桑螵蛸应在三月中旬采收，过时则虫卵已孵化；蝉蜕为黑蝉羽化时蜕的皮壳，多于夏秋季采收；蛇蜕为锦蛇、乌梢蛇等多种蛇类蜕下的皮膜，因其反复蜕皮，故全年可以采收，以3～4月最多；蟾酥为蟾蜍耳后腺分泌物干燥而成，此药宜在春秋两季蟾蜍多活动时采收，此时容易捕捉，腺液充足，质量最佳；而石决明、牡蛎等海生贝壳类药材，多在夏秋季捕采，此时发育生长旺盛，钙质充足，药效最佳；一般大动物类药材，虽然四季皆可捕捉，但一般宜在秋季猎取，但鹿茸应在清明后45～60天截取，过时则角化；驴皮应在冬至后剥取，其皮厚质佳。

三、矿物类药物的采收

矿物类药材全年皆可采收，不拘时间，择优采选即可。

四、中药的贮藏

干燥是保存药物的基本条件，药物采收后应迅速加工，及时干燥，以防霉烂变质。常用的方法有晒干、阴干、烘干，肉质、多汁的药物可用沸水烫过后再晒干。不同的贮藏时间、温度、湿度，对药物的作用有着明显的影响，一般加工后的药物应存放在阴凉、低温、干燥、通风处，果实和种子宜放在缸罐中贮存，动物药宜放在石灰缸内贮存。一般药物与剧毒药物必须分别贮存保管，防止发生意外。

（查高刚）

第三节　中药的炮制

炮制就是指药物在应用前或制成各种剂型以前必要的加工处理过程，包括对原药材进行一般修治整理和部分药材的特殊处理，古代称之为炮炙、修治、修事等。

一、炮制的目的

炮制是否得当，对保证药效、用药安全、便于制剂和调剂都有十分重要的意义。其目的在于：

（一）纯净药材，保证质量，分捡药物，区分等级

一般中药原药材多附着泥土、夹带沙石及非药用部分和其他异物，必须经过挑拣修治，水洗洁净，才能使药物纯净，方可保证质量，提供药用。如石膏挑出沙石、茯苓去净泥土、防风去掉芦头、黄柏瓜茎粗坯、远志抽心等。同一药物来源不同，入药部位还需分捡入药。

（二）切制饮片，便于调剂制剂

将净选后的中药材，经过软化、切削、干燥等加工工序，制成一定规格的药材，称为"饮片"，以便于准确称量、计量，按处方调剂，同时增加药材与溶剂之间的接触面积，以利于有效成分的煎出，便于制剂。

（三）干燥药材，便于贮藏

药材经晒干、阴干、烘干、炒制等处理，可使之干燥，能防止霉变，不易变质，以便于保存。特别是一些具有活性的药材，如白扁豆、桑螵蛸等。药材的酒制品、醋制品均有防腐作用。

（四）矫除异味，便于服用

有些药物具有特殊的异味，经过麸炒、酒制或醋制后，能起到矫除异味的作用，但不会影响药物的原有作用，如酒制乌梢蛇，醋制五灵脂、麸炒斑蝥、水漂海藻等。

（五）降低毒副作用，保证用药安全

对一些毒副作用较强的药物经过加工炮制后，可以明显降低药物的毒性和副作用，

以保证临床用药的安全性。如醋制甘遂、姜制半夏、酒炒常山、川楝子煨用除油等，都是为了降低或消除其药物毒副作用，以确保用药安全。

（六）合理炮制，以增强原有药物功能

如延胡索醋制能增强活血止痛作用，紫菀蜜制增强润肺止咳作用，淫羊藿用羊脂炒后能增强补肾助阳功能等。

（七）调制药性，改变药物功能

如生地黄功专清热凉血、滋阴生津，而酒制后成熟地黄则滋阴补血、生精填髓；生首乌补益力弱且不收敛，能截疟解毒、润肠通便，经黑豆汁拌蒸制成制首乌后功专滋补肝肾、补益精血、涩精止崩等。

（八）引药入经，便于定向用药

有些药物经过炮制后，可在特定脏腑经络中发挥作用，如知母、黄柏、杜仲经盐炒后，可增强入肾经的作用；柴胡、香附、青皮经醋炒后，能增强入肝经的作用，便于临床定向选择用药。

二、炮制的方法

炮制方法是历代医家在大量的临床实践中逐步发展和充实起来的。根据目前的实际应用情况，可分为以下五类。

（一）修治

包括纯净、粉碎、切制药材三道工序，为进一步的加工贮存、制剂、制剂和临床用药做好准备。

（1）纯净药材：借助一定的工具，用手工或机械的方法，如挑、筛、簸、刷、刮、挖、撞等方法，去掉泥土杂质、非药用部分及药效作用不一致的部分，使药物清洁纯净，这是原药材加工的第一道工序。如拣去辛夷花的枝、叶，筛选取王不留行及车前子，簸去薏苡仁的杂质，刷除枇杷叶、石韦叶背面的绒毛，刮去厚朴、肉桂的精皮，挖掉海蛤壳、石决明的肉留壳，撞去白蒺藜的硬刺。再有如西洋参、三七、冬虫夏草等按药材质量不同，经过挑选区分药材的等级。

（2）粉碎药材：以捣、碾、研、磨、镑、锉等方法，使药材粉碎达到一定粉碎度，以符合制剂和其他炮制的要求，以便于有效成分的提取和利用。如贝母、砂仁、郁李仁等用铜药缸捣碎便于煎煮；琥珀研末便于吞服；犀角、羚羊角等用镑刀镑成薄片或碎屑，或以锉刀锉成粉末，便于制剂或服用。现多用药碾子、粉碎机直接研磨成粉末，如人参粉、贝母粉、三七粉、黄连粉等，以供散剂、制剂或其他炮制使用。

（3）切制药材：用刀具采用切、铡的方法将药切成片、段、丝、块等，使药物有效成分易于溶出，并利于进行其他炮制，也利于干燥、贮藏和调剂时称量。根据药材性质或制剂及临床需要的不同，还有不同的切制规格要求，如槟榔宜切薄片，白术宜切厚片，甘草宜切圆片，肉桂宜切圆盘片，黄芪宜切斜片，麻黄、紫苏、白茅根宜切段，茯苓、葛根宜切块等。

（二）水制

用水或其他辅料处理药材的方法称为水制法。其目的主要是清洁药物、除去杂质、软化药物、便于切制、降低毒性及调整药性等。常见的方法有：漂洗、闷润、浸泡、喷洒、水飞等。

（1）漂洗：其方法是将药物置于宽水或长流水中，反复地换水，以除去杂质、盐味及腥味，如芦根、白茅根洗去泥土杂质，海藻、昆布漂去盐分，紫河车漂去腥味等。

（2）浸泡：将质地松软或经水泡易损失有效成分的药物，置于水中浸湿立即取出，称为"浸"，又称"沾水"；而将药物置于清水或辅料药液中，使水分渗入，药材软化，便于切制，或用以除去药物的毒质及非药用的部分，称为"泡"，如用白矾水浸泡半夏、天南星，用胆巴水浸泡附子等。操作时要根据浸泡的目的、季节、气温的不同，掌握浸泡时间及搅拌和换水次数，以免药材腐烂变质影响药效。

（3）闷润：根据药材质地软坚、加工时的气温、工具的不同，而采用淋润、洗润、泡润、浸润、晾润、盖润、伏润、露润、复润、双润等多种方法，使清水或其他液体辅料徐徐渗入药物组织内部，至内部湿度均匀，便于切制饮片，如淋润荆芥，泡润槟榔，酒洗润当归，姜汁浸润厚朴、伏润天麻、盖润大黄等。

（4）喷洒：对一些不宜用水浸泡，但又需潮湿者，可采用喷洒的湿润方法。而在炒制药物时，按不同要求，可喷洒泉水、酒、醋、蜜水、姜汁等辅料药液。

（5）水飞：借药物在水中的沉降性质分取药材极细粉末的方法。将不溶于水的药材粉碎后置乳钵、碾槽、球磨机等容器内，加水共研，然后再加入足量的水搅拌，粗粉即下沉，细粉混悬于水中，随水倾出，剩余之粗粉再研再飞。倾出的混悬液沉淀后，将水除净，干燥后即成极细粉末，此法所制粉末既细，又减少了研磨中粉末的飞扬损失。常用于矿物类、甲壳类等药物的制粉，如水飞朱砂、炉甘石、滑石、蛤粉、雄黄等。

（三）火制

是将药物经火加热处理的方法。根据加热的温度、时间和方法的不同，可分为炒、炙、烫、煅、煨、炮、燎、烘等。

（1）炒：将药物置锅中加热不断翻动，炒至一定程度取出。根据"火候"大小可分为：炒黄，是指将药物炒至表面微黄或能嗅到药物固有的气味为度，如炒牛蒡子、炒苏子。炒焦，是指将药物炒至表面焦黄，内部淡黄为度，如焦山楂、焦白术、焦麦芽等。炒炭，是指将药物炒至外部枯黑，内部焦黄为度，即"存性"，如艾叶炭、地榆炭、姜炭等。药材炒制后要洒水，以免复燃。炒黄、炒焦可使药材宜于粉碎加工，并缓和药性。种子类药材炒后则煎煮时有效成分易于溶出。而炒炭能缓和药物的烈性或副作用，或增强其收敛止血、止泻的作用。

（2）炙：将药物与液体辅料共置锅中加热拌炒，使辅料渗入药物组织内部或附着于药物表面，以改变药性，增强疗效或降低毒副作用的方法称炙法。常用的液体辅料有蜜、酒、醋、姜汁、盐水、童便等。如蜜炙百部、款冬花、楷杷叶可增强润肺止咳作用；酒炙川芎、当归、牛膝可增强活血之功；醋炙香附、柴胡可增强疏肝止痛功效；醋制芫花、甘遂、大戟可降低毒性；盐炙杜仲、黄柏可引药入肾和增强补肾作用；酒炙常山可减低催吐作用；姜炙半夏、竹沥可增强止呕作用。

（3）烫：先在锅内加热中间物体（砂石、滑石、蛤粉等），温度可达150℃~300℃，此时用以烫炙药物，可使其受热均匀，膨胀松脆，不易焦枯，烫毕，筛去中间物体至冷即得，如滑石粉烫制刺猬皮，砂烫穿山甲，蛤粉烫阿胶珠等。

（4）煅：将药物用猛火直接或间接煅烧，使质地松脆，易于粉碎，便于有效成分的煎出，以充分发挥疗效。坚硬的矿物药或贝壳类药多直接用煅烧，至容器底部红透为度，如棕榈炭、血余炭等。

（5）煨：将药物用湿面或湿纸包裹，置于热火灰中或用吸油纸与药物隔层分开进行加热的方法称为煨法。其目的是除去药物中的部分挥发性及刺激性成分，以缓和药性，降低副作用，增强疗效，如煨肉豆蔻、煨生姜、煨葛根等。

（四）水火共制

这类炮制方法是既要用水又要用火，有些药物还必须加入其他辅料进行炮制，包括蒸、煮、炖、潬、淬等方法。

（1）煮法：是将药物与水或辅料置锅中同煮的方法。它可减低药物的毒性、烈性或附加成分，增强药物的疗效。它又分不留残液煮法，如醋煮芫花、狼毒至醋液吸尽为度；弃残液煮法，即将药物与辅料溶液共煮一定时间后把药物捞出，弃除剩余液体，如姜矾煮半夏。

（2）蒸法：是以水蒸气或附加成分将药物蒸熟的加工方法。它分清蒸与加辅料蒸两种方法，前者如清蒸玄参、桑螵蛸，后者如酒蒸山茱萸、大黄等。蒸制的目的在于改变或增强药物的性能，降低药物的毒性。何首乌经反复蒸晒后不再有泻下之力而功专补肝肾、益精血；黄精经蒸制后可增强其补脾益气、滋阴润肺之功；藤黄经蒸制后可减低毒性。

（3）炖法：是蒸法的演变和发展，其方法是将药物置于钢罐中或搪瓷器皿中，同时加入一定的液体辅料，盖严后，放入水锅中炖一定时间。其优点是不致使药效走失、辅料挥发掉，如炖制熟地黄及黄精等。

（4）潬法：是将药物快速放入沸水中短暂潬过，立即取出的方法。常用于种子类药物的去皮及肉质多汁类药物的干燥处理。如潬杏仁、桃仁、扁豆以去皮；潬马齿苋、天门冬以便于晒干贮存。

（五）其他制法

（1）制霜：中药霜制品包括有药物榨去油质之残渣，如巴豆霜、千金子霜；多种成分药液渗出的结晶，如将皮硝纳入西瓜中渗出的结晶，即西瓜霜；药物经煮提后剩下的残渣研细，如鹿角霜。

（2）发酵：在一定条件（温度等）下使药物发酵，从而改变原来药物的性质，可增强消食的作用，如神仙、建曲、半夏曲等。

（3）精制：多为水溶性天然结晶药物，先经过水溶除去杂质，再经浓缩、静置后析出结晶即成，如由朴硝精制成芒硝、元明粉。

（4）药拌：药物中加入其他辅料拌染而成，如朱砂拌茯神、砂仁拌熟地。

（查高刚）

第二章 中药的性能

中药的性能是中药作用的基本性质和特征的高度概括，又称药性。药性理论是中药理论的核心，主要包括四气、五味、归经、升降浮沉、毒性等。

第一节 中药的四气

一、四气的确定

四气是指药物有寒热温凉四种不同的药性，又称四性。药性分寒温，首先由《神农本草经》提出的，《神家本草经》序录云："药有酸咸甘苦辛五味，又有热温四气。"这是有关四气五味的最早概括。四气中温热与寒凉属于两类不同性质。此外，还有一些平性药，其寒热偏性不明显，实际上也有偏温偏凉的不同，称其性平是相对而言的，仍未超出四性的范围。故四性从本质而言，实际上是寒热二性。药性寒热温凉，是从药物作用于机体所发生的反应概括出来的，是与所治疾病的寒热性质相对应的。历代本草论述药物的功用时，首先标明其"气"和"味"，可见气与味是药物性能的主要标志之一，这对认识各种药物的共性和个性以及临床用药都有实际意义。

二、四气的作用

药性寒热与药物功效是共性与个性、抽象与具体的关系。药性寒热是从特定角度概括药物的作用性质。一般来讲，寒凉药分别具有清热泻火、凉血解毒、滋阴除蒸、泻热通便、清热利尿、清化热痰、清心开窍、凉肝息风等作用，如石膏清热泻火、金银花清热解毒、大黄泻热通便等。而温热药则分别具有温里散寒、暖肝散结、补火助阳、温阳利水、温经通络、引火归原、回阳救逆等作用，如附子回阳救逆、干姜温里散寒、茴香暖肝散结、巴豆峻下冷积等。药性寒热是从药物对机体阴阳盛衰、寒热变化的影响这一特定角度来概括药物作用性质，而不能概括药物作用的所有方面。因此，必须与其它方面的内容相结合，方能全面地认识和掌握药物的性能和作用。

《素问·至真要大论》中记载的"寒者热之，热者寒之"、《神农本草经》序例所说"疗寒以热药，疗热以寒药"均指出了如何掌握药物的四气理论以指导临床用药的原则。具体来讲，温热多用治中寒腹痛、寒疝作痛、阴痿不举、宫冷不孕、阴寒水肿、风寒痹证、血寒经闭、虚阳上越、亡阳虚脱等一系列寒证；而寒凉药则主要用于实热烦渴、温毒发斑、血热吐衄、火毒疮疡、热结便秘、热淋涩痛、黄疸水肿、痰热喘咳、高热神昏、热极生风等一系列阳热证。总之，阳热证用寒凉药，阴寒证用温热药，这是临床用药的一般原则。如果用寒凉药治寒性病，温热药治热性病，则必然要加重病情。如果当用热药用了温药，或当用寒药用了凉药，则病重药轻，不能达到治疗疾病的目的。反之，当用温药用了热药，或当用凉药而用了寒药，则病轻药重，易伤阴或伤阳。至于寒热错杂之证，往往采用寒药热药并用。对于真寒假热之证，则当以热药治本，必要时反佐以寒药；真热假寒之证，则当以寒药治本，必要时反佐以热药。《素问·六元正纪大论》提出"寒无犯寒"、"热无犯热"，这是指掌握四气理论，根据季节不同，指导临床用药的规律。一般是指在寒冬时无实热证，不要随便使用寒药，以免损伤阳气；在炎热夏季无寒证者不要随便使用热药，以免伤津化燥。如遇到真寒假热则当用热药治疗，真热假寒证则当选用寒药以治之，不可混淆。

（查高刚）

第二节　中药的五味

五味的本义是指药物和食物的真实滋味。由于药食"入口则知味，入腹则知性"，因此古人很自然地将滋味与作用联系起来，并用滋味解释药食的作用，这就是最初的"滋味说"。所谓五味，是指药有酸、苦、甘、辛、咸五种不同的味道，因而具有不同的治疗作用，有些药物还具有淡味或涩，因而实际上不止五种。但是五味是基本的滋味，所以仍然称为五味。五味是阐明中药药理，指导临床用药的理论重要依据之一，分别具有如下作用。

一、辛

"能散、能行"，即具有发散、行气、行血的作用。一般来讲，解表药、行气药、活血药多具有辛味，因此辛味药多用治表证及气血阻滞之证。如苏叶发散风寒、木香行气除胀、川芎活血化瘀等。此外《内经》云："辛以润之。"就是说辛味药还有润养的作用，如款冬花润肺止咳，菟丝子滋养补肾等，但大多数辛味药以行散为功，故"辛润"之说缺乏代表性。

二、甘

"能补、能和、能缓"，即具有补益、和中、调和药性和缓急止痛的作用。一般来讲，滋养补虚、调和药性及制止疼痛的药物多具有甘味。多用于治正气虚弱、身体诸痛及调和药性、中毒解救等几个方面。如人参大补元气、熟地滋补精血、饴糖缓急止痛、甘草调和药性并解药食中毒等。

三、酸

"能收、能涩"，即具有收敛、固涩的作用。一般固表止汗、敛肺止咳、涩肠止泻、固精缩尿、固崩止带的药物多具有酸味，多用于治体虚多汗、肺虚久咳、久泻肠滑、遗精滑精、遗尿尿频、崩带不止等证。如五味子固表止汗、乌梅敛肺止咳、五倍子涩肠止泻、山茱萸涩精止遗以及赤石脂固崩止带等。

四、苦

"能泄、能燥、能坚"，即具有清泄火热、通泄大便、燥湿、坚阴（泻火存阴）等作用。一般来讲，清热泻火、下气平喘、降逆止呕、通利大便、清热燥湿、苦温燥湿、泻火存阴的药物多具有苦味，多用于治热证、火证、喘咳、呕恶、便秘、湿证、阴虚火旺等证。如黄芩、栀子清热泻火，杏仁、葶苈子降气平喘，半夏、陈皮降逆止呕，大黄、枳实泻热通便，龙胆草、黄连清热燥湿，苍术、厚术苦温燥湿，知母、黄柏泻火存阴等。

五、咸

"能下、能软"，即具有泻下通便、软坚散结的作用。一般来讲，泻下或润下通便及软化坚硬、消散结块的药物多具有咸味，多用于治大便燥结、痰核、瘿瘤、癥瘕痞块等证。如芒硝泻热通便，海藻、牡蛎消散瘿瘤等。

六、淡

"能渗、能利"，即具有渗湿、利小便的作用，故有些利水渗湿的药物具有淡味。淡味药多用于治水肿、脚气、小便不利之证。如薏苡仁、通草、灯心草、茯苓、猪苓、泽泻等。由于《神农本草经》未提淡味，后世医家主张"淡附于甘"，故多数淡味药，都以甘淡并列，标记药性，因此只言五味，不称六味。

七、涩

与酸味药的作用相似，多用于治虚汗、泄泻、尿频、遗精、滑精、出血等证。如莲子固精止带，禹余粮涩肠止泻，乌贼骨收涩止血等。故本草文献常以酸味代表涩味功效，或与酸味并列，标明药性。

五味还可与五行配合和五脏联系起来。如《素问·宣明五气篇》说："酸入肝（属木）、苦入心（属火）、甘入脾（属土）、辛入肺（属金）、咸入肾（属水）。"即对此作了概括的说明。但这仅是一般的规律，并不是一成不变的，如黄柏味苦、性寒，作用是泻肾火而不是泻心火；枸杞子味甘，作用是补肾而不是补脾土等等。因此不能机械地看待这一问题。

根据上述分析可知，五味的实际意义，一是标示药物的真实滋味，二是提示药物作用的基本范围。值得注意的是用"味"来提示、归纳药物作用的基本范围也具有明显的局限性。性和味分别从不同角度说明药物的作用，二者合参才能较全面地认识药物的作用和性能。一般来讲，气味相同，作用相近，同一类药物大致如此，如辛温的药物多具有发散风寒的作用，甘温的药物多具有补气助阳的作用。有时气相同，又有主次之别，如黄芪甘温，偏于甘以补气，锁阳甘温，偏于温以助阳。气味不同，作用有别，如黄连苦寒，党参甘温，黄连功能清热燥湿，党参则补中益气。而气同味异、味同气异者其所代表药物的作用则各有不同，如麻黄、杏仁、大枣、乌梅、肉苁蓉同属温性，但由于五味不同，麻黄可辛温散寒解表，杏仁能苦温下气止咳，大枣则甘温补脾益气，而乌梅酸温敛肺涩肠、肉苁蓉咸温补肾助阳等。至于一药兼有数味，则标志其治疗范围的扩大，如当归辛甘温，甘以补血、辛以活血行气、温以祛寒，故有补血、活血、行气止痛、温经散寒等作用，可用治血虚、血滞、血寒所引起多种疾病。一般临床用药是既用其气又用其味，但有时在配伍其他药物复方用药时，就可能出现或用其气，或用其味的不同情况。如升麻辛甘微寒，与黄芪同用治中气下陷时，则取其味甘升举阳气的作用；若与葛根同用治麻疹不透时，则取其味辛以解表透疹；若与石膏同用治胃火牙痛，则取其寒性以清热降火。由于性和味都属于性能范畴，只反映药物作用的共性和基本特点，因此不仅要性味合参，还必须与药物的具体功效结合起来，方能得到比较全面、准确的认识。药物的气味所表示的药理作用以及气味配合的规律是比较复杂的，因此，既要熟悉四气五味的一般规律，又要掌握每一药物气味的特殊治疗作用以及气味配合的规律，这样才能很好的掌握药性，指导临床用药。

（查高刚）

第三节　中药的升降浮沉

　　升降浮沉反映药物作用的趋向性，是说明药物作用性质的概念之一。升，即上升提举，趋向于上；降，即下达降逆，趋向于下；浮，即向外发散，趋向于外；沉，即向内收敛，趋向于内。升降浮沉也就是指药物对机体有向上、向下、向外、向内四种不同作用趋向。它与疾病所表现的趋向性是相对而言的，在实际应用中，升与浮、沉与降又常相提并论。按阴阳属性区分，则升浮属阳，沉降属阴。，此气机升降出入是人体生命活动的基础。气机升降出入发生障碍，机体便处于疾病状态，产生不同的病势趋向。升降沉浮表明了药物作用的定向概念，也是药物作用的基础之一。由于疾病在病势上常常表现出向上（如呕吐、呃逆、喘息）、向下（如脱肛、遗尿、崩漏）、向外（如自汗、盗汗）、向内（表证未解而入里），在病位上则有在表（如外感表证）、在里（如里实便秘）、在上（如目赤肿痛）、在下（如腹水、尿闭）等的不同，因而能够针对病情，改善或消除这些病证的药物，相对来说也就分别具有升降浮沉的作用趋向了。

　　药物升降浮沉作用趋向性的形成，虽然与药物在自然界生成禀赋不同、形成药性不同有关，并受四气、五味、炮制、配伍等诸多因素的影响，但更主要是与药物作用于机体时所产生的不同疗效、所表现出的不同作用趋向密切相关。与四气、五味一样，也同样是通过药物作于机体所产生的疗效而概括出来的用药理论。升降浮沉代表不同的药性，标示药物不同的作用趋向，一般升浮药，其性主温热，味属辛、甘淡，质地多为轻清至虚之品，作用趋向多主上升、向外。就其所代表药物的具体功效而言，分别具有疏散解表、宣毒消疮、宣肺止咳、温里散寒、暖肝散结、温通经脉、通痹散结、行气开郁、活血消癥、解毒消疮、开窍醒神、升阳举陷、涌吐等作用。故解表药、温里药、行气药、祛风寒湿药、活血祛瘀药、开窍药、补益药、涌吐药等多具有升浮特性。一般沉降药，其性主寒凉，味属酸、苦、咸，质地为重浊坚实之品，作用趋向多主下行、向内。就其所代表的药物的具体功效而言，分别具有清热泻火、泻下通便、利水渗湿、重镇安神、平肝潜阳、息风止痉、降逆平喘、止呕、止呃、消积导滞、固表止汗、敛肺止咳、涩肠止泻、固崩止带、涩精止遗、收敛止血、收湿剑疮等作用。故清热药、泻下药、利水渗湿药、降气平喘药、降逆和胃药、安神药、平肝息风药、收敛止血药、收涩等多具有沉降药性。药物具有升降浮沉的性能，可以调整脏腑气机的紊乱，使之恢复正常的生理功能，或作用于机体的不同部位，因势利导，驱邪外出，从而达到治愈痫疾的目的。

升降浮沉的用药原则是：顺着病位，逆着病势。一般来说，药性升浮的，大多具有辛甘之味和温热之性；药性沉降的大多具有酸苦咸涩之味和寒凉之性。具体而言，病变部位在上、在表者宜升浮不宜沉降，如外感风热应选薄荷、菊花等升浮药来疏散；病变部位在下、在里者宜沉降不宜升浮，如热结肠燥、大便秘结者则应选用大黄、芒硝等沉降药来泻热通便；病势上逆者，宜降不宜升，如肝阳上亢头晕目眩则应选用代赭石、石决明等沉降药来平肝潜阳；病势下陷，宜升不宜降，如气虚下陷久泻脱肛，则应用黄芪、升麻、柴胡等升浮药来升阳举陷。总之，必须针对疾病发生部位在上在下在表在里的区别，病势有上逆下陷的区别，根据药物有升降浮沉的不同特性，恰当选用药物，这也是指导临床用药必须遵循的重要原则。此外，为了适应复杂病机，更好地调节紊乱的脏腑功能，还可采用升降浮沉并用的用药方法，如治疗表邪未解，邪热壅肺，汗出而喘的表寒里热证，常用石膏泄肺火，肃降肺气，配麻黄解表散寒，宣肺止咳，二药相伍，一清一宣，升降并用，以成宣降肺气的配伍。用治心肾不交虚烦不眠，腰冷便溏，上热下寒证，常用黄连清火降火安神，配肉桂补肾引火归原，以成交通心肾，水火既济的配伍。再如治疗湿浊中阻，头痛昏蒙，腹胀便秘，升降失调的病证，常用蚕沙和中化湿，以生清气，配皂角滑肠通便，润燥降浊，以成调和脾胃、升清降浊的配伍。可见升降并用适应复杂病机，是调节紊乱脏腑功能的有效用药方法。

如前所述，性味是从特定角度对中药作用特征的概括，药性升降浮沉也是如此。前人往往将性味作为影响和确定药物升降浮沉性质的重要因素。实际上，由于性味和升降浮沉都是从不同角度对药物作用特点的概括，因此，从逻辑关系而言，升降浮沉与性味是间接相关，与功效是直接相关。一般来讲，花、叶、皮、枝等质轻的药物大多是升浮的，而种子、果实、矿物、贝壳等质重者大多是沉降的。当然，上述关系并非是绝对的。药性升降浮沉与质地的关系是前人根据用药经验归纳出来的，但是这种归纳并不完全。因为两者之间并无本质联系，所以现代并不以药物的质地轻重作为判断或解释药性升降浮沉的根本依据。

（查高刚）

第四节　中药的归经

一、归经的含义

归是作用的归属，经是脏腑经络的概称。归经就是指药物对于机体某部分的选择性作用，即某药对某些脏腑经络有特殊的亲和作用，因而对这些部位的病变起着主要或特殊的治疗作用。药物的归经不同，其治疗作用也不同。前人在用药实践中观察到，一种药物往往主要对某一经或某几经发生明显的作用，而对其它经的作用较小，甚至没有作用，并将其总结为归经。归经指明了药物治疗病证的适用范围，也就说明了药效所在，包含了药物定性定位的概念。也是阐明药物作用机理，指导临床用药的药性理论基本内容之一。同属性寒清热的药物，有的偏于清肝热，有的偏于清胃热，有的偏于清肺热或清心热；同属补药，也有补肺、补脾、补肝、补肾的不同。反映了药物在机体产生效应的部位各有侧重。将这些认识加以归纳，系统化，便形成了归经理论。

中药归经理论的形成是在中医基本理论指导下以脏腑经络学说为基础，以药物所治疗的具体病证为依据，经过长期临床实践总结出来的用药理论。它与机体因素即脏腑经络生理特点，临床经验的积累，中医辩证理论体系的不断发展与完善及药物自身的特性密不可分。由于经络能沟通人体内外表里，所以体表病变可通过经络影响在内的脏腑，脏腑病变亦可反映到体表。通过疾病过程中出现的症候表现以确定病位，这是辨证的重要内容。归经是药物作用的定位概念，因而与疾病定位有着密不可分的关系。

由于发病所在脏腑及经络循行部位不同，临床上所表现的症状也各不相同。如心经病变多见心悸失眠；肺经病变常见胸闷喘咳；肝经病变每见胁痛抽搐等。临床用朱砂、远志能治愈心悸失眠，说明它们归心经；用桔梗、苏子能治愈喘咳胸闷，说明它们归肺经；而选用白芍、钩藤能治胁痛抽搐则说明它们能归肝经。至于一药能归数经，是指其治疗范围的扩大，如麻黄归肺与膀胱经，它既能发汗宣肺平喘，治疗外感风寒及咳喘之证，又能宣肺利尿，治疗风水水肿之证。由此可见，归经理论是通过脏腑辨证用药，从临床疗效观察中总结出来的用药理论。经络与脏腑虽有密切联系，但又各成系统。故有经络辨证与脏腑辨证的不同，经络辨证体系的形成早于脏腑辨证。因而历史上不同时期，不同医家在确定药物归经时，或侧重于经络系统，或侧重于脏腑系统。这样一来，便造成某些药物归经的含义有所不同。至于有的药物只归一经，有的药物则归数经，这正说明不同药物的作用范围有广、狭义之分。

二、归经的意义

掌握归经便于临床辨证用药，即根据疾病的临床表现，通过辨证审因，诊断出病变所在脏腑经络部位，按照归经来选择适当药物进行治疗。如病患热证，有肺热、心火、胃火、肝火等的不同，治疗时用药不同。若肺热咳喘，当用桑白皮、地骨皮等入肺经药来泻肺平喘；若胃火牙痛当用石膏、黄连等入胃经药来清泻胃火；若心火亢盛心悸失眠，当用朱砂、丹参等入心经药以清心安神；若肝热目赤，当用夏枯草、龙胆草等入肝经药以清肝明目。再如外感热病，热在卫分，发热、微恶风寒、头痛、咽痛、当用银花、连翘等入卫分药以辛凉解表，清热解毒；若热入气分，面赤恶热、高热烦渴，则当用石膏、知母等入气分药以清热泻火、生津止渴等。可见归经理论为临床辨证用药提供了方便。掌握归经理论还有助于区别功效相似的药物。如同是利尿药，有麻黄的宣肺利尿、黄芪的健脾利尿、附子的温阳利水、猪苓的通利膀胱之水湿等不同。羌活、葛根、柴胡、吴茱萸、细辛同为治头痛之药，但羌活善治太阳头痛，葛根善治阳明经头痛，柴胡善治少阳经头痛，吴茱萸善治厥阴经头痛，细辛善治少阴经头痛。因此，在熟悉药物功效的同时，掌握药物的归经对相似药物的鉴别应用有十分重要意义。

运用归经理论指导临床用药，还要依据脏腑经络相关学说，注意脏腑病变的相互影响，恰当选择用药。如肾阴不足，水不涵木，肝火上炎，目赤头晕，治疗时当选用黄柏、知母、枸杞、菊花、地黄等肝、肾两经药物来治疗，以益阴降火、滋水涵木；而肺病久咳，痰湿稽留，损伤脾气，肺病及脾，脾肺两虚，治疗时则要肺脾兼顾，采用党参、白术、茯苓、陈皮、半夏等肺、脾两经的药物来治疗，以补脾益肺，培土生金，而不能拘泥于见肝治肝、见肺治肺的单纯分经用药的方法。在运用归经理论指导药物临床应用时，一是必须与四气五味、升降浮沉学说结合起来，才能做到全面准确。如同归肺经的药物，由于有四气的不同，其治疗作有也异。如紫苏温散肺经风寒，薄荷凉散肺经风热，干姜性热温肺化饮，黄芩性寒清肺泻火。同归肺经的药物，由于五味的不同，作用亦殊。如乌梅酸收固涩、剑肺止咳，麻黄辛以表、宣肺平喘，党参甘以补虚、补肺益气，陈皮苦以下气、止咳化痰，蛤蚧咸以补肾、益肺平喘。同归肺经的药物，因其升降浮淀之性不同，作用迥异。如桔梗、麻黄药性升浮，故能开宣肺气、止咳平喘；杏仁、苏子药性降沉，故能降肺气止咳平喘。四气五味、升降浮沉、归经同是药性理论的重要组成部分，在应用时必须结合起来，全面分析，才能准确地指导临床用药。二是勿将中医脏腑经络定位与现代医学的解剖部位混为一谈，因两者的涵义与认识 方法都不相同。三是归经所依据的是用药后的机体效应所在，而不是指 药物成分在体内的分布。了解以上内容，对于正确进行归经理论的现代研究是十分必要的。

（查高刚）

第五节　中药的毒性

历代本草书籍中，常在每一味药物的性味之下，标明其"有毒、无毒"，这也是药物性能的重要标志之一，它是掌握药性必须注意的问题。毒性是指药物对机体的损害性。毒性反应与副作用不同，它对人体的危害性较大，甚至可危及生命。为了确保用药安全，必须认识中药的毒性，了解毒性反应产生的原因，掌握中药中毒的解救方法和预防措施。

一、毒性的概念

（一）古代毒性的概念

古代常常把毒药看作是一切药物的总称，而把药物的毒性看作是药物的偏性。故《周礼·天官冢宰下》有“医师掌医之政令，聚毒药以供医事”的说法，《尚书·说命篇》则谓：“药弗瞑眩、厥疾弗瘳。”明代张景岳《类经》云：“药以治病、因毒为能，所谓毒者，因气味之偏也。盖所味之正者，谷食之属是也，所以养人之正气。气味之偏者，药饵之属是也，所以祛人之邪气。其为故也，正以人之为病，病在阴阳偏胜耳……大凡可辟邪安正者，均可称为毒药，故曰毒药攻邪也。”而《药治通义》张鞯人语：“凡药皆有毒也，非指大毒、小毒谓之毒。”论述了毒药的广义含义，阐明了毒性就是药物的偏性。与此同时，还把毒性看作是药物毒副作用大小的标志，如《素问·五常政大论》云：“大毒治病，十去其六；常毒治病，十去其七；小毒治病，十去其八；无毒治病，十去其九；谷肉果菜食养尽之，无使三品分类法也是以药物毒性的大小、有毒无毒作为分类依据的。并提出了使用毒药治病的方法：“若用毒药以疗病，先起如黍粟，病去即止，不去倍之，不去十之，取去为度。”综上所述，古代药物毒性的含义较广，既认为毒药是药物的总称，毒性的是药物的偏性，又认为毒性是药物毒副作用大小的标志，而后世本草书籍在其药物性味下标明“有毒”、“大毒”、“小毒”等记载，则大都指药物的毒副作用的大小。

古代毒药概念一方面反映了药食分离在认识上的进步，另一方面也反映出当时对药物的治疗作用和毒副作用还不能很好地把握，故笼统称为“毒药”。

（二）现代药物毒性的概念

随着科学的发展，医学的进步，人们对毒性的认识逐步加深。所谓毒性一般是指药物对机体所产生的不良影响及损害性。包括有急性毒性、亚慢性毒性、慢性毒性和特殊毒性，如致癌、致突变、致畸胎、成瘾等。所谓毒药一般系指对机体发生化学或物理作用，能损害机体，引起功能障碍、疾病基至死亡的物质。剧毒药系指中毒剂量与治疗剂量比较接近，或某些治疗量已达到中毒剂量的范围，因此治疗用药时安全系数小。

中药的副作用有别于毒性作用。副作用是指常用剂量时出现与治疗无关的不适反应，一般比较轻微，对机体危害不大，停药后可自行消失，如临床常见服用某些中药可引起恶心、呕吐、胃痛、腹泻或皮肤瘙痒等不适反应。用药副作用的产生与药物自身特性、炮制、配伍、制剂等多种因素有关。通过医药人员可以尽量减少副作用，减少不良反应的发生。过敏反应也属于不良反应范围，其症状轻者可见瘙痒、皮疹、胸闷、气急，重者可引起过敏性休克，除药物因素外，多与患者体质有关。此外，由于中药常见一药多效能，如常山既可催吐又可治疗疟疾，则催吐就是副作用，可见中药副作用还有一定的相对性。

二、中药毒性分级

随着临床用药经验的积累，对毒性研究的深入，中药毒性分级情况各不相同。如《素问·五常政大论》把药物毒性分为"大毒"、"常毒"、"小毒"、"五毒"四类；《神农本草经》分为"有毒"、"无毒"两类；《证类本草》、《本草纲目》将毒性分为"大毒"、"有毒"、"小毒"、"微毒"四类。近代中药毒性分级多沿袭临床用药经验及文献记载，分级尚缺乏明确的实验数据。目前，多从中药中毒后临床表现的不同程度，根据已知的定量毒理学研究的数据，有效剂量与中毒剂量之间范围大小，中毒剂量与中毒时间的不同，及中药的产地、炮制不同进行中药毒性分级的全面探讨，深信会得科学的结论。《中华人民共和国药典》采用大毒、有毒、小毒三类分类方法，是目前通行的分类方法。

三、中毒常见的临床表现

有毒中药所含毒性成分有生物碱类、毒苷类、毒性蛋白质、萜与内酯类等的不同，作用于人体不同的系统或器官组织，如神经系统、心血管系统、呼吸系统、消化道等，而引起不同的症状。

（一）含生物碱类植物中毒

含生物碱类较易发生中毒的植物有曼陀罗、莨菪（又名天仙子）、乌头、附子、钩吻、雪上一枝蒿、马钱子等。生物碱具有强烈的药理及毒理作用，其中毒潜伏期一般较短，多在进食后 2～3 小时内发生。毒性成分大多数侵害中枢神经及植物神经系统，因而中毒的临床表现多与中枢神经系统、植物神系统的功能紊乱有关，如口舌干燥、咽喉灼热、声音嘶哑、恶心呕吐、皮肤干燥潮红、瞳孔散大、视力模糊、对光反射迟钝或消失、心动过速、呼吸加深、狂躁、幻觉、谵语、运动失调、神志模糊等。严重者 24 小时后由烦躁进入昏睡、血压下降、休克或昏迷状态，最后同因呼吸中枢麻痹，缺氧而死亡。乌头及附子中毒时，首先感到唇舌辛辣灼热，继而麻木，从指尖逐渐蔓延至四肢及全身、痛觉减弱或消失、头晕眼花、恶心呕吐、腹痛腹泻、耳鸣、瞳孔先缩小后放大、呼吸急促困难、心律失常，严重者导致心功能不全甚至发生阿-斯综合征，呼吸因痉挛而窒息，继而衰竭致死。雪上一枝蒿毒性与乌头碱相似，中毒时亦高度兴奋副交感神经，中毒症状与乌头中毒大致相同。钩吻中毒主要症状有口咽灼痛、恶心呕吐、腹痛腹胀、语言不清、复视、震颤、共济失调、瞳孔散大、呼吸困难甚至窒息、心律失常、强直性抽搐等。马钱子中毒的主要症状，最初出现头痛、头晕、烦燥不安、吞咽困难、呼吸不畅、全身发紧、对听、视、味等感觉过度敏感，继而发生典型的士的宁惊厥症状，从阵挛性到强直性呈角弓反张姿势，双拳紧握，两眼睁视，口角向后牵引呈苦笑状态，呼吸肌痉挛引起窒息、发绀而死。

（二）含毒苷类植物中毒

目前因毒苷引起的中毒有三类：强心苷类、氰苷类、皂苷类。常见的含强心苷类致毒主要成分为多种强心苷，毒性及中毒症状与洋地黄中毒相似，主要有夹竹桃、万年青、羊角拗，还有罗布麻、福寿草、五加皮、铃兰、毒筋木等。夹竹桃全株及树液均有毒，中毒后主要症状为食后 2～5 小时发生恶心呕吐、剧烈的腹痛腹泻、便血、头昏头痛、四肢麻木、肢冷汗出、食欲不振、神错谵语、瞳孔散大、体温及血压下降、心室纤颤、心源性脑供血不足、晕厥、嗜睡、昏迷休克，严重时可因心跳骤停而致死。万年青对心肌可能有直接抑制作用，此外能刺激迷走神经及延髓中枢，且有蓄积性，大剂量时可发生心脏传导阻滞以致停搏，出现胸闷、眩晕、流涎、四肢发冷等，各种心律失常症状。含氰苷类有毒植物主要有苦杏仁、木薯、枇杷仁、桃仁、樱桃仁等。中毒的症状除胃肠症状外，主要为组织缺氧的症状，如呼吸困难、紫绀、心悸、头昏、头痛、昏迷、抽搐等，严重者多因窒息及呼吸中枢麻痹而致死。如超过半小时而不致死亡者，其预后多良好。含皂苷类有毒植物有局部刺激作用，有的还有溶血作用。常见的含皂类有毒中药为天南星、商陆、皂荚、白头翁、黄药子、川楝等。如天南星所含辣性毒素对皮肤和黏膜有强烈的刺激作用，表现为口舌麻、黏膜轻度糜烂或部分坏死，继而口舌肿大、流涎、声音嘶哑、头晕、心慌、四肢麻木、严重者痉挛、惊厥、窒息、昏迷、呼吸停止。小儿误食经抢救后，报道有导致神经智力发育障碍的病例。商陆中毒临床可见剧烈腹痛、吐泻、便血、面色苍白、瞳孔散大、角膜反射消失、抽搐、呼吸抑制、血压下降等。皂荚中毒可产生全身中毒反应，如恶心呕吐、烦躁不安、腹泻、头晕无力，严重者可因窒息及肾功能障碍而危及生命。黄药子超量内服对口、咽、胃肠道黏膜有刺激作用，大剂量对中枢神经和心脏有毒害作用，可见口、舌、咽喉烧灼感，流涎、恶心呕吐、腹痛腹泻、瞳孔缩小、严重时心悸、惊厥、昏迷、呼吸困难及心脏麻痹等。

（三）含毒性蛋白类植物中毒

毒蛋白主要含在种子中，如巴豆、相思子，巴豆油中含有强刺激物质和致癌成分，巴豆油和树脂口服后在肠内与碱性液作用，析出巴豆油酸和巴豆醇双酯类化合物，能剧烈刺激肠壁，对肠道腐蚀引起炎症，有时引起肠嵌顿、肠出血等。巴豆毒蛋白是一种细胞原浆毒，能溶解红细胞，并使局部组织坏死。相思子所含毒蛋白，对温血动物的血液有凝血作用，可引起循环衰竭和呼吸系统抑制。再如苍耳子、蓖麻子、望江南子等，这类毒蛋白能损害肝、肾等实质细胞，并可引起全身广泛性出血，同时可引起消化系统及神经系统机能障碍。常因呼吸及循环衰竭而致死，如引起突发性肝昏迷将迅速死亡。

（四）含萜类与内酯类植物中毒

本类植物包括马桑、艾、苦楝、莽草子、樟树油、红茴香等。如苦楝全株有毒，而以果实毒性最烈，作用于消化道和肝脏，可引起心血管障碍，甚至发生休克及周围攻神经炎，还可引起胸闷、剧烈吐泻、全身麻木、人事不省等。莽草子中毒，其毒素作用于延髓，除可引起恶心呕吐、上腹不适或疼痛等胃肠道症状及眩晕、头痛一般中度症状外，还可引起抽搐、角弓反张、牙关紧闭、口吐涎沫、瞳孔散大，严重者可致在惊厥状态下死亡。

（五）其它有毒植物中毒

包括瓜蒂、白果、细辛、鸦胆子、甘遂等。如白果中毒主要表现为胃肠道及中枢神经系统症状，如腹泻、呕吐、烦躁不安、惊厥、昏迷、对光反应迟钝或消失。瓜蒂中毒主要表现为胃肠道症状，如胃部灼痛、剧烈呕吐、腹泻、脉博细弱、血压下降、昏迷，直至呼吸中枢麻痹而死亡。细辛的主要毒性成分为挥发油，可直接作用于中枢神经系统，初期兴奋，后则抑制，特别是对呼吸系统的抑制，临床可见头痛、气急、呕吐、烦躁、颈项强直、体温及血压升高、肌肉震颤、全身紧张，可迅速转入痉挛状态，牙关紧闭、角弓反张、神志昏迷、最后死于呼吸麻痹。

（六）动物性药物中毒

本类动物常见的的有蟾酥、全蝎、斑蝥、红娘子等。蟾酥可使心、脑、肝、肾产生广泛性病理损害，进而导致死亡。临床以心血管症状最为明显，如心动过缓，窦房阻滞、异位节律及窦性心动过速和心室纤颤。而斑蝥则可引起剧烈消化道症状和神经系统的损害，出现恶心，呕吐、呕血、腹部绞痛、便血、发音困难、口唇及四肢末端麻木、复视、咀嚼无力、双下肢瘫痪、二便困难等。

（七）矿物类药物中毒

本类药物常见有砒霜、朱砂、雄黄、水银、胆矾、铅丹、硫黄等。砒霜化学名称三氧化二砷，有剧毒，若吸入其粉尘引起中毒，首先见咳嗽、喷嚏、胸痛、呼吸困难等呼吸道刺激症状，继而可见头痛眩晕、肌肉痛挛、谵妄昏迷神经系统等症状，最后可死于呼吸及血管运动中枢麻痹。若由消化道进入引起中毒则首先出现口干、咽痛、吞咽困难、剧烈吐泻，严重者霍乱而脱水、休克。毒素对血管舒缩中枢及周围毛细血管的麻痹导致"七窍流血"的严重后果，最后大多死于出血或肝肾功能衰竭和呼吸中枢麻痹；慢性中毒除一般神经衰弱综合征和轻度胃肠道症状外，主要为皮肤黏膜症变及多发性神经炎。朱砂中毒主要由硫化汞引起。内服引起的急性汞中毒主要表现为消化道黏膜的刺激、腐蚀或坏死，可并引起肾脏损害。对神经系统的损表现为头昏、嗜睡或兴奋，重者昏迷休克甚至死亡。慢性汞中毒的主要症状之一是肌肉震颤。铅为多亲和性毒物，进入血流后可引起起代谢过程的高度障碍，可损害全身各个系统，尤其损害神经造血、消化和心血管系统及肝、肾等内脏器官。

（查高刚）

第三章 中药基本用法

第一节 中药的配伍

一、中药配伍及其目的

应用药物治疗疾病，有单味药（单方）和复方两种方法。单味药有力专、简便、容易掌握等优点，病情单纯者较为适宜。但当病情复杂时，单味药就不能适应其需要，而必须根据病情和药物性能，有选择地将两种以上的药物配合在一起使用，这就是药物的配伍。

从中药学发展的历史来看，最初治疗疾病一般是采用单味药物的形式，后来随着中医药学的不断发展，对疾病认识的逐渐深化，单味药物就是出其一定的局限性，加之药物品种的日益增多，对药性特点认识不断明确，用药就出现了多种药物配合应用的方法，并逐步形成了配伍用药规律，药物通过配伍后，既能增强药物的疗效和适用范围，又能抑制或消除某些药物的毒副作用，从而达到全面兼顾的治疗目的。

二、中药配伍的内容

前人把单味药的应用同药与药之间的配伍关系称为药物的"七情"，包括单行、相须、相使、相畏、相杀、相恶、相反等七个方面。七情中除单行外，都是说明药物之间的配伍关系，分述如下。

（一）单行

指用单味药治病，适用病情比较单纯，选用一味针对性较强的药物即能获得疗效，它符合简便廉验的要求，便于使用和推广。如独参汤，即单用人参一味，治疗大失血所导致的元气虚脱的危重病证。

（二）相须

即性能功效相类似的药物配合应用，以增强原有药物疗效。如麻黄配伍桂枝，能增强发汗解表、祛风散寒的作用；陈皮配半夏能增强燥湿化痰、理气和中之效等。同类药物相须配伍应用的例证，历代文献记载很多，它构成了复方用药的配伍核心，是中药配伍应用的主要 形式之一。

（三）相使

即在性能功效方面有某些共性，或性能功效虽不相同，但是治疗目的一致的药物配合应用，而以一种药为主，另一种药为辅，能提高主药疗效。相须与相使共有的意义是：相互协同，提高疗效，临床应用时应积极采用。如大黄配芒硝治疗热结便秘，大黄为清热泻火、泻热通便的主药，芒硝长于软坚润燥通便，用以增强大黄峻下热结、排除燥屎的作用。一主一辅，相辅相成，辅药能提高主药的疗效，即是相使配伍。

（四）相畏

即一种药物的毒性反应或副作用，能被另一种药物减轻或消除。如半夏畏生姜，即生姜可以抑制半夏的毒副作用。甘遂畏大枣，大枣可抑制甘遂峻下逐水、损伤元气的毒副作用等。

（五）相杀

即一种药物能减轻或消除另一种药物的毒性或副作用。如金钱草杀雷公藤毒，生白蜜杀乌头毒，绿豆杀巴豆毒等。由此可知，相畏、相杀实际上是同一配伍关系的两种提法，是药物间相互对待而言的。它们的意义是相互制约，在临床使用毒副作用的药物或炮制加工时应 采用。

（六）相恶

即两药合用，一种药物能使另一种药物原有功效降低，甚至丧失。如人参恶莱菔子，是指莱菔子能消弱人参的补气作用；生姜恶黄芩，即黄芩能消弱生姜的温胃止呕作用。相恶，只是两药的某方面或某几方面的功效减弱或丧失，并非二药的各种功效全部相恶。两药是否 相恶，还与所治证候有关，故相恶配伍原则上应当避免，但也有可利用的一面。由此可以解释，为什么历代本草文献中所列相恶药物达百种以上，而临床医家并不将相恶配伍通作配伍禁忌对待。

（七）相反

即两种药物合用，能产生或增强毒性反应或副作用。如"十八反"、"十九畏"中的若干药物。

上述七情配伍除单行外，相须、相使可以起到协同作用，能提高药效，是临床常用的配伍方法；相畏、相杀可以减轻或消除毒副作用，以保证安全用药，是使用毒副作用较强药物的配伍方法，也可用于有毒中药的炮制及中毒解救；相恶则是药物的拮抗作用，抵消或消弱其中一种药物的功效；相反则是药物相互作用，能产生毒性反应或强烈的副作用，故相恶、相反是配伍用药的禁忌。

历代医家都十分重视药物配伍的研究，除七情所总结的配伍用药规律外，两药合用还能产生与原有药物均不相同的功效，这是配伍用药的发展，极大的丰富了配伍用药的经验，为临床遣药组方提供了依据。如桂枝配芍药以调和营卫、解肌发表；柴胡配黄芩以和解少阳、消退寒热；枳实配白术以寓消于补，消补兼施；干姜配五味子发开合并用，宣降肺气；晚蚕砂配角子以升清降浊滑肠通便；黄连配干姜以寒热并调、降阳和阴；肉桂配黄连以交通心肾、水火互济；黄芪配当归以阳生阴长、补气生血；熟地配附子以阴中求阳，阴阳并调等，都是对前人配伍用药的经验总结，是七情配伍用药的发展。人们习惯把两药合用以起到协同作用，增强药效；或消除毒副作用，抑其所短，专取所长；或产生与原药各不相同的新作用等经验配伍，即扩大了药物在治疗疾病时的适用范围，又适应了复杂病情的需要。

另外，临床上还有常用的相对固定的配伍形式，称之为"药对"或"对药"，即由两味药（个别是三味药）组成，是中药配伍应用中的最小单位。形成药对的两药一般是固定的，彼此之间可以是相须、相使、相畏、相杀，也包括两药合用产生新药效的配伍关系。药对的配伍形成是前人的经验积累，是有根据、有理论、有经验的科学组合，不是随意拼凑的，这些药对往往是构成许多复方的主要组成部分。因此，深入研究药对配伍用药经验，不仅对提高药效，扩大药物应用范围，降低毒副作用，适应复杂病情，不断以展七情配伍用药理论有着重要意义，同时对开展复方研究，解析它的主体结构，掌握遣药组方规律也是十分必要的。药物的配伍应用是中医用药的主要形式，药物按一定法度加以组合，并确定一定的分量比例，制成适当的剂型，即是方剂。方剂的发展，也是药物配伍应用更为普遍更为高级的形式。

（查高刚）

第二节　用药禁忌

在中药用药禁忌中，主要有配伍禁忌、妊娠禁忌、服药饮食禁忌等。

一、配伍禁忌

配伍禁忌是指某些药物合用会产生强烈的毒副作用或降低和破坏药效，因而应该避免配合应用，也即《神农本草经》所谓："勿用相恶、相反者"。金元时期将反药概括为"十八反"、"十九畏"，累计37种反药，并编成歌诀，便于诵读。

"十八反歌"最早见于张子和《儒门事亲》："本草明言十八反，半蒌贝蔹及攻乌，藻戟遂芫俱战草，诸参辛芍叛藜芦。"共载相反中药18种，即：乌头反贝母、瓜蒌、半夏、白及、白蔹；甘草反甘遂、大戟、海藻、芫花；藜芦反人参、丹参、玄参、沙参、细辛、芍药。

"十九畏"歌诀首见于明代刘纯《医经小学》："硫黄原是火中精，朴硝一见便相争，水银莫与砒霜见，狼毒最怕密陀僧，巴豆性烈最为上，偏与牵牛不顺情，丁香莫与郁金见，牙硝难合京三棱，川乌草乌不顺犀，人参最怕五灵脂，官桂善能调冷气，若逢石便相欺，大凡修合看顺逆，炮滥炙煿莫相依。"指出了共19个相畏（反）的药物，即：硫黄畏朴硝，水银畏砒霜，狼毒畏密陀僧，巴豆畏牵牛，丁香畏郁金、草乌畏犀角，牙硝畏三棱，官桂畏赤石脂，人参畏五灵脂。此后，《本草纲目》、《药鉴》、《炮炙大法》等书所记略有出入，但不如十八反十九畏歌诀那样广为传诵。

反药能否同用，历代医家众说纷纭。一些医家认为反药同用会增强毒性、损害机体，因而强调反药不可同用。除《神农本草经》提出"勿用相恶、相反者"外，《本草经集注》也谓："相反则彼我交仇，必不宜合。"孙思邈则谓："草石相反，使人迷乱，力甚刀剑。"等，均强调了反药不可同用。有的医家如《医说》甚至描述了相反药同用所导致的中毒症状及解救方法。现代临床、实验研究也有不少文献报道反药同用（如贝母与乌头同用、巴豆与牵牛同有）引起中毒的例证。因此，《中国药典》1963年版"凡例"中明确规定："注明畏、恶、反、系指一般情况下不宜同用"。此外，古代也有不少反药同用的文献记载，认为反药同用不仅没有毒副作用，反而可以增强疗效，起到相反相成的作用。如《医学正传》谓："外有大毒之疾，必有大毒之药以攻之，又不可以常理论也。如古方感应丸用巴豆、牵牛同剂，以成攻坚积药；四物汤加人参、五灵脂辈，以治血块；丹溪治尸瘵二十四味莲心散，以甘草、芫花同剂，而妙处在此。是盖贤者真知灼见，方可用之，昧者不可妄试以杀人也。"《本草纲目》也说："相恶、相反同用者，霸道也，有经有权，在用者识悟尔。"都强调了反药可以同用。

正如上述，古今反药同用的方剂也是屡见不鲜的。如《金匮要略》甘遂半夏汤中甘遂、甘草同用治留饮；赤丸以乌头、半夏合用治寒气厥逆；《千金翼方》中大排风散，大宽香丸都用乌头配半夏、瓜蒌、贝母、白及、白蔹；《儒门事亲》通气丸中海藻、甘草同用等。现代也有文献报道用甘遂、甘草配伍治肝硬化及肾炎水肿；人参、五灵脂同用活血化瘀治冠心病；芫花、大戟、甘遂与甘草合用治结核性胸膜炎，取得了较好的效果，从而肯定了反药可以同用的观点。由此可见，"十八反"、"十九畏"都不是绝对的配伍禁忌，甚至有些文献记载或临床实验报道表明相反之药同用对于某些疾病，尤其是沉疴痼疾显示了一定疗效。目前，无论文献资料、临床观察及实验研究均无统一的结论，因此对十八反、十九畏的科学研究还要做长期艰苦、深入、细致的工作，去伪存真，才能得出准确的结论。目前在尚未搞清反药是否能同用的情况下，临床用药应采取慎重从事的态度，对于其中一些反药若无充分把握，最好不使用，以免发生意外。

二、妊娠禁忌

妊娠禁忌是指妇女妊娠期治疗用药的禁忌。在众多的妊娠禁忌药中，妊娠禁忌理由也是多种多样的，其中能引起堕胎是早期妊娠禁忌的主要理由。随着对妊娠禁忌药的认识逐渐深入，对妊娠禁忌理由的认识也逐步加深。归纳起来，主要包括：

①对母体不利；

②对胎儿不利；

③对产程不利；

④对小儿不利。

无论从用药安全的角度，还是从优生优育的角度来认识这几点，都是应当给予高度重视的。某些药物具有损害胎元以致堕胎的副作用，所以应作为妊娠禁忌的药物。根据药物对于胎元损害程度的不同，一般可分为慎用与禁用两大类。慎用的药物包括通经去瘀、行气破滞及辛热滑利之品，如桃仁、红花、牛膝、大黄、枳实、附子、肉桂、干姜、木通、冬葵子、瞿麦等；而禁用的药物是指毒性较强或药性猛烈的药物，如巴豆、牵牛、大戟、商陆、麝香、三棱、莪术、水蛭、斑蝥、雄黄、砒霜等。凡禁用的药物绝对不能使用，慎用的药物可以根据病情的需要斟酌使用。如《金匮要略》以桂枝茯苓丸治妊娠瘀病；吴又可用承气汤治孕妇时疫见阳明腑实证。此即《黄帝内经》"有故无殒亦也"的道理。但是，必须指出，除非必用时，一般应尽量避免使用，以防发生事故。妊娠禁忌药不是用于堕胎的，主要还是从保护母子的角度来看待的。用妊娠禁忌药堕胎，既不可靠，也不安全。

三、服药饮食禁忌

服药时的饮食禁忌包括病证食忌、服药食忌两方面。病证食忌是指治疗疾病时，应根据病情的性质忌食某些食物，以利于疾病的早日痊愈。《本草经集注》说："服药不可多食生胡荽及蒜、鸡、生菜，又不可诸滑物果实等，又不可多食肥猪、犬肉、油腻肥羹、鱼、腥臊等物。"指出了在服药期间，一般应忌食生冷、油腻、腥膻、有刺激性的食物。此外，根据病情的不同，饮食禁忌也有区别。如热性病，应忌食辛辣、油腻、煎炸性食物；寒性病，应忌食生冷食物、清凉饮料等；胸痹患者应忌肥肉、脂肪、动物内脏及烟、酒等；肝阳上亢头晕目眩、烦躁易怒等应忌食胡椒、辣椒、大蒜、白酒等辛热助阳之品；黄疸胁痛应忌食动物脂肪及辛辣烟酒刺激物品；脾胃虚弱者应忌食油炸粘腻、寒冷固硬、不易消化的食物；肾病水肿应忌食盐、碱过多的和酸辣太过的刺激性食品；疮疡、皮肤病患者，应忌食鱼、虾、蟹等腥膻发物及辛辣刺激性食品。服药食忌是指服某些药时，不可同时吃某些食物，以免降低疗效，甚或发生毒性反应。古代文献记载，甘草、黄连、桔梗、乌梅忌猪肉，鳖甲忌苋菜，常山忌葱，地黄、何首乌忌葱、蒜、萝卜，丹参、茯苓、茯神忌醋，土茯苓、使君子忌茶，薄荷忌蟹肉，以及蜜反生葱、柿反蟹等，也应作为服药禁忌的参考。

（查高刚）

第三节　中药的剂量

中药剂量是指临床应用时的分量。它主要指明了每味药的成人一日量。其次指方剂中每味药之间的比较分量，也即相对剂量。

一、剂量的表示

中药的计量单位有：

（1）重量

①市制：斤、两、钱、分、厘；

②公制：千克、克、毫克。

（2）数量：如生姜3片、蜈蚣2条、大枣7枚、芦根1支、荷叶1角、葱白2只等。

（3）容量：古方用斛、斗、升、合、勺等表示，现代用升，毫升表示。

（4）度量：如厚朴1尺，桂3寸等。

自明清以来，我国普遍采用16进位制的"市制"计量方法，即1市斤＝16两＝160钱。自1979年起我国对中药生产计量统一采用公制，即1公斤＝1 000克＝1 000 000毫克。

为了处方和调剂计算方便，按规定以如下的近似值进行换算：

1市两（16进位制）＝30克；

1钱＝3克；

1分＝0.3克；

1厘＝0.03克。

二、确定剂量大小的依据

尽管中药绝大多数来源于生药，安全剂量幅度较大，用量不像化学品那样严格，但用量得当与否，也是直接影响药效的发挥、临床效果好坏的重要因素之一。药量过小，起不到治疗作用而贻误病情；药量过大，戕伤正气，也可引起不良后果，或造成不必要的浪费。同时中药多是复方应用，其中主要药物的剂量变化，可以影响到整个处方的功效和主治病证的改变。因此，对于中药剂量的使用应采取科学、谨慎的态度。一般来讲，确定中药的剂量，应考虑如下几方面的因素：

（一）药物性质与剂量的关系

大毒药或作用峻烈的药物，应严格控制剂量，开始时用量宜轻，逐渐加量，一旦病情好转后，应当立即减量或停服，中病即止，防止过量或蓄积中毒。此外，花叶皮枝等量轻质松及性味浓厚、作用较强的药物用量宜小；矿物介壳质重沉坠及性味淡薄、作用温和药物用量宜大；鲜品药材含水分较多量宜大（一般为干品的2～4倍）；干品药材用量当小；过于苦寒的药物也不要久服过量，免伤脾胃。再如羚羊角、麝香、牛黄、猴枣、鹿茸、珍珠等贵重药材，在保证药效的前提下应尽量减少用量。

（二）剂型、配伍与剂量的关系

在一般的情况下，同样的药物入汤剂比入丸散剂的用量要大些；单味药使用比复方中应用剂量要大些；在复方配伍使用时，主要药物比辅助药物用量大些。

（三）年龄、体质、病情与剂量的关系

由于年龄、体质的不同，对药物耐受程度不同，则药物用量也就有了差别。一般老年、小儿、妇女产后及体质虚弱的病人，都要减少用量，成人及平素体质壮实的患者用量宜重。一般5岁以下的小儿用成人药量的1/4，5岁以上的儿童按成人用量减半服用。病情轻重、病势缓急、病程长短与药物剂量也有密切关系。一般病情轻、病势缓、病程长者用量宜小；病情重、病势急、病程短者用量宜大。

（四）季节变化与剂量的关系

夏季发汗解表药及辛温大热药不宜多用；冬季发汗解表药及辛热大热可以多用；夏季苦寒降火药用量宜重；冬季苦寒降火药则用量宜轻。除了剧毒药、峻烈药、精制药及某些贵重药外，一般中药常用内服剂量约为 5～10 克；部分常用量较大，剂量为 15～30 克；新鲜药物常用 30～60 克。

（查高刚）

第四节　中药的用法

本书所介绍的中药的用法，主要是指汤剂的煎煮及不同剂型的服用方法。

一、汤剂煎煮法

汤剂是将药物饮片加水或酒浸泡后再煎煮一定时间，去渣取汁，制成的液体剂型。为中药最为常用的剂型之一，自商代尹伊创制汤液以来延用至今，经久不衰。汤剂的制作对煎具、用水、火候、煮法都用一定的要求。

（一）煎药用具

以砂锅、瓦罐为好，搪瓷罐次之，忌用铜铁锅，以免发生化学变化，影响疗效。

（二）煎药用水

古时曾用长流水、井水、雨水、泉水、米泔水等煎煮。现在多用自来水、井水、蒸馏水等，但总体以水质洁净新鲜为好。

（三）煎药火候

有文火、武火之分。文火，是指使温度上升及水液蒸发缓慢的火候；而武火，又称急火，是指使温度上升及水液蒸发迅速的火候。

（四）煎煮方法

先将药材浸泡 30～60 分钟，用水量以高出药面为度。一般中药煎煮两次，第二煎加水量为第一煎的 1/3～1/2。两次煎液去渣滤净混合后分次服用。煎煮的火候和时间，要根据药物性能而定。一般来讲，解表药、清热药宜武火煎煮，时间宜短，煮沸后煎 3～5 分钟即可；补养药需用文火慢煎，时间宜长，煮沸后再续煎 30～60 分种，某些药物因其质地不同，煎法比较特殊，外方上需加以注明，归纳起来包括先煎、后下、包煎、另煎、溶化、泡服、冲服、煎汤代水等不同煎煮法。

1. 先煎　主要指有效成分难溶于水的一些金石、矿物、介壳类药物，应打碎先煎，煮沸 20～30 分钟后，再下其它药物同煎，以使有效成分充分析出。如磁石、代赭石、生铁落、生石膏、寒水石、紫石英、龙骨、牡蛎、海蛤壳、瓦楞子、珍珠母、石决明、紫贝齿、龟甲、鳖甲等，此外，附子、乌头等毒副作用较强的药物，宜先煎 45～60 分钟后再下它药，久煎可以降低毒性，安全用药。

2. 后下 主要指一些气味芳香的药物，久煎其有效成分易于挥发而降低药效，须在其他药物煎沸 5 ~ 10 分钟后放入，如薄荷、青蒿、香薷、木香、砂仁、沉香、白豆蔻、草豆蔻等。此外，有些药物虽不属芳香药，但久煎也能破环其有效成分，如钩藤、大黄、番泻叶等亦属后下之列。

3. 包煎 主要指那些黏性强、粉末状及带有绒毛的药物，宜先用纱布袋装好，再与其他药物同煎，以防止药液混浊或刺激引咳嗽，或沉于锅底，加热时引起焦化或糊化，如蛤粉、滑石、青黛、旋覆花、车前子、蒲黄及灶心土等。

4. 另煎 又称另炖，主要是指某些贵重药材，为了更好地煎出有效成分，应单独另煎，即另炖 2 ~ 3 小时。煎液可以另服，也可与其他煎液混合服用。如人参、西洋参、羚羊角、麝香、鹿茸等。

5. 溶化 又称烊化，主要是指某些胶类药物及粘性大而易溶的药物，为避免入煎粘锅或粘附其他药物影响煎煮，可单用水或黄酒将此类药加热溶化即烊化后，用煎好的药液冲服，也可将此类药物放入其他药物煎好的药液中加热烊化后服用，如阿胶、鹿角胶、龟甲胶、鳖甲胶、鸡血藤胶及蜂蜜、饴糖等。

6. 泡服 又称焗服，主要是指某些有效成分易溶于水或久煎容易破坏药效的药物，可以用少量开水或复方中其他药物滚烫的煎出液趁热浸泡，加盖闷润，减少挥发，半小时后去渣即可服用，如藏红花、番泻叶、胖大海等。

7. 冲服 主要指某些贵重药，用量较轻，为防止散失，常需要研成细末制成散剂，用温开水或复方其他药物煎液冲服，如麝香、牛黄、珍珠、羚羊角、猴枣、马宝、西洋参、鹿茸、人参、蛤蚧等。某些药物，根据病性需要，为提高药效，也常研成散剂冲服。如用于止血的三七、花蕊石、白及、紫珠草、血余炭、棕榈炭，及用于息风止痉的蜈蚣、全蝎、僵蚕、地龙和用于制酸止痛的乌贼骨、瓦楞子、海蛤壳、延胡索等。某些药物高温容易破坏药效或有效成分难溶于水，也只能做散剂冲服，如雷丸、鹤草芽、朱砂等。此外，还有一些液体药物如竹沥汁、姜汁、藕汁、荸荠汁、鲜地黄汁等也须冲服。

8. 煎汤代水 主要指某睦药物为了防止与其他药物同煎液混浊，难于服用，便先煎后取其上清液代水再煎煮其他药物，如灶心土等。此外，某些药物质轻用量多，体积大，吸水量大，如玉米须、丝瓜络、金钱草等，也须煎汤代水用。

二、服药法

（一）服药时间

汤剂一般每日 1 剂，煎 2 次分服，两次间隔时间为 4 ~ 6 小时左右。临床用药时可根据病情增减，如急性病、热性病可 1 日 2 剂。至于饭前还是饭后服则主要取决于病变部位和性质，一般来讲，病在胸隔以上者如眩晕、头痛、目疾、咽痛等宜饭后服；如病在胸腹以下，如胃、肝、肾等脏疾患，则宜饭前服。某些对胃肠有刺激性的药物宜饭后服；补益药多滋腻碍胃，宜空腹服；治疟药宜在疾发作前的两小时服用，安神药宜睡前服；慢性病定时服；急性病、呕吐、惊厥及石淋、咽喉病须煎汤代茶饮者，均可不定时服。

（二）给药途径

中药的传统给药途径，除口服和皮肤给药两种主要途径外，还有吸入、舌下给药、粘膜表面给药、直肠给药等多种途径。本世纪 30 年代后，中药的给药途径又增添了皮下注射、肌肉注射、穴位注射和静脉注射等。临床选择给药途径首先应考虑各种剂型的特点，以充分发挥其优势。其次还需注意病证与药物双方对给药途径的选择性。无论从什么形式给药，都需要将药物加工制成适合医疗、预防应用的一定剂型。

（三）服药方法

汤剂一般宜温服，但解表药要偏热服，服后还须覆盖好衣被，或进热粥，以助汗出；寒证用热药宜热服，热证用寒药宜冷服，以防格拒于外。如出现真热假寒者当寒药温服，真寒假热者则当热药冷服，此即《黄补贴内经》所谓"治热以寒，温以行之；治寒以热，凉以行之。"的服药方法。丸剂：颗粒较小者，可直接用温开水送服；大蜜丸者，可以分成小粒吞服；若水丸质硬者，可用用水溶化后服。散剂、粉剂可用蜂蜜加以调和送服，或装入胶囊中吞服，避免直接吞服而刺激咽喉。膏剂宜于开水冲服，避免直接倒入口中吞咽，以免粘喉引起呕吐。冲剂宜用开水冲服；糖浆剂可以直接吞服。

另外，危重病人宜少量频服；呕吐患者可以浓煎汁，少量频服；对于神志不清或因其他原因不能口服时，可采用鼻饲约药法。在应用发汗、泻下、清热药时，若药力较强，要注意者个体差异，一般得汗、泻下、热降即可停药，适可而止，不必尽剂，以免汗、下、清热太过，损伤人体正气。

（查高刚）

第四章 清 热 药

凡药性寒凉，以清除里热为主要作用，能治疗热性病证的药物，称为清热药。根据作用不同，分为清热泻火、清热解毒、清热凉血、清热燥湿、清虚热七类。清热泻火药主要适用于急性热病或心热、肺热、胃热、暑热引起的实热证，可见高热，烦躁，谵语，发狂，口渴，尿黄便干，苔黄燥，脉洪实等。常用的清热泻火药有石膏、知母、栀子、谷精草、决明子等。清热解毒药主要适用于各种热毒证，可见咽喉肿痛，疮痈肿毒，斑疹，丹毒，痄腮，痢疾，毒蛇咬伤及肿瘤等。常用的清热解毒药有金银花、连翘、蒲公英、白头翁、大青叶、牛黄等。清热凉血药主要适用于血分实热证，可见斑疹隐隐，或各种出血（咳血、吐血、呕血、便血、衄血等），神昏谵语，烦躁，舌绛等。常用的清热凉血药有生地、牡丹皮、玄参、赤芍等。清热燥湿药主要适用于各种湿热证，可见泻泄，痢疾，黄疸，带下，淋证，湿疹，痈肿等。常用的清热燥湿药有黄芩、黄连、黄柏等。清虚热药主要适用于阴虚内热证，可见发热，骨蒸潮热，心烦，手足心热，口干咽燥，盗汗，舌红少苔，脉细数等。常用的清虚热药有青蒿、地骨皮等。清热药多为苦寒之品，过用易伤脾胃，故脾胃虚弱、食少泄泻的患者慎用。热病津液亏伤患者更应慎用。

第一节　清热泻火药

清热泻火药，以清泄气分邪热为主。本类药物多为苦寒或甘寒之品，清热之力较强，主治温热病邪入气分而见高热、口渴、汗出、烦躁、或神昏谵语，脉象洪大等气分实热证。

一、石膏

为硫酸盐类矿物硬石膏族石膏，主要为含水硫酸钙，以湖北应城产者最佳。全年可采，采挖后，除去泥沙及杂石，研细生用或煅用。

（一）性味归经

辛、甘，大寒。归肺、胃经。

（二）功用与临床应用

1. 清热泻火，除烦止渴。本品辛甘性寒，辛以解肌退热，寒能清热泻火，甘寒又除烦止渴，为清泻肺胃二经气分实热的要药，用于壮热烦渴等。本品辛寒入肺经，有清泄肺热，止咳平喘之功，适用于肺热喘咳证。本品又长于清泻胃火，适用于胃火上炎，头痛，牙龈肿痛等症。

2. 收敛生肌。本品煅用有清热收湿、敛疮生肌之效，用于疮疡不敛。

3. 收湿、止血。用治湿疮肿痒，可与黄柏配伍研末外用。

（三）用法用量

煎服，15～60克，宜打碎先煎。内服宜生用，外用宜火煅研末。

（四）注意事项

脾胃虚寒及阴虚内热者忌用。

二、知母

为百合科植物知母的根茎。春、秋季采挖，除去须根及泥沙，晒干，习称"毛知母"。或剥去外皮晒干者为知母肉。切片入药，生用或盐水炒用。

（一）性味归经

苦、甘，寒。归肺、胃、肾经。

（二）功用与临床应用

1. 清热泻火。本品甘寒质润，善清肺胃气分实热，而除烦止渴，用于热病烦渴。

2. 生津润燥。本品清泻肺火，滋阴润肺，用于肺热咳嗽，阴虚燥咳。本品又能滋肾阴、润肾燥而退骨蒸，故有滋阴降火之功，适用于骨蒸潮热。本品还可滋肠润燥，有生津止渴之效，可用于阴虚消渴，肠燥便秘等。

（三）用法用量

煎服，6～12克。清热泻火宜生用；滋阴降火宜盐水炙用。

（四）注意事项

本品性寒质润，有滑肠之弊，故脾虚便溏者不宜用。

三、芦根

为禾本科植物芦苇的新鲜或干燥根茎。全国各地均有分布。全年均可采挖，除去泥土、芽、须根，剥去皮膜，洗净，切段。鲜用或晒干用。

（一）性味归经

甘，寒。归肺、胃经。

（二）功用与临床应用

1. 清热泻火，生津止渴，除烦。本品甘寒质轻，能清透肺胃气分实热，并能养阴生津，止渴除烦，而无恋邪之弊，用于热病烦渴。

2. 止呕。本品能清泄胃热而降逆止呕，适用于胃热呕逆，常与竹茹、姜汁等同用。

3. 祛痰排脓。用于肺热咳嗽，肺痈吐脓。

4. 利尿。配伍白茅根、车前子等治小便短赤、热淋涩痛。此外，芦根配伍薄荷、蝉蜕等还可治麻疹透发不畅。

（三）用法用量

煎服，干品15～30克，鲜品30～60克。或捣汁用。

（四）注意事项

鲜芦根清热生津、利尿之效佳，干芦根则次之。脾胃虚寒者忌服。

四、天花粉

为葫芦科栝楼或双边栝楼的干燥块根。秋、冬二季采挖，洗净，除去外皮，切成厚片。鲜用或干燥用。

（一）性味归经

甘、微苦，微寒。归肺、胃经。

（二）功用与临床应用

1. 清热生津。本品甘寒，善清胃热而养胃阴，有生津止渴之效，用于热病口渴，消渴多饮。

2. 清肺润燥。本品清肺热而润肺燥，用于肺热燥咳。

3. 消肿排脓。本品有清热解毒、消肿排脓的功效，用于痈肿疮疡。对于疮疡初起，热毒炽盛者，未成脓使之消散，脓已成可溃疮排脓。

（三）用法用量

煎服，10~15克。

（四）注意事项

孕妇忌服。天花粉为葫芦科植物栝楼的块根入药，故不宜与乌头同用。本品含有天花粉蛋白有时可引起变态反应，高剂量可引起肝、肾细胞变性、坏死。

五、竹叶

为禾本科淡竹的叶。其卷而未放的幼叶，称竹叶卷心。随时可采，宜用鲜品。

（一）性味归经

甘、辛、淡，寒。归心、胃、小肠经。

（二）功用与临床应用

1. 清热泻火，除烦生津。本品甘寒入心，功能清心除烦，生津止渴，且可凉散上焦风热之邪，用于热病烦渴。

2. 清热利尿。本品上清心火而解热，下通小便而利尿，能使心火下行，从小便而清，故用于心火上炎，口舌生疮，以及心移热于小肠所致的小便短赤涩痛等症。此外，竹叶卷心更长于清心火，多用于温热病邪陷心包，神昏谵语之症，常与玄参心、莲子心、连翘心等同用。

（三）用法用量

煎服，6~15克。鲜品15~30克。

（四）注意事项

阴虚火旺，潮热骨蒸者忌用。

六、栀子

为茜草科植物栀子的成熟果实。9～11月采收。生用、炒焦或炒炭用。

（一）性味归经

苦，寒。归心、肝、肺、胃、三焦经。

（二）功用与临床应用

1. 泻火除烦。本品苦寒清降，清泻三焦火邪，有清心除烦之效，用于温热病，邪热客心，心烦郁闷，躁扰不宁等症。

2. 清热利湿。本品能清利肝胆湿热而退黄疸，用于湿热黄疸。

3. 凉血解毒。本品有清热凉血解毒之效，用于血热吐衄。

4. 消肿止痛。本品有凉血解毒，消肿止痛之效，用于疮疡肿毒，跌打损伤。亦可用于热毒疮疡，红肿热痛，多配银花、连翘、蒲公英等药。

（三）用法用量

煎服，5～10克。外用生品适量，研末调敷。

（四）注意事项

栀子皮（果皮）偏于达表而去肌肤之热；栀子仁（种子）偏于走里而清里热。生用走气分而泻火；炒黑则入血分而止血。本品苦寒伤胃，脾虚便溏者不宜用。

七、夏枯草

为唇形科植物夏枯草的果穗。夏季当果穗呈棕红色时采收，除去杂质，晒干。生用。

（一）性味归经

苦、辛，寒。归肝、胆经。

（二）功用与临床应用

1. 清热泻火，明目。本品苦寒，功能清泄肝火，消肿止痛，又兼养肝明目之效，用于目赤肿痛，头痛眩晕。本品的清泄肝火作用，现代常用于高血压病属肝热、阳亢之证者，有清肝降压之效。

2. 散结消肿。本品辛以散结，苦以泄热，主入肝经，有良好的清肝散结之效。用于肝郁化火，痰火凝聚，结于颈项，而致瘰疬、瘿瘤等病证。

（三）用法用量

煎服，10～15克，或熬膏服。

（四）注意事项

脾胃虚弱者慎用。

八、决明子

为豆科本植物决明或小决明的成熟种子。秋季采收成熟果实，晒干，打下种子，除去杂质。生用或炒用。

（一）性味归经

甘、苦、咸，微寒。归肝、肾、大肠经。

（二）功用与临床应用

1. 清肝明目。本品既能清泄肝火，又兼益肾阴，为明目佳品，虚实目疾，均可应用，用于目赤目暗。

2. 润肠通便。本品性质凉润，又有清热润肠通便之效。用于内热肠燥，大便秘结，常与火麻仁、瓜蒌仁等配伍。此外，本品配菊花制成菊明降压片，对高血压病有一定疗效。决明子煎剂、糖浆剂、片剂治高脂血症亦有效。

（三）用法用量

煎服，10～15克，用于通便不宜久煎。

（四）注意事项

气虚便溏者不宜应用。

（查高刚）

第二节　清热燥湿药

本类药物性味苦寒，苦能燥湿，寒能清热，故有清热燥湿的功效，并能清热泻火。主要用于湿热证及火热证。如湿温或暑温夹湿，因湿热蕴结，气机不畅，而见身热不扬、胸膈痞闷、小便短赤、舌苔黄腻；或湿热蕴结脾胃，升降失常，而致痞满吐利；或湿热壅滞大肠，传导失职，而见泄泻、痢疾、痔漏肿痛；或湿热蕴蒸肝胆，所见黄疸尿赤、耳肿流脓；或湿热下注，引起带下色黄，或热淋灼痛；或湿热流注关节，而见关节红肿热痛；或湿热浸淫肌肤之湿疹、湿疮。亦可用于诸脏腑火热证。

一、黄芩

为唇形科植物黄芩的根。春、秋两季采挖。除去残茎、须根及泥沙，晒后撞去粗皮。蒸透或开水润透切片，晒干。生用，酒炙或炒炭用。

（一）性味归经

苦，寒。归肺、胃、胆、大肠经。

（二）功用与临床应用

1. 清热燥湿。本品苦寒，清热燥湿，能清肺胃胆及大肠经之湿热，尤善清中上焦湿热，用于湿温暑湿，湿热痞闷，黄疸泻痢。

2. 泻火解毒。本品善清肺火及上焦之实热，用于肺热咳嗽，热病烦渴及外感热病，中上焦郁热所致之证。本品又兼入少阳胆经，亦可用治痈肿疮毒，咽喉肿痛。

3. 凉血止血。用于血热吐衄；

4. 安胎。本品有除热安胎之效，用治怀胎蕴热，胎动不安之证。

（三）用法用量

煎服，3～10克。

（四）注意事项

清热多生用，安胎多炒用，止血多炒炭用。清上焦热多酒炒用。本品又分枯芩即生长年久的宿根，善清肺火；条芩为生长年少的子根，善清大肠之火，泻下焦湿热。本品苦寒伤胃，脾胃虚寒者不宜使用。

二、黄连

为毛茛科植物黄连三角叶黄连或云连的根茎。秋季采挖。生用或清炒、姜汁炙、酒炙、吴茱萸水炒用。

（一）性味归经

苦，寒。归心、肝、胃、大肠经。

（二）功用与临床应用

1. 清热燥湿。本品大苦大寒，清热燥湿之力胜于黄芩，尤长于清中焦湿火郁结。本品又善除脾胃大肠湿热，为治湿热泻痢要药，用于胃肠湿热，泻痢呕吐等证。

2. 泻火解毒。本品泻火解毒，长于清心经实火，尤善疗疔毒，既可用于热盛火炽、高热烦躁，又可用于痈疽疔毒，皮肤湿疮，耳目肿痛。此外，本品善清胃火，可用于胃火炽盛的呕吐，常与竹茹、橘皮、半夏同用；牙痛，常配石膏、升麻、丹皮等同用；消谷善饥，常配生地同用。本品兼清肝火，若肝火犯胃，肝胃不和，胁肋胀痛、呕吐吞酸，可与吴茱萸同用。

（三）用法用量

煎服，2～5克；研末吞服1～1.5克，每日3次。外用适量。

（四）注意事项

炒用能降低寒性。姜汁炙用清胃止呕，酒炙清上焦火，猪胆汁炒泻肝胆实火。本品大苦大寒，过服久服易伤脾胃，脾胃虚寒者忌用。苦燥伤津，阴虚津伤者慎用。

三、黄柏

为芸香科落叶乔木黄檗（关黄柏）和黄皮树（川黄柏）的树皮。清明前后，剥取树皮，刮去粗皮，晒干压平，润透切片或切丝，生用或盐水炙、酒炙、炒炭用。

（一）性味归经

苦，寒。归肾、膀胱、大肠经。

（二）功用与临床应用

1. 清热燥湿。本品苦寒沉降，清热燥湿，长于清泻下焦湿热，用于湿热带下，热淋脚气，泻痢黄疸。

2. 解毒疗疮。本品既能清热燥湿，又能泻火解毒，用于疮疡肿痛，湿疹湿疮。

3. 退热除蒸。本品长于清相火，退虚热，用于阴虚发热，盗汗遗精。

（三）用法用量

煎服，3～12克或入丸、散。外用适量。

（四）注意事项

清热燥湿解毒多生用；泻火除蒸退热多盐水炙用；止血多炒炭用。本品苦寒，容易损伤胃气，故脾胃虚寒者忌用。

四、龙胆草

为龙胆科植物龙胆和三花龙胆或条叶龙胆的根及根茎。以东北产量最大，习称"关龙胆"。春、秋两季均可采挖，晒干，切段，生用。

（一）性味归经

苦，寒。归肝、胆、膀胱经。

（二）功用与临床应用

1. 清热燥湿。本品大苦大寒，清热燥湿，尤善清下焦湿热，用于阴肿阴痒，带下湿疹，黄疸尿赤。

2. 泻肝胆火。本品苦寒沉降，能泻肝胆实火。既可用于肝火头痛、目赤耳聋、胁痛口苦，也可用于肝经热盛，热极生风所致的高热惊厥、手足抽搐。

（三）用法用量

煎服，3～6克。外用适量。

（四）注意事项

脾胃虚寒者不宜用。阴虚津伤者慎用。

五、秦皮

为木樨科植物苦枥白蜡树、白蜡树、尖叶白蜡树或宿柱白蜡树茎皮或干皮。春、秋两季剥取干皮，晒干，生用。

（一）性味归经

苦、涩，寒。归大肠、肝、胆经。

（二）功用与临床应用

1. 清热燥湿，解毒止痢、止带，本品既能清热燥湿解毒，又能收涩止痢、止带，用于热毒泻痢，湿热带下。

2. 明目。本品能清肝泻火，明目退翳，用于目赤肿痛，目生翳膜。

3. 用法用量：煎服，6～12克。外用适量。煎洗患处。

（四）注意事项

脾胃虚寒者忌用。

六、苦参

为豆科植物苦参的根。春、秋两季采收，除去芦头及小须根，洗净，切片，晒干，生用。

（一）性味归经

苦，寒。归心、肝、胃、大肠、膀胱经。

（二）功用与临床应用

1. 清热燥湿。既可用于湿热泻痢，黄疸尿赤，又可用于带下阴痒，湿疹疥癣。

2. 利尿。本品清下焦湿热，兼能通利小便，使湿热从小便排出，用治小便不利。

3. 杀虫。本品能杀虫止痒，用治疥癣。

（三）用法用量

煎服，5～10克。外用适量。

（四）注意事项

本品苦寒伤胃、伤阴，脾胃虚寒及阴虚津伤者忌用或慎用。反藜芦。

（查高刚）

第三节　清热解毒药

凡能清解热毒或火毒的药物叫清热解毒药。本类药物性质寒凉，于清热泻火之中更长于解毒的作用。主要适用于痈肿疔疮、丹毒、瘟毒发斑、痄腮、咽喉肿痛、热毒下痢、虫蛇咬伤、癌肿、水火烫伤以及其他急性热病等。

一、金银花

为忍冬科植物忍冬、红腺忍冬、山银花或毛花柱忍冬的花蕾或带初开的花。夏初花含苞未放时采摘，阴干。生用，炒用或制成露剂使用。

（一）性味归经

甘，寒。归肺、心、胃经。

（二）功用与临床应用

1. 清热解毒。本品清热解毒，散痈消肿，为治一切痈肿疔疮阳证的要药，用于痈肿疔疮。本品既可单用，又可根据痈肿疔疮之不同随证配伍，如用治疔疮肿毒，常与蒲公英、紫花地丁、野菊花等同用。

2. 疏散风热。本品芳香疏散，善散肺经热邪，适用于外感风热，温病初起，常与连翘、薄荷、牛蒡子等药配伍。本品还善清心、胃热毒，具透热转气之功，用于治疗温热病邪初入营分之证，常配伍水牛角、生地、黄连等药。

3. 凉血止痢。本品有清热解毒，凉血，止痢之效。故常用于热毒血痢便脓血者，单用浓煎口服即可奏效。此外，金银花加水蒸馏可制成金银花露，有清热解暑的作用，可用于暑热烦渴，咽喉肿痛，以及小儿热疮、痱子等。

（三）用法用量

煎服，6～15克。

（四）注意事项

疏散风热、清泄里热以生品为佳；热毒血痢宜炒炭用之。脾胃虚寒及气虚疮疡脓清者忌用。

二、连翘

为木犀科植物连翘的果实。野生、家种均有。白露前采初熟果实，色尚青绿，称青翘；寒露前采熟透果实则为黄翘。青翘采得后即蒸熟晒干，筛取籽实作连翘心用。以青翘为佳，生用。

（一）性味归经

苦，微寒。归肺、心、小肠经。

（二）功用与临床应用

1. 清热解毒，消痈散结。本品既能清心火，解疮毒，又能散气血凝聚，兼有消痈散结之功，故有"疮家圣药"之称，适用于痈肿疮毒，瘰疬痰核。

2. 疏散风热。本品长于清心火，散上焦风热，用于外感风热，温病初起。此外，本品兼有清心利尿之功，可用治湿热淋涩痛，多与竹叶、木通、白茅根等利尿通淋药同用，

（三）用法用量

煎服，6～15克。

（四）注意事项

脾胃虚寒及气虚脓清者不宜用。

三、穿心莲

为爵床科植物穿心莲的地上部分。秋初刚开花时采收质量较好。切段晒干生用，或鲜用。

（一）性味归经

苦，寒。归肺、胃、大肠、小肠经。

（二）功用与临床应用

1. 清热解毒。本品善清肺火，故凡肺热肺火引起的病症皆可应用，用于外感风热，温病初起，肺热咳喘，肺痈吐脓，咽喉肿痛。

2. 燥湿，凉血消肿。本品有清热解毒燥湿的功效，故凡湿热诸症均可应用。如用于湿热泻痢，热淋涩痛，湿疹瘙痒等。本品既清热解毒，又凉血消痈，故可用治湿热火毒诸症。如用于痈肿疮毒，蛇虫咬伤。若治蛇虫咬伤，可与墨旱莲同用。

（三）用法用量

煎服，6～9克。多作丸、散、片剂。外用适量。

（四）注意事项

煎剂易致呕吐。不宜多服久服，脾胃虚寒者不宜用。

四、大青叶

为十字花科植物菘蓝的叶片。冬季栽培，夏、秋两季分2～3次采收叶片，略洗，切碎，晒干生用或鲜用。

（一）性味归经

苦、咸，大寒。归心、肺、胃经。

（二）功用与临床应用

1. 清热解毒，凉血消斑。本品善解心胃二经实火热毒，咸寒入血分，又能凉血消斑，故可用治热入营血，心胃毒盛，气血两燔，温毒发斑等证，常与栀子、水牛角、玄参等同用。本品功善清热解毒，若配伍解表药即可表里同治，故可用治风热表证，温病初起，发热头痛，口渴咽痛等症，常与金银花、连翘、牛蒡子等药同用。

2. 解毒利咽。本品既清心胃二经实火，又善解瘟疫时毒，有解毒利咽之效，用于喉痹口疮，痄腮，丹毒痈肿等。

（三）用法用量

煎服，9～15克，鲜品30～60克。外用适量。

（四）注意事项

脾胃虚寒者忌用。

五、马勃

为灰包科真菌大马勃、紫色马勃与脱皮马勃的干燥子实体。夏、秋二季子实体成熟时及时采收，除去外层硬皮，切成方块，或研成粉，生用。

（一）性味归经

辛，平。归肺经。

（二）功用与临床应用

1. 清热解毒，利咽。本品味辛质轻，既能宣散肺经风热，又能清泻肺经实火，长于解毒利咽，为治咽喉肿痛的常用药，用于风热及肺火咽喉肿痛，咳嗽失音，常与牛蒡子、玄参、板蓝根等配伍使用。

2. 止血。本品有清热凉血，收敛止血之功，适用于血热妄行所致之吐血、衄血，可单用或配伍其他凉血止血药同用。马勃粉可撒敷伤口用治外伤出血。

（三）用法用量

煎服，1.5～6克，布包煎或入丸、散。外用适量。

（四）注意事项

风寒伏肺咳嗽失音者忌服。

六、贯众

为鳞毛蕨科多年生草本植物贯众、绵马鳞毛蕨（绵马贯众）、紫萁科草本植物紫萁等的带叶柄基部的根茎。秋季采挖，洗净，除去叶柄及须根，晒干。切片生用或炒炭用。

（一）性味归经

苦，微寒。有小毒。归肝、脾经。

（二）功用与临床应用

1. 清热解毒。本品能清气分血分之热毒，适用于温热邪毒所致之证，如风热感冒，温毒发斑，以及痄腮等。单用本品或配桑叶、金银花等可防治风热感冒。

2. 杀虫。适用于驱杀绦虫、钩虫、蛲虫、蛔虫等多种肠道寄生虫。

3. 凉血止血。尤善治崩漏下血，对血热者为宜，适用于血热吐血、衄血、便血、崩漏等，可单用或配伍其他药物同用。此外，本品还可用于治疗烧烫伤、妇人带下及高血压头昏眩晕等。

（三）用法用量

煎服，4.5~9克。外用适量。

（四）注意事项

杀虫及清热解毒宜生用，止血宜炒炭用。绵马贯众有小毒，用量不宜过大。服用本品时忌油腻。脾胃虚寒者及孕妇慎用。

七、白头翁

为毛茛科植物白头翁的根。春季开花前或秋末吐黄时均可采收。除去叶及残留的花茎和须根，保留根头白绒毛，洗净泥土，晒干。生用。

（一）性味归经

苦，寒。归胃、大肠经。

（二）功用与临床应用

1. 清热解毒，凉血止痢。本品尤善于清胃肠湿热及血分热毒，为治热毒血痢的良药，用于热毒血痢，可单用，或配伍黄连、黄柏、秦皮同用。近年来用本品治疗细菌性痢疾及阿米巴痢疾，均有良好效果。

2. 凉血消肿。本品解毒凉血消肿，与蒲公英、连翘等同用，用于治疗痄腮、瘰疬、疮痈肿痛等证。此外，本品与秦皮配伍，煎汤外洗，可用治阴痒（滴虫性阴道炎）带下。还可用于治疗疟疾（配伍柴胡、黄芩、槟榔）及血热出血。

（三）用法用量

煎服，9~15克。鲜品15~30克。外用适量。

（四）注意事项

虚寒泄痢忌服。

八、板蓝根

为十字科植物菘蓝的根茎或根。秋季采挖，除去泥沙，晒干。切片，生用。

（一）性味归经

苦，寒。归心、胃经。

（二）功用与临床应用

1. 清热解毒，利咽。本品善于清解实热火毒，以解毒利咽散结见长。单用或配伍金银花、荆芥等药用于治疗外感风热或温病初起，发热头痛咽痛者。

2. 凉血消肿。本品既善于清热解毒，又具有凉血消肿之功，主治多种瘟疫热毒之证，如温毒发斑、痄腮、丹毒、痈肿疮毒等。

（三）用法用量

煎服，9～15克。

（四）注意事项

体虚而无实火热毒者忌服，脾胃虚寒者慎用。

九、蒲公英

为菊科植物蒲公英、碱地蒲公英或同属数种植物的全草。夏至秋季花初开时采挖，除去杂质，洗净，切段，晒干。鲜用或生用。

（一）性味归经

苦、甘，寒。归肝、胃经。

（二）功用与临床应用

1. 清热解毒，消肿散结。本品功擅清热解毒，消痈散结。主治内外热毒疮痈诸证，兼能疏郁通乳，为治疗乳痈之要药。用治乳痈肿痛，可单用本品浓煎内服；用治痈肿疔毒，常与野菊花、金银花、鱼腥草等清热解毒药同用。

2. 利湿通淋。本品能清热利湿，利尿通淋，用治湿热所致之淋证、黄疸等有较好疗效。治疗热淋小便赤涩淋痛，常与白茅根、金钱草、车前子等同用。治疗黄疸，常与茵陈、栀子、大黄等药同用。

3. 清肝明目。本品单用取汁点眼，或浓煎内服，或配伍菊花、夏枯草、黄芩等药，用于治疗肝火上炎所致之目赤肿痛。

（三）用法用量

煎服，9～15克。外用鲜品适量，捣敷或煎汤熏洗患处。

（四）注意事项

本品用量过大可致缓泻。

十、鱼腥草

为三白草科植物蕺菜的地上部分。夏季茎叶茂盛花穗多时采割，除去杂质，迅速洗净，切段，晒干。生用。

（一）性味归经

辛，微寒。归肺经。

（二）功用与临床应用

1. 清热解毒，消痈排脓。本品以清肺热见长，又具消痈排脓之效，故为治疗肺痈之要药。亦为外痈疮毒常用之品。治肺痈常配芦根、桔梗、瓜蒌等药；用外痈疮毒，可单用鲜品捣烂湿敷，或配野菊花、蒲公英等清热解毒之品。因其善清肺热，亦可用于治疗肺热咳嗽。

2. 利尿通淋。本品善清膀胱湿热，常与车前草、白茅根、海金沙等同用。此外，本品又能清热止痢，可用于治疗湿热痢疾。

（三）用法用量

煎服，15~25克。鲜品用量加倍，或捣汁服。外用适量。

（四）注意事项

本品含挥发油，不宜久煎。虚寒证及阴证疮疡忌服。

十一、山豆根

为豆科植物越南槐的根及根茎。全年可采，以秋季采挖者为佳。除去杂质，洗净，晒干。切片生用。

（一）性味归经

苦，寒；有毒。归肺、胃经。

（二）功用与临床应用

清热解毒，利咽消肿。本品功擅清肺火，解热毒，利咽消肿。为治疗咽喉肿痛的要药。凡属热毒蕴结之咽喉肿痛者均可用之。本品兼入胃经，能清胃火，单用煎汤漱口就可治胃火上炎所致的牙龈肿痛、口舌生疮，也可配伍石膏、黄连、丹皮等药。此外，本品还可用于湿热黄疸、肺热咳嗽、痈肿疮毒等证。

（三）用法用量

煎服，3~6克。外用适量。

（四）注意事项

本品有毒，过量服用容易引起呕吐、腹泻、胸闷、心悸等，故用量不宜过大。脾胃虚寒者慎服。

十二、射干

为鸢尾科植物射干的根茎。春初刚发芽或秋末茎叶枯萎时采挖，以秋季采收为佳。除去苗茎、须根及泥沙，洗净，晒干。切片生用。

（一）性味归经

苦，寒。归肺经。

（二）功用与临床应用

1. 清热解毒，利咽。本品清泻肺火，利咽消肿，为治疗咽喉肿痛常用之品。

2. 消痰平喘。本品降气消痰，以止咳平喘，随配伍不同可用于治疗肺热喘咳（配伍桑白皮、桔梗、马兜铃等）及寒痰咳喘（配伍麻黄、细辛、半夏等）。

（三）用法用量

煎服，3～9克。

（四）注意事项

本品苦寒，脾虚便溏者不宜使用。孕妇忌用或慎服。

十三、败酱草

为败酱科植物黄花败酱、白花败酱的带根全草。夏、秋季采收，全株拔起，除去泥沙，洗净，阴干或晒干。切段生用。

（一）性味归经

辛、苦，微寒。归脾、大肠、肝经。

（二）功用与临床应用

1. 清热解毒，消痈排脓。本品既可清热解毒，又可消痈排脓，且能活血止痛，适用于治疗肠痈、肺痈及痈肿疮毒等证，尤为肠痈腹痛的首选药物，常与金银花、蒲公英、桃仁、薏苡仁等药物配伍。

2. 祛瘀止痛。本品辛散行滞，有破血行瘀，通经止痛之功。单用本品煎服即可治产后瘀阻腹痛，或与当归、香附、五灵脂等同用。

（三）用法用量

煎服，6～15克。外用适量。

（四）注意事项

脾胃虚弱，食少泄泻者忌服。

十四、鸦胆子

为苦木科植物鸦胆子的成熟果实。秋季果实成熟时采收，除去杂质，晒干。去壳取仁，生用。

（一）性味归经

苦，寒。有小毒。归大肠、肝经。

（二）功用与临床应用

1. 清热解毒，止痢。本品善于清大肠蕴热，凉血止痢，适用于热毒血痢，便下脓血，里急后重等症，单用本品去皮 25~50 粒，白糖水送服即可。

2. 截疟。本品清肝胆湿热，又杀虫截疟，用治各种类型的疟疾，尤以间日疟、三日疟效果较好，对恶性疟疾也有效。

3. 腐蚀赘疣（外用）。可用鸦胆子仁捣烂涂敷患处，或用鸦胆子油局部涂敷，用于治疗鸡眼、寻常疣等。

（三）用法用量

内服，0.5~2 克。以干龙眼肉包裹或装入胶囊吞服，亦可压去油制成丸剂、片剂服，不宜入煎剂。外用适量。

（四）注意事项

本品有毒，对胃肠道及肝肾均有损害，内服需严格控制剂量，不宜多用久服。外用注意用胶布保护好周围正常皮肤，以防止对正常皮肤的刺激。孕妇及小儿慎用。胃肠出血及肝肾病患者，应忌服或慎用。

（查高刚）

第四节　清热凉血药

本类药物多为甘苦咸寒之品。咸能入血，寒能清热。多归心、肝经，故具有清解营分、血分热邪的作用，主要用于营分、血分等实热证。此外，本类药物中的生地、玄参等，既能清热凉血，又能滋养阴液，标本兼顾。也可用于热病伤阴的病证。如果气血两燔，可与清热泻火药同用，使气血两清。

一、生地黄

为玄参科植物怀庆地黄或地黄的新鲜或干燥块根。春、秋两季采挖，除去芦头、须根及泥沙。生用或鲜用。

（一）性味归经

甘、苦，寒。归心、肝、肾经。

（二）功效与临床应用

1. 清热凉血，养阴生津。本品为清热凉血、养阴生津之要药，用于热入营血，口干舌绛，多配玄参、连翘、丹参等药同用。

2. 凉血止血。本品清热泻火，凉血止血。用于血热妄行，斑疹吐衄，常与大黄、地榆、益母草等同用。

3. 生津止渴。本品清热养阴，生津止渴，用于津伤口渴，内热消渴。常配麦冬、沙参、玉竹等药。

4. 滋阴降火。本品入肾经而滋阴降火，养阴津而泄伏热，用治阴虚内热，骨蒸潮热等证，可与知母、地骨皮等同用。

（三）用法用量

煎服，10～15 克。鲜品用量加倍，或以鲜品捣汁入药。

（四）注意事项

鲜生地味甘苦性大寒，作用与干地黄相似，滋阴之力稍逊，但清热生津，凉血止血之力较强。本品性寒而滞，脾虚湿滞、腹满便溏者不宜使用。

二、玄参

本品又名元参，为玄参科植物玄参的根。立冬前后采挖，除去根茎、幼芽、须根及泥沙，晒或烘至半干，堆放 3～6 天，反复数次至干燥。生用。

（一）性味归经

苦、甘、咸，寒。归肺、胃、肾经。

（二）功效与临床应用

1. 清热凉血。用于温邪入营，内陷心包，温毒发斑等证，常配伍生地黄、丹参、连翘等。

2. 泻火解毒。本品有清热凉血，解毒散结，利咽消肿之功，用于咽喉肿痛，瘰疬痰核，痈肿疮毒。常配伍黄芩、连翘、板蓝根等药治疗咽喉肿痛。若治痈肿疮毒，可配伍银花、连翘、蒲公英等药。

3. 滋阴。本品配百合、地黄、川贝母等药，治阴虚劳嗽咳血；配地骨皮、银柴胡、丹皮等，治骨蒸劳热；与麦冬，五味子、枸杞子等同用，还可治内热消渴。诸效皆取其清热凉血、滋阴润燥之效。

（三）用法用量

煎服，10～15 克。

（四）注意事项

本品性寒而滞，脾胃虚寒、食少便溏者不宜服用。反藜芦。

三、牡丹皮

为毛茛科植物牡丹的根皮。多在秋季收获。生用或酒炙用。

（一）性味归经

苦、辛，微寒。归心、肝、肾经。

（二）功效与临床应用

1. 清热凉血。本品能清营分、血分实热，有凉血止血之功，用于斑疹吐衄。本品又善于清透阴分伏热，是治疗无汗骨蒸之要药，用于温邪伤阴，阴虚发热。常与鳖甲、生地、知母等药配伍。

2. 活血祛瘀。本品有活血行瘀之功。适用于血滞经闭，痛经癥瘕，跌打损伤。

3. 散瘀消痈。本品于清热凉血之中，又善于散瘀消痈，用于痈疡肿毒，肠痈腹痛，如配伍大黄、桃仁、芒硝等药治疗肠痈初起。

（三）用法用量

煎服，6～12克。

（四）注意事项

清热凉血生用，活血散瘀酒炒用，止血炒炭用。血虚有寒、月经过多及孕妇不宜用。

四、赤芍

为毛茛科植物毛果赤芍和卵叶芍药或芍药的根。春、秋二季采挖，除去根茎、须根及泥沙，晒干，润软，切片。生用，或炒用。

（一）性味归经

苦，微寒。归肝经。

（二）功效与临床应用

1. 清热凉血。本品善走血分，能清肝火，除血分郁热而有凉血、止血、散瘀消斑之功，用于热入营血，斑疹吐衄，可与水牛角、丹皮、生地黄等药配伍。本品又能清泻肝火，用治目赤翳障，常配菊花、木贼、夏枯草等药。

2. 散瘀止痛。本品有活血通经，散瘀消癥，行滞止痛的功效，既可配伍柴胡、丹皮等药，用于治疗肝血瘀滞之胁痛，又可配伍当归、川芎、延胡索、桃仁等药，用于治疗经闭癥瘕，跌打损伤，痈肿疮毒等证。

（三）用法用量

煎服，6～12克。

（四）注意事项

血寒经闭不宜用。反藜芦。

五、水牛角

牛科动物水牛的角。取角后，水煮，除去角塞，干燥，镑片或锉成粗粉。生用，或制为浓缩粉用。

（一）性味归经

咸，寒。归心、肝、胃经。

（二）功效与临床应用

清热凉血，解毒，定惊。本品能入血分，清心肝胃三经之火，而有凉血解毒定惊之功，用治温热病热入血分，壮热不退，神昏谵语等症，可配伍石膏、牛黄、珍珠母、黄芩等药。取本品清热凉血之功，常与生地、丹皮、赤芍等同用，用治血热妄行的吐血、衄血等证。此外，取本品清热解毒之功，配伍黄连、黄芩、连翘等药，用治咽喉肿痛，痈肿疮疡等。

（三）用法用量

镑片或粗粉煎服，15～30克，锉碎先煎3小时以上。水牛角浓缩粉冲服，每次1.5～

3克，每日2次。

（四）注意事项

脾胃虚寒者不宜用。

（查高刚）

第五节　清虚热药

本类药物药性寒凉，主入阴分，以清虚热、退骨蒸为主要功效。主要适用于肝肾阴虚，虚火内扰所致的骨蒸潮热、午后发热、手足心热、虚烦不寐、盗汗遗精、舌红少苔、脉细而数等症，亦可用于温热病后期，邪热未尽，伤阴劫液，而致夜热早凉、热退无汗、舌质红绛、脉象细数等症。

一、青蒿

为菊科植物青蒿和黄花蒿的全草。夏、秋两季花将开时采收。除去老茎。鲜用或阴干，切段生用。

（一）性味归经

苦、辛，寒。归肝、胆经。

（二）功效与临床应用

1. 清透虚热。本品苦寒清热，辛香透散，长于清透阴分伏热，用于温邪伤阴，夜热早凉，常与鳖甲、丹皮、知母、生地黄等同用。

2. 除骨蒸。本品有退虚热、除骨蒸的作用，用于阴虚发热，劳热骨蒸。常与银柴胡、胡黄连、知母、鳖甲等同用。

3. 解暑。本品善解暑热，用于感受暑邪，发热头痛口渴，常与连翘、茯苓、滑石、通草等同用。

4. 截疟。本品为治疗疟疾之良药，用治疟疾寒热，单用鲜品大剂量捣汁服即可。此外，本品又长于清透肝胆之热邪，与黄芩、半夏、竹茹、滑石、青黛等药配伍，用治湿热郁遏少阳三焦之证。

（三）用法用量

煎服，6～12克，不宜久煎；或鲜用绞汁服。

（四）注意事项

脾胃虚弱，肠滑泄泻者忌用。

二、白薇

为萝藦科植物白薇和蔓生白薇的根及根茎。春、秋二季采挖，洗净，晒干。切段，生用。

（一）性味归经

苦、咸，寒。归胃、肝、肾经。

（二）功效与临床应用

1. 清热凉血。本品善入血分，有清热凉血，益阴除热之功。既能清实热，又能退虚热。随配伍不同用治邪热入营，阴虚发热，产后虚热等证。

2. 利尿通淋。本品清热凉血，又能利尿通淋，用于治膀胱湿热所致热淋、血淋，常与木通、滑石及石韦等同用。

3. 解毒疗疮。本品有解毒疗疮，消肿散结之功，用治血热毒感的疮痈肿毒，咽喉肿痛，及毒蛇咬伤等症。内服、外敷均可，也可配其他清热解毒药同用。此外，本品还可清泄肺热与透热外出，与玉竹、薄荷、淡豆豉等同用，可治肺热咳嗽，及阴虚外感，发热咽干、口渴心烦等症。

（三）用法用量

煎服，4.5~9克。

（四）注意事项

脾胃虚寒、食少便溏者不宜服用。

三、地骨皮

为茄科植物枸杞或宁夏枸杞的根皮。初春或秋后采挖，剥取根皮，晒干，切段入药。

（一）性味归经

甘，寒。归肺、肝、肾经。

（二）功效与临床应用

1. 凉血退蒸。本品甘寒清润，能清肝肾之虚热，除有汗之骨蒸，为退虚热、疗骨蒸之佳品，用于阴虚发热，盗汗骨蒸，常与知母、鳖甲、银柴胡等配伍。

2. 清肺降火。本品善清泄肺热，除肺中伏火，故多用治肺火郁结，气逆不降，咳嗽气喘，皮肤蒸热之肺热咳嗽等证，常与桑白皮、甘草等同用。

3. 凉血止血。本品甘寒清热，凉血止血。用于血热妄行的吐血、衄血、尿血等血热出血症。此外，本品于清热除蒸泄火之中，兼有生津止渴的作用，可与生地黄、天花粉、五味子等同用，治内热消渴。

（三）用法用量

煎服，9~15克。

（四）注意事项

外感风寒发热及脾虚便溏者不宜用。

四、银柴胡

为石竹科多年生草本植物银柴胡的根。秋后茎叶枯萎至立春植株萌发前采挖，除去残茎须根，洗净，晒干。切片，生用。

（一）性味归经

甘，微寒。归肝、胃经。

（二）功效与临床应用

1. 清虚热。本品甘寒益阴，清热凉血，退热而不苦泄，理阴而不升腾，为退虚热除骨蒸之佳品，用治阴虚发热，盗汗，骨蒸潮热等，多与地骨皮、青蒿、鳖甲同用。

2. 除疳热。用治小儿食滞或虫积所致的疳积发热，腹部膨大，口渴消瘦，毛发焦枯等症，常与鸡内金、使君子及党参等药同用，以共奏消积杀虫，健脾疗疳之效。

（三）用法用量

煎服，3~9克。

（四）注意事项

外感风寒，血虚无热者忌用。

五、胡黄连

为玄参科植物胡黄连的根茎。秋季采挖，除去须根及泥沙，晒干。切薄片或用时捣碎。

（一）性味归经

苦，寒。归肝、胃、大肠经。

（二）功效与临床应用

1. 退虚热。本品有退虚热，除骨蒸，凉血清热之功，用治阴虚骨蒸潮热，常与银柴胡、地骨皮等同用。

2. 除疳热。本品既能除小儿疳热，又能清胃肠湿热，故可用于小儿疳积发热，消化不良，腹胀体瘦，低热不退等症，常与党参、白术、山楂等同用。

3. 清湿热。本品苦寒沉降，功似黄连，善除胃肠湿热及下焦湿火蕴结，为治疗湿热泻痢及痔疮肿痛的良药。常与黄芩、黄柏、白头翁等同用，治湿热泻痢。此外，本品能清大肠湿火蕴结，适用于痔疮肿痛。

（三）用法用量

煎服，1.5~9克。

（四）注意事项

脾胃虚寒者慎用。

（查高刚）

第五章　解　表　药

凡具有发散表邪，用以解除表证的药物，叫解表药。

解表药多味辛，性能发散，又能发汗，可使肌表之邪从表随汗而解。针对表证的寒热，解表药分为辛温解表和辛凉解表两类。

辛温解表药适用于风寒表证，可见恶寒发热，头痛身痛，无汗或有汗，舌苔薄白，脉浮紧或浮缓等。常用辛温解表药有麻黄、桂枝、防风、羌活、细辛、生姜等。

辛凉解表药适用于风热表证，可见发热微恶寒，咽干咽痛，口渴，舌苔薄黄，脉浮数等。常用辛凉解表药有柴胡、薄荷、葛根、菊花、桑叶等。

解表药虽能通过发汗解除表证，但用之不当，汗出过多，又能耗散阳气，损伤津液，或产生不良反应。因此，不可久用或过量使用，应中病即止。凡阳虚自汗、阴虚盗汗、泻痢呕吐、吐血下血、疮疡已溃、麻疹已透、热病后期津液已亏等证应慎用。

第一节　辛温解表药

本类药物辛以发散，温以祛寒，其功效特点以发散肌表风寒为主，主要用于治疗外感风寒表证，临床主要见症为恶寒发热、无汗或汗出不畅、头身疼痛、鼻塞流涕、口不渴、舌苔薄白、脉浮紧等。部分辛温解表药分别兼有祛风止痒、止痛、止咳平喘、利水消肿、消疮等作用，又可用治风疹瘙痒、风湿痹证、咳喘、水肿以及疮疡初起兼有表证者。

一、麻黄

麻黄为麻黄科植物草麻黄、中麻黄或木贼麻黄的草质茎。立秋至霜降之间采收，阴干，除去木质茎、残根及杂质，切段。生用、蜜炙或捣绒用。

（一）性味归经

辛、微苦，温。归肺、膀胱经。

（二）功用与临床应用

1. 发汗解表。用于风寒感冒，主治外感风寒，恶寒无汗，发热头痛的风寒表实证，常与桂枝相须为用，以增强发汗散寒解表之力。

2. 宣肺平喘。用于咳嗽气喘，主治喘咳实证。本品为治疗肺气壅遏所致咳喘的要药，适宜于外感风寒而有喘逆咳嗽者，常与杏仁配伍应用。

3. 利水消肿。用于风水水肿，主治风邪袭表，肺失宣降的水肿、小便不利兼有表证的风水证。此外，取麻黄散寒通滞作用，用治风寒痹证，阴疽，痰核。

（三）用法用量

煎服，2～9克。发汗解表宜生用，止咳平喘多炙用。

（四）注意事项

本品发散力强，凡表虚自汗、阴虚盗汗及虚喘均当慎用。

二、桂枝

为樟科植物肉桂的嫩枝。春、夏二季割取嫩枝，晒干或阴干，切成薄片或切段。生用。

（一）性味归经

辛、甘，温。归心、肺、膀胱经。

（二）功用与临床应用

1. 发汗解肌。用于风寒感冒，主治外感风寒，表虚汗出而表证不解；也可用于风寒表实证，恶寒无汗者。

2. 温通经脉。本品有温经通脉，散寒止痛之效，用于寒凝血滞诸痛证。胸痹心痛者常与枳实、薤白同用。

3. 助阳化气。适用于脾肾阳虚、阳不化水、水湿内停引起的痰饮眩悸、水肿胀满、小便不利等证。亦用于痰饮、蓄水证、心悸。

（三）用法用量

煎服，3～9克。

（四）注意事项

本品辛温助热，易伤阴动血，凡外感热病、阴虚火旺、血热妄行等证，均当忌用。孕妇及月经过多者慎用。

三、紫苏

唇形科植物紫苏的茎、叶，其叶称紫苏叶，其茎称紫苏梗。夏秋季采收，除去杂质，晒干，生用。

（一）性味归经

辛、温。归肺、脾经。

（二）功用与临床应用

1. 解表散寒（苏叶较佳）。用于风寒感冒，咳嗽痰多，主治风寒感冒，恶寒无汗；风寒犯肺，咳嗽痰多；外感风寒，内兼气滞者，常与香附、杏仁、桔梗等同用。

2. 行气宽中（苏梗、苏兜较佳）。用于脾胃气滞，胸闷呕吐。本品为行气宽中，行气止呕良药，兼有理气安胎之功，常与砂仁、陈皮、半夏、厚朴、芦根等药同用。

3. 解鱼蟹毒，适于鱼蟹变质，食后吐泻、腹痛，可单用本品，亦可与生姜、陈皮、藿香等药配伍使用。

（三）用法用量

煎服，3~10克，不宜久煎。

四、生姜

为姜科植物的新鲜根茎。秋、冬二季采挖，除去须根及泥沙，切片，生用。

（一）性味归经

辛，温。归肺、脾、胃经。

（二）功用与临床应用

1. 解表散寒。用于风寒感冒。本品发汗解表，祛风散寒，但作用较弱，适用于风寒感冒轻证，可单煎或配红糖、葱白煎服。

2. 温中止呕。用于胃寒呕吐。生姜善于温中止呕，素有"呕家圣药"之称，随证配伍可用于治疗多种呕吐。为了增强某些止呕药的止呕效用，常采用姜汁制之，如姜半夏、姜竹茹等。

3. 温肺止咳。用于肺寒咳嗽。本品辛温发散，温肺散寒，化痰止咳，对于肺寒咳嗽，不论有无外感风寒，或痰多，或痰少，皆可选用。此外，生姜能解半夏、天南星及鱼蟹毒。

（三）用法用量

煎服，3~9克，或捣汁服。

（四）注意事项

本品伤阴助火，故热盛及阴虚内热者忌服。

五、荆芥

为唇形科植物荆芥的地上部分。夏秋二季花开到顶，穗绿时采割，除去杂质，晒干，切段。生用或炒炭。

（一）性味归经

辛，微温。归肺、肝经。

（二）功用与临床应用

1. 祛风解表。用于外感表证。本品辛散气香，长于发表散风，且微温不烈，药性和缓，表寒表热皆可用之。

2. 透疹消疮。本品轻扬透散，祛风止痒，宣散疹毒，用于麻疹不透、风疹瘙痒，常与蝉蜕、薄荷、防风等配伍。本品又有散风解表，兼有消疮之功，还可用于疮疡初起兼有表证。

3. 止血。本品炒炭长于理血止血，可用于吐血、便血、衄血、崩漏等多种出血症。

（三）用法用量

煎服，4.5~9克。

（四）注意事项

本品气味芳香，入汤剂不宜久煎。

六、防风

为伞形科植物防风的根。春、秋二季采挖未抽花茎植株的根，除去须根及泥沙，晒干。切片。生用或炒炭用。

（一）性味归经

辛、甘，微温。归膀胱、肝、脾经。

（二）功用与临床应用

1. 祛风解表。用于感冒头痛，风疹瘙痒。本品虽辛温发散，气味俱升，但性质甘缓，微温不烈，称"风药中之润剂"，故对风寒、风热、风湿等表证均可配伍使用。本品又能祛风止痒，还可用治风疹瘙痒。因其药性平和，无论风寒、风热所致隐疹瘙痒皆可配伍使用，尤宜于风邪所致之隐疹瘙痒。

2. 胜湿止痛。可治风湿痹证，关节疼痛，四肢挛急，常与羌活、独活、桂枝等配伍。

3. 止痉。本品既能辛散外风，又能息内风以止痉，适于破伤风所致角弓反张、抽搐痉挛，常与天麻、天南星、白附子等配伍使用。

4. 止泻。用于肝郁侮脾，腹痛泄泻。此外本品炒用，尚可治肠风下血。

（三）用法用量

煎服，4.5~9克。

（四）注意事项

阴虚火旺、血虚发痉、热病动风者不宜使用。

七、香薷

为唇形植物石香薷的地上部分。因产地不同而有青香薷、江香薷之名。春、夏二季茎叶茂盛，果实成熟后割取，除去杂质，晒干。切段生用。

（一）性味归经

辛，微温。归肺、脾、胃经。

（二）功用与临床应用

1. 发汗解表，化湿和中。本品素有"夏月麻黄"之称，常用治夏月乘凉饮冷，外感风寒，内伤暑湿所引起的恶寒发热、头痛无汗、腹痛吐泻的阴暑证。常与厚朴、扁豆等配伍。

2. 利水消肿。用于水肿脚气。其治水肿，偏于发越阳气，和中化湿以利水消肿，多用于水肿兼表证及脾虚湿盛之水肿，小便不利，脚气浮肿。可单用或与白术等配伍使用。

（三）用法用量

煎服，3~9克。

（四）注意事项

用于发表，量不宜过大，且不宜久煎；用于利水退肿，量宜稍大，且须浓煎。本品辛温发汗之力较强，表虚有汗及阳暑证当忌用。

八、羌活

为伞形科植物羌活及宽叶羌活的根茎及根。春、夏二季采挖，除去须根及泥沙，晒干。切片生用。

（一）性味归经

辛、苦，温。归膀胱、肾经。

（二）功用与临床应用

1. 解表散寒。用于风寒感冒。本品善治风寒湿邪袭表所致头痛身痛，恶寒发热，肌表无汗，头痛项强，肢体酸痛等症，常与防风、细辛、川芎等配伍。

2. 祛风胜湿，止痛。用于风寒湿痹，肩臂疼痛。本品善治腰以上风寒湿邪所致的风湿痹痛，尤以肩背肢节疼痛者佳，常与其它祛风湿、止痛药同用。

（三）用法用量

煎服，3～9克。

（四）注意事项

本品气味浓烈，用量过多，易致呕吐，脾胃虚弱者不宜服。血虚痹痛，阴虚头痛慎用。

九、白芷

为伞形科植物白芷或杭白芷的根。夏、秋间叶黄时采挖，除去须根及泥沙，晒干或低温干燥。切片生用。

（一）性味归经

辛，温。归肺、胃、大肠经。

（二）功用与临床应用

1. 解表散风。本品性质温和，而以通窍止痛见长，宜用于外感风寒所致头痛、鼻塞之证。

2. 通窍止痛。本品芳香上达，辛散温通，善散阳明经的风湿之邪而止头额疼痛，用于阳明头痛，齿痛，风湿痹痛之证。又本品善通鼻窍而止疼痛，用治鼻渊，鼻塞不通，浊涕不止，前额疼痛等症，常与苍耳子、辛夷等配伍使用。

3. 燥湿止带。本品善除阳明经湿邪而燥湿止带。用于带下过多。

4. 消肿排脓。本品能消肿排脓，散结止痛，用于疮痈肿毒。此外，本品尚可用治皮肤风湿瘙痒及毒蛇咬伤。

（三）用法用量

煎服，3～9克。外用适量。

（四）注意事项

阴虚血热者忌服。

十、细辛

为马兜铃科北细辛、汉城细辛或华细辛的全草。夏季果熟期或初秋采收，除去泥沙，阴干。切段生用。

（一）性味归经

辛，温。有小毒。归肺、肾、心经。

（二）功用与临床应用

1. 解表散寒。本品祛风散寒，达表入里，表寒、里寒证均可使用，适用于风寒感冒，阳虚外感等证。

2. 祛风止痛，通窍。本品辛香走窜，能祛风寒，通鼻窍，为治鼻渊之良药，常用于治疗鼻渊等鼻科疾病。又因本品止痛之力颇强，常随配伍不同用治头痛，牙痛，痹痛等多种寒痛证。

3. 温肺化饮。本品既可外散表寒，又能下气消痰，温肺化饮，用于寒痰停饮，气逆喘咳。此外，本品辛温行散，芳香透达，吹鼻取嚏，有通关开窍醒神之功。

（三）用法用量

煎服，1~3克；入丸散剂，用0.5~1克。外用适量。

（四）注意事项

阴虚阳亢头痛，肺燥伤阴干咳忌用。反藜芦。

（查高刚）

第二节　辛凉解表药

本类药物辛以发散，凉以祛热，其功效特点以发散风热为主，发汗解表作用较辛温解表药缓和。主要适用于外感风热及温病初起邪在卫分，症见发热、微恶风寒、咽干口渴、头痛目赤、舌边尖红、苔薄黄、脉浮数等。部分辛凉解表药分别兼有清头目、利咽喉、透疹、止痒、止咳等作用，又可用于治疗风热所致目赤多泪、咽喉肿痛、麻疹不透、风疹瘙痒以及咳嗽等症。

一、薄荷

为唇形科薄荷的干燥地上部分。夏秋二季茎叶茂盛或花开至三轮时，选天晴，分次采割，晒干或阴干。切段生用。

（一）性味归经

辛，凉。归肺、肝经。

（二）功用与临床应用

1. 疏散风热。本品辛以发散，凉以清热，清轻凉散，其辛散之性较强，且有一定发汗作用，为疏散风热常用之品，故可用治风热感冒或温病初起，常与金银花、连翘、牛蒡子等配伍使用。

2. 清利头目，利咽。本品轻扬升浮、芳香通窍，功善疏散上焦风热，清头目、利咽喉，用于风热上攻所致头痛目赤，咽喉肿痛，常与桑叶、菊花、桔梗、僵蚕等配伍使用。

3. 透疹。本品质轻宣散，有疏散风热，宣毒透疹之功，用于麻疹不透，风疹瘙痒，常与蝉蜕、牛蒡子、小圣柳等药配伍。

4. 疏肝行气。本品兼入肝经，能疏肝解郁，用于肝郁气滞，胸闷胁痛，常与柴胡、白芍、当归等药配伍。此外，本品芳香辟秽，还可用治夏令感受暑湿秽浊之气，所致痧胀腹痛吐泻等症，常配藿香、佩兰、白扁豆等药使用。

（三）用法用量

煎服，3~6克，宜后下。其叶长于发汗解表，梗偏于理气和中。

（四）注意事项

本品芳香辛散，发汗耗气，故体虚多汗者不宜使用。

二、牛蒡子

为菊科植物牛蒡的成熟果实。秋季果实成熟时采收，晒干，除去杂质，再晒干。生用或炒用，用时捣碎。

（一）性味归经

辛、苦，寒。归肺、胃经。

（二）功用与临床应用

1. 疏散风热，利咽，宣肺祛痰。本品辛散苦泄，寒能清热，故能疏散风热又长于宣肺化痰，清利咽喉。而风热感冒，咽喉肿痛，或咳嗽痰多不利者更为适宜。

2. 透疹。本品清泄透散，能疏散风热，透泄热毒而促使疹子透发，用治麻疹不透或透而复隐，常与薄荷、竹叶、柽柳等药配伍使用。

3. 解毒散肿。本品辛苦性寒，于升浮之中又有清降之性，能外散风热，内泄其毒，有清热解毒，消肿利咽之效，用于痈肿疮毒，痄腮，喉痹。其性偏滑利，兼可通利大便。针对上述病证兼有大便热结不通者尤为适宜。

（三）用法用量

煎服，6~12克。炒用可使苦寒及滑肠之性略减。

（四）注意事项

本品性寒，滑肠通便，气虚便溏者慎用。

三、蝉蜕

为蝉科昆虫黑蚱若虫羽化后的蜕壳。夏、秋二季采收，去净泥土，晒干。生用。

（一）性味归经

甘，寒。归肺、肝经。

（二）功用与临床应用

1. 疏风散热，利咽开音。本品甘寒清热，质轻上浮，长于疏散肺经风热，宣肺疗哑，故可用治风热感冒或温病初起。症见声音嘶哑或咽喉肿痛者尤为适宜。

2. 透疹。本品宣散透发，疏散风热，透疹止痒，用于风热外束，麻疹不透，或风湿侵淫肌肤血脉之风疹瘙痒。

3. 明目退翳。本品入肝经，善疏散肝经风热而有明目退翳之功，故可用治风热上攻，目赤肿痛，翳膜遮睛。

4. 息风止痉。本品甘寒，既能疏散风热，又可凉肝息风止痉，故可用于小儿急慢性惊风及破伤风等证。此外，根据现代药理研究证明，该药具有镇静安神之作用，因此现常用于治疗小儿夜啼不安之证。

（三）用法用量

煎服，3～10克，或单味研末冲服。一般病证用量宜小，止痉则需大量。

（四）注意事项

孕妇当慎用。

四、桑叶

为桑科植物桑树的叶。经霜后采收，除去杂质，晒干。生用或蜜炙用。

（一）性味归经

苦、甘，寒。归肺、肝经。

（二）功用与临床应用

1. 疏散风热。本品甘寒质轻，轻清疏散，长于凉散风热，又能清肺止咳，用于风热感冒，头痛咳嗽，常与菊花相须为用，常与连翘、薄荷、桔梗等药配伍。

2. 清肺润燥。本品苦寒清泄肺热，甘寒益阴，凉润肺燥，故可用于燥热伤肺，干咳少痰。权衡燥热轻重可分别配伍杏仁、沙参、贝母，或石膏、麦冬、阿胶等。

3. 平抑肝阳，清肝明目。本品苦寒，兼入肝经，有平降肝阳、清肝明目之效，用于肝阳眩晕，目赤涩痛。此外，本品甘寒，尚能凉血止血，还可治血热妄行吐血、衄血之证，可单用，或配其他止血药同用。

（三）用法用量

煎服，5～9克，或入丸散。外用煎水洗眼。桑叶蜜炙能增强润肺止咳的作用，故肺燥咳嗽多用蜜炙桑叶。

五、菊花

为菊科多年生草本植物菊的头状花序。由于产地、花色及加工方法的不同，又分为白菊花、黄菊花、杭菊花、滁菊花。花期采收，阴干或焙干，生用。

（一）性味归经

辛、甘、苦，微寒。归肺、肝经。

（二）功用与临床应用

1. 疏散风热。本品体轻达表，气清上浮，微寒清热，长于疏散风热，但发散表邪之力不强，用于风热感冒，或温病初起，温邪犯肺，发热头痛、咳嗽等症。

2. 平肝明目。本品性寒入肝经，能清热平肝，用治肝阳上亢或肝火上攻所致头痛眩晕之证，常与石决明、珍珠母、牛膝等同用。本品又能清泄肝热以明目，还可用治肝经风热或肝火上攻所致目赤肿痛。亦可与熟地黄、枸杞子、山茱萸等药配伍，用于治疗肝肾精血不足之眼目昏花、视物不清。

3. 清热解毒（野菊花作用强）。本品甘寒益阴，清热解毒，尤善解疗毒，故可用治疗疮肿毒，常与金银花、生甘草同用。

（三）用法用量

煎服，5~9克。疏散风热宜用黄菊花，平肝、清肝明目宜用白菊花。

六、蔓荆子

为马鞭草科植物单叶蔓荆或蔓荆的成熟果实。秋季果实成熟时采收，除去杂质，晒干。生用或炒用。

（一）性味归经

辛、苦，微寒。归膀胱、肝、胃经。

（二）功用与临床应用

1. 疏散风热。本品辛能散风，微寒轻浮上行，主散头面之邪，有祛风止痛之效，用于风热感冒而头昏头痛者。若风邪上攻之偏头痛，常与川芎、白芷、细辛等药配伍应用。

2. 清利头目。本品能疏散风热，清利头目。用于目赤肿痛，目混多泪，常与菊花、蝉蜕等药同用。此外，本品有祛风止痛之功，也可用治风湿痹痛，多配羌活、独活、川芎、防风等同用。

（三）用法用量

煎服，5~9克。

七、柴胡

为伞形科植物柴胡（北柴胡）和狭叶柴胡（南柴胡）的干燥根。春、秋两季采挖，除去茎叶及泥沙，干燥，切段。生用或醋炙用。

（一）性味归经

苦、辛，微寒。归肝、胆经。

（二）功用与临床应用

1. 解表退热。本品味辛苦，气微寒，芳香疏泄，尤擅于疏散少阳半表半里之邪，为治少阳证之要药，用于伤寒少阳证之寒热往来、胸胁苦满等症，常与黄芩同用。本品又有良好的疏散退热作用，可用治感冒发热，无论风寒、风热表证皆可使用。

2. 疏肝解郁。本品能条达肝气，疏肝解郁，调经止痛，用于肝郁气滞，月经不调，胸胁疼痛，据证常配伍香附、白芍、当归、川芎等药。

3. 升举阳气。本品长于升举脾胃清阳之气，善治气虚下陷神倦发热，食少便溏，久泻脱肛，胃、子宫下垂等症，常与党参、黄芪、白术同用。另外，本品还可退热截疟，为治疗疟疾寒热的常用之品，常与黄芩、常山、草果等同用。

（三）用法用量

煎服，3～10克。和解退热宜生用，疏散肝郁宜醋炙，骨蒸劳热当用鳖血拌炒。

（四）注意事项

柴胡性升散，若肝阳上亢，肝风内动，阴虚火旺及气机上逆者忌用或慎用。

八、升麻

为毛茛科植物大三叶升麻、兴安升麻（北升麻）或升麻的根茎。夏、秋两季采挖，除去泥沙，晒干切片。生用或蜜炙用。

（一）性味归经

辛、微甘，微寒。归肺、脾、胃、大肠经。

（二）功用与临床应用

1. 解表透疹。本品辛甘微寒，性能升散，有发表透疹之功，用于风热头痛，麻疹不透。

2. 清热解毒。本品甘寒，为清热解毒之良药，尤善清解阳明热毒，用于齿痛口疮，咽喉肿痛。亦可用治多种热毒证。

3. 升举阳气。本品入脾胃经，善引清阳之气，为升阳举陷之要药，用于气虚下陷，久泻脱肛，崩漏下血，常与党参、黄芪、白术等药同用。

（三）用法用量

煎服，3～9克。发表透疹、清热解毒宜生用，升阳举陷固脱宜炙用。

（四）注意事项

本品麻疹已透，以及阴虚火旺，肝阳上亢，上盛下虚者，均当忌用。

九、葛根

为豆科植物野葛或甘葛藤的根。秋、冬两季采挖。叶葛多趁鲜切成厚片或小块，干燥；甘葛藤习称"粉葛"，多除去外皮，用硫磺熏后，稍干，截断或再纵切两半，干燥。生用或煨用。

（一）性味归经

甘、辛，凉。归脾、胃经。

（二）功用与临床应用

1. 解肌退热。本品甘辛性凉，轻扬升散，入脾胃经，而有发汗解表，解肌退热之功，且长于缓解外邪郁阻、经气不利、筋脉失养所致的项背强痛。用治外感表证，无论风寒与风热，均可选用。

2. 透疹。本品有发表散邪，解肌退热，透发麻疹之功，故可用于麻疹初起，疹发不透。

3. 生津止渴。本品甘凉，于清热之中，又能鼓舞胃气上升，而有生津止渴之功，用于热病口渴，阴虚消渴等。

4. 升阳止泻。本品既能清透邪热，又能升发清阳，鼓舞脾胃清阳之气上升而奏止泻止痢之效，用于热泻热痢或脾虚泄泻。此外，现代临床常用此药治高血压病引起的颈项强痛。

（三）用法用量

煎服，9～15克。解肌退热、透疹、生津宜生用，升阳止泻宜煨用。

十、淡豆豉

为豆科植物大豆的成熟种子发酵加工品。晒干生用。

（一）性味归经

辛、苦，凉。归肺、胃经。

（二）功用与临床应用

1. 解表。本品辛散轻浮，能疏散表邪，且发汗解表之力颇为平稳，用于感冒头痛，无论风寒风热表证均可应用。

2. 除烦，宣发郁热。本品既能透散外邪，又能宣散邪热以除烦，常与栀子同用，用治外感热病，邪热内郁，烦热不眠。

（三）用法用量

6～12克。本品以桑叶、青蒿发酵者多用治风热感冒，热病胸中烦闷之证；以麻黄、紫苏发酵者，多用治风寒感冒头痛。

十一、浮萍

为浮萍科草本植物紫萍的全草。6～9月采收，除去杂质，晒干用。

（一）性味归经

辛，寒。归肺、膀胱经。

（二）功用与临床应用

1. 发汗解表。本品辛寒，质轻上浮，有宣肺发汗，疏散风热之功，用治外感表证，发热无汗。随配伍不同可用治风寒及风热感冒。

2. 透疹止痒。用于麻疹不透，风疹瘙痒。

3. 利水消肿。本品上可开宣肺气而发汗，下可通调水道而利尿，用治水肿小便不利兼风热表证者为宜。

（三）用法用量

煎服，3～10克。

（四）注意事项

表气虚而自汗者勿用。

十二、木贼

为木贼科植物木贼的地上部分。夏、秋二季采收，除去杂质及须根，晒干或阴干，切段入药。生用。

（一）性味归经

甘、苦，平。归肺、肝经。

（二）功用与临床应用

疏散风热，明目退翳。本品散风热，退目翳，兼有发汗解表之功，但本品较少用于一般风热感冒，主要用于风热目赤，翳障多泪。此外，本品兼有止血作用，可用于便血、痔血，常与黄芩、地榆、槐角等同用。

（三）用法用量

煎服，3～10克。

（查高刚）

第六章 祛湿药

祛湿药是祛除湿邪，治疗湿性病证的药物。这类药物因祛除湿邪的功能形式不同，又分为祛风胜湿药、芳香化湿药、利水渗湿药。

祛风胜湿药能祛除肌表经络的风湿，部分还具有舒筋、通络、止痛、强筋骨等作用。适用于风湿痹证，筋脉拘急，肢体麻木，腰膝酸痛，下肢痿弱，半身不遂等。

芳香化湿药辛香温燥，能宣化湿浊，疏畅气机，醒脾健胃。适用于湿邪困脾，运化失职所致之脘闷腹胀，食少便溏，恶心呕吐，体倦乏力，舌苔白腻等。

利水渗湿药能通利小便，增加尿量，使体内湿邪从小便而解，部分还有清利湿热作用。主要适用于水肿，小便不利，痰饮，淋证，黄疸，湿温，湿疮等。

本类药易于耗伤阴液，对于阴虚血燥者慎用。

第一节 祛风胜湿药

本类药物多辛苦温，入肝脾肾经。辛以祛风，苦以燥湿，温以胜寒。具有祛风湿、散寒止痛、舒筋通络等作用，尤以止痛为其特点，主要适用于风湿痹痛属寒者，症见肢体关节疼痛，筋脉拘挛，痛有定处，遇寒加剧等。

一、独活

为伞形科植物重齿毛当归的根茎。春初或秋末采挖，除去残茎、须根及泥土，阴干或烘干，切片入药。生用。

（一）性味归经

辛、苦，微温。归肾、膀胱经。

（二）功用与临床应用

1. 祛风湿，止痹痛。本品为治风湿痹痛要药。凡风寒湿痹，无问新久皆可用。又因性善下行，尤以腰膝、腿足关节疼痛属下部寒湿重者为宜，常与当归、牛膝、杜仲、白术等配伍使用。

2. 解表。本品能发汗解表、散风祛湿，用于外感风寒挟湿表证，多与羌活、防风、荆芥等配伍使用。

（三）用法用量

煎服，3~9克。外用，适量。

二、威灵仙

为毛茛科植物威灵仙、棉团铁线莲或东北铁线莲的根及根茎。秋季采挖，除去泥沙，晒干。生用。

（一）性味归经

辛、咸，温。归膀胱经。

（二）功用与临床应用

1. 祛风湿，通络止痛。本品辛散温通，性猛善走，通行十二经脉，既能祛风湿，又能通经止痹痛。凡风湿痹痛，麻木不仁，无论上下皆可用，为风湿痹痛要药，尤宜于风邪偏盛，拘挛掣痛者。可单用为沫服，或配伍当归、肉桂同用。

2. 消骨哽。本品味咸，有软坚消骨哽作用，用于诸骨哽咽。可单用或加砂糖、醋煎汤，慢慢咽下，一般可使骨哽消失。

（三）用法用量

煎服，6~9克。治骨哽可用30~50克。外用适量。

（四）注意事项

本品辛散走窜，气血虚弱者慎用。

三、川乌

为毛茛科植物乌头的干燥母根。夏、秋季采挖，晒干。生用或制后用。

（一）性味归经

辛、苦，热。有大毒。归心、肝、脾、肾经。

（二）功用与临床应用

祛风除湿，散寒止痛。本品为治风寒湿痹证之佳品，尤宜于寒邪偏盛之风湿痹痛。因其散寒止痛之功显著，又常用于阴寒内盛之心腹冷痛。本品麻醉止痛作用又适用于跌打损伤、骨折瘀肿疼痛等。

（三）用法用量

煎服，1.5~3克。若作散剂或酒剂，1~2克；入汤剂应先煎0.5~1小时。外用适量。

（四）注意事项

一般制后用，生品内服宜慎。孕妇忌用。反半夏、瓜蒌、贝母、白及、白蔹。不宜久服，生品只供外用。酒浸、酒煎服易致中毒，应慎用。

四、乌梢蛇

为游蛇科动物。乌梢蛇除去内脏的全体。夏、秋二季捕捉。用酒闷透，晒干切段入药。

（一）性味归经

甘、平。归肝经。

（二）功用与临床应用

1. 祛风通络。本品能搜风邪，透关节，用于风湿痹痛。治手足缓，不能伸举之行痹，常与防风、天南星、白附子等同用。又因本品能燥湿祛风、杀虫，可用于一切干湿癣证，常与干荷叶、枳壳为散服。

2. 定惊止痉。本品有定惊止痉之功，适用于破伤风，小儿急慢惊风，痉挛抽搐等证，常与白花蛇同用。此外，本品又可治疗瘰疬、恶疮。

（三）用法用量

煎服，9~12克；研末，每次2~3克。或入丸剂、酒浸服。外用，适量。

（四）注意事项

血虚生风者慎服。

五、木瓜

为蔷薇科植物贴梗海棠和木瓜（榠楂）的近成熟果实。夏、秋二季果实绿黄时采摘。皱皮木瓜置水中烫至外皮灰白色，对半纵剖后晒干；光皮木瓜纵剖成二或四瓣置沸水中烫后晒干。切片，生用。

（一）性味归经

酸，温。归肝、脾经。

（二）功用与临床应用

1. 舒筋活络。本品有较好的舒筋活络作用，且能去湿除痹，为久风顽痹、筋脉拘急之要药，用于治疗风湿痹痛，筋脉拘挛，亦常用于腰膝关节酸重疼痛。又本品温通，去湿舒筋，常用治脚气水肿疼痛。

2. 化湿和胃。本品温香入脾，能化湿和胃，且能舒筋活络以缓挛急，用治中焦湿浊之吐泻转筋，无论属寒属热，各随配伍均可运用。此外，本品尚能消食，可用于消化不良。并能生津止渴，可治津伤口渴。

（三）用法用量

煎服，6~9克。

（四）注意事项

胃酸过多者不宜用。内有郁热，小便短赤者忌服。

六、伸筋草

为石松科植物石松的全草。夏、秋二季茎叶茂盛时采收，晒干。切段，生用。

（一）性味归经

微苦、辛，温。归肝、脾、肾经。

（二）功用与临床应用

祛风湿，舒筋活络。本品能祛风湿，尤善舒筋络，常可单用煎服，或与虎杖、木瓜、络石藤等同用，用治风湿痹痛，四肢关节酸痛，伸屈不利，皮肤不仁等。本品辛散温通，既舒筋活络，又消肿止痛，用治跌打损伤，瘀肿疼痛，多与乳香、没药、桃仁、红花等药配伍。

（三）用法用量

煎服，3~12克。外用，适量。

（四）注意事项

孕妇慎用。

七、路路通

为金缕梅科植物枫香树的成熟果序。冬季果实成熟后采集，晒干。生用。

（一）性味归经

苦，平。归肝、肾经。

（二）功用与临床应用

1. 祛风通络。本品长于祛风湿而通络，用于风湿痹痛，肢体麻木，四肢拘挛等，多与伸筋草、络石藤、秦艽等配用。若用治跌打损伤，筋骨疼痛，则与三七、红花、乳香、没药等同用。

2. 利水。用于水肿、小便不利，可与猪苓、泽泻、白术等配伍。

3. 下乳。本品能通经下乳，用于乳汁不通，乳房胀痛等证，与王不留行、穿山甲、漏芦等同用。此外，还有祛风止痒之功，用于风疹瘙痒，可与地肤子、刺蒺藜、苦参等配伍，内服或外洗。

（三）用法用量

煎服，5~9克。外用，适量。

（四）注意事项

月经过多及孕妇忌服。

八、秦艽

为龙胆科植物秦艽、麻花秦艽、粗茎秦艽或小秦艽的根。前三种按性状不同分别习称"秦艽"和"麻花艽"，后一种习称"小秦艽"。春、秋二季采挖，晒干，去芦头，切片。生用。

（一）性味归经

辛、苦，平。归胃、肝、胆经。

（二）功用与临床应用

1. 祛风湿，通络止痛。本品能祛风湿，舒筋络，流利关节，又为风药中之润剂，故各种风湿痹痛均可用，用于风湿痹痛，筋脉拘挛及手足不遂等。但性寒清热，以热痹更宜，多配伍丹皮、防己、络石藤等同用。本品既能祛风邪，舒筋络，又善"活血荣筋"，还可用于治疗中风半身不遂，口眼歪斜，四肢拘急，舌强不语等，单用大量水煎服即可。

2. 退虚热。本品能退虚热、除骨蒸，为治疗虚热之要药，用于骨蒸潮热，常与知母、地骨皮、鳖甲等同用。

3. 清湿热。本品能清利肝胆湿热而退黄疸，用治湿热黄疸，常与茵陈蒿、栀子、猪苓等药配用，亦可单用。

（三）用法用量

煎服，3~9克。大剂量可用至30克。

九、防己

为防己科植物粉防己（汉防己）或马兜铃科多年生缠绕草本植物广防己（木防己）的根。秋季采挖，洗净，切段，晒干。生用。

（一）性味归经

苦、辛，寒。归膀胱、肺经。

（二）功用与临床应用

1. 祛风湿，止痛。本品于祛风除湿止痛之中又能清热。用治痹证，尤宜于湿热偏胜者，症见骨节烦痛，屈伸不利，常配滑石、薏苡仁、栀子等同用。适当配伍亦可用治风寒湿痹。

2. 利水消肿。本品善走下行，能清湿热，利小便，尤以泄下焦膀胱湿热见长，宜于下肢水肿，小便不利者。用治风水之证，常与黄芪、白术、甘草等同用。又本品苦以燥湿，寒以清热，与苦参、金银花等配伍，可用于治疗湿疹疮毒。此外，本品有降血压作用，可用于高血压病。

（三）用法用量

煎服，4.5~9克。祛风止痛宜木防己，利水退肿宜汉防己。

（四）注意事项

本品大苦大寒易伤胃气，胃纳不佳及阴虚体弱者慎用。

十、雷公藤

为卫矛科植物雷公藤的全株。叶夏季采，花、果实夏秋采，根秋季采。用根者连根拔起，去净泥土，把根与茎分开，放通风处凉干，切段用。

（一）性味归经

苦、辛，寒。有大毒。归肝、肾经。

（二）功用与临床应用

1. 祛风除湿，活血通络，消肿止痛。本品为治风湿顽痹要药，清热之力强，消肿止痛功效显著，用治风湿痹痛之证，相当于现代的类风湿性关节炎、风湿性关节炎及坐骨神经痛等疾病，尤宜于关节红肿热痛，肿胀难消，功能受限，甚至关节变形者。内服或外敷均可，亦可入复方中用之，能改善功能活动，减轻疼痛。

2. 杀虫解毒。本品能燥湿止痒，且能以毒攻毒，并有杀虫、消肿之功。对多种皮肤病皆有良效，用于治疗顽癣、湿疹、疥疮、疔疮肿毒、腰带疮、皮肤瘙痒等证。如治疗顽癣等可单用，或随证配伍防风、荆芥、白蒺藜等。

（三）用法用量

煎服，10～25克（带根皮者减量），文火煎1～2小时；研粉，每日1.5～4.5克。外用，适量，捣烂或研末外敷、调擦。

（四）注意事项

本品有大毒，内服宜慎。外敷不可超过半小时，否则起泡。孕妇、体虚弱者忌用。内脏有器质性病变及白细胞减少者慎用。

十一、桑枝

为桑科植物的嫩枝。春末夏初采收，去叶，晒干。或趁鲜切片，晒干，生用或炒用。

（一）性味归经

微苦，平。归肝经。

（二）功用与临床应用

祛风湿，利关节。本品祛风湿而善达四肢经络，通利关节，用治痹症无论寒热、新久均可应用，但更适宜于风湿热痹，肩臂、关节酸痛麻木者。虽可单用，但药力较弱，常随寒、热新久之不同，配伍其它药物。本品还可与柳枝、杉枝、槐枝等药配伍外洗，用治风毒侵袭之手足疼痛，皮肤不仁。此外，本品尚能利水，治疗水肿；祛风止痒，治疗白癜风、皮疹瘙痒；生津，治疗消渴。

（三）用法用量

煎服，9～15克。外用适量。

（查高刚）

第二节　芳香化湿药

本类药物辛香温燥，主入脾、胃经，芳香之品能醒脾化湿，温燥之药可燥湿健脾。因此，本类药物主要作用在于温运中焦气机，解除湿浊困滞脾胃之症状。此外，部分药物还兼有解暑、辟秽、开窍、截疟等作用。主要适用于湿浊内阻，脾为湿困，运化失常所致的脘腹痞满、呕吐泛酸、大便溏薄、食少体倦、口甘多涎、舌苔白腻等证。此外，有芳香解暑之功，湿温、暑温等证，亦可选用。

一、藿香

为唇形科植物广藿香的地上部分。夏、秋季枝叶茂盛时采割。切段生用。

（一）性味归经

辛，微温。归脾、胃、肺经。

（二）功用与临床应用

1. 化湿。本品为芳化湿浊要药，用于湿滞中焦证。若湿浊内阻，中气不运所致脘腹痞闷，少食作呕，神疲体倦等症，每与苍术、厚朴等同用。

2. 解暑。本品既能化湿，又可解表，用于暑湿证及湿温证初起。如配伍紫苏、厚朴、半夏等用治夏月外感风寒，内伤生冷证。

3. 止呕。本品既能化湿，又能和中止呕，用于呕吐属湿浊中阻者，本品最为捷要，常与半夏、丁香等同用。

（三）用法用量

煎服，5～10克。鲜品加倍。

（四）注意事项

藿香叶偏于发表，藿香梗偏于和中，鲜藿香解暑之力较强，夏季泡汤代茶，可作清暑饮料。阴虚血燥者不宜用。

二、佩兰

为菊科植物佩兰的地上部分。夏、秋二季分两次采割。切段生用，或鲜用。

（一）性味归经

辛，平。归脾、胃、肺经。

（二）功用与临床应用

1. 化湿。本品化湿和中之功与藿香相似，用治湿阻中焦之证，每相须为用，并配苍术、厚朴等，以增强芳香化湿之功效。以其能化湿，亦治脾经湿热、口中甜腻、多涎、口臭等。

2. 解暑。本品化湿又能解暑，用于外感暑湿或湿温初起。治暑湿证，常与藿香、荷叶、青蒿等同用。湿温初起，可与滑石、薏苡仁、藿香等同用。

（三）用法用量

煎服，5～10克。鲜品加倍。

三、苍术

为菊科多年生草本植物茅苍术或北苍术的干燥根茎。春、秋二季采挖，晒干。切片，生用、麸炒或米泔水炒用。

（一）性味归经

辛、苦，温。归脾、胃、肝经。

（二）功用与临床应用

1. 燥湿健脾。本品苦温燥湿以祛湿浊，辛香健脾以和脾胃，用于湿滞中焦证。对湿阻中焦，脾失健运而致脘腹胀闷，呕恶食少，吐泻乏力，舌苔白腻等症，最为适宜。又因其辛散苦燥，长于祛湿，用治风湿痹证，以湿胜者尤宜。

2. 祛风散寒。本品能发汗解表、胜湿，用于外感风寒挟湿之表证。若风寒湿邪袭表而致恶寒发热，头身痛，无汗等，多与白芷、细辛等同用。此外，本品尚能明目，用于夜盲症及眼目昏涩，可单用，或与羊肝、猪肝蒸煮同食。

（三）用法用量

煎服，5~10克。

（四）注意事项

阴虚内热、气虚多汗者忌用。

四、厚朴

为木兰科植物厚朴或凹叶厚朴的干皮、根皮及枝皮。4~6月剥取，根皮及枝皮直接阴干，干皮置沸水中微煮后堆置阴湿处，"发汗"至内表面变紫褐色或棕褐色时，蒸软取出，卷成筒状，干燥。切丝，姜汁炙用。

（一）性味归经

苦、辛，温。归脾、胃、肺、大肠经。

（二）功用与临床应用

1. 燥湿消痰。本品长于行气、燥湿、消积，为消除胀满之要药，用治湿阻中焦，气滞不利所致的脘闷腹胀，腹痛，或呕逆等证，常与苍术、陈皮等同用。

2. 下气除满。本品下气宽中，消积导滞，用治肠胃积滞，脘腹胀满，大便秘结，常与大黄、枳实等配伍。又本品能燥湿化痰，下气平喘，用治痰饮喘咳，无论寒热，各随配伍均可应用。此外，若属七情郁结，痰气交阻之梅核气病，亦可取本品燥湿消痰，下气宽中之效，配伍半夏、茯苓、苏叶、生姜等药同用。

（三）用法用量

煎服，3~10克。

（四）注意事项

本品辛苦温燥，易耗气伤津，故气虚津亏者及孕妇慎用。

五、砂仁

为姜科植物阳春砂、绿壳砂或海南砂的干燥成熟果实。夏、秋间果实成熟时采收，晒干或低温干燥。用时打碎生用。

（一）性味归经

辛、温。归脾、胃、肾经。

（二）功用与临床应用

1. 化湿行气。本品化湿醒脾，行气温中作用均佳，用治湿困脾土及脾胃气滞证，尤其是寒湿气滞者最为适宜。湿阻中焦者，常与厚朴、陈皮、枳实等同用。脾胃气滞者，常与木香、枳实等同用。

2. 温中止泻。本品善能温中暖胃而止呕、止泻，但其重心在温脾，用治脾胃虚寒吐泻，可单用研末吞服，或与干姜、附子等药同用。

3. 安胎。本品能行气和中而止呕安胎，用于气滞妊娠恶阻及胎动不安。

（三）用法用量

煎服，3~6克。入汤剂宜后下。

（四）注意事项

阴虚血燥者慎用。

六、白豆蔻

为姜科植物白豆蔻或瓜哇白豆蔻的成熟果实。按产地不同分为"草豆蔻"和"印尼白蔻"。于秋季果实由绿色转成黄绿色时采收，晒干生用，用时捣碎。

（一）性味归经

辛，温。归肺、脾、胃经。

（二）功用与临床应用

1. 化湿行气。本品长于化湿行气，用治湿滞中焦及脾胃气滞的脘腹胀满，不思饮食等，常与藿香、陈皮等同用。

2. 温中止呕。有行气宽中，温胃止呕作用，用治呕吐，尤以胃寒湿阻气滞呕吐最为适宜，可单用为末服，或配藿香、半夏等药同用。小儿胃寒吐乳，可与砂仁、甘草同研细末，常掺口中。

（三）用法用量

煎服，3~6克。入散剂为好。入汤剂宜后下。

（四）注意事项

阴虚血燥者慎用。

七、草豆蔻

为姜科草本植物草豆蔻的近成熟种子。夏、秋二季采收，晒至九成干，或用水略烫，晒至半干，除去果皮，取出种子团，晒干。

（一）性味归经

辛，温。归脾、胃经。

（二）功用与临床应用

1. 燥湿行气。本品长于燥湿化浊，温中散寒，行气消胀，用于寒湿中阻，脾胃气滞证，以脾胃寒湿偏重，气机不畅者宜之，可与半夏、陈皮、生姜同煎服。

2. 温中止呕。本品能温中散寒，降逆止呕，用治寒湿呕吐证。若脘腹冷痛，恶心呕吐者，配吴茱萸、半夏、生姜等药。此外，本品温燥，温脾燥湿，以除中焦之寒湿而止泻痢，用于寒湿内盛，清浊不分而腹痛泻痢者，可与苍术、厚朴、木香等同用。

（三）用法用量

煎服，3～6克。

（四）注意事项

阴虚血燥者慎用。

（查高刚）

第三节　利水渗湿药

本类药物味多甘淡，具有利水消肿，利尿通淋、利湿退黄等功效。适用于小便不利、水肿、淋证、黄疸、湿疮、泄泻、带下、湿温、湿痹等水湿所致的各种病证。

一、茯苓

为多孔菌科真菌茯苓的菌核。寄生于松科植物赤松或马尾松等树根上。野生或栽培，产自云南者称"云苓"，质较优。多于7～9月采挖。挖出后除去泥沙，堆置"发汗"后，摊开晾至表面干燥，再"发汗"，反复数次至现皱纹、内部水分大部分散失后，阴干，称为"茯苓个"。取之浸润后稍蒸，及时切片，晒干；或将鲜茯苓按不同部分切制，阴干，生用。

（一）性味归经

甘、淡，平。归心、脾、肾经。

（二）功用与临床应用

1. 利水消肿。本品作用和缓，无寒热之偏，既可祛邪，又可扶正，利水而不伤正气，实为利水消肿之要药。常随配伍不同用治寒热虚实各种水肿。

2. 渗湿。本品善渗泻水湿，使湿无所聚，则痰无由生，可用于治疗痰饮之目眩心悸；或饮停于胃而呕吐者。

3. 健脾。本品能健脾补中，渗湿而止泻，用于脾虚诸证，尤宜于脾虚湿盛泄泻，可与山药、白术、薏苡仁等配伍使用。亦可配伍党参、白术、甘草等用治脾胃虚弱之证。

4. 宁心安神。本品益心脾而宁心安神，常用治心脾两虚，气血不足之心悸，失眠，健忘等症。

（三）用法用量

煎服。9～15克。

（四）注意事项

虚寒精滑者忌服。

二、薏苡仁

为禾本科植物薏苡的干燥成熟种仁。秋季果实成熟时采割植株，晒干，打下果实，再晒干，除去外壳、黄褐色种皮及杂质，收集种仁。生用或炒用。

（一）性味归经

甘、淡，微凉。归脾、胃、肺经。

（二）功用与临床应用

1. 利水消肿。本品功似茯苓，既利水消肿，又健脾补中。常用于脾虚湿盛之水肿腹胀，小便不利，多与茯苓、白术、黄芪等配伍。

2. 渗湿健脾。本品能渗湿，健脾止泻，尤宜于脾虚湿盛之泄泻证。

3. 除痹。本品能渗湿，又能舒筋脉，缓和挛急，用治湿痹而筋脉拘挛疼痛者常与独活、防风、苍术等同用。

4. 清热排脓。本品清肺肠之热，排脓消痈，用治肺痈、肠痈等内痈病证。

（三）用法用量

煎服。9～30克。

（四）注意事项

清利湿热宜生用，健脾止泻宜炒用。本品力缓，用量宜大。除入汤剂、丸散外，亦可作粥食用，为食疗佳品。津液不足者慎用。

三、猪苓

为多孔菌科真菌猪苓的菌核。寄生于桦树、枫树、柞树的根上。春、秋二季采挖，去泥沙，晒干。切片入药，生用。

（一）性味归经

甘、淡，平。归肾、膀胱经。

（二）功用与临床应用

利水消肿，渗湿。本品利水作用较茯苓强，凡是水湿滞留者均可选用，用治水肿，单味应用即可获效。若脾虚水肿，小便不利，常与茯苓、泽泻、白术等同用。若水湿泄泻，可配苍术、厚朴、茯苓等。阴虚有热小便不利，淋浊等证，可与泽泻、滑石、阿胶等配伍。

（三）用法用量

煎服，6～12克。

（四）注意事项

无水湿者忌用。

四、泽泻

为泽泻科植物泽泻的块茎。冬季茎叶开始枯萎时采挖，洗净，干燥，除去须根及粗皮，以水润透切片，晒干。麸炒或盐水炒用。

（一）性味归经

甘、寒。归肾、膀胱经。

（二）功用与临床应用

利水消肿，渗湿，泄热。本品利水作用较茯苓强，且性寒既能清膀胱之热，又能泄肾经之虚火，下焦湿热者尤为适宜，用治水肿，小便不利，泄泻，淋浊带下及痰饮等，常与猪苓、茯苓、薏苡仁等药同用。若水湿痰饮所致的眩晕，可与白术配伍。对于肾阴不足，相火偏亢之遗精、潮热，则与熟地黄、山茱萸、丹皮等配伍同用。

（三）用法用量

煎服，5～10克。

五、车前子

为车前科植物车前或平车前的成熟种子。夏、秋两季种子成熟时采收果穗，晒干，搓出种子，除去杂质。生用或盐水炙用。

（一）性味归经

甘、微寒。归肾、肝、肺、小肠经。

（二）功用与临床应用

1. 利尿通淋。本品甘而滑利，寒凉清热，有利尿通淋之功，对湿热下注于膀胱而致小便淋漓涩痛者尤为适宜。用治小便淋涩，常与木通、滑石、萹蓄等清热利湿药同用。

2. 渗湿止泻。本品能利水湿，分清浊而止泻，即利小便以实大便，用于暑湿泄泻。

3. 明目。本品善清肝热而明目，用治目赤涩痛，目暗昏花，翳障等，多与菊花、决明子或熟地黄、菟丝子等配伍应用。

4. 祛痰。本品能清肺化痰止咳。用治肺热咳嗽痰多，多与瓜蒌、贝母、枇杷叶等清肺化痰药同用。此外，用本品煎汤代茶饮，可治疗高血压病。

（三）用法用量

煎服，9～15克。宜布包。

（四）注意事项

肾虚精滑者慎用。

六、滑石

为硅酸盐类矿物滑石族滑石，主含含水硅酸镁。全年可采。采挖后，除去泥沙及杂石，洗净，砸成碎块，研粉用，或水飞晾干用。

（一）性味归经

甘、淡，寒。归肺、胃、膀胱经。

（二）功用与临床应用

1. 利尿通淋。本品性滑利窍，寒则清热，故能清膀胱热结，通利水道，是治湿热淋证常用药，用治小便不利，淋沥涩痛，常与木通、车前子、瞿麦等同用。

2. 清解暑热。本品既能利水，又能解暑热，是治暑湿之常用药，用治暑湿、湿温等证。

3. 收湿敛疮。本品外用有清热收湿敛疮作用，用于湿疮，湿疹，可单用或与枯矾、黄柏等为末，撒布患处。

（三）用法用量

煎服，10~20克；宜布包。外用适量。

（四）注意事项

脾虚、热病伤津及孕妇忌用。

七、木通

为木通科植物木通、三叶木通或白木通的藤茎。秋季采收，揩取颈部，除去细枝，阴干即得，洗净润透，切片，晒干。生用。

（一）性味归经

苦、寒。有毒。归心、小肠、膀胱经。

（二）功用与临床应用

1. 利尿通淋。本品能利水消肿，下利湿热，使湿热之邪下行从小便排出，用治热淋涩痛，心烦尿赤，水肿，脚气等。

2. 清心火。本品能上清心经之火，下泄小肠之热，善治心火上炎之口舌生疮，多与生地黄、竹叶、甘草等同用。

3. 通经下乳。本品通经下乳，并能利血脉通关节。用治瘀血经闭，配伍红花、桃仁、丹参等同用。用治乳少或乳汁不通，可与王不留行、穿山甲等同用。用治湿热痹痛，配伍桑枝、薏苡仁等同用。

（三）用法用量

煎服。3~6克。

（四）注意事项

据报道，关木通60克水煎服，有致急性肾功衰竭者，故用量不宜大。

八、瞿麦

为石竹科植物瞿麦和石竹的带花全草。夏、秋二季花果期采割，除去杂质，晒干。切段生用。

（一）性味归经

苦，寒。归心、小肠经。

（二）功用与临床应用

1. 利尿通淋。本品能清心与小肠火，导热下行，而有利尿通淋之功，为治淋要药，尤以热淋最为适宜，用治湿热淋证，常与扁蓄、木通、车前子同用。

2. 破血通经。用治血热瘀阻之经闭或月经不调，常与桃仁、红花、丹参、赤芍等同用。

（三）用法用量

煎服，9～15克。

（四）注意事项

孕妇忌服。

九、萹蓄

为蓼科植物萹蓄的地上部分。野生或栽培。夏季茎叶生长茂盛时采收。割取地上部分，除去杂质，切断，晒干。生用。

（一）性味归经

苦，微寒。归膀胱经。

（二）功用与临床应用

1. 利尿通淋。本品清利下焦湿热，利尿通淋，多用于热淋、石淋等证，常与木通、瞿麦、车前子等同用。亦可与大蓟、小蓟、白茅根等同用治疗血淋。

2. 杀虫止痒。本品善"杀三虫"，又可燥湿止痒，用治蛔虫、蛲虫、钩虫所致虫积腹痛，用时宜煎汤空腹服，以提高疗效。本品单用或配伍地肤子、蛇床子、荆芥煎水外洗，还可用治湿疹、阴痒等证。

（三）用法用量

煎服，9～15克，鲜品加倍。外用适量。

（四）注意事项

多服泄精气。脾虚慎用。

十、海金沙

为海金沙科植物海金沙的成熟孢子。秋季孢子未脱落时采割藤叶，晒干，揉搓或打下孢子，除去藤叶，生用。

（一）性味归经

甘、咸，寒。归膀胱、小肠经。

（二）功用与临床应用

利尿通淋，止痛。本品善清小肠、膀胱湿热，功专利尿通淋止痛，尤善止尿道疼痛，为治诸淋涩痛之要药，用治各种淋证。本品又能利水消肿，尤以湿热肿满为宜，用于小便不利、水肿，多与泽泻、猪苓、防己、木通等配伍，以加强利尿消肿的作用。

（三）用法用量

煎服，6～15克；宜布包。

（四）注意事项

肾阴亏虚者慎服。

十一、石韦

为水龙骨科植物庐山石韦和石韦或有柄石韦的叶。四季均可采收。除去根茎及根，拣去杂质，洗净泥沙，晒干或阴干，切段。生用。

（一）性味归经

苦、甘，微寒。归肺、膀胱经。

（二）功用与临床应用

1. 利尿通淋。本品为清热利尿通淋常用药。兼可止血，尤宜于血淋。也常用于膀胱湿热见小便淋沥涩痛诸证。

2. 清肺止咳。本品能清肺热，止咳平喘，用治肺热咳嗽气喘证，以石韦、槟榔等分为末，姜汤送服。

3. 凉血止血。本品寒凉，入血分又能凉血止血，故可用于血热出血证。

（三）用法用量

煎服，6～12克。大剂30～60克。

十二、萆薢

为薯蓣科植物绵萆薢、福州薯蓣或粉背薯蓣的根茎。前两种称"绵萆薢"，后一种称"粉萆薢"，秋、冬二季采挖。除去须根，洗净，切片，晒干。生用。

（一）性味归经

苦，平。归肾、胃经。

（二）功用与临床应用

1. 利湿去浊。本品能利湿而分清去浊，为治小便混浊，或如米泔之膏淋要药。用于膏淋，白浊证，常与乌药、益智仁、石菖蒲同用。亦可用治妇女白带属湿盛者。

2. 祛风除痹。本品能祛风除湿，通络止痛，用于风湿痹证。善治腰膝痹痛，筋脉屈伸不利。

（三）用法用量

煎服，9～15克。

（四）注意事项

肾阴亏虚遗精滑泄者慎用。

十三、茵陈

为菊科植物滨蒿或茵陈蒿的全草。春季幼苗高 6～10cm 时采收或秋季花蕾长成时采割。春季采收的习称"绵茵陈"，秋季采收的称"茵陈蒿"。除去杂质及老茎，晒干。生用。

（一）性味归经

苦、辛，微寒。归脾、胃、肝、胆经。

（二）功用与临床应用

1. 利湿退黄。本品善清利脾胃肝胆湿热，使之从小便出，故为治黄疸要药，用治黄疸，无论寒热，各随配伍皆可运用。

2. 解毒疗疮。本品有解毒疗疮之功，又可清利湿热，用治湿温，湿疹，湿疮等证。用治湿疮瘙痒，可与黄柏、苦参、蛇床子、地肤子等同用。也可煎汤外洗。

（三）用法用量

煎服，6～15 克。外用适量。

（四）注意事项

蓄血发黄及血虚萎黄者慎用。

十四、虎杖

为蓼科植物虎杖的干燥根茎和根。我国大部分地区均产。春、秋二季采挖，除去须根，洗净，趁新鲜切短段或厚片，晒干。生用或鲜用。

（一）性味归经

微苦，微寒。归肝、胆、肺经。

（二）功用与临床应用

1. 利湿退黄。本品苦寒，善泄中焦瘀滞，降泻肝胆湿热，利胆退黄，又是清热利湿之良药。用治湿热黄疸，单用本品煎服即效，或与茵陈、黄柏、栀子配伍，则效力更佳。亦可用治湿热蕴结膀胱之小便涩痛、淋浊带下等证。

2. 清热解毒。本品入血分，有凉血清热解毒作用，用治烧烫伤，痈肿疮毒，毒蛇咬伤等。

3. 祛瘀止痛。本品有活血祛瘀止痛之功，用治血瘀经闭，跌打损伤等证。

4. 化痰止咳。本品既能苦降泄热，又能化痰止咳，用治肺热咳嗽。可单味煎服，也可与贝母、枇杷叶、杏仁等配伍。此外，还有泻下通便作用，用于热结便秘。

（三）用法用量

煎服，9～15 克。外用适量。

（四）注意事项

孕妇忌服。

十五、金钱草

为报春花科植物过路黄的全草。夏、秋二季采收。除去杂质，晒干，切段。生用。

（一）性味归经

甘、咸，微寒。归肝、胆、肾、膀胱经。

（二）功用与临床应用

1. 利湿退黄。本品清肝胆之火，又能除下焦湿热；有清热利湿退黄之效。用于湿热黄疸，常与茵陈蒿、栀子、虎杖等同用。

2. 利尿通淋。本品能利尿通淋，排除结石，故治石淋尤为多用。用于石淋热淋，可单用大剂量煎汤代茶饮、或与海金沙、鸡内金、滑石等同用。

3. 解毒消肿。用于恶疮肿毒，毒蛇咬伤，可用鲜品捣烂取汁饮，并以渣外敷。

（三）用法用量

煎服，15～60克。鲜品加倍。外用适量。

（查高刚）

第七章 温 里 药

凡能温里除寒，主要用以治疗里寒证的药物，称为温里药。温里药多味辛，性或温或热，辛散温通，扶助阳气，偏走脏腑而驱散里寒，部分药还有回阳作用，适用于里寒证。如寒从外侵，直中脾胃的，可用温里药驱散中焦之寒邪；如阳气虚衰，寒从内生的，可用温里药扶助阳气；如阳气衰微，阴寒内盛之亡阳证，见四肢厥冷、脉微欲绝者，可选用部分作用强烈的温里药以回阳救逆。温里药根据其归经有心、肺、脾、胃、肝、肾之不同，而治疗不同脏腑的实寒证或虚寒证。主入心肾经者，能助阳通脉，治疗心肾阳虚证；主入脾胃经者，能温中散寒，治疗脾胃实寒证或脾胃虚寒证；主入肺经者，能温肺化饮，治疗肺寒痰饮证；主入肝经者，能暖肝散寒，治疗寒滞肝脉证。

针对里寒证的不同特点，结合各温里药的主要药性特点，应选择相应的温里药，并应根据不同证候作适当配伍。本类药物性多辛热燥烈，易耗阴助火，凡实热证、阴虚火旺、津血亏虚、真热假寒证者忌用；孕妇及气候炎热时慎用。

一、附子

为毛茛科植物乌头的子根的加工品。6月下旬至8月上旬采挖，除去母根、须根及泥沙，习称"泥附子"。加工炮制为盐附子、黑附子（黑顺片）、白附片、淡附片、炮附片。

（一）性味归经

辛、甘，大热。有毒。归心、肾、脾经。

（二）功用与临床应用

1. 回阳救逆。本品能上助心阳、中温脾阳、下补肾阳，为"回阳救逆第一品药"。用于亡阳证，常与人参配伍同用，或与干姜、甘草同用。

2. 补火助阳。本品有峻补元阳、益火消阴之效，凡肾、脾、心诸脏阳气衰弱者均可应用，用治虚寒性的阳萎宫冷，脘腹冷痛，泄泻，水肿等证。

3. 散寒止痛。本品辛散温通，气雄性悍，走而不守，能温通经络，逐经络中之风寒湿邪，有较强的散寒止痛作用，用治寒痹证。凡风寒湿痹周身骨节疼痛者，每多用之，尤善治寒痹痛剧者，多与桂枝、白术、甘草同用。

（三）用法用量

煎服，3～15克，宜先煎0.5～1小时，至口尝无麻辣感为度。

（四）注意事项

本品辛热燥烈，凡阴虚阳亢及孕妇忌用。反半夏、瓜蒌、贝母、白蔹、白及。因有毒，内服须经炮制。若内服过量，或炮制、煎煮方法不当，均可引起中毒。

二、干姜

为姜科植物姜的干燥根茎。冬季采收。纯净后切片晒干或低温烘干。生用。

（一）性味归经

辛，热。归脾、胃、肾、心、肺经。

（二）功用与临床应用

1. 温中散寒。本品长于温中散寒、健运脾阳，多与党参、白术同用，用治脘腹冷痛，寒呕，冷泻等。

2. 回阳通脉。用治心肾阳虚，阴寒内盛所致之亡阳厥逆，脉微欲绝者，每与附子相须为用。

3. 温肺化饮。用于寒饮咳喘，形寒背冷，痰多清稀之证，常与细辛、五味子、麻黄等同用。

（三）用法用量

煎服，3~10克。

（四）注意事项

本品辛热燥烈，阴虚内热、血热妄行者忌用。

三、肉桂

为樟科植物肉桂的树皮。多于秋季剥取，刮去栓皮，阴干。因剥取部位及品质的不同而加工成多种规格，常见的有企边桂、板桂、油板桂等。生用。

（一）性味归经

辛、甘，大热。归肾、脾、心、肝经。

（二）功用与临床应用

1. 补火助阳。本品为治命门火衰之要药，用治肾阳衰弱的阳痿宫冷，虚喘心悸等。

2. 散寒止痛。本品甘热助阳以补虚，辛热散寒以止痛，用治心腹冷痛，寒疝作痛等。又本品辛散温通，能通行气血经脉、散寒止痛，用治寒痹腰痛，胸痹，阴疽等。

3. 温经通脉。本品温经通脉功胜，用治冲任虚寒，寒凝血滞的闭经、痛经等证，可与当归、川芎、小茴香等同用。

4. 引火归原。本品能使因下元虚衰所致上浮之虚阳回归故里，名曰引火归原，用治元阳亏虚，虚阳上浮之证，常与人参、山茱萸、五味子、牡蛎等同用。此外，久病体虚气血不足者，在补气益血方中，适当加入肉桂，能鼓舞气血生长。

（三）用法用量

煎服，1~4.5克，宜后下或焗服；研末冲服，每次1~2克。

（四）注意事项

阴虚火旺，里有实热，血热妄行出血及孕妇忌用。畏赤石脂。

四、吴茱萸

为芸香科植物吴茱萸或疏毛吴茱萸的近成熟果实。8～11月果实尚未开裂时剪下果枝，晒干或低温干燥，除去枝、叶、果梗等杂质。用甘草汤制过应用。

（一）性味归经

辛、苦，热。有小毒。归肝、脾、胃、肾经。

（二）功用与临床应用

1. 散寒止痛。本品既散肝经之寒邪，又解肝气之郁滞，为治肝寒气滞诸痛之要药，用于寒滞肝脉诸痛证。

2. 降逆止呕。本品有温中散寒、降逆止呕之功，用于胃寒呕吐证。

3. 助阳止泻。本品能温脾益肾、助阳止泻，为治脾肾阳虚，五更泄泻之常用药，用治虚寒泄泻证，多与补骨脂、肉豆蔻、五味子等同用。此外，以本品为米醋调敷足心（涌泉穴），可治口疮；现代临床用以治疗高血压病。

（三）用法用量

煎服，1.5～4.5克。外用适量。

（四）注意事项

本品辛热燥烈，易耗气动火，故不宜多用、久服。

五、小茴香

为伞形科植物茴香的成熟果实。我国各地均有栽培。秋季果实初熟时采割植株，晒干，打下果实，除去杂质。生用或盐水炙用。

（一）性味归经

辛，温。归肝、肾、脾、胃经。

（二）功用与临床应用

1. 散寒止痛。本品能温肾暖肝、散寒止痛。用于寒疝腹痛，睾丸偏坠胀痛，少腹冷痛，常与乌药、青皮、高良姜等配伍。用治痛经，可与当归、川芎、肉桂等同用。

2. 理气和胃。本品能温中散寒止痛，并善理脾胃之气而和胃止呕。用治中焦虚寒气滞证，可与高良姜、香附、乌药等同用。此外，茴香油能增强胃肠运动，治疗腹气胀时，可促进气体排出，减轻疼痛，还可作驱风剂。

（三）用法用量

煎服，3～6克。外用适量。

（四）注意事项

阴虚火旺者慎用。

六、高良姜

为姜科植物高良姜的根茎。夏末秋初采挖生长4～6年的根茎，除去地上茎、须根及残留鳞片，洗净，切段，晒干。生用。

（一）性味归经

辛，热。归脾、胃经。

（二）功用与临床应用

1. 散寒止痛。本品为治胃寒脘腹冷痛之常用药，每与炮姜相须为用，用于胃寒冷痛。若治胃寒肝郁，脘腹胀痛，则多与香附合用，以疏肝解郁，散寒止痛。

2. 温中止呕。本品有温散寒邪、和胃止呕之功，用于胃寒呕吐证，可与半夏、生姜等同用。若治虚寒呕吐，则可与党参、茯苓、白术等同用。

（三）用法用量

煎服，3~6克；研末服，每次3克。

七、丁香

为桃金娘科植物丁香的花蕾，习称公丁香。通常于9月至次年3月，花蕾由绿转红时采收，晒干。生用。

（一）性味归经

辛，温。归脾、胃、肺、肾经。

（二）功用与临床应用

1. 温中降逆。本品暖脾胃而行气滞，尤善降逆，故有温中散寒、降逆止呕、止呃之效，为治胃寒呕逆之要药。常与柿蒂、党参、生姜等配伍，用治胃寒呕吐，呃逆。

2. 散寒止痛。用于胃寒脘腹冷痛，可与延胡索、五灵脂、橘红等同用。

3. 温肾助阳。本品有温肾助阳起痿之功，用于肾虚阳痿，宫冷，可与附子、肉桂、淫羊藿等同用。

（三）用法用量

煎服，1~3克。

（四）注意事项

热证及阴虚内热者忌用。畏郁金。

八、花椒

为芸香科植物青椒或花椒的成熟果皮。以四川产者为佳，故称川椒、蜀椒。秋季采收成熟果实，晒干，除去种子及杂质。生用或炒用。

（一）性味归经

辛，温。归脾、胃、肾经。

（二）功用与临床应用

1. 温中止痛。本品长于温中燥湿、散寒止痛、止呕止泻。常与白豆蔻、生姜等配伍，用治中寒腹痛，寒湿吐泻。

2. 杀虫。本品有驱蛔杀虫之功，常与乌梅、干姜、黄柏配伍，用治虫积腹痛。

3. 止痒。本品有杀虫燥湿止痒之功，用于湿疹瘙痒，妇人阴痒，可单用煎水外洗。

（三）用法用量

煎服，3~6克。外用适量。

（查高刚）

第八章 消食药

凡以消化食积，治疗饮食积滞为主要作用的药物称为消食药，或消导药。消食药多味甘，性平，主归脾、胃二经，具有消食化积、开胃和中的功效。主要适用于饮食积滞，或宿食不消引起的脘腹胀满、食少纳呆、嗳腐吞酸、恶心呕吐、大便失调，以及脾胃虚弱所导致的消化不良、食欲减退等症。

临床应用消导药时，应根据病情酌情配伍行气、健脾、化湿、温里或清热等药物，以标本兼治，提高疗效。

一、山楂

为蔷薇科植物山里红、或山楂的成熟果实。以山东产量大且质佳。多为栽培品。秋季果实成熟采收。切片，干燥。生用或炒用。

（一）性味归经

酸、甘，微温。归脾、胃、肝经。

（二）功用与临床应用

1. 消食化积。本品尤为消化油腻肉食积滞之要药，用于肉食积滞证，既可单味煎服，亦可配伍神曲、麦芽、莱菔子等消食药同用。

2. 行气散瘀。本品性温能通行气血，有活血祛瘀，行气止痛之功，炒用兼能止泻止痢。用治泻痢腹痛，单用焦山楂水煎服即效。用治疝气痛，常与橘核、荔枝核等同用。用治瘀阻胸腹痛，常与川芎、桃仁、红花等同用。用治痛经，可与当归、香附、红花等同用。另外，现代单用本品制剂治疗冠心病、高血压病、高血脂症、细菌性痢疾等，均有较好的疗效。

（三）用法用量

煎服，10~15克，大剂量30克。

（四）注意事项

生山楂、炒山楂用于消食散瘀，焦山楂、山楂炭用于止泻止痢。脾胃虚弱而无积滞者或胃酸分泌过多者均应慎用。

二、神曲

为面粉和其它药物混合后经发酵而成的加工品。其制法是：以较大量面粉或麸皮，与杏仁泥、赤小豆粉，以及鲜青蒿、鲜苍耳草、鲜辣蓼的自然汁混合拌匀，使干湿适宜，放入筐内，复以麻叶或楮叶，保温发酵一周，长出黄菌丝时取出，切成小块，晒干即成。生用或炒用。

（一）性味归经

甘、辛，温。归脾、胃经。

（二）功用与临床应用

消食和胃。本品有消食健胃、和中止泻之功，用于饮食积滞证。常用治食滞脘腹胀满、食少纳呆、肠鸣腹泻者，可与山楂、麦芽、木香等同用。本品又略兼解表之功，故外感食滞者用之尤宜。此外，凡丸剂中有金石、贝壳类药物者，可用本品糊丸以助消化。

（三）用法用量

煎服，6～15 克。

三、麦芽

为禾本科植物大麦的成熟果实经发芽干燥而成。具体制法是将大麦洗净，浸泡 4～6 小时后，捞出，保持适宜温、湿度，待幼芽长至 0.5 厘米时，晒干或低温干燥。生用、炒黄或炒焦用。

（一）性味归经

甘、平。归脾、胃、肝经。

（二）功用与临床应用

1. 消食健胃。本品能促进淀粉食物的消化，用于米面薯芋食滞证，可与山楂、神曲、鸡内金等同用。

2. 回乳消胀。用于断乳后乳房胀痛，单用生麦芽或炒麦芽 120 克（或生、炒麦芽各 60 克）煎服有效。此外，本品兼能疏肝解郁，用于肝气郁滞或肝胃不和之胁痛、脘腹痛等，可与其它疏肝理气药同用。

（三）用法用量

煎服，10～15 克，大剂量 30～120 克。生麦芽功偏消食健胃，炒用多用于回乳消胀。

（四）注意事项

授乳期妇女不宜使用。

四、莱菔子

为十字花科植物萝卜的成熟种子。夏秋种子成熟时割取植株，晒干，搓出种子，除去杂质，再晒干。生用或炒用，用时捣碎。

（一）性味归经

辛、甘，平。归脾、胃、肺经。

（二）功用与临床应用

1. 消食除胀。本品消食化积之中，尤善行气消胀，用于食积气滞证。尤多用治食积气滞所致脘腹胀满、嗳气吞酸、腹痛等，常与山楂、神曲、陈皮等同用。

2. 降气化痰。本品有消食开胃、化痰止咳、降气平喘之功，用治咳喘痰多、胸闷食少，可与白芥子、苏子等同用。

（三）用法用量

煎服，6~10克。生用吐风痰，炒用消食下气化痰。

（四）注意事项

本品辛散耗气，故气虚及无食积、痰滞者慎用。又不宜与人参同用。

五、鸡内金

为雉科动物家鸡的砂囊内壁。杀鸡时，剖开砂囊，趁热剥取内壁，洗净，干燥。生用、炒用或醋炙入药。

（一）性味归经

甘、平。归脾、胃、小肠、膀胱经。

（二）功用与临床应用

1. 消食健胃。本品有较强的消食化积作用，并能健运脾胃，广泛用于米面薯芋肉食等各种食滞证及小儿疳积。病情较轻者，单用研末服即效。若配伍山楂、麦芽等则可增强消食导滞作用。

2. 涩精止遗。用治肾虚遗精、遗尿。此外，本品尚能通淋化石，可用治砂石淋证及胆结石等，多与金钱草同用。

（三）用法用量

煎服，3~10克；研末服，每次1.5~3克。研末用效果比煎剂好。

（四）注意事项

脾虚而无积滞者慎用。

（查高刚）

第九章　泻　下　药

凡能滑利大肠促使排便或引起腹泻的药物，即称泻下药。泻下药的主要作用是通利大便，以清除肠道积滞及其他有害物质，或清热泻火，使热毒火毒之邪通过泻下而解，或消除胸腹积水使水湿痰饮从小便排出。根据泻下药的性味特点及适用证的不同，可以分为攻下药、润下药和峻下逐水药三类。

（1）攻下药：性味多属苦寒，既可通便，又能泻火，具有较强的泻下作用。适用于肠道积滞，大便不通，尤其适用于实热积滞者。在使用时需随证配伍其他药物。本品多攻下力猛，应用时要中病即止，不可过量。主要有大黄、芒硝、番泻叶和芦荟等。

（2）润下药：多为植物种子或果仁，含有丰富的油脂，具有润燥滑肠的功效，能缓下通便。适用于老年津亏，产后血虚，病邪伤阴，津液未复及亡血患者的肠燥津枯便秘。主要有火麻仁、郁李仁等。此类药物的应用，应根据不同病症适当配伍其他药物。

（3）峻下逐水药：大多味苦性寒有毒，泻下作用峻猛，用药后能引起剧烈腹泻，使体内潴留的水液从大便排出，部分药物还兼有利尿作用。适用于水肿、臌胀、胸胁停饮等正气未衰之证。主要有大戟、牵牛子、甘遂、巴豆等。此类药物非但药性峻烈，且多具毒性，易于损伤正气，临床应用当中病则止，不可久服。体虚者慎用，孕妇忌用。对水肿、臌胀属于邪实而正虚者，在使用本类药物时，根据具体情况，采取先攻后补，或先补后攻，或攻补兼施方法施治。时刻注意邪正的盛衰，及时固护正气。还要注意本类药物的炮制、剂量、用法及禁忌等，以确保用药安全、有效。

第一节　攻　下　药

本类药物多为苦寒，其性沉降，主入胃、大肠经。具有较强的泻下通便作用，并能清热泻火，主要适用于大便秘结，燥屎坚结及实热积滞之证。另外，具有较强清热泻火作用的攻下药，又可用于热病高热神昏、谵语发狂；火热上炎所致的头痛、目赤、咽喉肿痛、牙龈肿痛以及火热炽盛所致的吐血、衄血、咯血等上部出血证。上述病证，无论有无便秘，应用本类药物，以清除实热，或导热下行，起到"釜底抽薪"的作用。此外，对痢疾初起，下痢后重，或饮食积滞，泻而不畅之证，可适当配用本类药物，以攻逐积滞，消除病因。对肠道寄生虫病，本类药与驱虫药同用，可促进虫体的排出。根据"六腑以通为用"、"不通则痛"、"通则不痛"的理论指导，目前在临床上有了新的应用。

一、大黄

为蓼科植物掌叶大黄、唐古特大黄或药用大黄的根和根茎。于秋末茎叶枯萎或次春发芽前采挖。生用、酒炒、炒炭或制熟用。

（一）性味归经

苦，寒。归脾、胃、大肠、肝、心经。

（二）功用与临床应用

1. 泻下攻积。本品有较强的泻下通便、荡涤胃肠积滞作用，为治疗积滞便秘之要药，用于大便秘结，胃肠积滞，尤适宜于热结便秘之证，常与芒硝、厚朴、枳实等配伍。

2. 清热泻火，止血。本品能使上炎之火下泄，又具清热泻火、止血之功，用于血热妄行之吐血、衄血、咯血，以及火邪上炎所致的目赤、咽喉肿痛、牙龈肿痛等证。本品又清热解毒，内服外用均可用治热毒疮疡，烧烫伤。

3. 活血祛瘀。本品为治疗瘀血证的常用药物，内服、外用均可。此外，本品又可配伍清泄湿热药，用于黄疸、淋证等湿热病证。治湿热黄疸者，常配茵陈、栀子。治湿热淋证者，常配木通、车前子、栀子等。

（三）用法用量

煎服，5～15克。外用适量。生大黄泻下力较强，故欲攻下者宜生用；入汤剂应后下，或用开水泡服。

（四）注意事项

久煎则泻下力减弱。酒制大黄泻下力较弱，活血作用较好，宜用于瘀血证。大黄炭则多用于出血证。本品易伤胃气，脾胃虚弱者慎用。妇女怀孕、月经期、哺乳期应忌用。

二、芒硝

为含硫酸纳的天然矿物经精制而成的结晶体。主含含水硫酸钠。因加工不同，有皮硝、芒硝、元明粉（玄明粉）的区别。

（一）性味归经

咸、苦，寒。归胃、大肠经。

（二）功用与临床应用

1. 泻下攻积，润燥软坚。本品咸苦寒，其性降泄，有较强的泻热通便，润下软坚，荡涤胃肠作用，适用于胃肠实热积滞，大便燥结，谵语发狂等证，常与大黄相须为用，以增强泻下通便作用。

2. 清热消肿。本品外用有清热消肿作用，用于咽痛、口疮、目赤及痈疮肿痛，可与硼砂、冰片、朱砂等同用。

（三）用法用量

内服，10～15克，冲入药汁内或开水溶化后服。外用适量。

（四）注意事项

孕妇及哺乳期妇女忌用或慎用。

三、番泻叶

为豆科植物狭叶番泻和尖叶番泻的小叶。通常于九月间采收，除去杂质，晒干。生用。

（一）性味归经

甘、苦，寒。归大肠经。

（二）功用与临床应用

泻下通便。本品既能泻下导滞，又能清导实热，适用于热结便秘，习惯性便秘及老年便秘。大多单味泡服，小剂量可起缓泻作用，大剂量则可攻下；若热结便秘，腹满胀痛者，可与枳实、厚朴配伍，以增强泻下导滞作用。此外，番泻叶又能泻下行水消胀，可用于腹水肿胀之证。单味泡服，或与牵牛子、大腹皮同用，以增强泻下行水之功。

（三）用法用量

温开水泡服，1.5～3克；煎服，2～6克，宜后下。

（四）注意事项

妇女哺乳期、月经期及孕妇忌用。剂量过大会出现恶心、呕吐、腹痛等副作用。

四、芦荟

为百合科植物库拉索芦荟及好望角芦荟的液汁经浓缩的干燥物。全年可采，割取植物的叶片，收集其流出的液汁，置锅内熬成稠膏，倾入容器，冷却凝固。常入丸剂用。

（一）性味归经

苦，寒。归肝、胃、大肠经。

（二）功用与临床应用

1. 泻下通便。本品既能泻下通便，又能清肝火，除烦热，用治热结便秘而兼见心、肝火旺者。

2. 清肝。本品有较好的清肝火作用，适用于肝经实火亢盛而便秘溲赤、头晕头痛、烦躁易怒、惊痫抽搐等证，常与龙胆草、栀子、青黛等同用。

3. 杀虫。本品既能泻下、清肝，又能杀虫疗疳，用治虫积腹痛、面色萎黄、形瘦体弱的小儿疳积证。可与健脾、驱虫药配伍应用。此外，取其杀虫之效，可外用治疗癣疮。

（三）用法用量

入丸散服，每次1～2克。外用适量。

（四）注意事项

脾胃虚弱，食少便溏及孕妇忌用。

（查高刚）

第二节　润　下　药

本类药物多为植物种子和种仁，富含油脂，味甘质润，多入脾、大肠经，能润滑大肠，使大便软化易于排出。适用于年老津枯、产后血虚、热病伤津及失血等所致的肠燥津枯便秘。使用本类药物还应根据不同病情，配伍其它药物。另外，具有润下作用的药物，除本节收载的以外，常用的还有瓜蒌仁、柏子仁、杏仁、桃仁、决明子、蜂蜜、当归、肉苁蓉、（生）何首乌、锁阳、胡桃肉、苏子、桑椹等。

一、火麻仁

为桑科植物大麻的成熟果实。秋季果实成熟时采收，除去杂质，晒干。生用打碎。

（一）性味归经

甘，平。归脾、胃、大肠经。

（二）功用与临床应用

润肠通便。本品能润肠通便，且又兼有滋养补虚作用，适用于老人、产妇及体弱津血不足的肠燥便秘证。通常多与其他润肠通便药同用，或与大黄、厚朴等配伍，以加强通便作用。

（三）用法用量

煎服，10～15克，打碎入煎。

（四）注意事项

火麻仁食入过量，可引起中毒。

二、郁李仁

为蔷薇科植物欧李或郁李的成熟种子。秋季果实成熟时采摘，除去果肉，取核去壳，晒干，去皮捣碎用。

（一）性味归经

辛、苦、甘，平。归脾、大肠、小肠经。

（二）功用与临床应用

1. 润肠通便。本品润肠通便作用类似火麻仁而较强，且润中兼可行大肠之气滞，多用于大肠气滞，肠燥便秘之证，常与柏子仁、杏仁、桃仁等同用。

2. 利水消肿。可与桑白皮赤小豆等利水消肿药同用，用治水肿胀满及脚气浮肿。

（三）用法用量

煎服，6～12克，打碎入煎。

（四）注意事项

孕妇慎用。

三、松子仁

为松科植物红松等的种仁。于果实成熟后采收，晒干，去硬壳取出种子。

（一）性味归经

甘，温。归肺、肝、大肠经。

（二）功用与临床应用

1. 润肠通便。本品质润气香，甘润入肠而有润肠通便之功，适用于津枯肠燥便秘之证，可配伍火麻仁、柏子仁等同用。

2. 润肺止咳。本品可与胡桃肉等配伍用治肺燥咳嗽证。

（三）用法用量

煎服，5～10克，或入膏、丸。

（四）注意事项

脾虚便溏，湿痰者忌用。

（查高刚）

第三节　峻下逐水药

本类药物多为苦寒有毒，泻下作用峻猛，药后能引起剧烈腹泻，使体内潴留的水液随大便排出，部分药物还兼有利尿作用，适用于水肿、臌胀、胸胁停饮等正气未衰之证。本类药物有毒而力峻，易于损伤正气，临床应用当"中病则止"，不可久服。体虚者慎用，孕妇忌用。

一、甘遂

为大戟科植物甘遂的块根。春季开花前或秋末茎叶枯萎后采挖，除去外皮，晒干。生用或醋炙用。

（一）性味归经

苦，寒。有毒。归肺、肾、大肠经。

（二）功用与临床应用

1. 泻水逐饮。本品善行经隧之水湿，泻水逐饮力峻，药后可连续泻下，使潴留水饮排泄体外，用于水肿，膨胀，胸胁停饮等证。凡水肿，大腹臌胀，胸胁停饮，正气未衰者，均可用之。此外，甘遂尚有逐痰涎作用，可用于风痰癫痫之证。以甘遂为末，入猪心煨后，与朱砂末为丸服。

2. 消肿散结（外用）。用治疮痈肿毒，可用甘遂末水调外敷。

（三）用法用量

入丸散服，每次0.5～1克。外用适量，生用。内服醋炙用，以减低毒性。

（四）注意事项

虚弱者及孕妇忌用。反甘草。

二、大戟

为大戟科植物大戟或茜草科多年生草本植物红芽大戟的根。两者均于春季未发芽前，或秋季茎叶枯萎时采挖。醋炙过用。

（一）性味归经

苦、辛，寒。有毒。归肺、脾、肾经。

（二）功用与临床应用

1. 泻水逐饮。本品泻水逐饮作用类似甘遂，性亦峻猛，用于水肿，臌胀，胸胁停饮。

2. 消肿散结。本品内服外用均可消肿散结，适用于痈肿疮毒，瘰疬痰核等。

（三）用法用量

煎服，1.5～3克；入丸散服，每次1克。外用适量，生用。内服醋炙用，以减低毒性。

（四）注意事项

虚弱者及孕妇忌用。反甘草。

三、芫花

为瑞香科植物芫花的花蕾。多系野生。春季当花未开放时采摘，晒干或烘干。醋炒用。

（一）性味归经

苦、辛，温。有毒。归肺、脾、肾经。

（二）功用与临床应用

1. 泻水逐饮，祛痰止咳。芫花泻水逐饮作用与甘遂、京大戟相似而力稍逊，且以泻胸胁水饮，祛痰止咳见长，适用于胸胁停饮所致的喘咳、胸胁引痛、心下痞鞕及水肿、臌胀等证，常与甘遂、京大戟同用。

2. 杀虫疗疮。本品外用有杀虫疗疮之功效，用于头疮，白秃、顽癣。可单用研，或与雄黄共研细末，猪脂调膏外涂。此外，与甘草煎汤外洗，亦治冻疮。

（三）用法用量

煎服，1.5～3克；入散剂服，每次0.6克。外用适量。内服醋炙用，以减低毒性。

（四）注意事项

虚弱者及孕妇忌用。反甘草。

四、牵牛子

为旋花科植物裂叶牵牛或圆叶牵牛的成熟种子。表面灰黑者称黑丑，淡黄色者称白丑，同等使用。秋季果实成熟时将全株割下，晒干，打下种子，除去杂质，生用或炒用。

（一）性味归经

苦，寒。有毒。归肺、肾、大肠经。

（二）功用与临床应用

1. 泻下逐水。本品能通利二便以排泄水湿，其逐水作用虽较甘遂、京大戟稍缓，但仍属有毒峻下之品，用于水肿、臌胀等，以正气未衰水湿实证为宜。

2. 泻肺逐饮。本品又能泻肺气，逐痰饮，用治肺气壅滞，痰饮喘咳，面目浮肿者，常与葶苈子、杏仁、橘皮等同用。

3. 去积杀虫。本品有通便、去积作用，可用于肠胃实热积滞，大便秘结。另外，本品能祛积杀虫，并可借其泻下通便作用以排除虫体，适用于虫积腹痛。

（三）用法用量

煎服，3~9克。入丸散服，每次1.5~3克。本品炒用药性减缓。

（四）注意事项

孕妇忌用。不宜与巴豆同用。

五、巴豆

为大戟科植物巴豆的成熟种子。秋季果实成熟，果实尚未开裂时采摘，取出种子。用仁或制霜。

（一）性味归经

辛，热。有大毒。归胃、大肠经。

（二）功用与临床应用

1. 峻下冷积。本品能峻下冷积，开通肠道闭塞，用于寒积便秘急症。单用或配伍大黄、干姜等同用。

2. 逐水退肿。本品有很强的峻下逐水退肿作用，适用于腹水臌胀，可用巴豆、杏仁炙黄为丸服。

3. 祛痰利咽。本品能祛痰利咽以利呼吸，适用于寒实结胸及喉痹痰阻。

4. 外用蚀疮。用于痈肿成脓未溃及疥癣恶疮。外用有蚀腐肉、疗疮毒作用。

（三）用法用量

入丸散服，每次0.1~0.3克。大多制成巴豆霜用，以减低毒性。外用适量。

（四）注意事项

孕妇及体弱者忌用。畏牵牛。

六、千金子

为大戟科植物续随子的成熟种子。秋季果实成熟时，割下全草，晒干，打下种子。同时去壳，打碎，纸包压去油取霜用。

（一）性味归经

辛，温。有毒。归肝、肾、大肠经。

（二）功用与临床应用

1. 逐水消肿。本品泻下逐水，功似甘遂、京大戟，其性峻猛，用于水肿，臌胀，宜用于二便不利之水肿实证。单用或配大黄，酒水为丸服；或与防己、槟榔、葶苈子、桑白皮等行气利水药同用，以增强逐水消肿之功。

2. 破血消癥。本品有破瘀血、消癥瘕、通经脉的作用，用治癥瘕，经闭。此外，本品还有攻毒杀虫作用，内服、外用均可，用治顽癣、恶疮肿毒，疣赘以及毒蛇咬伤等。

（三）用法用量

内服去壳，去油用，制霜入丸散，1～2克。外用适量，捣烂敷患处。

（四）注意事项

虚弱者及孕妇忌用。

（查高刚）

第十章 理 气 药

凡以疏通气机，消除气滞为主要功效的药物，称为理气药。理气药物性味多辛温芳香，具有行气消胀、解郁、止痛、降气等作用，主要用于脾胃气滞所表现的脘腹胀痛，噫气吞酸，恶心呕吐，便秘或溏泻；肝气郁滞所致的胁肋胀痛或疝瘕，月经不调，以及肺气壅滞所致的胸闷作痛，咳喘等证。此外，有些理气药还分别兼有健胃、祛痰、散结等功效。

应用本类药物时，应针对病情，并根据药物的特长作适宜的选择和配伍。如湿邪困脾而兼见脾胃气滞者，应根据病情的偏寒或偏热，将行气药同燥湿、温中或清热药配伍使用；对肝郁气滞所致诸症，应选用行气药中长于疏肝解郁的药物，分别情况，酌情配伍养肝、柔肝、止痛、健脾或活血调经等药；饮食停积，为脾胃气滞中最常见者，每将行气药同消化食积药或泻下药同用；而脾胃虚弱，运化无力所致的气滞，则应与健脾、助消化的药物配伍，方能标本兼顾；至于痰饮，瘀血而兼有气滞者，则应分别与祛痰药或活血祛瘀药配伍。

本类药物易于耗气伤液，故气虚、阴亏的患者不宜多用。

一、陈皮

为芸香科植物橘及其栽培变种的成熟果皮。秋末冬初果实成熟时采收果皮，晒干或低温干燥。以陈久者为佳，故称陈皮。产广东新会者称新会皮、广陈皮。切丝，生用。

（一）性味归经

辛、苦，温。归脾、肺经。

（二）功用与临床应用

1. 理气健脾。本品辛行温通，有行气止痛、健脾和中之功，用于脾胃气滞证。又因味苦燥湿，故寒湿阻中的脾胃气滞，脘腹胀痛、恶心呕吐、泄泻者，用之尤为适宜，常与苍术、厚朴等同用。本品又善疏理气机，调畅中焦而使升降有序，常配伍生姜、竹茹等，用治呕吐、呃逆等。

2. 燥湿化痰。本品既能燥湿化痰，又能温化寒痰，且辛行苦泄而能宣肺止咳，为治痰之要药，用于湿痰，寒痰咳嗽。治湿痰咳嗽，多与半夏、茯苓等配伍使用。治寒痰咳嗽，多与干姜、细辛、五味子等同用。此外，本品辛行温通，入肺走胸，而能行气通痹止痛，配伍枳实、生姜等可治胸痹证。

（三）用法用量

煎服，3～9克。

二、青皮

为芸香科植物橘及其栽培变种的幼果或未成熟果实的果皮。5～6月间收集自落的幼果，晒干，称为"个青皮"，7～8月间采收未成熟的果实，在果皮上纵剖成四瓣至基部，除去瓤肉，晒干，习称"四花青皮"。生用或醋炙用。

（一）性味归经

苦、辛，温。归肝、胆、胃经。

（二）功用与临床应用

1. 疏肝破气。本品辛散温通，苦泄下行而奏疏肝理气、散结止痛之功，用于肝气郁滞诸证，尤宜于肝气郁滞之胸胁胀痛、疝气疼痛、乳房肿痛。如常配柴胡、郁金、香附等治疗肝郁胸胁胀痛，配乌药、小茴香、木香等治疗寒疝疼痛。

2. 消积化滞。本品有消积化滞、和降胃气、行气止痛之功，用治食积腹痛，常与山楂、神曲、麦芽等同用。此外，取其破气散结之功，可用于气滞血瘀之癥瘕积聚、久疟癖块等，多与三棱、莪术、丹参等同用。

（三）用法用量

煎服，3～9克。醋炙疏肝止痛力强。

三、枳实

为芸香科植物酸橙及其栽培变种或甜橙的幼果。5～6月间采集自落的果实，自中部横切为两半，晒干或低温干燥，较小者直接晒干或低温干燥。用时洗净、闷透，切薄片，干燥。生用或麸炒用。

（一）性味归经

苦、辛、酸，温。归脾、胃、大肠经。

（二）功用与临床应用

1. 破气除痞。本品善破气除痞、消积导滞，用治食积证、胃肠热结气滞证。又本品行气以助活血而止痛，与芍药或当归、益母草等同用，用治产后瘀滞腹痛。

2. 化痰消积。本品能行气化痰以消痞，破气除满而止痛，用治痰滞胸脘痞满，胸痹、结胸等。用治胸痹多与薤白、桂枝、瓜蒌等配伍。治疗痰热结胸，可与黄连、半夏、瓜蒌同用。此外，本品尚可用治胃扩张、胃下垂、子宫脱垂、脱肛等脏器下垂病证，可与补气、升阳药同用以增强疗效。

（三）用法用量

煎服，3～9克，大量可用至30克。炒后性较平和。

（四）注意事项

孕妇慎用。

四、木香

为菊科植物木香的根。秋、冬二季采挖，除去泥沙及须根，切段，大的再纵剖成瓣，干燥后撞去粗皮。生用或煨用。

（一）性味归经

辛、苦，温。归脾、胃、大肠、胆、三焦经。

（二）功用与临床应用

1. 行气止痛。本品善通行脾胃之滞气，为行气止痛之要药，用治脾胃气滞证。又本品善行大肠之滞气，亦为治湿热泻痢里急后重之要药，用治泻痢、里急后重，常与黄连配伍。此外，本品既能行气健脾，又能疏理肝胆，故可用治脾失运化、肝失疏泄而致湿热郁蒸、气机阻滞之脘腹胀痛、胁痛、黄疸，可与郁金、大黄、茵陈等同用。

2. 健脾消食。本品能醒脾开胃，以助消化，配伍补益药能减轻补益药的滋腻之性。另外，现代用本品治胆石症、胆绞痛，亦有一定的疗效。

（三）用法用量

煎服，1.5～6克。生用行气力强，煨用行气力缓而多用于止泻。

五、沉香

为瑞香科植物沉香及白木香含有树脂的木材。全年均可采收，割取含树脂的木材，除去不含树脂的部分，阴干，打碎或锉末。生用。

（一）性味归经

辛、苦，微温。归脾、胃、肾经。

（二）功用与临床应用

1. 行气止痛。本品善散胸腹阴寒、行气止痛，用治胸腹胀痛，常与乌药、木香、槟榔等同用。

2. 温中止呕。本品善温胃散寒、降逆止呕，用治胃寒呕吐，可与陈皮、丁香等同用。

3. 纳气平喘。本品既能温肾纳气，又能降逆平喘，适用治疗下元虚冷、肾不纳气之虚喘证，常与肉桂、附子、补骨脂等同用，如黑锡丹。若治上盛下虚之痰饮喘嗽，常与苏子、半夏、厚朴等同用。

（三）用法用量

煎服，1.5～4.5克，宜后下；或磨汁冲服；或入丸散剂，每次0.5～1克。

六、檀香

为檀香科植物檀香的木质心材。以夏季采收为佳。除去边材、镑片或劈碎后入药。生用。

（一）性味归经

辛、温。归脾、胃、心、肺经。

（二）功用与临床应用

1. 行气止痛。本品善理脾胃，调肺气，利膈宽胸，有行气止痛、散寒调中之功，用治胸腹冷痛，胃脘寒痛，呕吐食少，常与白豆蔻、砂仁、丁香同用。

2. 散寒调中。用治寒凝气滞胸痛，可与延胡索、细辛、荜茇等同用，如宽胸丸。治胃脘寒痛、呕吐食少，可以本品研末，干姜汤泡服；或配沉香、白豆蔻、砂仁等同用。

（三）用法用量

煎服，2～5克，宜后下。

（四）注意事项

阴虚火旺、实热吐衄者慎用。

七、香附

为莎草科植物莎草的根茎。秋季采挖，燎去毛须，置于沸水中略煮或蒸透后晒干；或燎后直接晒干。生用，或醋炙用。用时碾碎。

（一）性味归经

辛、微苦、微甘，平。归肝、脾、三焦经。

（二）功用与临床应用

1. 疏肝解郁。本品为疏肝解郁、行气止痛之要药，用于气滞胁痛，腹痛。用治肝气郁结之胁肋胀痛，多与柴胡、川芎、枳壳同用。

2. 调经止痛。本品有疏肝解郁、行气散结、调经止痛之功，用于肝郁月经不调，痛经，乳房胀痛。用治痛经、月经不调，可单用，或与柴胡、川芎、当归等同用。

3. 理气调中。本品味辛能行而长于止痛，除善疏肝解郁之外，还能入脾经，具有宽中、消食下气之功，可配伍砂仁、甘草等，常用治脾胃气滞证。

（三）用法用量

煎服，6～9克。醋炙止痛力增强。

八、川楝子

为楝科植物川楝树的成熟果实。我国南方各地均产，以四川产者为佳。冬季果实成熟时采收，除去杂质，干燥。用时打碎。生用或炒用。

（一）性味归经

苦，寒。有小毒。归肝、胃、小肠、膀胱经。

（二）功用与临床应用

1. 行气止痛。本品能清肝火、泄郁热、行气止痛，用治肝郁化火所致诸痛，每与玄胡索同用，如金铃子散。此外，凡肝胃不和之胁肋作痛及疝痛等属肝经有热，均可用本品，多与柴胡、白芍、枳实等同用。

2. 杀虫。本品既能驱虫，又能止痛，用于虫积腹痛，每与槟榔、使君子等同用。此外，以本品焙黄研末，制为软膏涂敷，可用治头癣。

（三）用法用量

煎服，4.5～9克。外用适量。炒用寒性减低。

九、乌药

为樟科植物乌药的块根。全年均可采挖，除去细根，洗净，趁鲜切片，晒干。生用或麸炒用。

（一）性味归经

辛，温。归肺、脾、肾、膀胱经。

（二）功用与临床应用

1. 行气止痛。本品辛散温通，入肺宣通，入脾宽中，故有散寒行气止痛之功，用治寒凝气滞所致胸腹诸痛，如胸腹胁肋闷痛，常配香附、甘草同用。

2. 温肾散寒。本品有温肾散寒、缩尿止遗之功，用于尿频，遗尿，常与益智仁、山药等同用。

（三）用法用量

煎服，3～9克。

十、佛手

为芸香科植物佛手的果实。秋季果实尚未变黄或刚变黄时采收，纵切成薄片，晒干或低温干燥。生用。

（一）性味归经

辛，苦，温。归肝、脾、胃、肺经。

（二）功用与临床应用

1. 疏肝解郁。本品善疏肝解郁、行气止痛，用治肝郁胸胁胀痛，肝胃气痛，可与柴胡、香附、郁金等同用。

2. 理气和中。本品有行气导滞、调和脾胃之功，用于脾胃气滞证。治脾胃气滞之脘腹胀痛、呕恶食少，多与木香、香附、砂仁等同用。

3. 燥湿化痰。本品既可燥湿化痰，又能舒肝理气，用治久咳痰多，胸闷胁痛，每与丝瓜络、瓜蒌皮、陈皮等同用。

（三）用法用量

煎服，3～9克。

十一、薤白

为百合科植物小根蒜的地下鳞茎。夏、秋二季采挖。洗净，除去须根，蒸透或置沸水中烫透，晒干。生用。

（一）性味归经

辛、苦，温。归肺、胃、大肠经。

（二）功用与临床应用

1. 通阳散结。本品善散阴寒之凝滞，行胸阳之壅结，为治胸痹之要药，用于胸痹证，常与桂枝、枳实、瓜蒌等配伍使用。

2. 行气导滞。本品有行气导滞、消胀止痛之功，用治脘腹痞满胀痛，泻痢里急后重。

（三）用法用量

煎服，5~9克。

十二、青木香

为马兜铃科植物马兜铃的根。春、秋二季采挖，除去须根及泥沙，晒干，切片。生用。

（一）性味归经

辛、苦，寒。归肝、胃经。

（二）功用与临床应用

1. 行气止痛。本品善治肝胃气滞的胸胁胀痛、脘腹疼痛，单味制成散剂或酊剂服均有效，亦可与川楝子、香附等同用。本品能解毒辟秽、行气止痛，用治泻痢腹痛。

2. 解毒消肿。本品有解毒消肿、清热燥湿之功，用治痈疮疔毒，皮肤湿疮，毒蛇咬伤，可单用。此外，近代发现有降血压作用，可用于高血压之属肝阳上亢者。

（三）用法用量

煎服，3~9克。散剂每次1.5~2克，温开水送服。外用适量。

（四）注意事项

本品不宜多服，过量可引起恶心、呕吐等胃肠道反应。

十三、大腹皮

棕榈科植物槟榔的果皮。冬季至次春采收未成熟果实，煮后干燥，纵剖两瓣，剥取果皮，习称"大腹皮"；春末至秋初采收成熟果实，煮后干燥，剥取果皮，打松，晒干，习称"大腹毛"。生用。

（一）性味归经

辛、微温。归脾、胃、大肠、小肠经。

（二）功用与临床应用

1. 行气宽中。本品能行气导滞，为宽中利气之捷药，用于胃肠气滞证。

2. 利水消肿。本品能宣开肺气以利水消肿，用于水肿，脚气肿满。

（三）用法用量

煎服，4.5~9克。

十四、柿蒂

为柿树科植物柿的宿萼。秋、冬二季果实成熟时采摘或食用时收集，洗净、晒干。生用。

（一）性味归经

苦、涩，平。归胃经。

（二）功用与临床应用

降气止呃。本品善降胃气，为止呃要药，用治呃逆证。因其性平和，故凡胃气上逆所致呃逆均可以本品为主，结合辨证，配伍相应药物用。

（三）用法用量

煎服，4.5~9克。

（查高刚）

第十一章　活血化瘀药

凡以通畅血脉、消散瘀血为主要作用的药物称为活血化瘀药，简称活血药，或化瘀药。活血化瘀药味多辛、苦，入血分，性走散通行，主归心、肝二经。适用于多种血行不畅或瘀血阻滞之证，如血滞经闭、痛经、产后血瘀腹痛、癥瘕痞块、跌打损伤、风湿痹痛等。具有活血通经、活血止痛、活血消癥及活血消肿等功效。近年，临床还将该类药用于急腹症、宫外孕、脉管炎等疾病，也取得了一定的疗效。

活血化瘀药易耗血动血，临床使用时，对妇女月经过多、血虚无瘀之经闭及孕妇均应慎用或忌用。

第一节　活血止痛药

本类药物大多具辛行，辛散之性，活血每兼行气，有良好的止痛作用。主治气血瘀滞所致的痛证，如头痛，胸胁痛，心腹痛，痛经，产后腹痛，痹痛及跌打损伤、瘀滞肿痛等。亦可用于其他瘀血证。

一、川芎

为伞形科植物川芎的根茎。以四川产者为优。5 月采挖，除去泥沙，晒后烘干，再去须根。用时切片生用或酒炙。

（一）性味归经

辛，温。归肝、胆、心包经。

（二）功用与临床应用

1. 活血行气。本品既能活血，又能行气，为"血中气药"，能"下调经水，中开郁结"，用治血瘀气滞的痛证。治疗妇女月经不调、经闭、痛经、产后瘀滞腹痛等，为妇科活血调经之要药，常与当归、桃仁、香附等同用。此外，伤科之跌扑损伤，外科之疮疡痈肿，亦可用之。

2. 祛风止痛。本品辛温升散，能"上行头目"，祛风止痛，用于头痛，风湿痹痛。治头痛，无论风寒、风热、风湿、血虚、血瘀，均可随证配伍用之。治风湿痹证，肢体疼痛麻木，本品能"旁通络脉"，祛风活血止痛，常与独活、桂枝、防风等祛风湿通络药同用。另外，近代以川芎及川芎为主的复方治冠心病心绞痛，有较好疗效。

（三）用法用量

煎服，3～9 克。

（四）注意事项

凡阴虚火旺，多汗及月经过多者，应慎用。

二、延胡索

为罂粟科植物延胡索的块根。野生或栽培，夏初茎叶枯萎时采挖，除去须根，置沸水中煮至恰无白心时取出，晒干。切厚片或捣碎，生用或醋炙用。

（一）性味归经

辛、苦，温。归心、肝、脾经。

（二）功用与临床应用

活血，行气，止痛。本品止痛作用优良，无论何种痛证，均可配伍应用。近代临床用治多种内脏痉挛性或非痉挛性疼痛，均有较好疗效；也可治麻风病的神经痛，以及以0.2%延胡索碱注射液作局部麻醉手术者。

（三）用法用量

煎服，3～10克；研末服1～3克。多醋制后用。醋制后可使其有效成分的溶解度大大提高而加强止痛药效。

三、郁金

为姜科植物温郁金、姜黄、广西莪术或蓬莪术的块根。浙江温州地区最有名，为道地药材。冬季茎叶枯萎后采挖，摘取块根，除去细根，蒸或煮至透心，干燥。切片或打碎，生用或用明矾水炙用。

（一）性味归经

辛、苦，寒。归肝、胆、心经。

（二）功用与临床应用

1. 活血止痛，行气解郁。本品既能活血，又能行气解郁而达止痛之效，用治气滞血瘀的胸、胁、腹痛，常配木香同用，偏气郁者倍木香，偏血郁者倍郁金。临床亦常与丹参、柴胡、香附等配伍同用。

2. 清心凉血。本品能解郁开窍，且兼有清心之功，用治热病神昏，癫痫痰闭之证，可配伍石菖蒲、栀子等。

3. 利胆退黄。用于肝胆湿热证。用治湿热黄疸，宜配伍茵陈蒿、栀子；用治胆石症可与金钱草同用。此外，本品能顺气降火而凉血止血，用于吐血、衄血及妇女倒经等气火上逆之出血证，常配生地、山栀等；若热结下焦，伤及血络之尿血、血淋，亦可用之，常配生地、小蓟等。

（三）用法用量

煎服，5～12克；研末服，2～5克。

四、乳香

为橄榄科植物乳香树及其同属植物皮部渗出的树脂。春夏季采收。将树干的皮部由下向上顺序切伤，使树脂渗出，数天后凝成固体，即可采收。可打碎生用，内服多炒用。

（一）性味归经

辛、苦，温。归心、肝、脾经。

（二）功用与临床应用

1. 活血行气止痛。本品既能活血行气止痛，又能化瘀伸筋蠲痹，用治瘀血阻滞诸痛证，如心腹瘀痛，癥瘕积聚及风湿痹痛等。治心腹瘀痛，癥瘕积聚，常与当归、丹参、没药等同用。

2. 消肿生肌。本品既能活血化瘀止痛，又能活血消痈，去腐生肌，为外伤科要药，用于外伤科跌打损伤，疮疡痈肿。

（三）用法用量

煎服，3~10克，宜炒去油用。外用适量，生用或炒用，研末外敷。

（四）注意事项

孕妇及无瘀滞者忌用。本品气浊味苦，易致恶心呕吐，故内服不宜多用；胃弱者慎用。

五、没药

为橄榄科植物没药树或其它同属植物皮部渗出的油胶树脂。11月至次年2月，采集由树皮裂缝处渗出于空气中变成红棕色坚块的油胶树脂。剪去杂质，打成碎块生用，内服多制用，清炒或醋炙。

（一）性味归经

辛、苦，平。归心、肝、脾经。

（二）功用与临床应用

活血止痛，消肿生肌。本品功效主治与乳香相似。治跌打损伤瘀滞肿痛，外科痈疽肿痛，疮疡溃后久不收口以及一切瘀滞心腹诸痛，常与乳香相须为用。近代临床用没药治疗高血脂症有一定疗效。

（三）用法用量

煎服，3~10克，宜炒去油用。外用适量，生用或炒用，研末外敷。

（四）注意事项

孕妇及无瘀滞者忌用。本品气浊苦，易致恶心呕吐，故内服不宜多用；胃弱者慎用。

六、姜黄

为姜科植物姜黄的根茎。冬季茎叶枯萎时采挖，除去须根。煮或蒸至透心，晒干。切厚片，生用。

（一）性味归经

辛、苦，温。归肝、脾经。

（二）功用与临床应用

1. 活血行气。本品能活血行气，使瘀散滞通而痛解，用于血瘀气滞的心、腹、胸、胁痛，经闭，产后腹痛，及跌打损伤等。

2. 通经止痛。本品能外散风寒湿邪，内行气血，通经止痛，尤长于除肢臂痹痛，用于风湿臂痛，常配羌活、防风、当归等祛风湿活血之品同用。此外，本品配白芷、细辛可治邪痛；配大黄、白芷、天花粉外敷可治痈肿疔毒。近代临床还用于治高血脂症，对降低胆固醇、甘油三酯有一定作用。

（三）用法用量

煎服，3～10克。外用适量。

（四）注意事项

血虚无气滞瘀血者慎用，孕妇忌用。

川芎辛散温通，既能活血又能行气，为血中之气药，凡气滞血瘀诸痛，本品均为常用。此外，本品兼有祛风止痛之功，为治头痛要药。延胡索辛散温通，既行气分，又行血分，长于止痛，上下内外凡属气滞血瘀之疼痛，均为要药。郁金辛散苦泄，性寒清热，入肝经能活血行气利胆，入心经又可清心凉血止血，凡气滞血瘀诸痛、血热妄行出血及湿热黄疸等证，本品均为要药。乳香辛散苦泄，芳香走窜，入肝经走血分，长于活血止痛、消肿生肌，故为外伤科要药。没药辛散苦泄，散瘀、生肌，功近乳香，常相须为用，唯破瘀之力稍强。姜黄辛温行散，苦以开泄，内行气血，外除风痹，适于气血瘀滞诸痛及风湿痹痛。

（徐兵）

第二节　活血调经药

本类药物具有活血祛瘀之功，又善调畅血脉而调经。主治妇女月经不调、痛经、经闭及产后瘀滞腹痛之证。亦可用于瘀血痛证、癥瘕以及跌打损伤、疮痈肿毒等。

一、丹参

为唇形科植物丹参的根。多为栽培，春、秋两季采挖，除去茎叶，洗净，润透，切成厚片，晒干。生用或酒炙用。

（一）性味归经

苦，微寒。归心、心包、肝经。

（二）功用与临床应用

1. 活血调经。本品功能活血化瘀，善调妇女经水，为妇科要药，用于妇女月经不调，痛经，经闭，产后瘀滞腹痛。因其性偏寒凉，对血热瘀滞之证尤为相宜，可单用研末酒调服，亦常与川芎、当归、益母草等药配伍使用。

2. 祛瘀止痛。本品为活血化瘀之要药，善通行血脉，祛瘀止痛，广泛用于各种瘀血证，用治血瘀之心胸、脘腹疼痛、跌打损伤、癥瘕积聚及风湿痹痛等。如治血脉瘀阻之胸痹心痛、脘腹疼痛，可配伍砂仁、檀香等。如用治跌打损伤、肢体瘀血作痛，常与当归、乳香、没药等配伍使用。

3. 凉血消痈。本品性寒凉血，又能活血，有清瘀热以消痈肿之功，用治疮疡痈肿，常配银花、连翘等清热解毒药同用。

4. 除烦安神。本品能凉血安神，用治热病烦躁神昏及杂病心悸失眠等。如治热病邪入心营，常配生地、黄连、竹叶；治杂病血不养心，心火偏旺之心悸失眠，则配生地、酸枣仁、柏子仁等。近代临床还以本品治缺血性中风、动脉粥样硬化、病毒性心肌炎、慢性肝炎、肝硬化，以及防治支气管哮喘、慢性肺心病等，均有一定疗效。

（三）用法用量

煎服，5~15克。活血化瘀宜酒炙用。

（四）注意事项

反藜芦。

二、红花

为菊科植物红花的筒状花冠。夏收开花，花色由黄转为鲜红时采摘。阴干或微火烘干。

（一）性味归经

辛，温。归心、肝经。

（二）功用与临床应用

1. 活血通经。本品专入血分，功能活血祛瘀，通调血脉，用治血滞经闭，痛经，产后瘀滞腹痛等证，常与桃仁、当归、川芎等相须而用。

2. 祛瘀止痛。本品善于通畅血脉，消肿止痛，为治跌打损伤，瘀滞肿痛之要药。用治跌打损伤，常与木香、苏木、乳香、没药等配伍同用。其较好的活血祛瘀止痛效力，善治心腹胁肋诸痛，如血府逐瘀汤中配伍桃仁、川芎、牛膝等治疗瘀滞腹痛等。本品常配伍三棱、莪术、香附等以祛瘀消癥，用于治疗癥瘕积聚。另外，取本品活血化斑之功，用于斑疹色暗，热郁血瘀者，以番红花为优，因其性凉有凉血解毒之功，常配当归、紫草、大青叶等以活血凉血泄热解毒。近代有以红花注射液肌注，治多形性红斑者。

（三）用法用量

煎服，3~10克；外用适量。

（四）注意事项

孕妇忌服，有出血倾向者不宜多用。

三、桃仁

为蔷薇科植物桃的成熟种子。6~7月果实成熟时采摘，除去果肉及核壳，取出种子，去皮，晒干。生用或炒用。

（一）性味归经

苦、甘，平。有小毒。归心、肝、大肠经。

（二）功用与临床应用

1. 活血祛瘀。本品善泄血滞，祛瘀力较强，又称破血药，用治多种瘀血证，如经闭、痛经、产后瘀滞腹痛，癥积及跌打损伤等。治跌打损伤，瘀肿疼痛，常配当归、红花、大黄等。

2. 祛瘀消痈。桃仁善泄血分之壅滞，常配清热药同用，以清热解毒活血消痈，用治肺痈、肠痈。

3. 润肠通便。本品为种仁，含油脂，能润燥滑肠，用治肠燥便秘，常配当归、麻仁等同用。

4. 止咳平喘。本品有止咳平喘作用，可用治咳嗽气喘，常配杏仁等同用。近代有用桃仁提取的苦扁桃仁甙注射液静滴治肝脾肿大，有明显缩小作用，对脾脏缩小尤为明显。

（三）用法用量

煎服，5~10克，宜捣碎入煎。

（四）注意事项

孕妇忌服；便溏者慎用。有毒，不可过量，过量可出现头痛、目眩、心悸，甚至呼吸衰竭而死亡。

四、益母草

为唇形科植物益母草的地上部分。通常在夏季茎叶茂盛，花未开或初开时采割，除去杂质，洗净，润透，切段后干燥。生用或熬膏用。

（一）性味归经

辛、苦，微寒，归心、肝、膀胱经。

（二）功用与临床应用

1. 活血调经。本品善于活血祛瘀调经，为妇科经产要药，故有益母之名，用治血滞经闭、痛经、经行不畅、产后瘀滞腹痛、恶露不尽等，可单用熬膏服，亦可配伍当归、丹参、川芎、赤芍等同用。

2. 利水消肿。用治水肿、小便不利，又因其具有活血化瘀作用，对水瘀互阻的水肿尤为适宜，可单用，亦可与白茅根、泽兰等同用。近代用治肾炎有效。

3. 清热解毒。本品有清热解毒消肿之功，又可用治跌打损伤、疮痈肿毒、皮肤痒疹等。近代报道用治心血管疾病如冠心病等有效。

（三）用法用量

煎服，10～30克，或熬膏，入丸剂。外用适量捣敷或煎水外洗。

（四）注意事项

孕妇忌服，血虚无瘀者慎用。

五、牛膝

为苋科植物牛膝（怀牛膝）和川牛膝（甜牛膝）的根。冬季苗枯萎时采挖。洗净，晒干。生用或酒炙用

（一）性味归经

苦、甘、酸，平。归肝、肾经。

（二）功用与临床应用

1. 活血通经。用治瘀血阻滞的经闭、痛经、月经不调、产后腹痛等及跌打伤痛等。其活血祛瘀作用有疏利降泄之特点，尤多用于妇科经产诸疾及跌打伤痛。如治瘀阻经闭、痛经、月经不调、产后腹痛，常配伍当归、桃仁、红花等。如治跌打损伤、腰膝瘀痛，可与续断、当归、乳香、没药等同用。

2. 补肝肾，强筋骨。本品制用能补肝肾，强筋骨，兼祛风湿，尤以怀牛膝为佳，用治肾虚腰痛及久痹腰膝酸痛乏力等，可配伍杜仲、续断、补骨脂等。

3. 利水通淋。用于淋证、水肿、小便不利等。

4. 引火（血）下行。用治头痛、眩晕、吐血、衄血等火热上炎、阴虚火旺之证。近代临床有用于扩宫引产，以牛膝制成5～6厘米长表面光滑两端浑圆之小棒消毒后从子宫颈口徐徐插入，下端置颈口外，宫颈扩张效果良好。另有用于功能性子宫出血属瘀血型者。

（三）用法用量

煎服，6～15克。活血通经、利水通淋、引火下行宜生用；补肝肾、强筋骨宜酒炙用。

（四）注意事项

孕妇及月经过多者忌用。

六、王不留行

为石竹科植物麦蓝菜的成熟种子。以产于河北邢台者质优。夏秋果实成熟、果皮尚未开裂时采割植株，晒干，打下种子，除去杂质，晒干生用或炒用。

（一）性味归经

苦，平。归肝、胃经。

（二）功用与临床应用

1. 活血通经。本品善于通利血脉，行而不住，有活血通络之功，用于血瘀经闭，痛经

等证，常与当归、川芎、红花等同用。

2. 下乳消痈。本品能行血脉，通乳汁，用于产后乳汁不下及乳痈等证，为产后乳汁不下常用之品，常与穿山甲等同用。亦常用治乳痈肿痛，可配伍蒲公英、夏枯草、瓜蒌等。

3. 利尿通淋。用治热淋、血淋、石淋等证，常配石韦、瞿麦等相须而用。近年治前列腺炎，亦常用本品，配红花，败酱草等同用。

（三）用法用量

煎服，5～10克。

（四）注意事项

孕妇慎用。

七、鸡血藤

为豆科植物密花豆的藤茎。野生。秋、冬两季采收茎藤，除去枝叶及杂质，润透，切片，晒干。生用或熬膏用。

（一）性味归经

苦、微甘，温。归肝、肾经。

（二）功用与临床应用

1. 行血补血，调经。本品既能活血，又能补血，对血瘀、血虚之证均适用，用治月经不调、经行不畅、痛经、血虚经闭等证，可与当归、川芎、白芍、香附等同用。

2. 舒筋活络。本品能养血活血而舒筋活络，为治疗经脉不畅，络脉不和的常用药，用治风湿痹痛及手足麻木，肢体瘫痪，血虚萎黄等，可配伍独活、威灵仙、桑寄生等祛风湿药同用。近代以鸡血藤糖浆治白细胞减少症有一定疗效。

（三）用法用量

煎服，10～15克，大剂量可用30克，或浸酒服，或熬成膏服。

活血调经药中丹参色赤入心，专行血分，苦降开泄以散瘀，性凉清热以凉血，功善凉血活血，祛瘀生新，瘀血散则月经调，郁热除则神自安，凡血分瘀热所致诸证，本品均为要药。红花辛温行散，主入血分，散瘀行滞，活血调经，凡血分瘀滞所致诸证，均为常用。桃仁苦泄散瘀，入肝经血分，有较强的活血调经，祛瘀生新之功，适于血分瘀滞较重者，此外，兼有润肠、止咳之功。益母草辛散苦泄，性凉清热，入心肝，行血分，活血调经，作用和缓，女科多用，故名益母草。牛膝苦降下行，主入肝肾，生品降散，长于活血、通淋利关节及引血下行，凡血分瘀滞，血热上逆，及热淋、痹证均为常用。怀牛膝与川牛膝功用相似，但前者以补肝肾见长，后者以活血祛瘀见长。王不留行苦以开泄，走而不守，上通乳脉，下通经血，兼利膀胱，为妇产科常用之品。鸡血藤苦泄温通，味甘能补，故既能活血，又能补血，以活血力为胜，具有活血而不伤新血，补血而不留瘀血之特点，对妇科月经不调、痛经、经闭之证，无论血虚、血瘀均宜，血虚兼瘀滞者尤为适宜，又能舒筋活络，用治风湿痹痛，手足麻木等证。

（徐兵）

第三节　活血疗伤药

本类药物善于活血化瘀，消肿止痛，续筋接骨，止血生肌敛疮。主要适用于跌打损伤瘀肿疼痛，骨折筋损，金疮出血等伤科疾患。也可用于其他一般血瘀病证。使用本类药物治骨折筋损之证时，还须配伍补肝肾强筋骨之品，以促进骨折伤损的愈合复原。

一、土鳖虫

为鳖蠊科昆虫地鳖或冀地鳖雌虫的全体。野生者，夏季捕捉；饲养者全年可捕捉。用沸水烫死，晒干或烘干。

（一）性味归经

咸，寒。有小毒。归肝经。

（二）功用与临床应用

破血逐瘀，续筋接骨。本品为伤科所常用，用于跌打损伤，筋伤骨折，瘀肿疼痛。本品又入肝经血分，能逐瘀通经，消癥，也用于血瘀经闭、产后瘀滞腹痛、癥积等。此外，近代临床有用治宫外孕及子宫肌瘤等症者，常配穿山甲、桃仁等同用。

（三）用法用量

煎服，3～10克；研末服1～1.5克，以黄酒送服为佳。外用适量。

（四）注意事项

孕妇忌服。

二、血竭

为棕榈科植物麒麟竭的果实及树干中渗出的树脂。秋季采收，采集果实，置蒸笼内蒸煮，使树脂渗出；或将树干砍破或钻以若干小孔，使树脂自然渗出，凝固而成。打碎研末用。

（一）性味归经

甘、咸，平。归肝经。

（二）功用与临床应用

1. 活血定痛。本品为伤科要药，用于跌打损伤及其它瘀滞心腹疼痛，常配乳香、没药、儿茶等，如七厘散。

2. 化瘀止血，敛疮生肌。用治外伤出血及疮疡不敛等，常配乳香、没药、儿茶等研末外用。近代临床单用本品治胃、十二指溃疡、食道静脉破裂等各种上消化道出血，有较好疗效。

（三）用法用量

内服。多入丸散，研末服，每次 1~2 克；外用适量，研末撒敷。

活血疗伤药中土鳖虫破瘀之力比水蛭缓和，兼有接骨疗伤之功，为妇科及伤科所常用。血竭功能外用止血生肌敛疮，用于外伤出血，溃疡不敛，内服活血散瘀止痛，用于跌打损伤，瘀血肿痛及一切瘀血阻滞心腹刺痛等证。

（徐兵）

第四节　破血消癥药

本类药物以虫类药居多，药性强烈，能破血瘀而消癥积。主治瘀血程度较重的癥瘕积聚等证。亦可用于血瘀经闭、瘀肿疼痛、偏瘫等证。应用时常配行气破气药以加强祛瘀消癥之效，或配攻下药以攻逐瘀血。

一、莪术

为姜科植物蓬莪术或温郁金或广西莪术的根茎。秋、冬二季茎叶枯萎后采挖。除去地上部分、须根、鳞叶，洗净蒸或煮至透心，晒干。切片生用或醋炙用。

（一）性味归经

辛、苦，温。归肝、脾经。

（二）功用与临床应用

1. 破血行气。本品既能破血逐瘀，又能行气止痛，用于气滞血瘀所致的癥瘕积聚、经闭以及心腹瘀痛等，常与三棱相须而用。

2. 消积止痛。本品消积不仅能消血瘀癥积，同时又能破气消食积，用治食积脘腹胀痛。治食积腹痛常配青皮、槟榔等。此外，取其化瘀消肿止痛之功，本品还可用于跌打损伤，瘀种疼痛。

（三）用法用量

煎服，3~15 克。醋炙后可加强祛瘀止痛作用。外用适量。

（四）注意事项

孕妇及月经过多者忌用。

二、三棱

为黑三棱科植物黑三棱的块茎。冬季至次春，挖取块茎，去掉茎叶须根，洗净，削去外皮，晒干。切片生用或醋炙后用。

（一）性味归经

辛、苦，平。归肝、脾经。

（二）功用与临床应用

破血行气，消积止痛。所治病证与莪术基本相同，常相须而用。近代临床以三棱、莪术为主，配五灵脂、肉桂、大黄，治中期妊娠引产后蜕膜残留有效。

（三）用法用量

煎服，3～10克。醋制后可加强祛瘀止痛作用。外用适量。

（四）注意事项

孕妇及月经过多者忌用。

三、穿山甲

为鲮鲤科动物鲮鲤的鳞甲。尾部甲片药效大，以广西产品为佳。全年均可捕捉，捕捉后杀死置沸水中略烫，取下鳞片，洗净，晒干生用；或砂烫至鼓起，洗净，干燥；或炒后再以醋淬后用，用时捣碎。

（一）性味归经

咸，微寒，归肝、胃经。

（二）功用与临床应用

1. 活血消癥，通经。本品性善走窜，内达脏腑经络，能活血化瘀，消癥积，通经脉，用治癥瘕，经闭，以及风湿痹痛等。治疗癥瘕，可配伍鳖甲、大黄、赤芍等。治疗瘀血经闭，可配伍当归、红花、桃仁等。

2. 下乳。本品能疏通气血而下乳，用治产后乳汁不下。因气血壅滞而乳汁不下者，可单用，或配王不留行；若气血虚而乳稀少者，则配黄芪、当归等益气血药同用。

3. 消肿排脓。本品能活血消痈，消肿排脓，可使未成脓者消散，已成脓者速溃，用于痈肿疮毒，瘰疬等。此外，近来以本品治外伤出血、手术切口渗血，及白细胞减少症，有止血和升白细胞作用。

（三）用法用量

煎服，3～10克；研末服，1～1.5克。

（四）注意事项

孕妇及痈肿已溃者忌用。

四、斑蝥

为芫青科昆虫南方大斑蝥或黄黑小斑蝥的全体。夏、秋二季于清晨露水未干时捕捉。闷死或烫死，去头、足、翅，晒干生用或用糯米同炒至黄黑色，去米，研末用。

（一）性味归经

辛，热。有大毒。归肝、肾、胃经。

（二）功用与临床应用

1. 破血逐瘀，散结消癥。用于癥积，经闭等，治经闭不通，可配桃仁、大黄用之。

2. 攻毒蚀疮。本品为辛散有毒之品，能以毒攻毒，消肿散结，用于痈疽恶疮，顽癣，瘰疬等。近代用治多种癌肿，尤以肝癌为优，可将斑蝥1~3只放入鸡蛋内煮食，若以斑蝥素片内服更佳，（每次0.25~0.5毫克）能使症状改善，部分病例瘤体缩小。

（三）用法用量

内服多入丸散，0.03~0.06克。外用适量，研末敷贴，或酒、醋浸涂，或作发泡用。内服需以糯米同炒，或配青黛、丹参以缓其毒。

（四）注意事项

本品有大毒，内服宜慎，应严格掌握剂量，体弱及孕妇忌用。外用可刺激皮肤发红发泡，甚至腐烂，不宜大面积使用。内服过量可引起恶心、呕吐、腹泻、尿血及肾功能损害。

破血消癥药中莪术辛散苦泄，功能破血行气，消积止痛，作用与三棱相似，但偏于破气，二者常相须为用。三棱苦平偏凉，破血兼能行气，消积止痛作用颇强虽与莪术作用相似，但偏于破血。穿山甲咸而微寒，主入肝、胃二经，性善走窜，内达脏腑，外通经络，能活血化瘀，消肿溃脓，通经下乳，用于痈肿、乳汁不下，风湿痹痛等证。斑蝥辛寒有毒，功能攻毒蚀疮，破血散结，外可用治痈疽、顽癣、瘰疬；内可用治经闭、癥瘕、以及狂犬咬伤。

（徐兵）

第十二章　化痰止咳平喘药

第一节　化　痰　药

凡以祛痰或消痰为主要作用，用于治疗痰证的药物，称为化痰药。

化痰药主治痰证，而痰又有寒痰、热痰、燥痰、湿痰之分。如寒痰、湿痰证症见咳嗽气喘、痰多色白、苔腻等症以及由寒痰、湿痰所致眩晕、肢体麻木，阴疽流注等。热痰证症见咳嗽气喘，痰黄质稠等。燥痰证症见痰干稠难咯，唇舌干燥等。其它如痰热痰火所致的癫痫、中风惊厥、瘿瘤、瘰疬等。由于痰证的成因复杂，因而化痰药药性亦有温燥与凉润之别，故分为温化寒痰药与清化热痰药二类。

本类药物应用时除分清不同痰证而选用不同的化痰药外，应据成痰之因，审因论治。常与健脾燥湿药、理气药配伍同用，以加强化痰之功。同时应注意温燥之性的温化寒痰药，不宜用于热痰、燥痰之证；药性寒凉的清化热痰药、润燥化痰药，则寒痰与湿痰证不宜用。

一、温化寒痰药

本类药物，味多辛苦，性属温燥，多归肺、脾、肝经，有温肺祛寒，燥湿化痰之功，部分药物外用有消肿止痛的作用。主治寒痰、湿痰证，症见咳嗽气喘、痰多色白、舌苔白腻等。同时也用于治疗由寒痰、湿痰所致的眩晕、肢体麻木、阴疽流注、疮疡肿毒等。

（一）半夏

为天南星科植物半夏的块茎。夏、秋二季茎叶茂盛时采挖，除去外皮及须根。晒干，为生半夏。一般用姜汁、白矾制过入煎剂。

1. 性味归经　辛，温。有毒。归脾、胃、肺经。

2. 功用与临床应用

（1）燥湿化痰。本品为燥湿化痰，温化寒痰之要药，尤善治脏腑之湿痰，用于湿痰，寒痰证。治湿痰壅滞之证，常与陈皮、茯苓等同用。

（2）降逆止呕。为止呕要药。各种原因的呕吐，皆可随证配伍用之，对痰饮或胃寒呕吐尤宜。用治胃气上逆呕吐，常与生姜同用。

（3）消痞散结。用治心下痞，结胸，梅核气等。

（4）外用消肿止痛。用治瘿瘤痰核，痈疽肿毒及毒蛇咬伤等。

3. 用法用量　煎服，3～10克。

4. 注意事项 一般宜制过用，制半夏有姜半夏、法半夏等，姜半夏长于降逆止呕；法半夏长于燥湿且温性较弱。半夏曲则有化痰消食之功。至于竹沥半夏，药性由温变凉，能清化热痰，主治热痰、风痰之证。外用适量。反乌头。其性温燥，一般而言阴虚燥咳，血证，热痰，燥痰应慎用。然经过配伍热痰证亦可用之。

（二）天南星

为天南星植物天南星、异叶天南星或东北天南星的块茎。秋、冬二季采挖，除去须根及外皮，晒干，即生南星。用姜汁、明矾制过用，为制南星。

1. 性味归经 苦、辛，温。有毒。归肺、肝、脾经。

2. 功用与临床应用

（1）燥湿化痰。本品燥湿化痰功似半夏而温燥之性更甚，祛痰较强，用于湿痰，寒痰证。治湿痰阻肺，咳喘痰多，胸膈满闷，常与半夏相须为用，并配伍枳实、橘红等。

（2）祛风解痉。本品专走经络，善祛风痰而止痉，用于风痰证，如眩晕、中风、癫痫、破伤风等。治风痰留滞经络，半身不遂，手足顽麻，口眼㖞斜等，可配伍半夏、川乌、白附子等。

（3）外用散结消肿。用于痈疽肿痛，毒蛇咬伤等。此外，近年来以生南星内服或局部应用治癌肿有一定效果，尤以子宫颈癌更为多用。

3. 用法用量 煎服，3～10克，多制用。外用适量。

4. 注意事项 阴虚燥痰及孕妇忌用。

（三）禹白附

为天南星科草本植物独角莲的块茎。秋季采挖，除去残茎、须根及外皮，用硫黄熏1～2次，晒干。或加生姜、明矾制后切片。

1. 性味归经 辛、甘，温。有毒。归胃、肝经。

2. 功用与临床应用

（1）祛风痰，止痉，止痛。本品既能燥湿化痰，更善祛风痰而解痉止痛，用治中风口眼？斜、惊风癫痫、破伤风，偏头痛等风痰、头面诸疾。如治疗中风口眼？斜，常配全蝎、僵蚕等。治疗痰厥头痛、眩晕，常配伍半夏、天南星等。

（2）解毒散结。用治瘰疬痰核及毒蛇咬伤，可鲜品捣烂外敷。

3. 用法用量 煎服，3～5克；研末服0.5～1克。外用适量。

4. 注意事项 本品辛温燥烈，阴虚血虚动风或热动肝风，以及孕妇，均不宜用。生品一般不内服。

（四）白芥子

为十字花科植物白芥的种子。夏末秋初，果实成熟时割取全株，晒干后打下种子。生用或炒用。

1. 性味归经 辛，温。归肺、胃经。

2. 功用与临床应用

（1）温肺化痰，利气。本品辛温走散，利气机，通经络，化寒痰，逐饮邪，善治"皮里膜外之痰"，用于寒痰喘咳，悬饮等。如治寒痰壅肺，咳喘胸闷，痰多难咯，可配伍紫苏子、莱菔子同用。

（2）散结消肿。本品能祛经络之痰，又能消肿散结，通络止痛，用治阴疽流注及痰阻经络关节之肢体麻木，关节肿痛等。治痰湿流注所致的阴疽肿毒，常配鹿角胶、熟地黄、肉桂等同用。

3. 用法用量 煎服，3~5克。外用适量，研末调敷，或作发泡用。

4. 注意事项 本品辛温走散，耗气伤阴，久咳肺虚及阴虚火旺者忌用；对皮肤粘膜有刺激，易发泡，有消化道溃疡、出血者及皮肤过敏者忌用。用量不宜过大，过量易致胃肠炎，产生腹痛，腹泻。

（五）旋覆花

为菊科植物旋覆花或欧亚旋覆花的头状花序。夏、秋二季花开时采收，除去杂质，阴干或晒干。生用或蜜炙用。

1. 性味归经 苦、辛、咸，微温。归肺、胃经。

2. 功用与临床应用

（1）降气行水化痰。本品降气化痰而平喘咳，化痰消痞利水而除痞满，用治咳喘痰多及痰饮蓄结胸膈痞满等，寒、热痰喘均可应用。属寒者，常配伍紫苏子、半夏同用；属寒者，可配桑白皮、瓜蒌同用。

（2）降逆止呕。本品善降胃气而止呕噫，用于噫气，呕吐，配伍半夏、生姜同用。此外，还可用于胸胁痛，本品有活血通络之功，常配香附等同用。

3. 用法用量 煎服，3~10克；宜布包。

4. 注意事项 阴虚劳嗽，津伤燥咳者忌用。又因本品有绒毛，易刺激咽喉作痒而致呛咳呕吐，故须布包入煎。

（六）白前

为萝藦科植物柳叶白前或芫花叶白前的根茎及根。秋季采挖，洗净，晒干生用或蜜炙用。

1. 性味归经 辛、苦，微温。归肺经。

2. 功用与临床应用 降气化痰。本品长于祛痰，降肺气，气降痰消则咳喘胸满自除，用治咳嗽痰多，胸满喘急。无论属寒属热，外感内伤均可用之，尤以寒痰阻肺，肺气失降者为宜，常配半夏、紫菀等同用。若外感风寒咳嗽，则配荆芥、桔梗等宣肺解表之品；若内伤肺热咳喘，配桑白皮、葶苈子等；若咳喘浮肿，喉中痰鸣，不能平卧，则配紫菀、半夏、大戟等以逐饮平喘。

3. 用法用量 煎服，3~10克。

二、清热化痰药

本类药物性多寒凉，有清热化痰之功，部分药物兼能润燥或软坚散结。主要用治热痰证，症见咳嗽气喘，痰黄质稠等，其他如痰热癫痫、中风惊厥、瘿瘤、痰火瘰疬等，也可用清热化痰药治之。

（一）前胡

为伞形科植物白花前胡或紫花前胡的根。秋冬季或早春茎叶枯萎或未抽花茎时采挖，除去须根及泥土，晒干。切片生用或蜜炙用。

1. 性味归经　苦、辛，微寒。归肺经。

2. 功用与临床应用

（1）降气化痰。宜于痰热阻肺，肺气失降者，用治咳喘痰多色黄者，常配杏仁、桑皮、贝母等。因本品寒性不著，亦可用于寒痰湿痰证，常与白前相须为用。

（2）疏散风热。本品能发散风热，宣肺气，化痰止嗽。用于外感风热咳嗽有痰者，常与桑叶、牛蒡、桔梗等同用；若属风寒咳嗽，则与荆芥、紫菀等同用。

3. 用法用量　煎服，6～10克。

（二）桔梗

为桔梗科植物桔梗的根。全国大部分地区均有。秋季采挖，除去须根，刮去外皮，放清水中浸2～3小时，切片，晒干。生用或炒用。

1. 性味归经　苦、辛，平。归肺经。

2. 功用与临床应用

（1）宣肺，祛痰。用于肺气不宣的咳嗽痰多，胸闷不畅，无论属寒属热皆可应用。风寒者，配苏叶、杏仁；风热者，配菊花、桑叶、杏仁。

（2）利咽。本品能宣肺利咽开音，用治咽喉肿痛，失音。凡外邪犯肺，咽痛失音者，常配甘草、牛蒡子同用。

（3）排脓。本品性散上行，能利肺气以排壅肺之脓痰。用治肺痈咳吐脓痰，可与甘草配伍同用。此外，又可以其宣开肺气而通二便，用治癃闭、便秘。

3. 用法用量　煎服，3～10克。

4. 注意事项　本品性升散，凡气机上逆，呕吐、呛咳、眩晕或阴虚火旺咳血等，不宜用。用量过大易致恶心呕吐。

（三）川贝母

为百合科植物川贝母、暗紫贝母、甘肃贝母或梭砂贝母的鳞茎。前三者按不同性状习惯称"松贝"和"青贝"；后者称"炉贝"。夏、秋二季采挖，除去须根，粗皮，晒干，生用。

1. 性味归经　苦、甘，微寒。归肺、心经。

2. 功用与临床应用

（1）清热化痰，润肺止咳。本品既能清肺泄热化痰，又能润肺止咳，用于虚劳咳嗽，肺热燥咳，尤宜于内伤久咳，燥痰，热痰之证。治肺热、肺燥咳嗽常配伍知母；治阴虚劳嗽，久有痰者，常配伍沙参、麦冬同用。

（2）散结消肿。本品能清热解郁化痰散结，用治瘰疬疮肿及乳痈，肺痈。治热毒壅结之肺痈、乳痈，常配伍蒲公英、鱼腥草同用；治痰火郁结之瘰疬，常与玄参、牡蛎等同用。

3. 用法用量 煎服，3~10克；研末服，1~2克。

4. 注意事项 反乌头。

（四）浙贝母

为百合科植物浙贝母的鳞茎。初夏植株枯萎时采挖，洗净，擦去外皮，拌以煅过的贝壳粉，吸去浆汁，切厚片或打成碎块。

1. 性味归经 苦，寒。归肺、心经。

2. 功用与临床应用

（1）清热化痰。本品功似川贝母而偏苦泄，用治风热、痰热咳嗽。属风热者，常配桑叶、牛蒡子；属痰热者，常配瓜蒌、知母。

（2）散结消痈。本品能苦泄清热毒，开郁散结，用于瘰疬，瘿瘤，痈疡疮毒，肺痈等。

3. 用法用量 煎服，3~10克。

4. 注意事项 反乌头。

（五）瓜蒌

为葫芦科植物栝楼和双边栝楼的成熟果实。秋季采收，将壳与种子分别干燥。生用，或以仁制霜用。

1. 性味归经 甘、微苦，寒。归肺、胃、大肠经。

2. 功用与临床应用

（1）清热化痰。用于痰热咳喘。单以本品治小儿膈热，咳嗽痰喘，久延不愈者，临床常配知母、浙贝母等同用。

（2）宽胸散结。本品既能清化痰热，又能宽胸散结，用治胸痹、结胸等。且本品能消肿散结，用于肺痈，肠痈，乳痈等。

（3）润肠通便。瓜蒌仁有润肠通便之功，用治肠燥便秘，常配火麻仁，郁李仁等同用。

3. 用法用量 煎服，全瓜蒌10~20克，瓜蒌皮6~12克，瓜蒌仁10~15克打碎入煎。

4. 注意事项 本品甘寒而滑，脾虚便溏及湿痰，寒痰者忌用。反乌头。

（六）竹茹

为禾本科植物青秆竹、大头典竹或淡竹的茎秆的干燥中间层。全年均可采制，取新鲜茎，除去外皮，将稍带绿色的中间层刮成丝条，或削成薄片，捆扎成束，阴干。前者称"散竹茹"，后者称"齐竹茹"。

1. 性味归经 甘，微寒。归肺、胃经。

2. 功用与临床应用

（1）清热化痰。用于痰热所致的咳嗽或心烦不眠等。前者常配伍瓜蒌、桑白皮同用；后者常配伍枳实、半夏、茯苓同用。

（2）除烦止呕。本品能清胃止呕，用于胃热呕吐，常配黄连、半夏等同用；若胃虚有热而呕者，可配橘皮、生姜、人参等同用。此外，本品还有凉血止血作用，可用于吐血、衄血、崩漏等。

3. 用法用量　煎服，6~10克。

4. 注意事项　生用清化痰热，姜汁炙用止呕。

（七）竹沥

来源同竹茹。系新鲜的淡竹和青杆竹等竹杆经火烤灼而流出的淡黄色澄清液汁。

1. 性味归经　甘、寒。归心、肺、肝经。

2. 功用与临床应用

（1）清热豁痰。用于痰热咳喘。以痰热咳喘，痰稠难咯，顽痰胶结者最宜，常配半夏、黄芩等。

（2）定惊利窍。本品善涤痰泄热而开窍定惊，用于中风痰迷，惊痫癫狂等。

3. 用法用量：内服30~50克，冲服。

4. 注意事项　本品不能久藏，但可熬膏瓶贮，称竹沥膏。近年用安瓿瓶密封装置，可以久藏。本品性寒滑，对寒痰及便溏者忌用。

（八）天竹黄

为禾本科植物青皮竹或华思劳竹等杆内分泌液干燥后的块状物。秋、冬二季采收。砍破竹杆，取出生用。

1. 性味归经　甘，寒。归心、肝经。

2. 功用与临床应用　清热化痰，清心定惊。用于小儿惊风，中风癫痫，热病神昏等心肝经痰热证。本品清化热痰之功与竹沥相似而无寒滑之弊，又兼清心定惊之功。近代有用治白内障者，以天竹黄作粘吸头，按白内障摘除术进行操作，进行粘吸，有效而简便。

3. 用法用量　煎服，3~6克；研粉冲服，每次0.6~1克。

（九）海藻

为马尾藻科植物海蒿子和羊栖菜的藻体。前者习称"大叶海藻"，后者习称"小叶海藻"。夏、秋二季采捞，除去杂质，淡水洗净，切段晒干用。

1. 性味归经　咸，寒。归肝、肾经。

2. 功用与临床应用

（1）消痰软坚。用于瘿瘤、瘰疬、睾丸肿痛等。治瘿瘤，常配昆布、贝母同用；治瘰疬，常配夏枯草、玄参、连翘同用；治睾丸肿痛，常配橘核、昆布、川楝子同用。

（2）利水消肿。用于脚气浮肿及水肿等，可与泽泻等利湿药同用。

3. 用法用量　煎服，10~15克。

4. 注意事项　传统认为反甘草。但临床也每有配伍同用者。

（十）昆布

为海带科植物海带和翅藻科植物昆布的叶状体。夏、秋两季采捞。除去杂质，漂净，切宽丝，晒干。

1. 性味归经　咸，寒。归肝、肾经。

2. 功用与临床应用　消痰软坚，利水消肿。本品作用功似海藻，亦为消痰软坚，利水消肿之品，治瘿瘤、瘰疬及脚气浮肿、水肿等证，两者常相须为用。

3. 用法用量　煎服，6～12克。

（十一）瓦楞子

为蚶科动物毛蚶、泥蚶或魁蚶的贝壳。全年捕捞，洗净，置沸水中略煮，去肉，晒干，生用或煅用。用时打碎。

1. 性味归经　咸，平。归肺、胃、肝经。

2. 功用与临床应用

（1）消痰软坚　用于瘰疬，瘿瘤等，常与海藻、昆布等配伍。

（2）化瘀散结　用于癥瘕痞块，可单用，醋淬为丸服，即瓦楞子丸；也常与三棱、莪术、鳖甲等行气活血消癥软坚之品配伍成复方用之。近代以此用于肝脾肿大及消化道肿瘤等。

（3）制酸止痛　用于肝胃不和，胃痛吐酸者。近代用治胃及十二指肠溃疡，与甘草同用为散，有一定疗效。

3. 用法用量　煎服，10～15克，宜打碎布包先煎。研末服，每次1～3克，入丸散1.5～3克。

4. 注意事项　生用消痰散结；煅用制酸止痛。

（十二）胖大海

为梧桐科植物胖大海的成熟种子。4～6月果实成熟开裂时，采收种子，晒干。

1. 性味归经　甘，寒。归肺、大肠经。

2. 功用与临床应用

（1）清肺化痰，利咽开音　用于肺热声哑，咽喉疼痛，咳嗽等，常单味泡服，亦可配桔梗、甘草等同用。

（2）润肠通便　用于燥热便秘，头痛目赤。可单味泡服，或配清热泻下药以增强药效。

3. 用法用量　2～4枚，沸水泡服或煎服。

（徐兵）

第二节 止咳平喘药

凡是能够减轻或抑制咳嗽、气喘的药物，叫做止咳平喘药。本类药物其味或辛或苦或甘，其性或温或寒，主归肺经。由于药物性味不同，质地润燥有异，故其止咳平喘之理也就有宣肺、清肺、润肺、降肺、敛肺及化痰之别。有的偏于止咳，有的偏于平喘，有的则兼而有之。

本类药物主治咳喘，而咳喘之证，病情复杂，有外感内伤之别，寒热虚实之异。临床应用时应审证求因，随证选用不同的止咳、平喘药，并配伍相应药物。表证、麻疹初起等见有咳嗽者，不能单用止咳药，应以疏解宣发为主，少佐止咳药物，更不能过早使用敛肺止咳药。个别麻醉镇咳定喘药，因易成瘾，易恋邪，用之宜慎。

一、苦杏仁

为蔷薇科植物山杏、西伯利亚杏、东北杏或杏的成熟种子。夏季采收成熟果实，除去果肉及核壳，晒干。生用。

（一）性味归经

苦，微温。有小毒。归肺、大肠经。

（二）功用与临床应用

1. 止咳平喘。本品为治咳喘之要药，用治咳嗽气喘。随证配伍可用于多种咳喘病证。

2. 润肠通便。用于肠燥便秘，常配柏子仁、郁李仁等同用。

（三）用法用量

煎服，3～10克，宜打碎入煎。

（四）注意事项

本品有小毒，用量不宜过大；婴儿慎用。另外，甜杏仁为蔷薇科植物杏或山杏的部分栽培种而其味甘甜的成熟种子，性味甘平，功能润肺止咳，主要用于虚劳咳嗽。煎服，5～10克。

二、紫苏子

为唇形科植物紫苏的成熟果实。秋季果实成熟时采收，晒干。生用或微炒，用时捣碎。

（一）性味归经

辛，温。归肺、大肠经。

（二）功用与临床应用

1. 降气化痰，止咳平喘。本品长于降气化痰，气降痰消则咳喘自平，用于痰壅气逆，咳嗽气喘，常配白芥子、莱菔子。若上盛下虚之久咳痰喘，则配肉桂、当归、厚朴等温肾化痰下气之品，如苏子降气汤。

2. 润肠通便。本品既能润燥滑肠，又能降泄肺气以助大肠传导，用治肠燥便秘，常配杏仁、火麻仁、瓜蒌仁等。

（三）用法用量

煎服，5～10克。

（四）注意事项

阴虚喘咳及脾虚便溏者慎用。

三、百部

为百部科植物直立百部、蔓生百部或对叶百部的块根。春、秋二季采挖，除去须根，洗净，置沸水中略烫或蒸至无白心，取出，晒干。切厚片生用或蜜炙用。

（一）性味归经

甘、苦，微温。归肺经。

（二）功用与临床应用

1. 润肺止咳。用于新久咳嗽，百日咳，肺痨咳嗽，无论外感内伤、暴咳、久嗽，皆可用之，可单用或配伍应用。

2. 杀虫灭虱。多用治蛲虫病，用于蛲虫、阴道滴虫、头虱及疥癣等，可制成杀虫剂。

（三）用法用量

煎服，5～15克；外用适量。久咳虚嗽宜蜜炙用。

四、紫菀

为菊科植物紫菀的根及根茎。春、秋二季采挖，除去有节的根茎，编成辫状晒干，切厚片生用，或蜜炙用。

（一）性味归经

苦、辛、甘，微温。归肺经。

（二）功用与临床应用

润肺化痰止咳。本品长于润肺下气，开肺郁，化痰浊而止咳，用于咳嗽有痰。凡咳嗽无论新久，寒热虚实，皆可用之。如风寒犯肺，咳嗽咽痒，配荆芥、桔梗等；若阴虚劳嗽，痰中带血，则配阿胶、贝母等以养阴润肺化痰止嗽。此外，本品还可用于肺痈、肺痿及小便不通等证，盖取其宣开肺气之功。

（三）用法用量

煎服，5～10克。

（四）注意事项

外感暴咳生用，肺虚久咳蜜炙用。

五、款冬花

为菊科植物款冬的花蕾。12月或地冻前当花尚未出土时采挖，除去花梗，阴干。生用，或蜜炙用。

（一）性味归经

辛、微苦，温。归肺经。

（二）功用与临床应用

润肺下气，止咳化痰。本品药性功效与紫菀相似，彼则长于化痰，此则长于止咳，二者常相须而用，为治咳常用药，用于多种咳嗽。然本品辛温而润，尤宜于寒嗽，常配麻黄等同用；若肺热咳喘，则配桑白皮、瓜蒌。若肺气虚而咳者，可配人参、黄芪同用；若阴虚燥咳，则配沙参、麦冬；喘咳日久痰中带血，常配百合同用；若肺痈咳吐脓痰，则配桔梗、苡仁等同用。

（三）用法用量

煎服，5~10克。外感暴咳宜生用，内伤久咳宜炙用。

六、马兜铃

为马兜铃科植物北马兜铃或马兜铃的成熟果实。秋季果实由绿变黄时采摘，晒干。生用、炒用或蜜炙用。

（一）性味归经

苦、微辛，寒。归肺、大肠经。

（二）功用与临床应用

1. 清肺化痰，止咳平喘。本品善清降肺气而化痰止咳平喘，主要用于肺热咳喘。治肺热咳嗽痰喘者最宜，常配桑白皮、黄芩、枇杷叶等同用；若肺虚火盛，喘咳咽干，或痰中带血者，则配阿胶等同用，以养阴清肺止咳平喘。

2. 清肠消痔。本品能清大肠积热而治痔疮肿痛。此外，本品能清热平肝降压而治高血压病属肝阳上亢者。

（三）用法用量

煎服，3~10克；外用适量，煎汤熏洗。

（四）注意事项

一般生用，肺虚久咳炙用。用量不宜过大，以免引起呕吐。马兜铃碱皮下注射，可引起严重的肾炎，大量可引起血尿、尿闭、呼吸困难、脉搏不整，甚至呼吸停止而死亡。

七、枇杷叶

为蔷薇科植物枇杷的叶。全年均可采收，晒干，刷去毛，切丝生用或蜜炙用。

（一）性味归经

苦、微寒。归肺、胃经。

（二）功用与临床应用

1. 清肺止咳。用于肺热咳嗽，常配桑叶、前胡等同用。

2. 降逆止呕。用于胃热呕吐，哕逆，常配橘皮、竹茹等同用。此外，还可用于热病口渴及消渴，取其清胃止渴之功。

（三）用法用量

煎服，5~10克，止咳宜炙用，止呕宜生用。

八、桑白皮

为桑科植物桑的根皮。秋末叶落时至次春发芽前挖根。刮去黄棕色粗皮，剥取根皮，晒干。切丝生用，或蜜炙用。

（一）性味归经

甘、寒。归肺经。

（二）功用与临床应用

1. 泻肺平喘。本品能泻肺火兼泻肺中水气而平喘，用于肺热咳喘等，常配地骨皮同用。

2. 利水消肿。用于水肿，如风水、皮水等。如全身水肿，面目肌肤浮肿，胀满喘急，小便不利者用之，常配茯苓皮、大腹皮等。此外，本品还有止血清肝之功，可治衄血、咯血及肝阳肝火偏旺之高血压症。

（三）用法用量

煎服，5~15克。泻肺利水、平肝清火宜生用；肺虚咳嗽宜蜜炙用。

九、葶苈子

为十字花科植物独行菜或播娘蒿的成熟种子。夏季果实成熟时，采割植株，晒干，搓出种子，除去杂质。生用或炒用。

（一）性味归经

苦、辛，大寒。归肺、膀胱经。

（二）功用与临床应用

1. 泻肺平喘。本品专泻肺中水饮及痰火而平喘咳，用于痰涎壅盛，喘咳不得平卧之证，常佐大枣以缓其性。临床亦常配苏子、桑白皮、杏仁等药以泻肺平喘。

2. 利水消肿。用于水肿、悬饮、胸腹积水、小便不利等。此外，现代临床有单以本品研末服，或配以生脉散、参附汤等同用，治疗肺心病心力衰竭，见水肿喘满者，有较好疗效。

（三）用法用量

煎服，5~10克；研末服，3~6克。

十、白果

为银杏科植物银杏的成熟种子。秋季种子成熟时采收，除去肉质外种皮，洗净，稍蒸或略煮后烘干。用时打碎取种仁。生用或炒用。

（一）性味归经

甘、苦、涩，平。有毒。归肺经。

（二）功用与临床应用

1. 敛肺化痰定喘。本品为治喘咳所常用，用于哮喘痰嗽。无论寒热虚实，外感内伤均可配伍使用。治外感风寒而内蕴痰热者，可配伍麻黄、黄芩等同用。治肺热燥咳，喘咳无痰者，宜配伍款冬花、天冬、麦冬同用。

2. 止带缩尿。用于带下，白浊，小便频数，遗尿等。带下病属脾肾亏虚者，常配山药、莲子等药同用；属湿热者，可配伍黄柏、车前子等药同用。

（三）用法用量

煎服，5～10克，捣碎。

（四）注意事项

白果止咳平喘又兼具消痰之功，故喘咳痰多者皆可应用。但本品有毒，不可多用，小儿尤当注意。

（武相喜）

第三篇　中药药剂学

第一章　方　剂

第一节　概　述

一、方剂的组成原则

方剂组成，是根据病情的需要，在辨证立法的基础上，通过合理的配伍，增强或改变药物原有的功用，调其偏性，制其毒性，消除或减缓对人体的不利因素，从而使各具特长的药物发挥更好的治疗效果。方剂的组成，一般由主药、辅药、佐药和使药四个部分组成。

（一）主药

是针对主病或主症起主要治疗作用的药物。

（二）辅药

是配合主药加强疗效，起协同作用的药物，或是针对兼病、兼症起主要治疗作用的药物。

（三）佐药

是协助主、辅药治疗兼症，或缓解、消除主药的峻烈之性的药物。

（四）使药

是调和方中诸药，或引导诸药直达病所的药物。

药物通过以上原则组织成方，既主次分明，配合严密，又可提高疗效。

二、方剂的变化规律

方剂的组成既有严格的原则性，又有极大的灵活性。在临床运用时，为了切合病情，收到更好的疗效，必须根据病情的缓急、患者的体质与年龄、所居地域及气候等不同因素，予以灵活化裁。

（一）药味加减的变化

药味加减的变化是指在主症、主药不变的情况下，随着次要症状或兼症的不同，增减其次要药物，以适应病情的需要，一般称为随症加减。

如麻杏石甘汤是主治外感风热壅滞于肺所致咳喘的常用方。若咳痰黄稠，宜加贝母、黄芩以清热化痰；若痰中带血，宜加白茅根以凉血止血。

（二）药物配伍的变化

药物配伍的变化是指方剂的主药不变，辅佐药物进行配伍上的改变，从而使该方的功用、主治也起了根本性的变化。

如苦寒清热的黄连配伍辛温降逆的吴茱萸，名左金丸，用于胃脘胀痛，嗳腐吞酸；若黄连配伍行气除满的木香，名香连丸，主治湿热下痢腹痛，里急后重。

（三）药量加减的变化

药量加减的变化是指组成方剂的药物不变，而通过改变药量，致使方药主次关系与功效、主治随之而发生变化。

如小承气汤与厚朴三物汤均由大黄、厚朴、枳实3味药物组成。但小承气汤用大黄4两为主药，枳实3枚为辅药，厚朴2两为佐使药，具有泻热通便的功效，是治疗热结便秘的方剂；厚朴三物汤用厚朴8两为主药，枳实5枚为辅药，大黄4两为佐使药，具有行气通便的功效，成为治疗气滞便秘的方剂。

（四）剂型更换的变化

剂型更换的变化是指同一方剂，根据病情的缓急选用不同的剂型。

如理中丸与理中汤的药味、药量相同，是治疗脾胃虚寒的方剂，唯理中丸力缓效久，多用于慢性中焦虚寒轻证；如将理中丸改为汤剂内服，则作用快而力峻，适应于证情较重或急者。

三、常用剂型

剂型是根据临床治疗各种疾病的不同需要，将药物制成一定大小和不同形状的制剂。现将常用的剂型简介如下。

（一）汤剂

又称煎剂。把一种或多种药物配伍成方，按煎法要求加水煎煮后，去渣取汁服用，称为汤剂。这是一种最广泛使用的剂型，适用于一般疾病或急性疾病，可用于内服、含漱和外用熏洗。其优点是吸收快、奏效迅速、作用强，并可根据病情变化加减使用。缺点是煎煮麻烦，不易保存，而且量多味苦，饮服和携带均感不便。

（二）丸剂

是将药物研成细末，以蜜、水、米糊、面糊、酒、醋、药汁等为赋形剂制成的固体剂型。临床常用的丸剂有：蜜丸、水丸、糊丸、浓缩丸等。具有吸收缓慢，药效持久，体积小，服用、携带方便等优点。一般适用于慢性、虚弱性疾病，如归脾丸、人参养荣丸等。亦有用于急救的，如安宫牛黄丸等。此外，某些峻猛、有毒的药物，皆宜作丸剂使用，如大黄蛰虫丸、抵当丸等。

（三）散剂

是根据配方将药物研磨成粉，均匀混合而成。有内服与外用两种。内服散剂末细量少者，可直接冲服，如参苓白术散、六一散等；亦有研成粗末，临用时加水煮沸后服用，如银翘散。外用散剂是将药物研成极细粉末，外敷或布撒于患处，如外科常用的生肌散、金黄散等。有制作简便、便于服用和携带、节约药材、不易变质等特点，但吸收较汤剂为慢。

（四）膏剂

膏剂分内服、外用两种。内服膏剂，是将饮片再三煎熬，去渣浓缩，加冰糖或蜂蜜收膏，可较长时间服用。如二至膏、两仪膏等。外用膏剂，亦称"膏药"，古代称为"薄贴"。是将药物入油煎熬后去渣收膏，然后摊于纸片或布片而成。常用于外科疮疡或风湿痹痛等，如白玉膏、追风膏等。另一种膏药，是将药面拌和于蜡膏、油膏类中涂敷体表，治疗痈疽疮疡，如金黄膏、芙蓉膏等。

（五）丹剂

大多是含汞或硫黄等矿物类药物升发提炼而成，或用贵重药物制成。如红升丹、白降丹、至宝丹、黑锡丹等。

（六）酒剂

酒剂是以酒（一般用白酒或黄酒）为溶媒，浸取药物中的有效成分所得澄明的浸出液。通称为"药酒"。供内服或外用。多用于风湿痹痛、跌打损伤等，如五加皮酒、虎骨酒等。除上述剂型外，还有冲剂、糖浆、药露、针剂等。

（许立君）

第二节　解表剂

凡以解表药为主组成，具有发汗、解肌、透疹等作用，治疗表证的方剂，称为解表剂。邪犯肌表有风寒、风热的不同，患者体质有虚实的差异，因此解表剂分辛温解表，辛凉解表和扶正解表三类。

解表剂多为辛散轻扬之品组成，不宜久煎。服药发汗后，应注意避风邪或增衣加被，以助汗出。汗出不透则病邪不除；汗出太过则耗伤正气，甚至会招致亡阴、亡阳的严重后果。

一、辛温解表剂

辛温解表剂，适用于风寒表证。症见恶寒发热，头项强痛，肢体酸痛，口不渴，无汗或有汗，舌苔薄白，脉浮紧或浮缓等。代表方如麻黄汤等。

【麻黄汤】

（1）组成：麻黄9g、桂枝6g、杏仁9g、炙甘草3g。

（2）功用：发汗解表，宣肺平喘。

（3）主治：外感风寒表实证。症见恶寒发热，头痛身疼，无汗而喘，苔薄白，脉浮紧。

（4）临床运用：本方是一首辛温发汗解表的代表方。以恶寒发热、无汗而喘、脉浮紧为其辨证 要点。外感风热、表虚自汗，均不宜用。

二、辛凉解表剂

辛凉解表剂，适用于外感风热，邪在卫分的表热证。症见发热头痛，微恶风寒，口渴，咽痛，或咳嗽，舌苔薄白或微黄，脉浮数等。代表方如银翘散等。

【银翘散】

（1）组成：银花 15g、连翘 15g、桔梗 9g、薄荷 9g、竹叶 6g、甘草 6g、荆芥穗 6g、淡豆豉 6g、牛蒡子 9g。

（2）功用：辛凉透表，清热解毒。

（3）主治：温病初起。症见发热，无汗或有汗不畅，微恶风寒，头痛，口微渴，咳嗽咽痛，舌尖红，苔薄白或薄黄，脉浮数。

（4）临床运用：本方为"辛凉平剂"。可广泛用于温病初起的温热表证。以发热、微恶风寒、口渴、咽痛、脉浮数为辨证要点。

三、扶正解表剂

扶正解表剂，适用于体质素虚，又感受外邪者。代表方如败毒散。

【败毒散】

（1）组成：人参、柴胡、前胡、川芎、枳壳、羌活、独活、茯苓、桔梗各 30g 甘草 15g。

（2）功用：益气解表，散风祛湿。

（3）主治：气虚外感风寒湿表证。症见恶寒发热无汗，头项强痛，肢体酸痛，胸膈痞闷，鼻塞声重，咳嗽有痰，舌苔白腻、脉浮。

（4）临床运用：本方是扶正祛邪的常用方剂。以恶寒发热、头身重痛、咳嗽、脉浮为辨证要点。

（许立君）

第三节　清 热 剂

凡以清热药为主组成，具有清热、泻火、凉血、解毒等作用，治疗里热证的方剂，称清热剂。

由于热邪袭居的部位和性质不同，清热剂可分为清气分热剂、清营凉血剂、清热解毒剂和清虚热剂四类。本类方剂因由寒凉药物组成，易伤阳败胃，应中病即止，勿使过剂。

一、清气分热剂

清气分热剂，适用于热在气分证，见有高热，烦渴，汗多，苔黄，脉洪大或滑数等症。代表方如白虎汤。

【白虎汤】

（1）组成：石膏（打碎）30g、知母9g、炙甘草3g、粳米15g。

（2）功用：清热生津。

（3）主治：气分热证。症见高热、烦躁，口渴多饮，面赤恶热，大汗出，脉洪大或滑数。

（4）临床运用：本方是清气分热的代表方。以大热、大汗、大渴、脉洪大为辨证要点。

二、清营凉血剂

清营凉血剂，适用于热入营分或血分之证。热入营分，症见身热夜甚，心烦不眠，时有谵语，舌绛而干，脉细数，或见斑疹隐隐。热入血分，症见神昏谵语，吐衄、发斑，舌绛而干。代表方如清营汤。

【清营汤】

（1）组成：犀角1.5～3g、生地15g、玄参9g、竹叶心3g、麦冬9g、丹参6g、黄连4.5g、银花9g、连翘6g。

（2）功用：清营解毒，透热养阴。

（3）主治：邪热入营证。症见高热夜甚，烦渴或不渴，时有谵语，心烦少寐，或斑疹隐隐，舌绛而干，脉细数。

（4）临床运用：本方为治疗热入营分的代表方。以身热夜甚、心烦少寐、舌绛而干、脉细数为辨证要点。

三、清热解毒剂

清热解毒剂，适用于瘟疫、温毒、火毒所致的烦躁狂乱，吐衄发斑，或头面焮肿，或疮疡疔毒等证。代表方如黄连解毒汤。

【黄连解毒汤】

（1）组成：黄连9g、黄芩6g、黄柏6g、栀子9g。

（2）功用：泻火解毒。

（3）主治：实热火毒，三焦热盛之证。症见大热烦狂，口燥咽干，错语不眠，或吐衄发斑，舌红苔黄，脉数有力，以及外科疮肿疔毒。

（4）临床运用：本方是泻火解毒的代表方。以大热烦躁、口燥咽干、舌红苔黄、脉数有力为辨证要点。

四、清虚热剂

清虚热剂，适用于热病后期，余热未尽，阴液已伤。症见夜热早凉，舌红少苔，脉细数；或由肝肾阴虚，以致骨蒸潮热或久热不退的虚热证。代表方如青蒿鳖甲汤。

【青蒿鳖甲汤】

（1）组成：青蒿6g、鳖甲15g、细生地12g、知母6g、丹皮9g。

（2）功用：养阴透热。

（3）主治：温病后期，邪伏阴分证。症见夜热早凉，热退无汗，形体消瘦，口唇干燥，舌红少苔，脉细数。

（4）临床运用：本方为治温病后期，邪热未尽阴液已伤而致虚热证的代表方。以夜热早凉、热退无汗、舌红少苔、脉细数为辨证要点。

（许立君）

第四节　温里剂

凡以温里祛寒药为主组成，具有温中祛寒、回阳救逆、温阳利水、温经散寒等作用，治疗里寒证的方剂，称为温里剂。

由于寒邪侵犯的部位不同，病情的轻重缓急有异，所以温里剂可分为温中祛寒剂、回阳救逆剂、温阳利水剂及温经散寒剂四类。本类方剂多由辛燥温热之品组成，对于热证、阴虚证、真热假寒证不宜使用。此外，还应根据患者体质及四时气候等不同情况，作为药量增减的参考。

一、温中祛寒剂

温中祛寒剂，适用于中焦虚寒证。脾胃居于中焦，主腐熟、运化，司升降，若脾胃阳虚有寒，症见脘腹冷痛，四肢不温，肢体倦怠，呕吐，泄泻等。代表方如理中汤。

【理中汤】

（1）组成：党参、干姜、炙甘草、白术各10g。

（2）功用：温中祛寒，补益脾胃。

（3）主治：中焦虚寒证。症见脘腹疼痛，喜温喜按，呕吐，自利不渴，或腹满食少，舌淡苔白，脉沉细或迟缓。

（4）临床运用：

①用于中焦虚寒的吐泻、腹痛诸症。

②用于脾阳虚不能统血的阳虚失血。

③用于脾胃虚寒，脾失健运的痰饮。

④用于虚寒性反胃。

⑤慢性痢疾属脾胃虚寒者。

二、回阳救逆剂

回阳救逆剂，适用于阳气衰微，阴寒内盛，甚至亡阳厥逆的证候，见四肢逆冷，恶寒蜷卧，精神萎靡不振，下利清谷，脉微欲绝等表现，甚则大汗淋漓而亡阳。代表方如四逆汤等。

【四逆汤】

（1）组成：生附子 5~10g、干姜 6~9g、炙甘草 6g。

（2）功用：回阳救逆。

（3）主治：

①少阴病。症见四肢厥冷，恶寒蜷卧，神疲欲寐，呕吐腹痛，下利清谷，舌淡苔白滑，脉沉微。

②太阳病误汗亡阳。症见四肢厥冷，大汗淋漓，脉微欲绝。

（4）临床运用：本方为回阳救逆的代表方。以四肢厥逆、神疲欲寐、恶寒蜷卧、舌淡苔白滑、脉沉微为辨证要点。

三、温阳利水剂

温阳利水剂，适用于脾肾阳虚，气化不行，水湿内停的病证。肾阳不足，不能化气行水。脾阳虚弱，不能运化水湿，以致水饮内停。代表方如真武汤。

【真武汤】

（1）组成：炮附子 9g、白术 6g、茯苓、生姜、芍药各 9g。

（2）功用：温阳利水。

（3）主治：阳虚水肿。症见全身浮肿，小便不利，四肢沉重，恶寒肢冷，腹痛下利，舌质淡胖苔白滑，脉沉细。

（4）临床运用：本方是温阳利水的代表方。以全身浮肿、小便不利、舌淡苔白滑，脉沉细为辨证要点。具体运用时，如水肿较重，可加猪苓、防己等以增强利水消肿；如兼有瘀血，可加丹参、益母草、牛膝以活血化瘀；兼见咳嗽，可加五味子、细辛、干姜以温肺化饮。

四、温经散寒剂

温经散寒剂，适用于阳气不足，经脉受寒，血液运行不畅出现的手足厥冷，肢体痹痛，甚至肌肤麻木不仁，寒凝腹痛，虚寒阴疽等。代表方如当归四逆汤。

【当归四逆汤】

（1）组成：当归 12g、桂枝、细辛、芍药各 9g，通草、炙甘草各 6g，大枣 5 枚。

（2）功用：温经散寒，养血通脉。

（3）主治：阳虚血亏，寒凝经脉。见手足厥冷，舌淡苔白，脉沉细，甚或细而欲绝，以及腰腿疼痛，妇女痛经，冻疮等。

（4）临床运用：运用本方以手足厥冷、甚至青紫、舌淡苔白、脉细欲绝或沉细为辨证要点。

（许立君）

第五节　泻　下　剂

凡以泻下药为主组成，具有通导大便、排除胃肠积滞、荡涤实热、攻逐水饮等作用，用以治疗里实证的方剂，称为泻下剂。

由于里实证有热结、寒结、燥结、水饮内停等不同，病情有轻重、缓急之异，因此本类方剂可分为寒下、温下、润下、逐水等四类。使用泻下剂应中病即止，不可久服，以免过泻伤正；同时还应注意饮食调养，凡生冷、油腻、煎炸等不易消化的食物，病愈前均不宜食，以免重伤胃气。

一、寒下剂

寒下剂，主要用于热结里实证。症见大便秘结，脘腹痞满胀痛，痛而拒按，甚则高热谵语。舌苔焦黄，脉滑数有力等。治宜攻下积滞，荡涤实热。代表方如大承气汤等。

【大承气汤】

（1）组成：大黄（酒洗）12g、厚朴15g、枳实12g、芒硝9g。

（2）功用：峻下热结。

（3）主治：

①阳明腑实证。症见大便秘结，脘腹痞满，硬痛拒按，甚则神昏谵语，舌苔焦黄起刺，脉沉实。

②热结旁流。症见下利清水，色纯青或黄褐色而臭秽，脐腹疼痛，按之坚硬有块，口干舌燥，脉滑实。

③热厥、痉病和狂证等属里实热者。

（4）临床运用：本方为寒下峻剂，是治疗阳明腑实证的常用代表方。以痞、满、燥、实俱备为辨证要点。本方作用峻猛，易伤正气，应中病即止，勿使过量。对老弱病者及孕妇慎用或不用。

二、温下剂

温下剂，适用于冷积停滞而成的里寒实证。症见大便秘结不通，脘腹冷痛，手足不温，甚或厥逆，口不渴，恶寒喜温，苔白滑，脉沉紧等。因寒凝者非温不散，积滞者非下不除，故用本类方剂以温散寒结，下其里实。代表方如大黄附子汤。

【大黄附子汤】

（1）组成：大黄9g、炮附子9g、细辛6g。

（2）功用：温里散寒，通便止痛。

（3）主治：寒积里实证。症见大便不通，脘腹冷痛，手足不温，甚或厥逆，或有发热，舌苔白腻，脉弦紧。

（4）临床运用：本方是温下剂的祖方。以脘腹冷痛、大便不通、手足不温、脉弦紧为辨证要点。仲景诸方所用附子多为1枚，唯有此方用3枚，数倍于一般剂量，其意除用以温散凝结的寒邪外，还与大黄合用，去其苦寒之性，存其走泄之用，故非重用不为功。

三、润下剂

润下剂，适用于年老体弱、病后、产后之阴血不足，或津液不足所致的肠燥便秘。症见大便干燥，难以排出。代表方如麻子仁丸。

【麻子仁丸】

（1）组成：麻子仁15g、芍药9g、枳实6g、大黄9g、厚朴9g、杏仁9g。

（2）功用：润肠通便。

（3）主治：肠燥便秘，或痔疮便秘。症见大便干结，难以排出。

（4）临床运用：本方是润肠通便的常用方剂。以大便干结难下、时间较久、病势较缓为辨证要点。

四、逐水剂

逐水剂，适用于水饮停聚所致的胸腹积水，以及水肿实证等。本类方剂具有攻逐水饮的作用，能使体内积水通过大小便排出，从而达到消除水饮与肿胀的目的。代表方如十枣汤。

【十枣汤】

（1）组成：甘遂、芫花、大戟各等分 大枣10枚。

（2）功用：攻逐水饮。

（3）主治：

①悬饮。症见咳唾胸胁引痛，心下痞硬，干呕短气，头痛目眩，或胸背掣痛不得息，舌苔滑，脉沉弦。

②水肿臌胀属实证者。症见一身悉肿，肿势较重，或肚大如鼓，腹胀喘满，二便不利等 邪实体壮者。

（4）临床运用：本方是峻下逐水的代表方剂。主要用于胸腹积水，以及水肿实证而体质壮实者。

（许立君）

第六节 和 解 剂

凡具有和解少阳枢机和调整脏腑功能等作用，用于治疗少阳病、肝脾不和及肠胃不和等证的方剂，称为和解剂。依照一般治疗原则，病邪在表者可发汗，在里者可攻下，唯邪在半表半里之少阳证，只宜用和法来治疗。足少阳胆经发病常会影响于肝，并且肝胆之病又常常影响脾胃，形成肝脾不和，或肠胃不和。

和解剂根据其治疗范围的不同，一般分为和解少阳、调和肝脾、调和胃肠三类。和解剂虽然比较平稳，但也必须掌握其适应证。凡邪在肌表，或已完全入里，而不在半表半里，或不属于脏腑不和的，不宜使用和解剂。若因劳倦内伤，饮食失调，气血不足而致寒热往来者，亦非和解剂所宜。

一、和解少阳剂

和解少阳剂，适用于少阳病，症见往来寒热，心烦喜呕，口苦咽干等。由于少阳病邪不在肌表，又未入里，而是居于半表半里之间，所以治疗既不宜发汗，又不宜吐下，唯有和解之法最为适宜。代表方如小柴胡汤。

【小柴胡汤】

（1）组成：柴胡 12g、黄芩 9g、制半夏 9g、生姜 9g、人参 6g、炙甘草 6g、大枣 4 枚。

（2）功用：和解少阳。

（3）主治：少阳病。症见寒热往来，胸胁苦满，默默不欲饮食，心烦喜呕，口苦咽干，目眩，舌苔薄白，脉弦。

（4）临床运用：本方是治疗少阳病的常用代表方。本方除和解少阳外，对于外感病寒热不解、热入血室、疟疾、黄疸，以及内伤杂病等而具有典型少阳病见证者，均可选用本方加减治疗。

二、调和肝脾剂

调和肝脾剂，适用于肝气郁结，横犯脾胃；或脾虚不运，肝失疏泄，而致肝脾不和之证。症见胸胁胀满，脘腹胀痛，不思饮食，嗳气吞酸等。代表方如逍遥散等。

【逍遥散】

（1）组成：柴胡、当归、白芍、白术、茯苓各 10g、炙甘草 5g、薄荷 6g、生姜 3 片。

（2）功用：疏肝解郁，健脾养血。

（3）主治：肝郁血虚证。症见两胁胀痛，头痛目眩，口燥咽干，神疲食少，或见寒热往来，或月经不调，乳房作胀，舌淡红，脉弦而虚。

（4）临床运用：本方是调和肝脾的常用代表方，又为妇科调经的常用方。以两胁胀痛、神疲食少、舌淡红、脉弦而虚为辨证要点。

三、调和胃肠剂

调和胃肠剂，适用于邪犯肠胃，寒热夹杂，升降失常，而致脘腹痞满，恶心呕吐，腹胀食少等症。代表方如半夏泻心汤等。

【半夏泻心汤】

（1）组成：半夏9g、干姜、黄芩、人参、炙甘草各6g、大枣5枚。

（2）功用：和胃降逆，开结除痞。

（3）主治：胃气不和，心下痞证。症见脘腹（心下）痞满，但满不痛，恶心呕吐，不思饮食，肠鸣下利，舌苔黄腻，脉弦数。

（4）临床运用：本方是治疗寒热互结，脘腹痞满的常用方。以痞满不痛、呕逆下利、舌苔黄腻为辨证要点。

（许立君）

第七节　表里双解剂

凡以解表药配合泻下药或清热药、温里药等为主组成，具有表里同治，内外双解作用，以治疗表里同病的方剂，称为表里双解剂。根据表里同病的性质不同，在这里介绍解表清里、解表攻里两类方剂。

由于表里同病有轻重缓急的不同表现，所以治疗上就该分辨清楚，根据其轻重缓急程度，恰当选方或组方施治。前人所示"先解表后攻里，先温里后解表"、"表急救表，里急救急"等法，均是值得遵循的原则。

一、解表清里剂

解表清里剂，适用于表证未解，里热已炽的证候。代表方如葛根黄芩黄连汤。

【葛根黄芩黄连汤】

（1）组成：葛根15g、黄芩、黄连各9g、炙甘草6g。

（2）功用：解表清里。

（3）主治：外感表证未解，热邪入里。症见身热，下利臭秽，肛门有灼热感，胸脘烦热，口干作渴，喘而汗出，舌红苔黄腻，脉数。

（4）临床运用：本方是治疗外感表证未解，热邪入里的常用方剂。以身热下利、苔黄脉数为辨证要点。

二、解表攻里剂

解表攻里剂，适用于外有表证，里有实热积滞的证候。症见发热恶寒、无汗头痛、烦躁口渴、大便秘结、苔黄厚，脉浮滑或浮数。代表方如大柴胡汤。

【大柴胡汤】

（1）组成：柴胡 15g、黄芩 9g、大黄 6g、炙枳实 9g、芍药 9g、半夏 9g、生姜 9g、大枣 5 枚。

（2）功用：和解少阳，内泻热结。

（3）主治：少阳、阳明合病。症见往来寒热，胸胁苦满，呕不止，郁郁微烦，心下痞硬，或心下满痛，大便秘结，或协热下利，舌苔黄，脉弦有力。

（4）临床运用：本方善治胆胃实热诸证。所治胸胁胀痛、心下痞硬结痛等症状，与现代医学急性胆囊炎、胆石症、急性胰腺炎等常见病的临床表现吻合，故酌加行气、利胆之品，疗效亦佳。

（许立君）

第八节　祛　湿　剂

凡以祛湿药物为主组成，具有化湿利水、通淋泄浊等作用，治疗水湿停聚或湿热下注所致的水肿、淋浊、痰饮、泄泻、癃闭或湿温等病证的方剂，称为祛湿剂。湿邪为病，常有风、寒、暑、热相间，人体又有虚实强弱不同，所犯部位又有上下表里之别，故祛湿方法和方药组合也随之有异。本节主要介绍芳香化湿、清热化湿、淡渗利湿、祛风胜湿、温化水湿五类。

人体水液的输布与排泄，主要是依靠肺的通调水道，脾的运化水湿，肾的化气行水。如果肺、脾、肾的功能失调，就会发生水液代谢障碍。此三脏之中，尤以肾脏最为重要。盖因肾为水脏，主津液，关门不利则水聚而成水肿。故有水湿其本在肾，其标在肺，其制在脾的说法。所以对于水湿病证的治疗，必须密切联系脏腑，辨证论治。

祛湿剂多由辛香温燥或甘淡渗利之药组成，易于耗伤阴液，且性较通利，故对阴虚津亏者亦应慎用。

一、芳香化湿剂

芳香化湿剂，适用湿浊阻滞中焦所致的脘腹痞满，恶心呕吐，大便溏薄，口淡不渴，舌苔白腻等症。代表方如藿香正气散、平胃散。

【藿香正气散】

（1）组成：藿香 10g、紫苏 6g、白芷 6g、茯苓 10g、大腹皮 10g、白术 10g、陈皮 10g、半夏曲 10g、炙厚朴 6g、桔梗 6g、炙甘草 3g、生姜 3 片、大枣 3 枚。

（2）功用：解表化湿，理气和中。

（3）主治：外感风寒，内伤湿滞证。症见恶寒发热，头痛，脘闷食少，恶心呕吐，肠鸣泄泻，腹胀、腹痛，舌苔白腻，脉浮或濡缓。

（4）临床运用：本方对四时感冒，尤其夏月外受表寒，内有湿滞者，最为适合。以寒热头痛、呕吐泄泻、脘腹胀痛、舌苔白厚而腻为辨证要点。

二、清热利湿剂

清热利湿剂，适用于湿热外感，或湿热内盛，以及湿热下注所致的湿温、黄疸、热淋和痿证等。代表方如茵陈蒿汤等。

【茵陈蒿汤】

（1）组成：茵陈蒿 30g、栀子 15g、大黄 9g。

（2）功用：清热利湿，退黄。

（3）主治：湿热黄疸（阳黄）。症见目黄身黄，黄色鲜明，发热，食少呕恶，腹满便秘，小便短赤，舌苔黄腻，脉沉数。

（4）临床运用：本方是治疗湿热黄疸的常用代表方。以身目发黄、黄色鲜明、腹满便秘、舌苔黄腻为辨证要点。

三、淡渗利湿剂

淡渗利湿剂，适用于水湿内停所致的水肿、泄泻、癃闭、淋浊等证。代表方如五苓散。

【五苓散】

（1）组成：泽泻 15g、茯苓、猪苓、白术各 9g、桂枝 6g。

（2）功用：化气利水，健脾除湿。

（3）主治：外感风寒，水湿内停证。症见发热头痛，烦渴欲饮，水入即吐，小便不利，舌苔白，脉浮。变治水湿内停所致的水肿、泄泻、小便不利、霍乱吐泻，以及痰饮证，脐下动悸，吐涎沫，头眩，或短气而咳。

（4）临床运用：本方是化气利水的代表方。主要用于膀胱气化不行，小便不利以及由于水湿停聚所致的水肿、泄泻等证，以小便不利、苔白脉缓为辨证要点。

四、温化水湿剂

温化水湿剂，适用于脾肾阳虚，气不化水所致的阴水、痰饮等证。代表方如实脾饮。

【实脾饮】

（1）组成：白术 10g、厚朴 6g、木瓜 10g、木香 6g、草果仁 6g、槟榔 10g、附子 6g、白茯苓 10g、炙甘草 3g、干姜 6g、生姜 3 片、大枣 3 枚。

（2）功用：温阳健脾，行气利水。

（3）主治：阳虚水肿。症见肢体浮肿，腰以下肿甚，脘腹胀满，食少便溏，舌质淡胖，舌苔白腻，脉沉细或沉迟。

（4）临床运用：本方是治疗脾肾阳虚，水湿内停而致水肿胀满的常用方剂。以全身浮肿、下肢肿甚、腹胀便溏、舌淡苔腻、脉沉细为辨证要点。

五、祛风除湿剂

祛风除湿剂，适用于风湿在表而见恶寒头痛，身体痛重或风湿侵犯筋骨经络，而见腰膝麻痹顽痛等证。代表方如独活寄生汤。

【独活寄生汤】

（1）组成：独活9g、秦艽、防风各6g，细辛、桂心各3g，桑寄生、牛膝、杜仲、人参、茯苓各9g，甘草6g、当归、芍药、干地黄各9g，川芎6g。

（2）功用：祛风湿，止痹痛，益肝肾，补气血。

（3）主治：痹证日久，肝肾不足，气血两虚。症见关节酸痛，屈伸不利，腰膝重痛，腿足不仁，畏寒喜温，舌淡苔白，脉细弱。

（4）临床运用：本方为治风湿痹痛的常用方。

（许立君）

第九节　祛　痰　剂

凡以祛痰药为主组成，具有排除或消解痰涎作用，治疗各种痰证的方剂，称为祛痰剂。凡内伤、外感、饮食不节，皆能生痰。以痰证的性质而言，可分为寒痰、热痰、燥痰、风痰几种。其治法与方剂，因此也有燥湿化痰、温化寒痰、清热化痰、治风化痰的分类。同时，治痰还应注意治气。气壅则痰聚，气顺则痰消。庞安常曾说："善治痰者，不治痰而治气，气顺则一身津液亦随气而顺矣。"所以祛痰剂中每多配伍理气药，使气顺痰消。

一、燥湿化痰剂

燥湿化痰剂，适用于脾失健运，水湿内停，湿聚而成的湿痰证。症见痰多易咯，胸脘痞闷，眩晕呕恶，肢体困倦，舌苔白腻，脉沉滑。代表方如二陈汤。

【二陈汤】

（1）组成：半夏、橘红各12g，茯苓9g、炙甘草6g、生姜3片、乌梅1个。

（2）功用：燥湿化痰，理气和中。

（3）主治：湿痰证。症见咳嗽痰多易咯，胸膈满闷，恶心呕吐，肢体困倦，头眩，心悸，舌苔白腻，脉沉滑。

（4）临床应用：本方是燥湿化痰的常用代表方，主要用于湿痰证。

二、温化寒痰剂

温化寒痰剂，适用于脾肾阳虚，肺寒停饮的寒痰证。症见咳嗽吐痰，痰白清稀，遇寒加重，舌苔白滑，脉沉迟而滑。代表方如苓甘五味姜辛汤。

【苓甘五味姜辛汤】

（1）组成：茯苓 12g、甘草 6g、五味子 6g、干姜 9g、细辛 6g。

（2）功用：温化寒痰。

（3）主治：脾虚生痰，肺寒停饮。症见咳嗽吐痰，痰白清稀，喜唾，胸满气喘，舌苔白滑脉沉弦。

（4）临床运用：本方为治肺寒停饮的基础方。以咳嗽痰多、痰白清稀、舌苔白滑为辨证要点。具体运用时，如呕吐痰多，可加半夏化痰止呕；咳喘较重，可加麻黄、杏仁、苏子、紫菀等以止咳平喘；脾虚食少，可加党参、白术等益气健脾。

三、清热化痰剂

清热化痰剂，适用于火热内盛，炼液为痰，痰热互结之证。症见咳痰黄稠，胸闷烦热，舌红苔黄，脉滑数。此外，还可用于痰火郁结而致的惊悸、癫狂和瘰疬等病。代表方如清气化痰丸。

【清气化痰丸】

（1）组成：陈皮、杏仁、枳实、黄芩、瓜蒌仁、茯苓各 10g，胆南星、制半夏各 15g。

（2）功用：清热化痰，理气止咳。

（3）主治：痰热蕴肺证。症见咳嗽痰黄，黏稠难咯，胸闷气急，舌苔黄腻，脉滑数。

（4）临床运用：本方是治疗痰热咳嗽的常用方。以咳嗽痰黄、胸闷气急、舌苔黄腻、脉滑数为辨证要点。

（许立君）

第十节　治风化痰剂

治风化痰剂，适用于外风或内风所引起的风痰证。由于外感风邪，肺气不宣而致咳嗽吐痰，治宜疏风化痰。代表方如止嗽散。由于湿痰或热痰引动肝风上扰而致的眩晕、头痛，甚则昏厥，不省人事等症，治宜息风化痰。代表方如半夏白术天麻汤。

【半夏白术天麻汤】

（1）组成：半夏、天麻、白术、茯苓、橘红各 9g，甘草 6g。

（2）功用：化痰息风，健脾除湿。

（3）主治：风痰上扰。症见头痛眩晕，胸闷呕恶，舌苔白腻，脉弦滑。

（4）临床运用：本方为治疗风痰眩晕头痛的常用方。以眩晕头痛、舌苔白腻、脉弦滑为辨证要点。

（许立君）

第四篇 医学检验

第一章 内分泌疾病的检查

第一节 概 述

内分泌是指机体某些腺体或散在的特化细胞，能合成并释放具有高效能的生物活性的物质，这些物质随血液循环运送到身体其他部位的霸器官、靶细胞，传递细胞间信息，调节这些器官或细胞的代谢和功能。由于这些内分泌物质释放入血液，不是经过固定的管道，不同于通过管道由腺体分泌的外分泌，因此称为内分泌。随着现代内分泌学研究的发展，对激素的性质、作用及传递方式的认识也逐渐深入。目前发现，内分泌系统除其固有的内分泌腺（垂体、甲状腺、甲状旁腺、肾上腺、胰岛和性腺等）外，全身几乎所有器官、组织如心、肺、肝、胃肠、肾、脑都分布有内分泌组织和细胞。所以广义的激素的概念，包括了原经典激素和众多的生长因子、细胞因子、神经肽和神经递质。激素除经血液的内分泌传递途径外，也可经自分泌和旁分泌等多种方式发挥作用。

已知的激素和化学介质达 150 多种，其分类及名称也多种多样，按化学性质可将激素分为：

①含氮类激素，此类激素包括蛋白质类、肽类和胺类；

②类固醇激素，这些激素由胆固醇衍生而来。蛋白质或多肽类激素可溶于血浆，但易被消化酶水解；类固醇激素水溶性较差，必须与特殊的血浆蛋白结合来运输。

体内各种激素是在神经系统的参与下，通过复杂而精细的调节机制，保持在与机体发育阶段和功能状态相适应的水平。主要的调节是通过下丘脑－垂体－内分泌腺－激素系统进行的调控，其中任一个环节异常，都将导致激素水平的紊乱，发生相应的内分泌疾病。

有关内分泌疾病的临床生化诊断方法有以下三类：

①对某内分泌腺特有的，或其分泌的激素调节的生理、生化过程的检验，如甲状腺功能的碘摄取试验或基础代谢测定；甲状旁腺功能紊乱时血钙测定；

②直接测定体液中某激素或其代谢物的水平；

③动态功能试验。这三类方法中，以第二类方法应用最多。

激素的测定多采用免疫分析法。1959 年 Yallow 等开发出的 RIA 是激素等超微量物质分析史上的突破，极大地推动了内分泌等生命科学的发展。1975 年 Köhler 等人创建的单克隆抗体技术，又极大地提高了免疫分析的灵敏度和特异性。一些无需用放射标记物，比传统的 RIA 更快的免疫分析法，如 FIA，CIA 也随之得到蓬勃发展，并广泛应用于激素、药物和特种蛋白的测定上，这样，使得激素测定能广泛的应用于临床。

与其他化验相比，激素测定的样品采集较复杂，有些测定项目受采血时间、姿势、状态、饮食和药物的影响。关于样本采集的主要注意事项有：

①采血时间：基本上以空腹采血为原则，但生长激素及皮质醇等则因日内变动大，要按规定的时间采血；

②姿势及作息：与维持血压有关的激素如醛固酮等，血中浓度随体位而改变，因此运动后立即采样也会造成误差；

③饮食及药物：餐后高脂对某些免疫化学测定有干扰，而且在餐后有的激素水平，如血中胰岛素的浓度会发生改变；服用荧光性药物如维生素 B_{12} 对比色法或荧光测定法会引起干扰，因此，应加以注意；

④样本的保存：有些激素，如促肾上腺皮质激素（Adreno - cortico - tropic - hormone, ACTH）、儿茶酚胺、肾素等，可因继续代谢、分解，在放置后会失去激素活性，应尽快在低温下分离血浆使用。用肝素抗凝剂对免疫分析有干扰作用，故一般采用 EDTA 做为抗凝剂。

（王建萍）

第二节　垂体激素的测定

一、血清促甲状腺激素测定

TSH 由垂体前叶分泌，分子量 25 000～28 000，由 α 和 β 亚基组成，其生理功能是刺激甲状腺的发育，合成和分泌甲状腺激素。TSH 的分泌受下丘脑促甲状腺激素（TRH）的兴奋性影响；生长抑素的抑制性影响以及外周甲状腺激素水平的负反馈的调节。甲状腺激素水平变化 15%～20%，可使 TSH 水平发生 50%～100% 的改变。TSH 不受 TBG 浓度影响，也较少受能够影响 T_3、T_4 的非甲状腺疾病的干扰。

在甲状腺功能改变时 TSH 的变化较 T_3、T_4 更迅速而显著，所以血中 TSH 是反映下丘脑 - 垂体 - 甲状腺轴功能的敏感试验，尤其是对亚临床型甲亢和亚临床型甲减的诊断有重要意义。

TSH 参考值：新生儿 1～18mU/L

成人 2～10mU/L

新生儿 TSH 水平高，但出生 3 天后应降至正常水平。为了避免先天性甲状腺功能低下所致的永久性智力发育迟缓，应在出生 3 天稍后取血测定 TSH，因为有少部分婴儿甲状腺功能低下是由于缺乏 TSH 和 TRH 所致，一般新生儿筛查时应联合检测 T_4。

TSH 增高可见于原发性甲减、甲状腺激素抵抗综合征、异位 TSH 综合征、TSH 分泌肿瘤、应用多巴胺拮抗剂和含碘药物等时。

TSH 降低可见于甲亢、亚临床甲亢、PRL 瘤、Cushing 病、肢端肥大症、过量应用糖皮质醇和抗甲状腺药物时。

TSH 测定采用血清样本，4℃ 稳定 5 天，不宜使用有明显溶血和脂血的标本。本试验测定方法较多，第一代血清 TSH 测定采用 RIA 法，灵敏度不够，不能区别正常人低值和原发性甲亢，需进一步做 TRH 兴奋试验，主要用于原发性甲减的诊断。第二、三代 TSH 测定法（如 IRMA 和 CIA）测定灵敏度达 0.01~0.02mU/L。这种超敏 TSH 测定，已成为甲减患者长期使用甲状腺激素替代治疗是否恰当和诊断甲亢的灵敏指标，可基本取代 TRH 兴奋试验和甲状腺激素抑制试验，以评估垂体、TSH 的储备和分泌功能异常。

RIA 法灵敏度有限，不易区别甲亢患者和正常人，需进一步做 TRH 兴奋试验。免疫放射法比较敏感，最低检出限为 0.04mU/L。约 96% 以上的甲亢患者低于正常值，故一般可取代 TRH 兴奋试验。免疫化学发光法和时间分辨免疫荧光法都更为灵敏、准确，其分析检测限为 0.001mU/L，故又称超敏 TSH（uTSH），其参考值为 0.5~5.0mU/L，一般血 uTSH < 0.5mU/L 可诊断为甲亢。但必须指出，不论 TSH 测定的灵敏度多高，都必须结合临床和其他甲状腺功能检查才能作出正确诊断、预后判断或治疗决策。

原发性甲状腺性功能减退的最早表现是 TSH 升高，如 TSH 升高而 T_3、T_4 正常可能为亚临床型甲减，采脐血、新生儿血或妊娠第 22 周羊水测 TSH（uTSH）有助于胎儿或新生儿甲减的诊断。

二、血浆促肾上腺激素测定

促肾上腺皮质激素（Adreno - cortico - tropic - hormone，ACTH）为腺垂体激素，循环血中 $T_{1/2}$ 以为 10~25 分钟，其作用为促进肾上腺皮质增生，合成和分泌皮质类固醇；同时促进肾上腺素的合成及生长激素的分泌。是肾上腺皮质生长和分泌的主要调节者。

1. 方法和原理　测定方法参考 TSH 测定。

2. 参考值　正常成人血浆 ACTH 的水平呈现昼夜规律，其峰值在早晨 6~8 时之间，为 5.5~22.2pmol/L；最低值在晚上 6~11 时之间，一般 <11.1pmol/L。应激、妊娠和月经周期均可使 ACTH 分泌增加，浓度可达 133.2pmol/L。因 ACTH 的分泌是以脉冲方式释放，对单次结果不能做出肯定解释。

3. 临床意义

（1）增高：见于严重应激状态；原发性肾上腺皮质功能减退（糖皮质激素分泌减少，致垂体反馈抑制减少）；垂体肿瘤致肾上腺皮质功能亢进及异位 ACTH 综合征。

（2）降低：常见于腺垂体功能受损（席汉病，垂体术后）；肾上腺皮质肿瘤及大剂量糖皮质激素治疗时。

4. 注意事项

标本采集最好在上午 8 时进行，空腹，EDTA 或肝素抗凝，由于 ACTH 不稳定，血标本应立即放于冰浴中，低温离心取血浆，-20℃保存待测。

三、血浆泌乳素（PRL）测定

催乳素（Prolactin，PRL）是腺垂体激素，其分泌受下丘脑产生的泌乳素释放因子和抑制因子调控。其生理作用主要是促进乳腺增生、泌乳。新生儿期、妊娠期时，吸吮乳头可使 PRL 生理性增高。

1. 方法和原理　测定方法参考 TSH 测定。

2. 参考值　正常成年男性：0.28 ~ 0.72nmol/L，成年女性：0.24 ~ 0.96nmol/L；孕妇、口服避孕药或哺乳妇女 PRL 水平较一般成年女性高，绝经后女性的 PRT 水平下降。

3. 临床意义　血浆 PRT 水平增高常见于：

（1）垂体肿瘤，肢端肥大症及原发性甲低；

（2）恶性肿瘤可异位分泌 PRL，如支气管肺癌、卵巢癌及绒毛膜上皮癌等；

（3）某些药物如利复平、氯丙嗪、口服避孕药及大剂量雌激素均可致 PRL 水平增高。

四、胰岛素测定

胰岛素是胰岛 P 细胞分泌的小分子酸性糖蛋白，由 51 个氨基酸残基组成，分 A、B 两条肽链，两链间由二硫键相连。肝、肾是胰岛素降解的主要场所。主要功能为调节糖代谢，维持血糖恒定。

1. 方法和原理　TRIFMA 法（BAS - 双抗体夹心法）

以 Eu^{3+} - 链抗生物素蛋白作为通用示踪剂，将标本先与多克隆固相 Ab 反应，再与生物素化单克隆 Ab 反应，最后将 Eu^{3+} - 链抗生物素蛋白加入，生成固相 Ab - Ag - 生物素化 Ab - Eu^{3+} 链抗生物素蛋白复合物（具有四层夹心）。将增强液加入，振荡生成新的荧光 Eu^{3+} 螯合物，测量其荧光强度，与待测 Ag 的量成正比。

2. 参考值　正常成人 4 ~ 12IU/ml。

3. 临床意义　血清胰岛素测定，对糖尿病、低血糖症、皮质醇症，胰岛细胞瘤及某些代谢性疾病具有重要的诊断价值。

（王建萍）

第二章　临床体液检查

第一节　尿液检查

一、尿液生成和标本采集及处理

（一）尿液生成

尿是血液流经肾脏时，经肾小球的滤过、肾小管和肾集合管的重吸收与分泌后生成，再流经输尿管，在膀胱内暂时贮存，最终排出体外。

1. 肾组织基本结构　肾单位是肾脏生成尿的基本功能单位，由肾小体和肾小管组成。集合管包括皮质集合小管、直集合小管、乳头管。肾脏基本结构与功能的完整性，是完成泌尿功能的基础。

2. 尿液生成机制

（1）肾小球滤过：当机体的循环血液流经肾小球时，由于肾小球滤过膜的屏障作用，血液中的细胞成分及大部分血浆蛋白无法通过，而其余成分几乎全部被滤入肾小囊腔内，形成肾小球滤过液，称为原尿。

1）屏障作用：

①孔径屏障：肾小球滤过膜的毛细血管内皮细胞间缝隙为直径 $50 \sim 100nm$，是阻止血细胞通过的屏障，称为细胞屏障；基膜是滤过膜中间层，由非细胞性的水合凝胶构成，除水和部分小分子溶质可以通过外，它还决定着分子大小不同的其他溶质的滤过，称为滤过屏障，是滤过膜的主要孔径屏障。正常情况下，肾小球滤过膜只允许相对分子质量小于 1.5 万的小分子物质自由通过；1.5~7 万的物质可部分通过；而相对分子质量大于 7 万的物质（如球蛋白、纤维蛋白原等）几乎不能通过；

②电荷屏障：指肾小球滤过膜的内皮细胞层与上皮细胞层带负电荷的结构，可阻止那些带负电荷较多的大分子物质的滤过。

2）滤过膜通透性：主要取决于被滤过物质相对分子质量大小及其所带的电荷性质。物质相对分子质量有效半径增大，滤过量则减低。带正电荷的物质较易被滤过，而带负电荷的物质则较难通过滤过膜。

3）原尿成分：原尿除了无血细胞及含极少蛋白质外，其他物质如葡萄糖、氯化物、无机磷酸盐、尿素、肌酐和尿酸等的浓度，渗透压及酸碱度几乎与血浆相同。

（2）肾小管与集合管重吸收：在近曲小管，滤过液中的葡萄糖、小分子蛋白质、大部分水等重吸收，而肌酐则几乎不被重吸收而随尿排出体外。肾近曲小管是重吸收的主要场所。原尿物质，当其浓度超过肾小管重吸收能力时，则可出现于终尿中。在抗利尿激素的作用下，远曲小管、集合管是肾脏最终实现浓缩和稀释尿液功能的主要场所。

（3）肾小管分泌：肾小管分泌作用包括肾小管和集合管的泌 H^+、NH_4^+ 的作用及 Na^+ $-H^+$ 交换作用。

（二）尿液检验的目的

尿检验是临床上最常用的重要检测项目之一，主要用于：

1. 泌尿系统疾病诊断和治疗监测　肾病时尿就可能会出现蛋白、细胞、管形等病理成分；发生炎症、结石、肿瘤、血管病变等，各种产物可进入尿，引起尿成分的变化。

2. 其他系统疾病诊断　任何系统疾病的病变影响血液成分改变时，均可引起尿成分的变化。如糖尿病时尿糖增高、急性胰腺炎时尿淀粉酶增高、肝胆疾病时尿胆色素增高等。

3. 安全用药监测　庆大霉素、卡那霉素、多粘菌素 B、磺胺药、抗肿瘤药等药物，常可引起肾脏的损害，监测尿的改变，可及时采取措施，确保用药安全。

4. 职业病辅助诊断　检验尿中重金属如铅、镉、铋、汞等排出量，对职业病的诊断、预防及开展劳动保护，具有实用的价值。

5. 健康状况评估　尿检验是一种无创伤性检查，可筛查肾、肝、胆疾病和糖尿病等疾病，有助于发现亚健康人群，进行早期诊断及疾病预防。

尿一般检验临床应用价值见表 4－1。

表 4－1　尿一般检验临床应用价值

检验类型	检测目标	临床主要应用阶段			
		筛检	诊断	监测	预后
尿干化学检查	糖尿	＋＋＋	＋／－	＋	＋
（试带法）	蛋白尿	＋＋＋	＋／－	＋	＋
	血尿	＋＋＋	＋／－	＋	＋
	白细胞尿	＋＋＋	＋／－	＋	＋
	感染	＋＋＋	＋／－	＋	＋
尿湿化学检查	糖尿病	＋＋＋＋	＋＋	＋＋	＋
	蛋白尿	＋＋＋＋	＋＋	＋＋	＋
	血尿	＋＋＋＋	＋＋	＋＋	＋
	白细胞尿	＋＋＋＋	＋＋	＋＋	＋
	感染	＋＋＋＋	＋＋	＋＋	＋
	管形尿	＋＋＋	＋＋	＋＋	＋
	结晶尿	＋＋＋＋	＋＋	＋＋	＋
尿微生物检查	感染	＋＋	＋＋＋＋	＋＋	＋
尿细胞学检查	肿瘤	＋	＋＋		－

检验类型	检测目标	临床主要应用阶段			
		筛检	诊断	监测	预后
	炎症	+	+ +	+	-
	病毒感染	+	+ +	+	-

+ + + + ~ +：表不临床应用价值大小 - ：表示无临床应用价值

（三）尿液标本的收集、保存与处理

1. 尿液标本的种类

（1）晨尿：即清晨起床后的第一次尿标本，为较浓缩和酸化的标本，血细胞、上皮细胞及管型等有形成分相对集中且保存得较好，也便于对比。适用于可疑或已知泌尿系疾病的动态观察及早期妊娠试验等。但由于晨尿在膀胱内停留时间过长易发生变化。因此有人推荐用清晨第二次尿标本检查来取代晨尿。

（2）随时尿：随意留取任何时间的尿标本，适用于门诊、急诊的一般检查。虽采集方便但易受饮食、药物、运动等因素的影响。低浓度或临界浓度的病理性物质和有形成分易漏检，且可出现食饵性尿。

（3）餐后尿：进餐后2h收集的尿液。此标本对于筛查病理性蛋白尿、隐性或轻症糖尿病更为敏感。午餐后尿对尿胆原检查特别有益。

（4）定时尿标本：留尿前先排空膀胱，然后收集一定时间段（通常为3h、12h或24h）的全部尿液于一洁净容器内送检。常用于细胞、管型等有形成分的计数和生化检验。

（5）培养用尿：对肾或尿路感染患者的尿作细菌培养、鉴定以及药物敏感试验的尿标本，常清洗外阴后采集中段尿，以避免外生殖器的细菌污染。必要时导尿于无菌容器内。

2. 收集尿液容器的要求

（1）送检尿标本容器上应有标签，并注明患者的姓名、科别、床号、应用的药物（如维生素C）、收集标本的时间及检测项目。

（2）容器只限一次性使用，应清洁，干燥，不含有干扰实验的物质。作细菌培养，应使用无菌瓶。

（3）容器至少容纳50ml尿液标本，开口大于4cm，底部要宽，以防止尿液溅出。

（4）对于儿科患者，特别是新生儿，可使用小型、特殊的容器。

3. 尿液标本的保存　尿液常规检查的标本收集后应在2h内检查完毕，否则：

①尿中的有形成分可因pH、渗透压等影响分解破坏；

②尿中化学成分可因久置而变性或染菌分解；

③溶解存在的盐类可因久置而结晶析出，干扰显微镜检查。尿液标本如需保存，应置4℃冰箱加盖（防止水分蒸发）冷藏，时间不要超过8h。或加入适当的防腐剂。常用的防腐剂有：

（1）甲醛（福尔马林400g/L）：每升尿中加入5ml，用于尿管型、细胞防腐，但注意甲醛过量时可与尿素产生沉淀物，干扰显微镜检查。

（2）甲苯：当甲苯足够量时，可在尿液标本表面形成一层甲苯薄膜，阻止尿液中化学成分与空气的接触，达到防腐效果。常用于尿糖、尿蛋白等化学成分的定性或定量检查。一般每升尿液中，加甲苯5~20ml。

（3）麝香草酚：每升尿中加入小于1g的麝香草酚既能抑制细菌生长，又能较好地保存尿中有形成分，可用于化学成分检查及防腐，但如过量可使尿蛋白定性试验即加热乙酸法出现假阳性，还有干扰尿胆色素的检查。

（4）浓盐酸：每升尿液中加入10ml，用于尿中17-酮、17-羟类固醇、儿茶酚胺、Ca^{2+}等定量检查。

（5）其他防腐剂：

①碳酸钠：可使尿碱化，有利于卟啉类化合物的稳定，常用于卟啉尿的保存，一般24h尿中，加碳酸钠10g；

②冰乙酸：可用于检测尿5-羟色胺、醛固酮等的尿液防腐，一般24h尿中，加冰乙酸25ml；

③戊二醛：用于尿沉淀物的固定和防腐。

4. 尿液的处理　尿液标本，不管是用哪种方法采集，也不管是否含有细菌、病毒或其他有害物质，都应视为感染物。检验后的尿标本，除特殊标本须继续保存者外，其他标本都要经过严格消毒处理后才能弃去以符合卫生防疫法规及环境保护法。

一般的处理方法是：

（1）向下水道排放：尿液标本检验完毕后，加入过氧乙酸（浓度约为10g/L,），或漂白粉消毒处理，再向下水道内排放。

（2）由环卫部门处理：设立专用容器，收集弃用的尿液标本，统一集中消毒后，交由环境卫生部门处理。

（3）容器消毒：对需要重复使用的标本容器，可用70%乙醇浸泡或30~50g/L漂白粉溶液消毒处理；也可用10g/L次氯酸钠（又名安替福民）溶液浸泡2h，或用5g/L过氧乙酸浸泡30~60分钟，再用清水冲洗干净，烘干后备用。

（4）消毒后烧毁：使用一次性尿杯者，应先消毒后毁型，再烧毁。

二、尿理学检验

（一）尿量

尿量，一般指24h内排出体外的尿总量，有时也指每小时排出的尿量。尿量的多少主要取决于肾脏生成尿的能力和肾脏的浓缩与稀释功能。内分泌功能、精神因素、活动量、饮水量、环境温度、药物应用等多种因素可影响尿量。

1. 质量控制　尿量采集必须完全而准确，使用标准量筒尿量测定，精确至1ml。

2. 参考值　成年人：1 000~2 000ml/24h。儿童：按儿童每公斤体重计排尿量，约为成年人3~4倍。

3. 临床意义

（1）多尿：是指 24h 尿总量超过 2 500ml 者。

1）生理性多尿：可见于：

①饮水过多或食用含水分高的食物；

②服用有利尿作用的食品，如咖啡等；

③使用某些药物，如咖啡因、噻嗪类、脱水剂等；

④静脉输注液体过多，如输用生理盐水、糖盐水或其他液体等；

⑤精神紧张、癔病等，可引起暂时性、精神性多尿。

2）病理性多尿

①内分泌疾病：如尿崩症，指抗利尿激素（Antidiuretic Hormone，ADH）严重分泌不足或缺乏（中枢性尿崩症），或肾脏对 ADH 不敏感或灵敏度减低（肾源性尿崩症），患者 24h 尿量可多达 5～15L，尿比密常为 1.005 以下，尿渗透压在 50～200mmol/L 之间。多尿还见于甲状腺功能亢进、原发性醛固酮增多症等；

②代谢性疾病：如糖尿病（Diabetes mellitus，DM）引起的多尿，主要机制是渗透性利尿所致，患者尿比密、尿渗透压均增高；

③肾脏性疾病：如慢性肾炎、慢性肾盂肾炎、慢性肾功能衰竭早期、肾小管酸中毒 I 型、急性肾功能衰竭多尿期、失钾性肾病等。肾小管破坏致肾浓缩功能逐渐减退均可引起多尿。肾性多尿常具有昼夜尿量的比例失常、夜尿量增多的特点，即昼夜间尿量比 <2∶1；

（2）少尿：是指 24h 尿量少于 400ml，或每小时尿量持续小于 17ml（儿童 <0.8ml/kg）者为少尿。生理性少尿：多见于机体缺水或出汗过多，少尿可能在机体出现脱水的临床症状和体征之前。病理性少尿：如急性肾衰、慢性肾病。

1）肾前性少尿：由于各种原因造成肾血流量不足，肾小球滤过率减低所致；如

①肾缺血：各种原因引起的休克、过敏、失血过多、心力衰竭、肾动脉栓塞、肿瘤压迫等；

②血液浓缩：严重腹泻、呕吐、大面积烧伤、高热等；

③血容量减低：重症肝病、低蛋白血症引起全身水肿；

④应激状态：严重创伤、感染（如败血症）等。

2）肾后性少尿：多是由于各种原因所致的尿路梗阻引起，见于：

①肾或输尿管结石、损伤、肿瘤、凝块或药物结晶（如磺胺类药）、尿路先天性畸形等；

②膀胱功能障碍、前列腺肥大症、前列腺癌等。

3）肾性少尿：因肾实质的病变导致肾小球和肾小管功能损害所致。在排除肾前和肾后性少尿后，可考虑肾性少尿，如：

①急性肾小球肾炎、急性肾盂肾炎、慢性肾炎急性发作、急性间质性肾炎以及急性肾小管坏死等。此种尿具有高渗量的特性（比密 >1.018，尿渗量 >600mOsm/kg·H_2O）；

②慢性疾病所致肾功能衰竭时，也可出现少尿，但特征为低尿比密、低尿渗量性少尿（比密 <1.015，尿渗量 300 ~ 500mOsm/kg·H_2O），如高血压性和糖尿病肾血管硬化、慢性肾小球肾炎、多囊肾等；

③血红蛋白尿、肌红蛋白尿等；

④肾移植急性排斥反应时：尿量可突然减低。

（3）无尿：指尿量 <100ml/24h，或 <17ml/h。肾受汞等毒性物质损害，常可引起急性肾小管坏死，而突然引起少尿及尿闭。

（二）外观

外观包括颜色及透明度。

正常尿液因含有尿色素、尿胆原、尿胆素等物质而呈淡黄色，尿色可随尿量多少而深浅不一，还可受某些食物、药物的影响，如服 $VitB_2$ 或大量进食胡萝卜，尿呈亮黄色；服用痢特灵、大黄后呈深黄色或棕褐色，使用利福平后，尿呈红色，尿色也可受疾病的影响。尿的颜色可随机体生理和病理的代谢情况而变化。透明度也可以混浊度表示，分为清晰、雾状、云雾状混浊、明显浑浊几个等级。混浊的程度根据尿中含混悬物质种类及量而定。正常尿混浊的主要原因是含有结晶（由于 pH 改变或温度改变后形成或析出的）。病理性混浊可因尿中含有白细胞、红细胞及细菌等所致，尿中如有粘蛋白、核蛋白也可因 pH 变化析出而产生浑浊。淋巴管破裂产生的乳糜尿也可引起混浊。在流行性出血热低血压期，尿中可出现蛋白、红细胞、上皮细胞等混合的凝固物，称"膜状物"，也应报告。常见的尿外观改变的有以下几种：

1. 血尿 正常人尿红细胞 <3 个/HP。尿液内含有一定量的红细胞时，称为血尿。

①肉眼血尿：当每升尿液含血量达到或者超过 1ml 时，尿液呈淡红色、洗肉水样，雾状或云雾状，混浊外观。含血量较多时，尿液可呈鲜红色、稀血样或混有血凝块；

②镜下血尿：尿液中含血量很少，外观变化不明显，经离心沉淀镜检时发现红细胞数 >3 个/HP。临床上，在排除女性月经污染之外，引起血尿的原因大致可以分为五类：

（1）泌尿生殖系统疾病：是引起血尿最常见的原因（约占98%），如肾或尿路结石、结核、肿瘤，各型肾小球肾炎、肾炎、肾盂肾炎、多囊肾、肾下垂、肾血管畸形或病变，以及生殖系统炎症、肿瘤、出血（如前列腺炎、肿瘤、输卵管炎、宫颈癌等）。临床作尿三杯试验，可估计血尿来源（出血部位），如血尿以第一杯为主，多为尿道出血；以第三杯为主，多为膀胱出血；如三杯均有血尿，多见于肾脏或输尿管出血。

（2）全身性疾病：包括

①血液病：如白血病、再生障碍性贫血、血小板减低性紫癜、血友病等；

②感染性疾病：如感染性心内膜炎、败血症、肾病综合征出血热、高热、重症感冒；

③结缔组织疾病：如系统性红斑狼疮、血管炎等；

④心血管疾病：如高血压肾病、肾动脉硬化病、心力衰竭、心血管神经症等；

⑤内分泌代谢疾病：如痛风、糖尿病等。

（3）泌尿系统邻近器官疾病：如急性阑尾炎、急性或慢性盆腔炎、宫外孕、结肠或直肠憩室炎症、恶性肿瘤，以及其他邻近器官疾病侵犯或刺激泌尿道时，也可出现血尿，但血尿程度多较轻。

（4）药物毒副作用：如磺胺类、水杨酸类、抗凝血类、某些抗生素类、汞剂、环磷酰胺等药物，在使用过程中如产生毒副反应时，可见不同程度的血尿。

（5）其他：过敏性紫癜肾炎及器官移植（如肾移植）排斥反应后等。

2. 血红蛋白尿　正常血浆中的血红蛋白低于 50mg/L，而且与肝珠蛋白形成大分子化合物，不能从肾小球滤过。当发生血管内溶血，血红蛋白超越过肝脏结合珠蛋白的结合能力时，游离的血红蛋白就从肾小球滤出，形成不同程度的血红蛋白尿。在酸性尿中血红蛋白可氧化成为正铁血红蛋白而呈棕色，如含量甚多则呈棕黑色酱油样外观。血红蛋白尿与血尿不同，离心沉淀后前者上清液仍为红色；血尿时离心后上清透明，镜检时不见红细胞或偶见溶解红细胞之碎屑，隐血试验强阳性。血红蛋白尿还需与卟啉尿鉴别，后者见于卟啉症患者，尿液呈红葡萄酒色。此外碱性尿液中如存在酚红、番泻叶、芦荟等物质，酸性尿液中如存在氨基比林、磺胺等药物均可有不同程度的红色。

3. 肌红蛋白尿　肌红蛋白（Myoglobin，Mb）主要存在于心肌和骨骼肌组织中，能通过肾小球滤过膜，由肾脏排泄。正常人血浆中 Mb 含量很低，尿中含量甚微，故不能从尿中检出。当机体心肌或骨胳肌组织发生严重损伤时，血浆 Mb 增高，经肾脏排泄，使尿液 Mb 检查呈阳性，称为肌红蛋白尿。主要见于：

①创伤：如刀伤、枪弹穿通伤、挤压综合征、电击伤、烧伤、手术创伤造成肌肉严重损伤者；

②肌肉疾病：如原发性皮肌炎、多发性肌炎、进行性肌萎缩、遗传性肌营养不良等；

③心肌梗死：引起心肌组织广泛坏死，肌红蛋白大量释入血液中，从尿液中排出增高。因此，尿肌红蛋白测定可能对心肌梗死的早期诊断有一定参考价值，可望用于鉴别肺心病的诊断（后者尿肌红蛋白多为阴性）；

④代谢性疾病：如恶性高热、肌糖原积累病，或者某些中毒性疾病，如海蛇咬伤，或鱼中毒等，有时也可见尿 Mb 增高；

⑤缺血性肌损伤：如肢体局部缺血引起肌红蛋白尿，如肌肉剧烈运动后或长途行军后（"行军性"肌红蛋白尿）惊厥性疾病发作、肌肉疼痛性痉挛发作等，尿中肌红蛋白含量增高。

由于肌肉损伤也常伴有红细胞破坏，故肌红蛋白尿同时也伴有血红蛋白尿。所以，应注意 Mb 与血红蛋白（Hemoglobin，Hb）的区别：

①颜色：肌红蛋白尿呈粉红色、暗褐色；

②溶解性：Mb 能溶于 80% 饱和度的硫酸铵溶液中，而 Hb 则不溶；

③其他方法：目前用免疫化学法、放射免疫法、酶联免疫法等，可提高鉴别尿中 Mb 与 Hb 的特异性和灵敏度。

4. 胆红素尿　尿液含有大量的结合胆红素称为胆红素尿。胆红素尿外观呈深黄色，振荡后产生的泡沫亦呈黄色。此点可与正常尿或药物性深黄色尿液鉴别，后者尿振荡后泡沫呈乳白色。胆红素与空气接触，易被氧化为胆绿素使尿液变为棕绿色、黄褐色或啤酒色。所以，胆红素尿不宜在空气中放置过久。胆红素尿，可见于阻塞性黄疸或肝细胞性黄疸。服用呋喃唑酮（痢特灵）、$VitB_2$、呋喃坦叮、黄连素、熊胆粉、牛黄等药物后，尿液可呈黄色至深黄色，但胆红素定性试验阴性。

5. 乳糜尿　乳糜液或淋巴液进入尿液中，尿液呈乳白色混浊称为乳糜尿。因淋巴液含量不同，尿液外观呈不同程度的乳白色、乳状混浊或凝块，且具有光泽感。乳糜液的主要成分是脂肪微粒、卵磷脂、胆固醇、甘油三酯，少量纤维蛋白原和清蛋白等。乳糜尿产生的机制：

①泌尿系淋巴管破裂：多因淋巴循环受阻，从肠道吸收的乳糜液，不能沿着正常淋巴管道引流入血液，而逆流进入泌尿系统淋巴管，致使肾盂、输尿管等处的淋巴管内压不断增高而破裂，淋巴液进入尿液中所致；

②深部淋巴管阻塞：因腹部深处广泛的淋巴管道阻塞，乳糜液不能流入乳糜池，而逆流到泌尿系统淋巴管所致。乳糜尿多为丝虫病所致，少数病例为腹膜结核、肿瘤、胸腹部创伤或手术、先天性淋巴管畸形等，以及肾病综合征、肾小管变性、脂肪组织创伤等。

6. 脓尿　外观呈不同程度的黄白色混浊或含丝状悬浮物，见于泌尿系感染及前列腺炎、精囊炎。脓尿蛋白定性常为阳性，镜检可见大量脓细胞。

7. 盐类结晶尿　外观呈白色或淡粉红色颗粒状态混浊，尤其是在气温寒冷时常析出沉淀物。尿酸盐加热后混浊消失，磷酸盐、碳酸盐加热后混浊增加，但加乙酸后二者均变清，碳酸盐尿同时产生气泡。

（三）尿比密

比密又称比重（Specific Gravity，SG）。尿在4℃时与同体积纯水重量之比，称为尿比密。尿中可溶性的固体物质主要是：尿素（25%）、肌酐和氯化钠（25%）。

1. 检测方法

（1）化学试带法：又称干化学法，有目视比色法和仪器比色法。

（2）尿比密计法

（3）其他方法：

①折射计法；

②超声波法；

③称量法。

2. 方法学评价

（1）化学试带法：测定简便，不受高浓度的葡萄糖、蛋白质或放射造影剂的影响，但精度差，只用作过筛试验。

（2）尿比密计法：现已很少使用。

（3）折射计法：具有易于标准化、标本用量少（1滴尿）等优点。折射计法被美国临床检验标准委员会（National committee for clinical laboratery standards，NCCLS）和中国临床检验标准委员会（Chinese committee for clinical laboratory standards，CCCLS）建议作为参考方法。

3. 质量控制

（1）化学试带法：

①使用与仪器匹配、合格、有效期内的试带；

②每天用标准色条进行校准；

③如尿 pH＞7.0，测定值应增高0.005；

④试带法对过高或过低的尿比密不敏感，应以折射计法为参考；

⑤评价肾脏的浓缩、稀释功能时，应进行连续多次测定才有可靠价值。

（2）尿比密计法：尿比密计要通过校正后使用、测定时尿量要足，液面应消除泡沫、要尿温度、尿蛋白尿、糖尿的校正。

（3）其他方法：折射计法：测尿前要按操作时室温进行温度补偿调校。

4. 参考值　晨尿或通常饮食条件下：1.015～1.025。随机尿：成人1.003～1.035（至少有1次在1.023或以上，1次在1.003或以下）；新生儿1.002～1.004。

5. 临床意义　尿比密测定是临床上估计肾脏浓缩稀释功能常用的指标。

（1）高比密尿见于：

①急性肾小球肾炎、急性肾衰少尿期；

②肾前性少尿疾病，如肝病、心功能不全、周围循环衰竭、高热、脱水以及糖尿病、蛋白尿、使用放射造影剂等。

（2）低比密尿：尿比密常＜1.015时，称低比密尿或低张尿。如尿比密固定在1.010±0.003（与肾小球滤过液比密接近）者，称为等渗尿或等张尿，提示肾脏稀释浓缩功能严重损害。主要见于：

①急性肾小管坏死，急性肾衰多尿期，慢性肾功能衰竭、肾小管间质疾病等；

②尿崩症：常低比密尿（SG＜1.003），尿比密测定有助于多尿时糖尿病与尿崩症的鉴别。

（四）尿气味

正常尿的气味是由尿中挥发酸及酯类共同产生的。

1. 正常尿　新鲜尿具有微弱芳香气味，如尿标本置放时间过久或冷藏时间过长，尿素分解，可出现氨臭味。食用葱、蒜、咖喱、韭菜，饮酒过多或服某些药物可有特殊异味。

2. 病理性尿　新鲜排出的尿即有氨臭味，见于慢性膀胱炎、慢性尿潴留等。烂苹果味：见于糖尿病酮症酸中毒。腐臭味：见于泌尿系感染或晚期膀胱癌患者。大蒜臭味：见于有机磷中毒者。"老鼠尿"样臭味：见于苯丙酮尿症。

三、尿液化学检查

主要包括酸碱度、尿蛋白、尿糖、酮体、尿胆红素与尿胆原等。

（一）酸碱度

正常新鲜尿多呈弱酸性至中性反应，常因饮食成分和代谢情况而有变化。

1. 参考值 $4.6 \sim 8.0$。

2. 临床意义 临床上可以见到以下几种情况：

（1）生理性变化

1）尿液 pH 易受食物影响：如进食含蛋白质高的食物过多（如含硫、磷较多的肉类、蛋类等）或饥饿状态等，由尿液排出的酸式磷酸盐和硫酸盐较多，尿 pH 减低；而进食过多的蔬菜、水果等含碱性物质较多的食品时，尿 pH 增高（pH >6）。

2）进餐后尿 pH 增高：当机体每次进餐后，由于胃黏膜必然要分泌更多量的盐酸以帮助消化，为保证有足够的 H^+ 和 Cl^- 进入消化液中，机体通过神经体液调节，使肾小管的泌 H^+ 作用减低和增高 Cl^- 的重吸收，而使尿液的 pH 值呈一过性增高，称之为碱潮。

3）生理活动及药物等的影响：

①生理活动：包括剧烈运动、饥饿、出汗、应激状态等，夜间入睡后呼吸减慢，体内酸陛代谢产物增多等；

②药物：如氯化钙、氯化铵、氯化钾或稀盐酸等，可使尿液酸化；小苏打、碳酸钾、碳酸镁、枸橼酸钠、酵母制剂等，可使尿液碱化；服用利尿剂可使尿 PH 增高；

③尿内含有大量脓、血或细菌污染，分解尿素可使尿液碱化。

（2）病理变化

1）尿 pH 减低（酸性尿）：

①见于酸中毒、慢性肾小球肾炎、发热、服用氯化铵等药物时；

②代谢性疾病：如糖尿病、痛风、低血钾性碱中毒（肾小管分泌 H^+ 增强，尿酸度增高）等；

③其他：如白血病、呼吸性酸中毒（因 CO_2 潴留等尿多呈酸性）。

1）尿 pH 增高（碱性尿）：见于

①碱中毒：如呼吸性碱中毒，丢失 CO_2 过多；

②严重呕吐：因丢失胃酸过多；

③尿路感染：如膀胱炎、肾盂肾炎、变形杆菌性尿路感染，由于细菌分解尿素产生氨等；

④肾小管性酸中毒：肾小球虽滤过正常，但远曲小管形成氨和 H^+ 的交换功能受损。肾小管泌 H^+、排 H^+ 及 $H^+ - Na^+$，交换能力减低，故产生明显酸中毒，但尿 pH 呈相对偏碱性，所以 pH >6.0；

⑤应用利尿剂、进食太多蔬菜、水果等。

（3）用药监测：如溶血反应时，口服 $NaHCO_3$ 碱化尿液，促进溶解及排泄血红蛋白；尿路感染时，使用多种抗生素，需碱化尿液以加强疗效。

（二）尿蛋白

尿液蛋白为尿液化学成分检查中最重要的项目之一。正常人的肾小球滤液中存在小分子量的蛋白质，在肾近曲小管时绝大部分又被重吸收，因此终尿中的蛋白质含量很少。正常肾小球滤膜上有微小孔隙，能将分子量较小的蛋白质滤出，每日滤出的蛋白质约为 2 ~ 4g。但当原尿流经近端肾小管时，大部分蛋白质又被重吸收回血液，因此正常人终尿中蛋白质含量极微，一般尿蛋白定性试验呈阴性反应，当尿液用常规定性方法检查蛋白质呈阳性或定量检查超过 150mg/24h 者为蛋白尿。尿液中蛋白质 2/3 来自血浆蛋白，其中白蛋白约占 40% 其余为小分子量的酶（溶菌酶等）、肽类、激素等。如将正常人尿液浓缩后再经免疫电泳，可按蛋白质的分子量大小分成以下 3 组：

①高分子量蛋白质：分子量大于 9 万，含量极微，包括由肾髓袢升支及远曲小管上皮细胞分泌的 T－H 糖蛋白及分泌型 IGA 等；

②中分子量蛋白质：分子量 4 ~ 9 万，是以白蛋白为主的血浆蛋白，可占尿蛋白总数的 1/2 ~ 2/3；

③低分子量蛋白质：分子量小于 4 万，绝大多数已在肾小管重吸收。因此尿中含量极少，如免疫球蛋白 FC 片段，游离轻链、α_1 微球蛋白、β_2 微球蛋白等。

1. 参考值　正常人尿蛋白小于 40mg/24h 尿（20 ~ 130mg/24h），成人上限是 150 ~ 200mg/24h（在非糖尿患者），下限是 10mg/24h，定性试验是阴性。尿清蛋白正常人上限是 30mg/24h。超过以上标准称蛋白尿。

2. 临床意义　尿液蛋白质检查，除了主要应用于肾脏疾病的诊断、治疗观察、预后之外，还可用于全身性疾病及其他疾病的过筛试验。根据尿蛋白产生的机制可分为以下几类：

（1）生理性蛋白尿：指泌尿系统无器质性病变，尿内暂时出现蛋白尿，且多为一过性，尿蛋白含量不高，一般尿蛋白定性试验不超过一个加号，定量一般小于 500mg/24h，可见于：

1）功能性蛋白尿：包括剧烈运动、发热、寒冷、精神过度紧张所引起，在休息或刺激消失后即可恢复正常。

2）体位性蛋白尿：如脊柱前凸，直立时压迫左肾静脉而使肾 V 压升高，使通过肾小球过滤的蛋白质重吸收不全，呈暂时性蛋白尿，卧床休息后可消失。其他如肾位异常、妊娠压迫等均可致体位性蛋白尿。

3）摄食性蛋白尿：如注射分子量 <7 万的蛋白质或食入大量蛋白质（清蛋白分子量为 3.5 万），蛋白可通过肾小球滤过膜。

4）偶然性蛋白尿：由于偶然因素，尿液中混入了多量血液、脓液、黏液或生殖系统排泌物，如白带、月经血、精液、前列腺液等成分时，导致尿蛋白定性试验阳性，但不伴随肾脏本身的损害，故又称假性蛋白尿。主要见于：肾以下泌尿道的炎症、出血及生殖系统排泌物的污染。

5）老年性蛋白尿：与年龄低于 60 岁的人相比，老年人蛋白尿的发生率增高。如功能性蛋白尿者，病史、体检及肾功能检查均正常，尿检除偶尔有尿蛋白外，尿液分析均无异常。这些人应每隔 6 个月，随访检查血压等，但总体预后良好。

6）妊娠性蛋白尿：妊娠时可有蛋白尿，但应注意随访。若无症状者，尿蛋白持续 1~2g/d 或伴血尿时，则预后比暂时性或体位性蛋白尿者差。

（2）病理性蛋白尿：指因器质性病变，尿内持续出现蛋白。

1）肾前性蛋白尿见于：

①浆细胞病：如多发性骨髓瘤、巨球蛋白血症、浆细胞白血病等；

②血管内溶血性疾病：如阵发性睡眠性血红蛋白尿等；

③大面积肌肉损伤：如挤压伤综合征、电灼伤、多发性肌炎、进行性肌肉萎缩等；

④酶类增高：如急性单核细胞性白血病尿溶菌酶增高，胰腺炎严重时尿淀粉酶增高等。

2）肾性蛋白尿：

①肾小球性蛋白尿：主要因肾小球毛细血管受炎性损害，通透性增高，血浆蛋白特别是白蛋白大量进入 Bowman 囊，超过近端肾小管对蛋白的重吸收能力所形成的蛋白尿，称肾小球蛋白尿，主要见于急性肾小球肾炎；

②肾小管性蛋白尿：因炎症、中毒导致肾小管损害，但肾小球滤过膜尚正常，以致肾小球滤过的小分子量蛋白不能被近曲小管充分吸收而产生的蛋白尿，以 β_2、α_1-微球蛋白等小分子蛋白质为主，蛋白量一般为 1.5g/24h，常见于肾盂肾炎、间质性肾炎、肾移植术后发生排异反应、肾小管重金属盐及药物损害等；

③混合性蛋白尿：肾脏病变同时累及肾小球和肾小管，其蛋白尿特征为低分子量和高分子量蛋白均大量增多，是肾功能不全的指征。见于慢性肾小球肾炎、慢性肾盂肾炎、系统性红斑狼疮性肾病等。

3）溢出性蛋白尿（特殊形式的蛋白尿）：肾小球和肾小管功能均正常，但由于血浆中含有大量低分子量蛋白质，致使肾小球滤过液中蛋白质超过了肾小管的重吸收能力而产生蛋白尿。如多发性骨髓瘤、巨球蛋白血症患者可出现本—周氏蛋白尿及急性血管内溶血所致 Hb 尿。

（三）尿糖

正常人尿液中可有微量葡萄糖。当血糖浓度超过 8.88mmol/L（160mg/dl）时，尿中糖量增高，临床上称此时的血糖水平为肾糖阈值，可看作是部分肾单位重吸收功能达到饱和时的血糖浓度，肾小球滤过的葡萄糖量超过肾小管重吸收能力即可出现糖尿。

尿中是否出现葡萄糖取决于 3 个因素：

①动脉血中的葡萄糖浓度；

②每秒流经肾小球中的血浆量；

③近端肾小管上皮细胞重吸收葡萄糖的能力即肾糖阈。肾糖阈可随肾小球滤过率和肾小管葡萄糖重吸收率的变化而改变。当肾小球滤过率减低时可导致"肾糖阈"提高，而肾小管重吸收减少时则可引起肾糖阈降低。葡萄糖尿除可因血糖浓度过高引起的外，出因肾小管重吸收能力降低引起的，后者血糖可正常。

目前尿糖的定性过筛试验多采用：

①葡萄糖氧化酶试带法，此法特异性好、灵敏度高、简便、快速、并可用于尿化学分析仪；

②以前采用的班氏尿糖定性试验是测定葡萄糖的特异试验。凡尿中存在其他糖（如果糖、乳糖、戊糖等）及其他还原物质如肌酐、尿酸、维生素C等也可呈阳性反应，现多已不用；

③薄层层析法是鉴别、确保尿糖种类的特异敏感的实验方法，但操作复杂，仅在必要时应用。

1. 参考值　正常人尿内含糖量为0.56～5.0mmol/24h，定性试验阴性。若定性方法测定尿糖为阳性，此时尿糖水平常达50mg/dl，称为糖尿。

2. 临床意义　尿糖检查，主要是作为糖尿病的筛检和病情判断的检测指标，但尿糖检查时，应同时检测血糖，以提高诊断准确性。根据糖尿病的产生机制可以分为以下几类：

（1）血糖增高性糖尿

1）摄入性糖尿：

①摄入性增多：摄入大量的糖类食品、饮料、糖液时，可引起血糖短暂性增高而导致糖尿；

②输入性增多：静脉输注高渗葡萄糖溶液后，可引起尿糖增高。

2）应激性糖尿：由于情绪激动、脑血管意外、脑溢血、颅脑外伤等情况下，脑血糖中枢受刺激，导致肾上腺素、胰高血糖素分泌增高，出现暂时性高血糖和一过性糖尿。

3）代谢性糖尿：由于内分泌激素分泌失常，糖代谢发生紊乱引起高血糖所致。典型的代谢性疾病是糖尿病。

①机制：由于胰岛素分泌量相对不足或绝对不足，使体内各组织对葡萄糖的利用率减低，葡萄糖在血液内浓度过高，从尿中排出。尿糖检测是糖尿病诊断、病情判断、治疗果观察及预后的重要指标之一；

②典型临床表现：患者常伴有多饮（口渴）、多尿、多食和消瘦等症状。当患者碳水化合物不足、脂肪代谢增强时，可使血和尿中的酮体水平增高，严重时，发生糖尿病酮症酸中毒。重症糖尿病患者，即使清晨空腹尿，尿糖检查也可阳性；

③尿糖与血糖检测关系：糖尿病如并发肾小球动脉硬化症，则因肾血流量减低，肾小球滤过率减低。

4）内分泌性糖尿：内分泌激素中，除胰岛素使血糖浓度减低外，生长激素、甲状腺素、肾上腺素、糖皮质激素、胰高血糖素等都使血糖增高。

①甲状腺功能亢进：简称甲亢，是由多种原因导致甲状腺激素（Thyroid hormone，TH）分泌过多引起的临床综合征。患者食欲亢进、心率加快，从而促进胃肠的蠕动、血流加快，促进糖的吸收引起进餐 0~1h 后，血糖过高，出现糖尿；但空腹血葡萄糖和餐后 2h 血糖正常；

②垂体前叶功能亢进：如肢端肥大症，由于生长激素分泌过多，引起血糖增高出现糖尿；

③嗜铬细胞瘤：由于肾上腺素及去甲肾上腺素的大量分泌，致使磷酸化酶活性增强，促进肝糖原降解为葡萄糖，引起血糖增高而出现糖尿；

④Cushing（库欣）综合征：由于大量分泌糖皮质激素，使糖原异生作用旺盛，抑制糖磷酸激酶和对抗胰岛素作用，引起血糖增高，而出现糖尿。

（2）血糖正常性糖尿：又称肾性糖尿。出现糖尿的原因是由于肾小管对滤过液中葡萄糖重吸收能力减低，肾糖阈减低所致的糖尿，如：

①家族性肾性糖尿：为先天性糖尿，如 Fan - coni 综合征患者，空腹血糖、糖耐量试验均正常，但由于先天性近曲小管对糖的重吸收功能缺损，空腹尿糖则为阳性；

②新生儿糖尿：因肾小管对葡萄糖重吸收功能还不完善所致；

③后天获得性肾性糖尿：可见于慢性肾炎、肾病综合征，伴有肾小管损伤者；

④妊娠期或哺乳期妇女：因细胞外液容量增高，肾滤过率增高而近曲小管的重吸收能力受到抑制，使肾糖阈减低，出现糖尿；但如出现持久且强阳性尿糖时，应进一步检查原因。

（3）其他糖尿：血液中除了葡萄糖外，其他糖类有：乳糖、半乳糖、果糖、戊糖、蔗糖等；这些糖经肾滤过后，也是通过肾小管重吸收，在尿液中含量极微。如果进食过多或受遗传因素影响，体内糖代谢失调后，亦可使血液中浓度增高，易出现相应的糖尿。

1）乳糖尿：妊娠或哺乳期妇女，除可出现葡萄糖性糖尿外，还可能同时出现乳糖尿。

2）半乳糖尿：先天性半乳糖血症，是一种常染色体隐性遗传性疾病，患者由于缺乏半乳糖 -1 - 磷酸尿苷转移酶（Galactose phosphate uridyl transferase，GPUT）或半乳糖激酶，不能把食物中的半乳糖转化为葡萄糖所致。典型患儿，可见生长发育停滞、智力障碍，进食奶类食品后，出现消化道症状，肾小管功能受损，出现蛋白尿、半乳糖尿。

3）果糖尿：

①原发性果糖尿：又称实质性果糖尿，是一种常染色体隐性传疾病，病因是缺乏果糖激酶；患儿在摄入过多果糖、蜂蜜、蔗糖（含果糖成分）的情况下，血中果糖浓度增高，出现果糖尿；但血葡萄糖、乳糖代谢正常；

②果糖不耐受症：在摄入含果糖食品后，可诱发严重低血糖；婴儿期可出现呕吐、进食少、肝肿大、精神淡漠，生长停滞等；儿童、成人摄入含果糖食品或甜食后，出现腹部不适、呕吐、腹泻等症状，并出现果糖尿。

（四）酮体

酮体为β-羟丁酸（78%）、乙酰乙酸（20%）及丙酮（2%）的总称，是体内脂肪代谢的中间产物，正常人产生的酮体很快被利用，含量极微。但在饥饿、各种原因引起的糖代谢发生障碍，脂分解增加及糖尿病酸中毒时，因产生酮体速度大于组织利用速度，可出现酮血症，继而发生酮尿。

1. 参考值　尿中酮体（以丙酮计）为 $0.34 \sim 0.85 mmol/24h$，定性试验为阴性。

2. 临床意义　尿酮体检查主要用于糖代谢障碍和脂肪不完全氧化疾病或状态的诊断，强阳性试验结果具有医学决定价值。

（1）糖尿病酮症酸中毒：

1）早期诊断：糖尿病由于未控制或治疗不当，血酮体增高而引起酮症，出现酸中毒或昏迷，尿酮体检查有助于糖尿病酮症酸中毒早期诊断（尿酮体阳性），并能与低血糖、心脑疾病乳酸中毒或高血糖高渗透性糖尿病昏迷相区别（尿酮体阴性）。但应注意，当患者肾功能严重损伤肾阈值增高时，尿酮体排出反而减低，甚至完全消失。故当临床高度怀疑为糖尿病酮症酸中毒时，即使尿酮体阴性也不能排除诊断，应进一步检查血酮体等。

2）治疗检测：糖尿病酮症酸中毒早期病例中，主要酮体成分是β-羟丁酸（一般试带法无法测定），而乙酰乙酸很少或缺乏，此时测得结果可导致对总酮体量估计不足。当糖尿病酮症酸中毒症状缓解之后，β-羟丁酸转变为乙酰乙酸，反而使乙酰乙酸含量比急性期早期增高，此时易造成对病情估计过重。因此，必须注意病程发展，并与临床医生共同分析测定结果。当多次检测尿酮体均为阴性时，可视为疾病好转。

3）新生儿：出现尿酮体强阳性，怀疑为遗传性疾病。

（2）非糖尿病性酮症者：如应激状态、剧烈运动、饥饿、禁食（包括减肥者）过久、饮食缺乏糖类或为高脂肪，感染性疾病如肺炎、伤寒、败血症、结核等发热期，严重腹泻、呕吐包括妊娠反应性、全身麻醉后等均可出现酮尿。

（3）中毒：如氯仿、乙醚麻醉后、磷中毒等。服用双胍类降糖药（如降糖灵）等，由于药物抑制细胞呼吸，可出现血糖减低而尿酮体阳性的现象。

（五）尿胆红素与尿胆原

由于肝及胆道内外疾病引起胆红素代谢障碍，使非结合胆红素（间接胆红素）和结合胆红素（直接胆红素）在血中潴留，后者能溶于水，部分从尿中排出即为尿胆红素，当血中结合胆红素超过肾阈值（$20 \sim 30 mg/L$）时，结合胆红素即从尿中排出；结合胆红素排入肠道转化为尿胆原，从粪便中排出为粪胆原，大部分尿胆原从肠道重吸收经肝转化为结合胆红素再排入肠道，小部分尿胆原从肾小球滤过或肾小管排出后即为尿尿胆原。尿胆原与空气接触变为尿胆素。尿胆红素、尿胆原、尿胆素三者共称尿三胆，前二者称尿二胆。

1. 参考值　正常人尿胆红素含量为 $\leq 2mg/L$，定性为阴性；尿胆原含量为 $\leq 10mg/L$，定性为阴性或弱阳性。

2. 临床意义

（1）尿胆红素阳性见于：

①急性黄疸性肝炎、阻塞性黄疸；

②门脉周围炎、纤维化及药物所致的胆汁淤滞；

③先天性高胆红素血症 Dubin – Johnson 综合征和 Rotor 综合征。

（2）尿胆原阳性：见于肝细胞性黄疸。

（六）尿亚硝酸盐试验

用尿试纸条法来筛选尿路感染，即亚硝酸盐试验（Nitrite，NIT）：尿中革兰氏阳性细菌把硝酸盐还原成亚硝酸盐，亚硝酸盐与对氨基苯砷酸反应生成重氮化合物，再与苯喹啉结合产生重氮色素，颜色变化与细菌数量不成比例，但阳性结果表示细菌数量在 $10^5/ml$ 以上。正常人尿液中存在亚硝酸盐，肠杆菌科细菌能将硝酸盐还原为亚硝酸盐。尿路感染多为大肠杆菌、肠杆菌科细菌引起，可呈阳性反应；变形杆菌有时呈弱阳性；其他如粪链球菌、葡萄球菌、结核分支杆菌则为阴性反应。

（七）尿隐血

用尿试纸条法检测尿隐血（Urine occult blood，BLD），对少量红细胞（1 ~ 3 个/HP），就可以显示阳性。输血反应、尿中出现强氧化剂可能呈假阳性，肌红蛋白也会呈阳性反应。若镜下无红细胞的尿隐血阳性，可作为颜色尿的鉴别依据。维生素 C 浓度超过 250mg/L 时会造成假阴性。

（八）尿白细胞

高比重尿、淋巴细胞尿、高葡萄糖尿及室温较低时、清蛋白、维生素 C、头孢菌素等均可造成尿试纸条法检测白细胞结果偏低或假阴性。

四、尿有形成分检查

（一）尿细胞检查

1. 红细胞　尿红细胞形态与尿酸碱度、渗透量有密切关系，因此，必须注意鉴别。

（1）红细胞形态

1）正常红细胞：尿中未经染色的红细胞形状为双凹圆盘状，浅黄色，直径大约 $8\mu m$。

2）异形红细胞：尿异形红细胞常见的形态有：

①大红细胞，直径 >$8\mu m$；

②小红细胞，直径 <$8\mu m$；

③棘形红细胞，胞质常向一侧或多侧伸出、突起，如生芽样；

④环形红细胞（面包圈红细胞），因细胞内血红蛋白丢失或胞浆凝聚，形似面包圈样空心环状；

⑤新月形红细胞，如半月形；

⑥颗粒形红细胞，胞质内有颗粒状的间断沉积，血红蛋白丢失；

⑦皱缩红细胞，高渗尿中多见；

⑧影细胞，低渗尿中多见；

⑨红细胞碎片。

（2）血尿：根据尿中红细胞的形态可将血尿分为3种。

1）均一性红细胞血尿（非肾小球源性血尿）：红细胞外形及大小多见正常，形态较一致。整个尿标本中红细胞形态不超过2种。

2）非均一性红细胞血尿（肾小球源性血尿）：红细胞大小不一，体积可相差3~4倍，尿中可见2种形态以上红细胞，如大红细胞、小红细胞、棘形红细胞等。

关于区分肾性或非肾性红细胞血尿，仍无统一的标准。多数认为：肾性血尿，变形红细胞≥80%；非肾性血尿，变形红细胞≤50%，大部分红细胞为正常红细胞（或均一性红细胞）。

近来，区分肾性和非肾性血尿的新方法有：

①棘形红细胞百分率法：即红细胞具有1个或多个胞质突起的炸面圈样细胞≥5%为标准；

②红细胞容积曲线法：肾性血尿，呈不对称曲线，尿红细胞平均容积（Erythrocyte mean corpuscular volume，MCV）小于静脉血MCV；非肾源性血尿，红细胞容积曲线法呈对称曲线，尿红细胞的MCV大于静脉血红细胞的MCV；

③流式细胞术：测定抗血红蛋白抗体或抗Tamm - Horsfall蛋白抗体染色的红细胞，以鉴别血尿来源。

3）混合性血尿：指尿中含有均一性和非均一性两类红细胞。

（3）血尿红细胞形态变化的机制

1）肾小球基底膜的作用：目前认为，

①肾性血尿：红细胞形态学变化的机制可能是由于红细胞通过有病理改变的肾小球基底膜时，受到挤压损伤、尿酸碱度和渗透压影响；

②非肾性血尿：主要是肾小球以下部位和泌尿通路上，毛细血管破裂的出血，红细胞未经肾小球基底膜的挤压损伤，因而形态正常；肾小管内红细胞受酸碱度及渗透压作用时间短暂，变化轻微。

（4）参考值：尿沉渣检查各种不同方法的参考值见表4-2。

表4-2　尿沉渣主要成分参考值

方法	红细胞	白细胞	管形	上皮细胞	结晶
直接镜检法	0~偶见/HP	0~3/HP	0~偶见/LP	少见	少见
离心镜检法	0~3/HP	0~5/HP	0~偶见/LP	少见	少见
尿沉渣定量分析仪	0~12/μl	0~12/μl	0~1/μl		
定量分析板法	0~5/μl	0~10/μl			

（5）临床意义：鉴别红细胞形态有助于判断血尿是肾源性还是非肾源性疾病。

1）肾源性血尿：见于急性或慢性肾小球肾炎、肾盂肾炎、红斑狼疮性肾炎、肾病综合征。肾源性血尿时，多伴尿蛋白增多明显，而红细胞增多不明显，还常伴有管形，如颗粒管形、红细胞管形、肾小管上皮细胞管形等。

2）非肾源性血尿见于：

①暂时性镜下血尿，如正常人，特别是青少年在剧烈运动、急行军、冷水浴、久站或重体力劳动后。女性患者，还应注意是否有月经血污染尿，应通过动态观察加以区别；

②泌尿系统自身疾病：如泌尿系统各部位的炎症、肿瘤、结核、结石、创伤、肾移植排异反应、先天性畸形等均可引起不同程度的血尿；

③其他：见于各种原因引起的出血性疾病，如特发性血小板减少性紫癜、血友病、再生障碍性贫血和白血病合并血小板减少、DIC、高血压、动脉硬化、高热；某些免疫性疾病如系统性红斑狼疮等；泌尿系统附近器官的疾病如前列腺炎、精囊炎、盆腔炎等。非肾性血尿的特点为尿红细胞增多，而蛋白不增多或增多不明显。

2. 白细胞

（1）白细胞形态

1）完整的白细胞：新鲜尿中完整白细胞呈圆形，直径 $10 \sim 14 \mu m$，不染色时核较模糊，浆内颗粒清晰可见；加入1%乙酸处理后，可清晰地看到细胞核；染色后粒细胞的胞核呈紫红色，细胞质中可见紫色颗粒；常分散存在。在低渗尿及碱性尿中，胞体常胀大，直径可达 $18 \mu m$ 左右，约半数可在2h内溶解。

2）闪光细胞：急性肾盂肾炎时，在低渗条件下，可见到中性粒细胞胞质内颗粒呈布朗分子运动，在高渗尿及酸性尿中，白细胞常萎缩，直径多为 $8 \sim 10 \mu m$。

3）脓细胞：在炎症过程中破坏或死亡的中性粒细胞外形多变，不规则，结构模糊，浆内充满粗大颗粒，核不清楚，细胞常成团，边界不清，已为死亡细胞，称为脓细胞。

尿中白细胞形态受下列因素影响：

①尿pH增高，白细胞容易破坏，pH 8.4时，白细胞可于数分钟内破坏；

②尿稀释和尿渗透压减低，使尿中白细胞解体；

③尿标本置于温度高的环境或放置时间过长，白细胞破坏。

（2）脓尿：尿白细胞 >5/HPF，称镜下脓尿。如尿乳白色含大量白细胞，甚至出现凝块，称为肉眼脓尿。

（3）临床意义：尿白细胞检查主要用于泌尿系统及邻近组织器官感染或炎症疾病诊断。

1）肾盂肾炎：由细菌感染所致，尿细菌培养为阳性。有些肾盂肾炎首发症状为血尿，或镜下血尿；在急性期尿白细胞明显增多，还可见小圆上皮细胞、闪光细胞等；多数有白细胞管形。

2）膀胱炎：尿白细胞增多常伴有脓尿，可见小圆上皮细胞、大圆上皮细胞、闪光细胞等，但无管形。急性期可有明显的肉眼脓尿。用尿三杯试验可区分脓尿部位，如脓尿出现于第三杯，提示为膀胱颈炎、膀胱三角区炎症；如三杯均为脓尿（全程脓尿），提示病变位于膀胱颈以上的尿路，见于膀胱炎、输尿管炎、肾盂肾炎、肾脓肿、肾积脓等。

3）女性阴道炎、宫颈炎和附件炎：尿白细胞增多，常伴大量鳞状上皮细胞。在血尿中，如红细胞与白细胞比例为500∶1，应考虑出血，如比例为200∶1，应考虑为炎症。

4）肾移植后排异反应：尿中可出现大量淋巴细胞及单核细胞。

5）其他：药物性急性间质性肾炎，尿单核细胞增多，而急性肾小管坏死时单核细胞减少或消失。嗜酸性粒细胞尿，见于某些急性间质性肾炎患者、药物所致变态反应等。

3. 上皮细胞　尿上皮细胞来源：主要来自肾小管、肾盂、肾盏、输尿管、膀胱和尿道等。

（1）上皮细胞形态

1）肾小管上皮细胞：来自肾小管立方上皮。肾小管上皮细胞形态不一，多为圆形或多边形，又称多边细胞，略大于中性粒细胞（约为1.5倍），一般不超过15μm；胞核圆形，核膜厚，核突出易见；胞质中可有小空泡、分布不规则、有时见出现数量不等的含铁血黄素颗粒或脂肪小滴，此时，又称复粒细胞。肾小管上皮细胞的形态与移行上皮细胞底层的小圆上皮细胞相似，须注意鉴别。

2）移行上皮细胞：由肾盂、输尿管、膀胱和尿道近膀胱段等处的移行上皮组织脱落而来。

①大圆上皮细胞：为表层移行上皮细胞，胞体较大，如果在器官充盈时脱落，则胞体较大，约为白细胞的4～5倍，多呈不规则圆形，核较小，常居中；如在器官收缩时脱落，则胞体较小，约为白细胞的2～3倍，形态较圆；

②尾形上皮细胞：多来自于肾盂，为中层移行上皮细胞，体积大小不一，常呈梨形、纺锤形或带尾形，核较大，呈圆形或椭圆形；

③小圆上皮细胞：为底层移行上皮细胞，形态较圆，较肾小管上皮细胞略大，但胞核较小。

3）鳞状上皮细胞：形体扁平而薄，又称复层扁平上皮细胞，来自于输尿管下部、膀胱、尿道和阴道的表层。胞体为尿上皮细胞中最大，形状不规则，多边多角，边缘常卷折；胞核很小，呈圆形或卵圆形，有时可有两个以上小核，全角化者核更小或无核，为上皮细胞中胞核最小者；胞质丰富。

（2）参考值：

1）肾小管上皮细胞：无。

2）移形上皮细胞：无或偶见。

3）鳞状上皮细胞：少见。

（3）临床意义

1）肾小管上皮细胞：尿中一旦增多，即提示肾小管病变。见于：急性肾小管肾炎、肾病综合征、肾小管间质性炎症，如肾小管上皮细胞成堆出现提示肾小管有坏死性病变；慢性肾小球肾炎（可见复粒细胞）；肾移植术后1周，尿内可出现较多的肾小管上皮细胞，随后逐渐减少至恢复正常，但如发生排斥反应，则尿中可再度大量出现肾小管上皮细胞及管形；如肾小管上皮细胞中见含铁血黄素，则提示有慢性心力衰竭、肾梗死、血管内溶血等。

2）移形上皮细胞增多：尿中出现大量移行上皮细胞时，提示有相应部位的炎症或坏死性病变。膀胱炎时，可大量大圆上皮细胞或成片脱落；肾盂肾炎时，常见尾形上皮细胞增多。

3）鳞状上皮细胞增多：尿中大量出现或片状脱落，或伴白细胞、脓细胞，多见于尿道炎；女性患者，应排除阴道分泌物的污染。

4. 吞噬细胞

（1）种类有两种：小吞噬细胞，来自中性粒细胞；大吞噬细胞，后者来自组织细胞，体积约为白细胞的2～3倍。

（2）参考值：无

（3）临床意义：尿中出现吞噬细胞提示泌尿道急性炎症。可见于急性肾盂肾炎、膀胱炎、尿道炎等，常伴白细胞、脓细胞增多和伴细菌。

5. 其他细胞

（1）柱状上皮细胞：正常尿中，一般无柱状上皮细胞。如出现较多，提示慢性尿道炎、慢性腺性膀胱炎的可能。

（2）多核巨细胞：一般认为来源于尿道移行上皮细胞。正常尿中无此细胞，多见于麻疹、水痘、腮腺炎、流行性出血热等病毒感染。

（3）病毒感染细胞及其包涵体：细胞内包涵体可作为病毒感染的诊断依据。通常用瑞－姬染色显微镜检查，可获得一定的阳性率。常见细胞病毒包涵体有人巨细胞病毒包涵体、人乳头瘤病毒（Human papillomavirus，HPV）包涵体、人多瘤病毒包涵体、单纯性疱疹病毒（HSP）等。

（二）尿管形检查

1. 管形形成机制和条件

（1）尿管形定义：是一些有机物或无机物，如蛋白、细胞或结晶等成分，在肾小管（远曲小管）和集合管内凝固聚合而形成的圆柱状结构物。

（2）管形形成机制和条件

1）尿蛋白质和 T－H 蛋白浓度增高：尿蛋白质和 T－H 蛋白，是形成管形的基础物质。病理情况下，由于肾小球基底膜的通透性增高，大量蛋白质由肾小球进入肾小管，肾小管的重吸功能减低，过多的蛋白质在肾远曲小管和集合管内积聚。

2）尿浓缩和肾小管内环境酸化：尿浓缩可提高尿蛋白的含量，盐类增多，而尿酸化后又促进蛋白凝固、沉淀，由溶胶变为凝胶并进一步固化，致使尿流速减慢，促使肾小管远端形成管形。

3）有可供交替使用的肾单位：病理情况下，也需要有交替使用的肾单位，使尿在肾单位的下部有足够停留时间，蛋白等物质才能浓缩、沉淀形成管形。

2. 管形种类、形态和临床意义　管形只在肾小管或集合管内形成，其外形长短、粗细，基本可反映肾小管和集合管内腔的形状。

（1）透明管形

1）形态：透明管形一般呈规则圆柱体状，但大小、长短很不一致；通常两边平行，两端钝圆（但有时一端可稍尖细），平直或略弯曲，甚至扭曲，质地菲薄，但也有少许颗粒或少量细胞粘附在管形外或包含于其中；通常较窄而短，也有形态较大者；折光性较差，镜下观察时应将显微镜视野调暗，否则易漏检。

2）临床意义：透明管形参考值为 0～1/LPF。透明管形偶尔可见于成人浓缩尿、激烈运动后等。病理情况：透明管形可见于发热、麻醉、心力衰竭、肾受刺激后；如大量持续出现透明管形，同时可见异常粗大的透明管形和红细胞，表示肾小管上皮细胞有剥落现象，肾脏病变严重；可见于急、慢性肾小球肾炎、慢性进行性肾功能衰竭、急性肾盂肾炎、肾瘀血、恶性高血压、肾动脉硬化、肾病综合征等。

（2）细胞管形：细胞管形指含有脱落细胞、粘附于凝结的蛋白质之中而形成的管形。

1）红细胞管形

①形态：管形中的红细胞常互相粘连而无明显的细胞界限，有的甚至残缺不全。有时红细胞形态完整、清晰，接近正常，易于识别，有时因溶血仅见红细胞残影；

②临床意义：正常尿中无红细胞管形。病理情况：见到红细胞管形，提示肾小球疾病和肾单位内有出血；可见于急性肾小球肾炎、慢性肾炎急性发作、肾出血、肾充血、急性肾小管坏死、肾移植排斥反应、肾梗死、肾静脉血栓形成、恶性高血压等，亦可见于狼疮性肾炎、亚急性心内膜炎、IgA 肾病等。

2）白细胞管形

①形态：管形中含由退化变性坏死的白细胞（或脓细胞），一般为中性粒细胞，细胞呈球形，有时呈团性重合，因白细胞粘附性强，常可呈块状，也可单独存在，或与上皮细胞管形、红细胞管形并存；

②临床意义：正常尿中无白细胞管形。出现白细胞管形，提示肾实质有细菌感染性病变，见于急性肾盂肾炎、肾脓肿、间质性肾炎、急性肾小球肾炎；非感染性炎症的肾病综合征、红斑狼疮肾炎；肾移植排斥反应（可见淋巴细胞管形）。

3）肾上皮细胞管形

①形态：管形内含肾小管上皮细胞。可分为两大类：一类管形是由脱落肾小管上皮细胞与 T－H 糖蛋白组成，成片上皮细胞与基底膜分离，脱落细胞粘在一起；另一类管形为急性肾小管坏死时，胞体较大，形态多变，典型的上皮细胞呈瓦片状排列，可充满管形，细胞大小不等，核形模糊，有时有浅黄色，此管形依其核形常难与白细胞管形区别，但管

形内细胞比白细胞大，其大小和形态变化比白细胞复杂，用可加酸法呈现细胞核；酯酶染色呈阳性，过氧化物酶染色呈阴性，借此可与白细胞管形鉴别；

②临床意义：正常尿中无肾上皮细胞管形。肾上皮细胞管形增多，常见于肾小管病变，如急性肾小管坏死、急性肾小球肾炎、间质性肾炎、肾病综合征、子痫、肾淀粉样变性、慢性肾炎晚期、重金属（如镉、汞、铋等）及其他化学物质、药物中毒。肾移植患者，在移植术 3 天内，尿出现肾小管上皮细胞管形为排异反应的可靠指标之一。

（3）颗粒管形

1）形态：颗粒管形内含大小不等的颗粒物，含量超过 1/3 管形面积以上时，称为颗粒管形。颗粒来自崩解变性的细胞残渣、血浆蛋白及其他物质，这些物质直接聚集于 T－H 糖蛋白基质。颗粒管形常较透明管形短而宽大，呈淡黄褐色或棕黑色。按颗粒的粗细又分为粗颗粒管形和细颗粒管形两种，前者充满粗大颗粒，常呈暗褐色；后者含许多微细颗粒，不透明，呈灰色或微黄色。

2）临床意义：正常人尿中无粗颗粒管形。颗粒管形的出现和增多，提示肾脏有实质性病变。可见于脱水、发热，尤其多见于急性或慢性肾小球肾炎、肾病、肾小管硬化症、肾盂肾炎、病毒性疾病、慢性铅中毒、肾移植、急性排斥反应、药物中毒等。在急性肾功能衰竭多尿早期，可大量出现宽幅的颗粒管形；如出现于慢性肾炎晚期，提示预后不良。

（4）蜡样管形

1）形态：蜡样管形由细颗粒管形或细胞管形进一步衍化而来，也有认为来自淀粉样变性的上皮细胞溶解后逐渐形成的管形，或者是透明管形在肾小管内停留时间较长演变而成。其外形似透明管形，为蜡烛样浅灰色或淡黄色，折光性强、质地厚、易折断、有切迹或泡沫状，较短而粗，一般略有弯曲，两端常不整齐。

2）临床意义：正常尿中无蜡样管形。出现蜡样管形提示肾小管有严重病变，预后差。可见于慢性肾小球肾炎晚期、长期无尿和少尿、尿毒症、肾病综合征、肾功能不全、肾淀粉样变性；亦可见于肾小管炎症和变性、肾移植慢性排异反应、重症肝病等。

（5）脂肪管形

1）形态：脂肪管形由肾小管上皮细胞脂肪变性、崩解，大量的脂肪滴进入管形内而形成。管形内可见大小不等的折光很强的脂肪滴，当脂肪滴较大时，用偏振荧光显微镜检查，可见马耳他"十"字，脂肪滴较小时则互相重叠，用苏丹Ⅲ染色染成橙红色或红色。

2）临床意义：正常尿中无脂肪管形。出现脂肪管形提示肾小管损伤、肾小管上皮细胞脂肪变性。可见于亚急性肾小球肾炎、慢性肾小球肾炎、中毒性肾病等，尤多见于肾病综合征。

（6）宽大管形

1）形态：宽大管形是来自于破损扩张的肾小管、集合管或乳头管，多数宽大管形由颗粒管形和蜡样管形演变而来，但也可由其他管形演变而成。其宽可达 $50\mu m$ 以上，是一般管形的 2~6 倍，既宽又长，可横跨整个视野，不规则，易折断，有时呈扭曲形。

2）临床意义：正常尿无宽大管形。出现宽大管形，见于重症肾病、急性肾功能衰竭患者多尿早期、慢性肾炎晚期尿毒症（表示预后不良，故又称"肾衰管形"）。

（7）细菌管形和真菌管形

正常尿无细菌或真菌管形。出现细菌管形表明肾脏有病原体感染，常见于肾脓毒性疾病；出现真菌管形提示真菌感染。

（8）结晶管形

正常尿无结晶管形。出现结晶管形的临床意义类似相应的结晶尿，多见于代谢性疾病、中毒或药物所致的肾小管内结晶沉积伴急性肾衰、隐匿性肾小球肾炎、肾病综合征。

（9）混合管形

混合管形指管形内同时含有不同细胞及其他有形成分。正常尿中无混合管形。混合管形见于肾小球肾炎反复发作、出血和血管坏死、肾梗死、肾移植后急性排异反应等。

（10）其他管形和类管形相似物

1）其他管形

①血液管形：指血液进入肾小管后，红细胞崩解破坏，其各种成分所形成的管形称血液管形。其临床意义同红细胞管形；

②血红蛋白管形：管形内充满血红蛋白。可见于：急性肾小球肾炎、慢性肾炎急性发作、肾出血、肾充血、急性肾小管坏死、肾移植排斥反应、肾梗塞、肾静脉血栓形成、血管内溶血、恶性高血压、狼疮性肾炎、亚急性心内膜炎、IgA肾病、肾单位发生梗死等；

③血小板管形：主要见于弥散性血管内凝血；

④肌红蛋白管形：见于急性肌肉损伤引起的肌红蛋白尿症和急性肾功能衰竭等；

⑤胆红素管形：见于严重阻塞性黄疸患者，尿胆红素试验常强阳性，可伴亮氨酸和酪氨酸结晶。

2）类管形相似物

①粘液丝：为长线条形，边缘不清，末端尖细卷曲，大小不等，常见暗淡纹。可见于正常尿中，尤其妇女尿中较多；如大量存在常表示尿道受刺激或有炎症反应；

②假管形：为非晶形尿酸盐、磷酸盐等形成的圆柱体，其外型与管形相似，但无管形的基质，边缘不整齐、两端破碎、其颗粒粗细不均、色泽发暗，加温或加酸后即消失，而真管形不变；

③圆柱体：又称类管形，其形态与透明管形相似，但一端尖细，有时有扭曲或弯曲，如螺旋状，常伴透明管形同时出现。见于急性肾炎、肾血循环障碍或肾受刺激的患者。

（三）尿结晶检查

1. 尿结晶形成和检查方法

（1）尿结晶形成：结晶食物产生各种酸性产物，与钙、镁、铵等离子结合生成各种无机盐及有机盐，再通过肾小球滤过、肾小管重吸收及分泌，排入尿中可形成结晶。结晶的形成与尿的pH、温度、结晶物质及其胶体物质浓度和溶解度有关。

（2）尿结晶检查方法：尿中有大量盐类结晶时，肉眼可见尿色混浊或有沉淀，部分结晶经加热加酸等处理后可变清。检查尿结晶的常用方法是在光学显微镜下观察结晶形态。

（3）尿结晶种类：为了便于临床应用，将结晶分为生理性结晶和病理性结晶见表4-3。

表4-3　常见生理性和病理性结晶

生理性	病理性
草酸盐结晶	胱氨酸结晶
尿酸结晶	胆红素结晶
非晶形尿酸结晶	酪氨酸结晶
马尿酸结晶体	亮氨酸
磷酸盐类结晶	胆固醇结晶
碳酸钙结晶	磺胺类结晶
碳酸铵结晶	含铁血黄素

2. 生理性结晶　生理性结晶多来自食物及机体正常的代谢，一般无临床意义。但当大量持续出现于患者新鲜尿内，可成为尿路结石诊断依据之一。

（1）草酸钙结晶：为无色、方形、闪烁发光的八面体，有时呈菱形，偶见哑铃形或饼状，与红细胞相似。草酸钙结晶属正常代谢成分，但在新鲜尿中大量出现此结晶伴随红细胞，而又有肾或膀胱的刺激症状，多为肾或膀胱结石的征兆，尿路结石约90%为草酸钙结晶。

（2）尿酸结晶：尿酸是核蛋白中嘌呤代谢的产物，以尿酸或尿酸盐的形式经尿排出体外。尿酸结晶在尿中呈黄色、暗棕色；形状有三棱形、哑铃形、蝴蝶形及不规则形。

正常情况下，如多食含高嘌呤的动物内脏可使尿中尿酸增高，一般无临床意义。尿中尿酸浓度增高，可引起尿酸结晶增多（高尿酸结晶）。大量尿酸沉淀于肾小管及间质中，可产生高尿酸肾病及尿酸结石，高尿酸亦可见于急性痛风症、儿童急性发热、慢性间质性肾炎等。

（3）非结晶性尿酸盐：外观呈黄色的非晶形颗粒状沉淀物。

（4）磷酸盐类结晶：为正常尿成分，来源于食物和机体代谢组织分解，尿中长期出现时，应注意有磷酸盐结石的可能。

1）磷酸钙结晶：常见于弱碱性尿、中性尿有非结晶形、粒状形、三棱形，排列成星状或束状。如长期在尿中见到大量磷酸钙结晶，应考虑到甲状旁腺功能亢进、肾小管性酸中毒、长期卧床骨质脱钙等。

2）磷酸氨镁结晶（三联磷酸盐）：呈方柱状、信封状或羽毛状，无色，有很强的折光性。一般无临床意义。

3）非晶型磷酸盐：为白色颗粒状，一般无临床意义。

（5）尿酸铵结晶

此结晶呈黄色，不透明，有球状、哑铃形、树根状等形态，常见于在陈旧尿中，一般无临床意义。如在新鲜尿见到大量出现，提示膀胱有细菌感染。

3. 病理性结晶　尿出现病理性结晶，与各种疾病因素和某些药物在体内代谢异常有关。

（1）胆红素结晶：此结晶外形为成束的针状或小块状，黄红色，由于氧化，有时可呈非结晶体色素颗粒。见于各种黄疸患者、肝癌、肝硬化和有机磷中毒等。

（2）胱氨酸结晶：为无色、六边形、边缘清晰、折光性强的薄片状结晶，由蛋白分解而来。正常尿中少见，大量出现多为肾或膀胱结石的征兆。

（3）亮氨酸与酪氨酸结晶：亮氨酸与酪氨酸结晶为蛋白分解产物。亮氨酸结晶呈淡黄色或褐色小球形或油滴状，并有密集辐射状条纹，折光性强。酪氨酸结晶为略带黑色的细针状结晶，成束成团或羽毛状。可见于组织大量坏死的疾病，如急性肝坏死、急性磷中毒；糖尿病性昏迷、白血病或伤寒等。

（4）胆固醇结晶：其外形为缺角的长方形或方形，无色透明，常浮于尿的表面，成薄片状，可见于膀胱炎、肾盂肾炎或有乳糜尿的患者；偶见于脓尿患者。

（5）含铁血黄素：为黄色小颗粒状，存在细胞内，可用亚铁氰化钾染色进行鉴别。当体内红细胞大量破坏时，各组织中均可有含铁血黄素沉积，如沉积于肾脏时，即可在尿中见到。

（6）药物结晶

1）放射造影剂：如使用碘泛影剂、尿路造影剂后尿中出现束状、球状、多形性结晶。

2）磺胺类药物结晶：

①乙酰基磺胺嘧啶：易在酸性尿中形成结晶。磺胺嘧啶结晶为棕黄色、不对称的麦秆束状、球状，但其束偏在一侧，两端不对称，有时呈贝壳状；

②磺胺甲基异恶唑结晶：为无色透明、长方形、正方形的六面体结晶，似厚玻块，厚度大，边缘有折光阴影，散在或集束成"＋"、"×"形等排列。

如在新鲜尿中，查到大量磺胺结晶，同时与红细胞或管形并存，多表示肾脏已受磺胺药物损害，应立即停药，大量饮水，服用碱性药物使尿碱化，以保护肾不受进一步损害。

（四）尿沉渣检查

1. 方法学评价　尿沉渣定量检查有传统的艾迪计数法以及1小时计数法、尿沉渣计数板法和仪器计数法等。

传统的尿沉渣定量计数方法为艾迪计数法，由于该法标本留取时间长，尿有形成易于溶解破坏，重复性和准确性差，在国内外已很少应用，并被1h尿有形成分计数法取代。

（1）1h尿有形成分计数：本法较留12h尿简便，不需限制饮食（但不能大量饮水），不必加防腐剂，对有形成分影响小，适用于门诊及住院患者连续检查。

（2）尿沉渣定量分析板计数法：本法实验条件（尿量、离心、留一定量沉渣）较规范化和标准化，符合尿检验标准化要求。

2. 参考值　1h 尿中有形成分计数：成人红细胞：男 < 30 000/h，女 < 40 000/h；白细胞：男 < 70 000/h，女 < 140 000/h。

3. 临床意义　尿沉渣红细胞、白细胞、管形等定量计数，比随机性尿沉渣直接涂片镜检，能更准确反映泌尿系统疾病情况，并可动态观察、比较肾病变的程度及评价治疗效果和预后的评价。

4. 1 小时尿中有形成分计数操作方法

（1）尿标本采集时间：上午 6~9 时，开始留尿时先排尿弃去。收集 3h 内的全部尿。

（2）充池计数：取混匀尿沉淀液 1 滴充入计数池，分别计数 10 个大方格中的红细胞、白细胞和管形数。

（3）测定：如酸性尿中有尿酸盐结晶析出，可将尿标本在 37℃ 下温育片刻，使结晶溶解；如碱性尿中有磷酸盐结晶析出时，则可加 1% 的乙酸 1~2 滴，尿 pH5 时，磷酸盐结晶便消失，但加酸不能过多，以免破坏红细胞等。计算公式：1h 排泄率 = [（1 000 × C × V）/10T] = 33.3CV，其中，1 000 为微升转换为毫升数，C 为计数 10 大方格的细胞或管形数，V 为 3h 内的总尿量（ml），T 为留取标本的时间（3h）。

（王建萍）

第二节　阴道分泌物检查

一、标本采集

阴道分泌物通常由妇产科医师采集。标本采集前 24h 内禁止性交、盆浴、阴道灌洗和局部上药等。一般用消毒棉拭子自阴道深部或阴道穹隆后部、宫颈管口等处取材。制备成生理盐水涂片直接观察阴道分泌物，或制备成薄涂片，经固定、巴氏、姬姆萨或革兰染色后，进行肿瘤细胞或病原微生物检查。

二、一般性状检查

检查正常阴道分泌物为白色稀糊状，一般无气味，于近排卵期白带量多，清澈透明、稀薄似鸡蛋清，排卵期 2~3 天后白带混浊黏稠、量少、行经前量又增加。妊娠期白带量较多。白带异常可表现为色、质、量的改变：

（一）大量无色透明粘白带

常见于应用雌激素药物后及卵巢颗粒细胞瘤时。

（二）脓性白带

黄色或绿色有臭味，多为滴虫或化脓性细菌性感染引起的；泡沫状脓性白带，常见于滴虫性阴道炎；其他脓性白带见于慢性宫颈炎、老年性阴道炎、子宫内膜炎、宫腔积脓或阴道异物等。

（三）豆腐渣样白带

呈豆腐渣样或凝乳状小碎块，为念珠菌阴道炎所特有，常伴有外阴瘙痒。

（四）血性白带

内混有血液，血量多少不定，有特殊臭味。对这类白带应警惕恶性肿瘤的可能，如宫颈癌、宫体癌等，有时某些宫颈息肉、子宫黏膜下肌瘤、老年性阴道炎、重度慢性宫颈炎和宫内节育器引起的副反应也可在白带中见到血液。

（五）黄色水样白带

由于病变组织的变性、坏死所致。常发生于子宫黏膜下肌瘤，宫颈癌、子宫体癌、输卵管癌等。

（六）奶油状白带

见于阴道加德纳菌感染。

三、清洁度检查

（一）检测方法

标本加生理盐水1滴，涂片后高倍镜检查，根据所见的上皮细胞、白细胞（或脓细胞）、阴道杆菌与杂菌的数量进行判断，并划分清洁度：Ⅰ、Ⅱ度为正常，Ⅲ、Ⅳ度为不清洁（见表4-4）。

表4-4　阴道清洁度判断标准

清洁度	杆菌	上皮细胞	白（脓）细胞（个/HP）	球菌	临床意义
Ⅰ	++++	++++	0~5	-	正常
Ⅱ	++	++	5~15	-	正常
Ⅲ	-	-	15~30	++	提示炎症
Ⅳ	-	-	>30	++++	严重阴道炎

（二）参考值

Ⅰ~Ⅱ度

（三）临床意义

1. Ⅰ、Ⅱ度为正常。

2. Ⅲ、Ⅳ度为不清洁，常可同时发现病原微生物，提示存在感染引起的阴道炎。

3. 阴道清洁度与卵巢功能有关：排卵前期阴道趋于清洁。雌激素减低阴道不清洁。

四、病原学检查

（一）阴道毛滴虫

可引起滴虫性阴道炎。为寄生于阴道的致病性原虫，呈梨形，大小为白细胞的2~3

倍，前端有 4 根前鞭毛，生长的最适 pH 为 5.5～6.0，适宜温度为 25℃～42℃。

检测方法及评价：

1. 直接涂片法　将阴道分泌物与少许生理盐水混合涂片，高倍镜下观察。直接湿片高倍镜检查法简便易行，是最常用的方法。阳性诊断率较低（约 50%）。革兰或瑞特染色油镜观察可提高检出率。标本送检应注意保温。

2. 胶乳凝集快速检查法（Latex Agglutination Test，LAT）　本法操作简便、快速，敏感性和特异性高，优于直接湿片镜检和培养法，适合于临床常规应用。

3. 培养法　阳性率可达 98%。但本法操作复杂，不宜常规应用。

（二）真菌

阴道真菌有时在阴道中存在而无害，但在阴道抵抗力减低时容易发病，真菌性阴道炎以找到真菌为诊断依据。阴道真菌多为白色假丝酵母菌，偶见阴道纤毛菌、放线菌等，使人类致病者 85% 为白色念珠菌。

检测方法及评价：

1. 湿片检查　同阴道滴虫检查。本法简便易行，是目前临床上最常用的方法。必要时可进行革兰染色后油镜观察。

2. 浓集法检查　取标本于清洁干燥试管内，加 2.5mol/L NaOH 溶液约 1ml，混匀后置 37℃ 水浴中 3～5 分钟，取出低速离心 5 分钟，取沉淀物作涂片镜检，可提高阳性检出率。

3. 培养法　本法阳性率高，但操作复杂、费时，临床应用较少。

（三）病毒

可从阴道分泌物中检测的病毒主要有以下几种。

1. 单纯疱疹病毒　单纯疱疹病毒（Herpes simplex virus，HSV）有 2 个血清型，HSV－Ⅰ和 HSV－Ⅱ型。引起的生殖道感染的以Ⅱ型为主。由于阴道分泌物检查阳性率低，病毒培养操作复杂费时，近年来对 HSV 的检查主要采用荧光抗体检查或分子生物方法诊断，特别是利用 HSV 基因组中特异性强的 DNA 片段 HSV－Ⅰ和 HSV－Ⅱ，胸腺激酶的寡核苷酸探针和 RNA 探针进行分子杂交，可快速而灵敏地对 HSV 感染作出诊断。

2. 人巨细胞病毒（Human Cytomegalovirus，HCMV）　是先天感染的主要病原。故孕妇阴道分泌物巨细胞病毒检查对孕期监测尤其是重要的，常用宫颈拭子采取分泌物送检。HCMV 实验室诊断方法除传统的病毒分离法外，光镜检测包涵体阳性率极低，电镜可直接见到典型的疱疹病毒类形态结构，但无特异性，目前可采用 CC－ABC 法，即将标本接种于人胚肺成纤维细胞培养细胞，使病毒在敏感细胞中增殖，培养 2 天后收获，再用针对 HCMV 早期抗原的单克隆抗体，利用生物素亲和素放大作用染色鉴定。亦可用 HCMV、DNA 片段或 RNA 探针与样品进行斑点杂交，夹心杂交或 PCR 后勤部的分子杂交来检测，临床最常用的方法是用 ELISA 法检测孕妇血清 HCMV－IGM 来诊断活动性感染。

3. 人乳头状病毒（Papillomarirus，HPV）　HPV 目前鉴别有 50 余型。引起女性生殖道感染的有 23 型，其中最主要的有 6、11、16、18、31、33 型。目前常采用 ABC 法以兔抗 HPV 为一抗，生物素标记的羊抗兔 IgG 为二抗检测病毒抗原。或采用病毒相应的寡核苷酸探针，与阴道分泌物中提取的 DNA 进行斑点杂交或夹心杂交进行检测。如采用 PCR 技术则可检测极微量的 HPV（即 10^6 个细胞中有一个感染细胞）。

（四）加德纳菌

阴道加德纳菌为革兰染色阴性或染色不定（有时成革兰染色阳性）的小杆菌，和某些厌氧菌共同引起的细菌性阴道炎属性传播疾病之一。

加德纳菌性阴道炎的实验室诊断依据为：

1. 线索细胞　为阴道鳞状上皮细胞粘附大量加德纳菌及其他短小杆菌后形成。

2. pH > 4.5。

3. 胺试验　阳性。

4. 乳酸杆菌　无乳酸杆菌（革兰阳性大杆菌），或 < 5 个/油镜视野。

（五）淋球菌

淋病是发病率较高的性传播疾病，是淋球菌（革兰阴性双球菌），在泌尿生殖道黏膜引起的特殊炎症。目前，淋球菌的检查方法主要有涂片法、培养法、免疫荧光检查及淋球菌快速诊断法等。

检测方法及评价：

1. 涂片法　以宫颈管内分泌物涂片阳性率最高。女性阴道分泌物，因杂菌多等原因 WHO 不推荐用革兰染色检查女性患者，而推荐用亚甲蓝染色。

2. 培养法　本法对女性患者阳性检出率为 80% ~ 90%，是当前 WHO 推荐的唯一方法。

3. 直接荧光抗体染色法　本法简便、快速，且对死菌也可呈现阳性。但特异性欠佳，且要求特殊设备。

4. PCR 技术检测　本法对淋病奈瑟菌数量少、杂菌过多的标本进行检测，有较高的特异性和灵敏度。

（六）衣原体

沙眼衣原体感染目前已成为最流行的性传播疾病。标本主要来自泌尿生殖道拭子或刮片，少数取前列腺液、精液、关节液或输卵管、直肠活检物。

检测方法及评价：

1. 衣原体培养分离法　本法可靠但技术难度大，特异性、敏感性均不理想，且费时费钱，目前临床上已很少应用。

2. 衣原体细胞学检查　本法虽操作简便，但特异性和敏感性较差，阳性率较低。

3. 衣原体抗原的检测　包括酶免疫反应（Enzyme linked immunosorbent assey，EIA）和直接荧光抗体检测（Direct immunofluore scence assay，DFA）。目前国内已有上述方法试剂盒供应。需要有经验的实验室技术人员操作。

4. PCR 技术检测　本法敏感性高，尤其对无症状感染者的检测有高的敏感性和特异性。

（七）淋病奈瑟双球菌

标本采集：患者清洗尿道口后，将尿道采样棒缓慢插入尿道 1.5 ~ 2.5cm，约待 15 秒后轻轻旋转数秒，取出采样棒涂片。若取阴道分泌物或宫颈刮片时，应先擦去表面黏液和脓性分泌物，再用无菌小拭子深入宫颈内 1 ~ 2cm 处，放置 30 秒充分吸取分泌物取出棉拭子。以滚动方式涂片后作 Gram 或亚甲蓝染色。

1. 结果观察　于油镜下选择涂片边缘或尾部，细胞分布均匀，染色良好的部位查找淋球菌，如在白细胞、脓细胞或吞噬细胞内找到呈肾形、卵圆形成对排列的 Gram 阴性球菌，结合患者症状和病史，即可初步诊断为淋病奈瑟双球菌。

2. 报告方式　细胞内查见 Gram 阴性球菌。男性患者阳性率为 95% ~ 99%，女性因易受阴道分泌物中杂菌干扰阳性率为 60% ~ 80%。

3. 注意事项

（1）涂片不可用力来回涂擦，加温固定不可过热，以防细胞破裂细菌逸出。

（2）涂片应厚薄适宜，过厚易将 Gram 阴性染成阳性造成误诊。必要时可培养后进行细菌生化和免疫学鉴定。

淋病奈瑟双球菌快速检验法：

1. 原理　将抗淋病奈瑟球菌多价抗血清与葡萄球菌蛋白 A（Staphylococal protein A，SPA）菌体结合，使其致敏，然后加入标本处理液，观察协同凝集反应。

2. 试剂　已有快速诊断试剂盒供应，可按说明书要求操作。

3. 操作

①将分泌物或培养物置于约含 0.5ml 的处理液洗脱 10 分钟，其间不断轻轻摇动，使其呈颗粒状混悬液，以 1 000r/分钟，离心 5 分钟，取上清液供试；

②向反应板孔内分别加入待检上清液和阴性对照液各 50μl，再各加抗淋球菌 – SPA 菌体试剂 25μl，充分混匀，在 5 分钟内观察结果。阴性对照孔无凝集，测定孔出现明显颗粒状凝集者为阳性。

4. 注意事项

（1）冻干抗淋球菌 – SPA 菌体试剂溶化后放 4℃ 保存，7 天内用完。

（2）受检者 48h 内无性生活，防止出现假阳性。

（3）本试验应与临床表现、病史和镜检结果相吻合。

（八）梅毒螺旋体

梅毒是由苍白螺旋体引起的一种性传播疾病。梅毒螺旋体为菌体纤细，螺旋整齐致密，两端尖直的密螺旋体。梅毒的实验室诊断方法较多，现常用的有：不加热血清反应素试验（Unheated serum reagm test，USR）、快速血浆反应素环状卡片试验（Rapid plasma Reagin，RPR）、密螺旋体抗原（Treponema pallidum，TP）、荧光密螺旋体抗体吸收试验（Fluorescent Treponemal Antibody – absorption，FTA – ABS）、梅毒螺旋体制动试验

（Treponema pallidum immobi–lization，TPI）、梅毒螺旋体血凝试验（Treponema pallidum heamagglutination，TPHA）等方法。临床实践证明，进行梅毒螺旋体的直接涂片染色检验及活动力观察，不但操作简便快速，而且结果可靠，对一期或二期梅毒的诊断更为适用。

1. 涂片染色检验　根据一期或二期梅毒患者受损的皮肤黏膜或肿大的淋巴结中含有梅毒螺旋体的规律，取其渗出物或穿刺液制成厚薄适宜的涂片，用镀银染色法，染色后镜下查找有无棕黑色或棕黄色弹簧状致密螺旋体。

2. 活动力观察　将新鲜生殖道标本与玻片上少许生理盐水混合涂片，用暗视野显微镜观察，螺旋体常呈快速活泼的有规律的运动，但也可见较缓慢地围绕长轴旋转，或进行前后伸缩运动，或呈全身弯曲状的蛇行运动。若发现运动活泼的弹簧状致密螺旋体，即有临床意义，可结合临床和病史报告"找到弹簧状螺旋体"（疑为梅毒螺旋体）。

暗视野显微镜检查，对一期和二期梅毒皮肤黏膜损害或淋巴结受损肿大者具有快速、简便、可靠的诊断价值。但并非所有各期梅毒都能找到螺旋体，如遇阴性，也不能完全排除梅毒，因此本法有一定的局限性。

（王建萍）